Maren Bohm

Heloisa
oder
Die Vertreibung aus dem Paradies

Philosophischer Roman

Alber

Maren Bohm

Heloisa oder Die Vertreibung aus dem Paradies

Verlag Karl Alber Freiburg/München

MIX
Papier aus verantwortungsvollen Quellen
FSC
www.fsc.org
FSC® C083411

Originalausgabe

www.verlag-alber.de

Karte: © Peter Palm, Berlin
Satz: SatzWeise GmbH, Trier
Herstellung: CPI books GmbH, Leck

Printed in Germany

ISBN (Buch) 978-3-495-48905-5
ISBN (E-Book) 978-3-495-81500-7

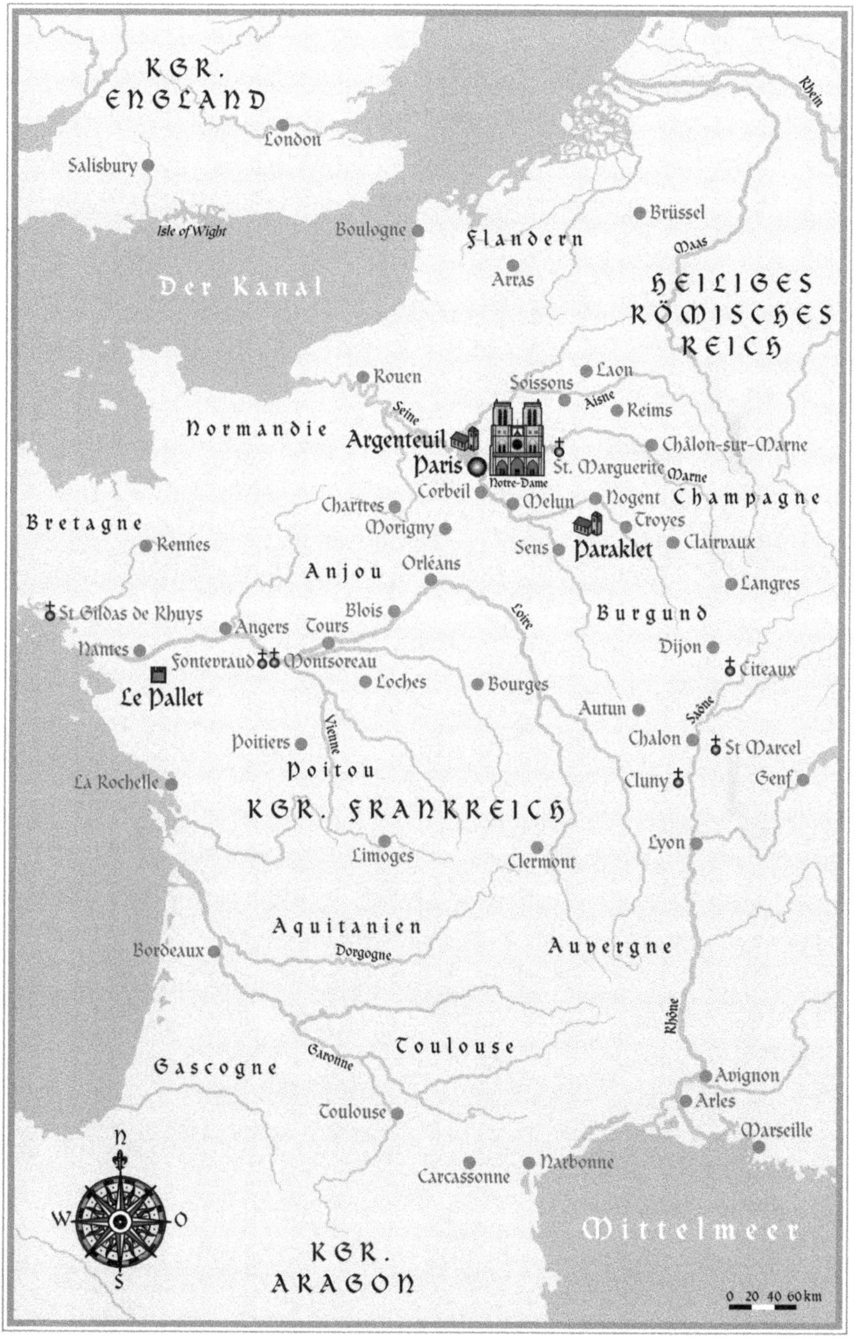

Lebensorte Heloisas

Inhalt

Prolog

»Wehe, wenn du das Kind sterben lässt!«

Die Amme zuckte zusammen, wenn sie an die Worte nur dachte, die ihr die fremde Magd zugezischt hatte.

Was bildete diese Frau sich ein, ihr diese Mahnung, diese Drohung mit auf den Weg zu geben.

Als würde sie, die Amme, jemals einem Kind etwas antun. Es waren schließlich die vermutlich hochadeligen Eltern, die ihr Neugeborenes loswerden wollten und es im Dezember im Wagen auf die weite Reise vom Anjou nach Paris schickten – auf Nimmerwiedersehen.

»Armes Würmchen«, murmelte die Amme, beugte sich über das Kind und streichelte der Kleinen sanft über das schlafende Gesichtchen. Es war ihr, als würde das Mädchen lächeln.

Seufzend lehnte die Amme sich zurück und dachte an ihr eigenes Kind, gerade so alt wie dieses Wesen da im Korb. Mit ungutem Gefühl hatte sie ihren Jungen zurücklassen müssen. Strengstens war ihr untersagt, beide Kinder zu stillen. Nun ja, bei dem Geldbeutel, den ihr die Magd in den Schoß legte, und bei dem Geldbeutel, den sie erhalten würde, wenn sie das Kind im Kloster Argenteuil lebend und gesund der Äbtissin übergeben hätte, würde es sich lohnen.

Wenn, falls. Besorgt spähte die Amme durch den Schlitz des Ledervorhangs. Grau und düster lagen die Wiesen in der Dämmerung. Es regnete und stürmte immer noch. Schauerlich kalt und klamm war es im Wagen. Es wäre Zeit, endlich die lange Wickelbinde zu lösen und die Glieder der Kleinen zu massieren.

»Wie lange noch bis zur nächsten Herberge?«, rief sie einem der neben dem Wagen reitenden Kriegsknechte zu.

Der wiegte bedenklich den Kopf.

»Geduld. Es dauert noch. Nicht vor Einbruch der Nacht.«

Unwillig nahm sie von dem reichlich bemessenen Essen. Gute, nahrhafte Milch sollte sie für die Kleine haben. Sonderbar waren diese Adeligen. Taten alles, um das Kind am Leben zu erhalten – und wollten doch nichts mit ihm zu tun haben. Dabei war ein Bastard beim Adel eher willkommen, jedenfalls kein Grund, ein Kind verschwinden zu lassen.

Mit einem Ruck hielt der Wagen, so dass die Amme sich fast in den Finger geschnitten hätte.

Mit halben Ohr vernahm sie, wie die Kriegsknechte mit einem Mann sprachen.

»Scheint ungefährlich zu sein. Lassen wir ihn mitfahren. Eine gute Tat verringert die Zeit im Fegefeuer.«

Die Männer lachten, wenn auch Angst in ihrem Gelächter lag.

Argwöhnisch betrachtete die Amme den jungen Mann, der sich ihr gegenüber auf die Bank setzte. Nass bis auf die Haut, wie es schien. Er grüßte, streifte seine Kapuze ab und zum Vorschein kamen schwarze Locken.

»Was treibt Euch im Winter auf Wanderschaft?«, fragte sie misstrauisch.

»Paris. Ich will Paris erobern. – Ein Scherz. Nur die philosophische Welt.«

Verblüfft schaute sie ihn an.

»Petrus Abaelard ist mein Name. Ich bin Wanderphilosoph, bin mal hier, mal dort, bin auf dem Weg nach Tours. Anschließend denke ich nach Loches zu gehen, um dort bei Roscelin Dialektik zu studieren. Aber was plaudere ich da. Ihr habt anderes zu tun.«

Abaelard betrachtete das Mädchen im mit Fellen ausgelegten Weidenkorb.

»Wenn es kein Geheimnis ist, aus welchem Hause stammt denn die Kleine?«

Die Amme zuckte die Achseln.

»Wenn ich das wüsste. Nicht einmal ihren Namen hat man mir verraten. Aber ich habe etwas aufgeschnappt. Ich glaube, sie heißt: Heloisa.«

Burg Montsoreau

Inzest!

Hersendis verriegelte die schwere Holztür zu ihrer Kemenate und lehnte sich wie eine Gehetzte, Verfolgte dagegen.

Sie musste denken, sie musste wahrhaben, was sie seit Wochen wusste: Sie war schwanger, sie erwartete ein Kind, in Sünde empfangen. Sünde war ein zu schwacher Ausdruck für die schwere Schuld, die sie auf sich geladen hatte. Auch Schuld traf es nicht. Bis in die Ewigkeit wäre sie verdammt. Der Apostel Paulus hatte es klar und unmissverständlich an die Korinther geschrieben:

Überhaupt geht die Rede, dass Unzucht unter euch ist, und zwar eine solche Unzucht, wie sie es nicht einmal unter den Heiden gibt: dass einer die Frau seines Vaters hat.

Und ihr seid aufgeblasen und seid nicht vielmehr traurig geworden, sodass ihr den aus eurer Mitte verstoßen hättet, der diese Tat begangen hat.

Wenn ihr in dem Namen unseres Herrn Jesus Christus versammelt seid, soll dieser Mensch dem Satan übergeben werden.

Sie war es, Hersendis, sie hatte mit dem Sohn ihres Gatten geschlafen!

»Nein«, schrie Hersendis auf und verbarg ihr Gesicht in den Händen. Der Holzfußboden schien unter ihr einzubrechen, deutlich sah sie Zacken und einen Riss, einen Schlund, der sich vor ihr auftat. Von Entsetzen gepeitscht sprang sie darüber hinweg und warf sich auf ihr Bett.

Es gab kein Entrinnen. Das Kind hatte ihr Gott gegeben, damit sie mit ihrem lasterhaften, seine Majestät beleidigenden, ihn erzürnenden Tun ein für alle Mal aufhörte. Doch auch wenn sie endlich die Kraft aufbrachte, Walter für immer zu entsagen, so würde sie dennoch von einem Feuermeer in das nächste gestoßen. Sie sah sich brennen, sie fühlte den Schmerz auf ihrer Haut. Verzweifelt vergrub sie ihr Gesicht in den Kissen.

Von Ekel erfasst, setzte sie sich auf, kniete auf dem Bett. Diese Kissen aus Seide, die weiche Steppdecke, dieser Vorhang aus grünem Brokat. Hatte sie wirklich geglaubt, das Auge Gottes sähe nicht, was sie dahinter trieben? Wie konnte sie es nur einen Augenblick länger auf diesem Bett aushalten, dem Ort ihrer Lust und ihres Todes bis in alle Ewigkeit.

Aber wohin? Vor ihrer Kemenate in den Gängen, in den Kammern, dem Saal und in der Küche waren die Bediensteten und Leibeigenen mit den Vorbereitungen für das abendliche Festmahl beschäftigt. In der Bibliothek hatte ihr kleiner Sohn Stephan Unterricht bei seinem Hauslehrer und rezitierte sicher wie so oft die *Disticha Catonois* von Cato, auf dass ein guter Mensch aus ihm werde. Hersendis rang verzweifelt nach Luft. Auch wenn sie ganz allein in ihrer Burg wäre, wohin könnte sie noch gehen, wo sich verbergen, ohne dass der Zorn Gottes sie einholte.

In die Kapelle. Dort wäre sie sicher. Das Gotteshaus war ein Ort, in das sich Verfolgte flüchten konnten. Belüge dich nicht. Betrüge Gott nicht. Vor Gottes Rache war sie auch hier nicht sicher. Wie oft hatten sie und Walter Gott in dieser Kapelle geschworen, nie wieder sich gegenseitig zu berühren. Wie viele Nächte hatten sie voller Scham und Reue in Kreuzesform auf dem harten Steinfußboden gelegen und um Vergebung gebetet. Umsonst. Nach Zeiten der Enthaltsamkeit kam die Wollust wie ein wütendes, rasendes Tier über sie, riss sie herum und ineinander.

Die junge Frau japste nach Luft, hob flehend die Hände zum Herrn Jesus am Kreuz. Doch der sah triumphierend auf die Verdammte herab, es gab kein Band zwischen ihm und ihr. Nicht nur Inzest, noch dazu in der Fastenzeit vor seinem Kreuzestod war dieses Kind empfangen worden.

Niedergeschlagen erhob sich Hersendis. Die Beine taten ihr weh, obwohl sie stundenlanges Knien gewohnt war. Sie bückte sich, strich mit ihrer rechten Hand über die schmerzenden Glieder, fühlte den Stoff ihres Kleides, rot glänzende Seide. Wie eine Hure, dachte sie angewidert von sich. Nein, es gab keine Hoffnung, sie war unrettbar verloren.

Da fiel ihr Blick auf den Marienaltar, Maria im roten Kleid, das Jesuskind auf dem Arm. Auch sie im roten Kleid!

Hersendis fiel vor der Mutter Gottes auf die Knie:

»Mutter Maria. Erhöre mein Flehen. Auch du hast ein Kind empfangen, von dem niemand wissen durfte, von wem es war. Du bist gesegnet worden, ich bin verdammt. Ich bitte dich, halte Fürsprache für mich bei deinem Sohn.«

Hersendis hielt inne, rang nach Worten. Noch niemals hatte sie in der Beichte die Wahrheit gesagt, sich noch niemals der Mutter Gottes anvertraut.

»Urteile, ist es meine Schuld, allein meine Schuld, dass es so gekommen ist? Mein Vater, Hubertus de Campania mit dem Beinamen Rasorius, der Herr von Burg Durtal an der Loire, hat mich mit 12 Jahren auf Geheiß des Bischofs von Angers mit dem Herrn Fulco verheiratet, damit mein Vater endlich damit aufhörte, feindliche Burgen dem Erdboden gleichzumachen. Dem Herrn Fulco hatte er eine Burg zerstört und sein Land verwüstet. Ich sollte die Garantie für den Frieden zwischen den Häusern sein, tatsächlich war ich meines Ehegatten Geisel und wurde auch so von ihm behandelt. Als der Herr Fulco einen Reitunfall hatte und starb, hoffte ich aufatmen zu können. Es schien auch so. Wohl ein halbes Jahr lebte ich wieder auf Durtal, ich habe die Burg sehr gemocht, die Loire, die an den Burgmauern entlang fließt. Meinen jüngeren Brüdern habe ich Unterricht erteilt in Latein und in der Religion.

Glaube mir, bis dahin war mein Leben ohne Sünde, soweit ein Leben das sein kann.

Doch dann wurde ich mit dem Herrn Wilhelm von Schloss Montsoreau verheiratet. Und mit dem Tag meiner Hochzeit griff der Satan mit seiner dürren, aber festen Hand nach mir. Mein Vater führte mich meinem Bräutigam zu. Der war von hohem Adel, jedoch alt, herrisch und jähzornig. Seine machtgierigen Augen über buschigen grauen Augenbrauen erschreckten mich. Etwas hinter ihm im Festsaal stand sein Sohn, jung, so jung wie ich, ein Ritter wie er sein soll, dabei gelehrt wie ein Priester, wie ich schon beim Hochzeitsmahl bemerken musste. Walter – ich liebte ihn sofort – und musste mit seinem Vater das Beilager vor allen Hochzeitsgästen teilen, auch vor ihm.

Ich schwöre bei Gott, der alles weiß und in die Herzen der Menschen hineinblickt, ich habe niemals, so lange mein Gemahl Wilhelm lebte, nur einen Kuss mit Walter getauscht, obwohl mein Gatte mich geschlagen hat, wie es ihm beliebte, obwohl er das Recht auf die erste Nacht bei jeder Leibeigenen ausgekostet hat. Widerspruchslos habe ich mich gefügt und ihm, wie es sich gehört, einen Sohn geschenkt, Stephan.

Ich weiß, von Toten sollte man nicht schlecht sprechen, doch Wilhelm, wenn Ihr mich bei Gott verklagt, selbst Abt Balderich von Bourgueil pries zwar Euren hohen Adel, rügte jedoch, wie sehr Ihr andere verletzt oder ihnen übel mitgespielt habt.

Dann starbt Ihr. Lange ist es her. Ich, Eure Witwe, blieb zusammen mit meinem Sohn Stephan auf Eurer Burg. Euer Sohn Walter, mein Stiefsohn, wurde Herr von Montsoreau.

Mutter Maria, Stiefsohn! Wir sind nicht blutsverwandt, und doch bin ich Walters Mutter. Was sollte ich tun, wie mich ihm widersetzen, als er zu mir des Nachts in meine Kemenate kam, sich zu mir ans Bett setzte, als wollte er sich mit mir unterhalten, mich berührte, begehrte – und ich ihn seit Jahren liebte. Gott, du bist mein Zeuge, wie oft habe ich Walter gebeten, angefleht, er möge sich verheiraten, damit unser schändliches Tun ein Ende hätte. Er weigerte sich, nicht mit Worten, denn wie sollte er sich mit rechter Vernunft dieser Befreiung aus unserer Not widersetzen. Er handelte, indem er nichts tat.

Schau auf mich herab, nun trage ich ein Kind von ihm unter meinem Herzen. Bitte deinen Sohn, dass von meiner Sünde nichts auf dieses Kind übergehe.

Mutter Maria, ich flehe dich an. Bleibe nicht stumm. Zeig mir durch deinen Sohn Jesus Christus einen Weg, der ewigen Verdammnis zu entgehen.«

Erschöpft hielt Hersendis inne, lauschte: Hundegebell, Pferdewiehern. Die Jagdgesellschaft kehrte zurück. Walter, Graf Fulco von Anjou, ihr Bruder Hugo, ihre Stimmen konnte sie deutlich heraushören, so aufgewühlt, erregt wirkten sie.

Hersendis warf einen Blick auf den Jesus über dem Altar, der unnahbar, den rechten Zeigefinger tadelnd erhoben, über sie und ihre Leiden hinwegblickte. Sie erschrak vor seiner Strenge, bekreuzigte sich und eilte hinaus auf den mit runden Türmen eingefassten Burghof.

Hoheitsvoll erwartete sie auf der Treppe zum Palas die Herren, die nun ihre Pferde zum Stehen brachten, grüßten und absaßen.

Sie erwiderte den Gruß, kräuselte die Stirn und fragte verwundert: »Ihr kommt von der Jagd. Wo ist das Wild?«

»Treffsicher, meine verehrte Hersendis, habt Ihr gleich erkannt, wir haben keins geschossen«, antwortete Graf Fulco von Anjou und ging so dicht auf die junge Frau zu, dass sie seinen Atem riechen konnte, vor dem sie zurückwich. Konnte dieser herrschsüchtige, verdrießliche, alte Mann nicht endlich aufhören, sie zu belästigen?

»Wir sind Besserem nachgejagt, unserem Seelenheil«, fuhr er fort, um sogleich eine bedeutungsvolle Pause zu machen.

»Wie das?«

»Gleich nach unserem Fortreiten haben wir den Charismatiker Robert Arbrissel getroffen, besser, Gottes Leitung hat uns zu ihm geführt, und wir sind dem Gottesmann zu seinen Armen in den Wald gefolgt. So viele Hungerleider habe ich im Leben noch nicht gesehen.«

Er machte ein betrübtes Gesicht und strich sich zerstreut über seinen grauen struppigen Bart.

»Na, diese Bedauernswerten sollten uns den Appetit nicht verderben. Ich habe Hunger«, erklärte er mit lauter Stimme und rieb sich die Hände. Mit einer ritterlichen Bewegung reichte er Hersendis den Arm.

Hersendis konnte gerade noch den fragenden Blick auffangen, den Walter ihr zuwarf. Sie schüttelte den Kopf, er erbleichte, fasste sich an Stirn und Brust, hielt in der Bewegung des Bekreuzigens inne und kratzte sich am Hals. Mit schleppenden Schritten ging er hinter Hersendis und dem Grafen von Anjou die Stufen zum Palas hinauf, neben ihm Hugo, der sich in jugendlichem Übermut sichtlich auf das Festessen freute.

Kaum hatte sich die Gesellschaft in der Halle versammelt, erklang aus dem Festsaal Musik: Zwei Flöten und eine Harfe versetzten die Wartenden in eine träumerische Welt. Der Duft von gebratenem Fleisch und Geflügel erfüllte den Raum, die Tafel, überladen mit Austern, mit Ingwer gelb gefärbten Hummern, Krammetvögeln auf weißem Brot und vergoldeten Lerchenzungen, wurde von den Dienern auf die Böcke gesetzt. Beim Schein der Honigkerzen begab man sich zu Tisch.

Hersendis verspürte Übelkeit. Walter, der als Herr von Montsoreau neben seiner Stiefmutter saß, war anscheinend ebenfalls der Appetit vergangen. Jedenfalls nahm er sich nur etwas Brot und Käse, wie Hersendis missbilligend bemerkte. Sie tippte ihn mit dem Schuh an, worauf er, wenn auch mäßig, sich von den Festtagsspeisen auffüllen ließ.

Graf Fulco unterhielt währenddessen mit dröhnender Stimme die Tischgesellschaft, obgleich die beiden Herren ihn während des Tages begleitet hatten.

»Robert Arbrissel, ein wahrhaft gottesfürchtiger Mann. Ihr, gnädige Gebieterin, hättet ihn sehen, erleben müssen«, wandte er sich an Hersendis. »Wie eine Säule stand Robert Arbrissel an der Wegbiegung. Unmöglich, an ihm vorbeizureiten. Sogar die Meute der Hunde hielt wie gebannt vor ihm inne. Zu gewaltig ist sein Aussehen: das wilde, lange Haar, sein grober Umhang, unter dem er ein Panzerhemd trägt, um sich zu kasteien, barfuß, sommers wie winters. Wir umringten ihn und er hielt uns wie Johannes der Täufer eine Predigt, die wir so schnell nicht vergessen werden. So ist es doch, meine Herren«, rief Graf Fulco, hob seinen Becher mit Gewürzwein und blickte triumphierend in die Runde.

»Und nach der Predigt?«, fragte Hersendis. »Es wird erzählt, dass sich Hunderte, wenn nicht über tausend Menschen um ihn versammelt haben und ein Zuhause in der Wildnis finden.«

»Das ist richtig«, stimmte Graf Fulco ihr zu. »Es sind über Tausend, meist Frauen. Die Elendsten der Elenden. Pauperes Christi nennen sie sich, die Armen Christi sind sie in der Tat. Konkubinen und Priesterfrauen, die davongejagt wurden, weil ihre Gott geweihten Männer endlich den Zölibat einhalten müssen, den Papst Urban jetzt überall in Frankreich durchsetzt. Schwangere Frauen, viele schwangere Frauen, Frauen mit kleinen Kindern, die sonst verhungern würden. Ihnen allen gibt er eine Bleibe.«

»Er gibt den Frauen Würde«, wurde Graf Fulco von Walter unterbrochen. »Er führt sie zu ihrem Seelenheil vor Gott.«

»Sogar Prostituierte nimmt er auf«, übertönte Graf Fulco die leise gesprochenen Worte Walters. »Keine schickt er weg. Jede Frau, auch jeder Mann, allerdings sind es nur wenige, ist willkommen«, verkündete er, während die Austernschale nur so knackte.

»Auch adelige Frauen sind dabei«, sagte Walter in den kurzen Augenblick der Stille hinein.

Hersendis zuckte zusammen. Warum erwähnte gerade Walter dies?

Sie blickte Walter erstaunt an. Er starrte auf seinen Brotteller, wandte sich dem Diener zu und ließ sich eine Schale mit frischem Wasser und ein sauberes Mundtuch reichen.

»Habt Ihr mit den adeligen Frauen sprechen können. Warum ziehen sie ein Leben in Armut dem auf einer Burg vor?«, fragte Hersendis, obwohl sie die Antwort kannte. Misshandelt waren die adeligen Frauen, fast noch als Kind verheiratet, nur zum Gebären missbraucht, geschlagen und gedemütigt, und das mit kirchlicher Duldung. Eine Scheidung vom Papst zu erwirken war fast unmöglich. Da hatten sie es nicht mehr ausgehalten und waren davongelaufen, geflüchtet.

»Nun ja, adelige Frauen haben eben ihre Launen«, wich Graf Fulco ihrer Frage aus.

»Das Anstößige daran jedoch ist, so meine ich als Herr dieses Landes, dass die Standesunterschiede aufgehoben sind. Ob Leibeigene oder Adelige, alle sind in dieser Gemeinschaft der Armen gleich.«

»Gleich am Verhungern«, mischte sich Hersendis' Bruder in die Worte seines Lehnsherrn ein.

»Die Frauen hausen in elenden Hütten, sind blass wie der Tod. Die Nahrung, die sie als Almosen erhalten, reicht kaum aus, um so viele Mäuler zu stopfen. Keiner weiß, genauer, keine weiß, wie sie den nächsten Winter überstehen, überleben soll. Ganz viele Frauen haben nicht einmal eine Hütte, sondern schlafen auf dem Boden. Es müsste etwas für sie getan werden.«

Graf Fulco schnaubte und blickte Hugo missmutig an. Sollte der doch den Mund halten, er, Graf Fulco, war der Herrscher des Anjou und Hugo war sein Vasall.

»Die Sache verhält sich wohl etwas heikler. Robert Arbrissel schläft mit diesen Frauen auf dem nackten Erdboden. Er liegt ganz dicht bei ihnen, angeblich um sich selbst zu knechten und zu strafen, weil er Frauen, den Verkehr mit Frauen, so sehr liebt.«

Wie Ihr, Graf Fulco, dachte Hersendi angeekelt.

Hersendis schaute in die Runde und ließ sich so laut vernehmen, dass jeder es am Tisch hören konnte: »Wer als einziger Mann in ganz Frankreich etwas für die unglücklichen, verstoßenen, misshandelten Frauen tut, der braucht um üble Nachrede nicht zu sorgen.«

Ihr Stiefsohn Walter stöhnte auf.

Graf Fulco wurde rot und wirkte wütend »Da mögt Ihr wohl recht haben«, gab er schließlich zu. Er fasste sich und lachte plötzlich laut und unbändig:

»Lasst uns darauf anstoßen, dass Gott Robert Arbrissel und seine Armen in besonderer Weise segnen möge.«

Auf und ab, hin und her, seit Stunden bis in die Nacht hinein. Vom Kamin, in dem die Glut allmählich erlosch, zum Betgestühl, auf dem sie niederkniete, vom Bett, das sie verabscheute, zum Schminktisch, der sie anwiderte, vom Fenster, unter dem unten die Loire gurgelnd floss, zur Tür, durch die endlich, endlich sich Walter in ihre Kemenate schleichen müsste. Nichts. Die Kerzen brannten nieder und weiter ging sie auf und ab, von einer Unruhe getrieben, wie sie Hersendis niemals zuvor gespürt hatte.

Walter kam nicht. Ließ er sie allein, allein mit ihrem Kind unter dem Herzen und ihrer Schuld vor Gott? Hersendis blieb vor der Wandmalerei stehen, Jesus und die Ehebrecherin. Wie gnädig, wie milde Jesus mit der Frau gesprochen hatte: ›Gehe hin und sündige hinfort nicht mehr‹. Nein, diesen Jesus gab es nicht, nicht für sie, die Inzest getrieben hatte. Für diese Sünde durfte sie keine Gnade erwarten. Glaubte Walter wirklich, wenn er sie im Stich ließ, er könnte Gottes Gericht, nein, Gottes Verdammnis entgehen?

Leise öffnete sich die Tür und wurde sofort wieder geschlossen.

»Es hat mich keiner gesehen«, raunte Walter.

»Ist das Eure einzige Sorge?«

Walter zog unwillig die Stirn in Falten.

»Ihr kommt spät«.

»Hersendis, was soll das? Ihr wisst genau, dass Graf Fulco ein Säufer ist. Ihn als Gast zu bewirten, heißt sich mit ihm zu betrinken. Fast die ganze Nacht musste ich seine Klagen ertragen. Ach, der Arme! Ständig muss er Krieg gegen seine Nachbarn führen, seine sich gegen ihn auflehnenden Vasallen bestrafen. Und dazu ist er noch vom Papst exkommuniziert, weil er seinen Bruder seit über zwei Jahrzehnten eingesperrt hat. Das alles habe ich mir schon so oft anhören müssen, dass ich es fast auswendig weiß. Widerwärtig wurde dieser hässliche, alte Mann, als er sich laut aufschluchzend beklagte, seine Gattin Bertrada habe sich des Nachts von Soldaten König Philips entführen lassen. Dabei ist das auch schon drei Jahre her. Er selbst ist wahrhaft nicht besser, hat sich vierer Ehefrauen entledigt, bis ihm diese fünfte Hörner aufgesetzt hat und sich unmittelbar nach der Entführung Pfingsten mit König Philip hat trauen lassen.

›Bigamie‹, hat er geschrien und mit voller Wucht den Kelch mit Wein umgestoßen. Ich konnte gerade noch zur Seite ausweichen. ›Dabei gehört Bertrada mir, ich habe sie für ein Stück Land gekauft‹.

Es ist wirklich eine schwere Sünde. Schließlich ist König Philip ebenfalls verheiratet. Aber gegen die junge, schöne Bertrada kann die dicke Königin nicht an und er hat sie davongejagt. Der Papst wird den König und Bertrada im November in Clermont erneut bannen und den Geistlichen verbieten, den Lehenseid ihm gegenüber zu leisten.«

»Ihr lenkt ab«, wurde Walter von Hersendis unterbrochen. »Nicht Graf Fulco noch der König mit Bertrada sind die Sünder, die vor Gott kein Erbarmen finden werden, sondern WIR, Ihr und ich.«

Hersendis sah ihm fest in die Augen, dann wankte sie, ließ sich weinend auf einem der beiden Faltstühle nieder, die vor dem Kamin standen.

»Es ist also wahr, Ihr erwartet ein Kind.«

»Ich erwarte Euer Kind«, schluchzte Hersendis, während ihr die Tränen über die Wangen liefen.

Walter stand unschlüssig herum und entnahm dann der Truhe ein Schnupftuch, das er Hersendis reichte. Sie knautschte es zusammen, ihre Schultern zuckten. Ihm wurde es unheimlich. Wenn nun ihre Zofe das Weinen hörte und hineinschaute.

»Fasst Euch«, bat er leise.

Hersendis nahm sich zusammen.

»Was also soll Eurer Ansicht nach geschehen?«, fragte sie hart.

Als er nicht antwortete, fuhr sie fort: »Ich kann mir nicht vorstellen, dass Ihr Euch nicht während des langen Abends darüber Gedanken gemacht hättet.«

Er nickte. »Ich bin mir sicher, der Verdacht, Vater des Kindes zu sein, fällt auf mich. Schon längst argwöhne ich, dass die Mägde und Knechte hinter unserem Rücken tuscheln und sich vielsagende Blicke zuwerfen. Doch wenn dies nur ein überreiztes Empfinden sein sollte, sobald Ihr sichtbar schwanger seid, werden unsere Nachbarn den Finger auf uns zeigen und uns des Inzests bezichtigen.

Darum, niemand darf von Eurer Schwangerschaft erfahren. Sobald das Kind dann geboren ist, gleich nachdem Ihr es geboren habt«, berichtigte er sich, »muss es weg.«

»Das habe ich mir auch gedacht«, erwiderte Hersendis traurig und schwieg.

»Weiter«, sagte Walter ungeduldig. »Was habt Ihr Euch noch überlegt?«

Sie sah ihn groß an: »Empfindet Ihr gar nichts als Ungemach angesichts des Umstandes, dass wir gemeinsam ein Kind erwarten? Also gut. Es könnte in einen Männer- oder Frauenkonvent im Anjou gegeben werden, zu denken wäre an Le Ronceray in Angers, wenn es ein Mädchen wird. Allerdings habe ich Bedenken, einem Abt oder einer Äbtissin hier in der Nähe vertrauen zu können. Alle sind miteinander bekannt und versippt, der üblen Nachrede wäre nicht auszuweichen. Was rede ich von übler Nachrede. Paulus sagt, Inzest sei ein so verruchtes Verbrechen, dass nicht einmal die Heiden es begehen. Würde unsere Tat bekannt, wir wären aus der Adelsgesellschaft ausgeschlossen, von der Kirche exkommuniziert, verflucht. Wir wären für immer Verfemte.«

Sie schwieg, trat an die Fensteröffnung, blickte hinunter zum Fluss, der im ersten Morgenlicht wie unberührt dahinfloss.

»Paris«, sagte sie, während sie sich zu Walter umwandte. »Das Kind muss weit fort nach Paris. Ich habe da zuerst an meinen Halbbruder Fulbert gedacht. Er hat Beziehungen zum Königshaus, kennt auch Bertrada, aber er hofft auf einen Posten als Subdiakon in Notre-Dame, muss dafür streng den Zölibat einhalten. Ein Säugling würde Aufsehen erregen, seinen Beteuerungen, es sei nicht sein Kind, kein Glauben geschenkt werden. Zumindest müsste er erklären, wer die Eltern des Kindes wären.«

»Ihr habt doch sicher an jemanden gedacht, der Verständnis für Eure Notlage hat und gleichzeitig verschwiegen ist und ein Vergehen deckt?«, hoffte Walter.

Hersendis sah ihn enttäuscht an. Dann sagte sie: »Ihr habt recht, meine Notlage. Vor den Menschen ist es meine Notlage, denn ich bin es, die die Schwangerschaft nicht verbergen kann. Aber zu Eurer Vermutung. Ich habe tatsächlich an jemanden gedacht: Bertrada, die Mätresse oder Ehefrau König Philips. Wir kennen uns gut aus ihrer Zeit an der Seite des Grafen Fulco. Ich weiß, wie sehr sie unter ihrem selbstherrlichen, rachsüchtigen und grausamem Mann gelitten hat.«

Es überkam sie ein Lachen. »Zu komisch. Nein. Bertrada erzählte mir, Graf Fulco habe hässliche, verkrüppelte Füße mit Hühneraugen und darum habe er höchst persönlich die Schnabelschuhe erfunden.« Hersendis versuchte das Lachen zu unterdrücken. Prustete noch ein paar Mal. Dann sagte sie ernst: »Bertrada könnte die Verbindung zu dem Frauenkonvent Argenteuil bei Paris aufnehmen, wenn es ein Mädchen wird. Mein Gefühl sagt mir, dass ich ein Mädchen erwarte. Wenn ich einen Sohn gebären sollte, so könnte er im Königskloster Saint-Denis aufgenommen werden. Abt Adam scheint mir ein Fürst zu sein, der ein Kind des Hochadels ohne große Nachfrage aufnimmt, sofern entsprechende Schenkungen erfolgen.«

Walter fuhr sich verlegen durch sein dichtes Haar und nickte.

»Bis zur Entbindung könnte ich mich in einer einsamen Hütte unter dem Vorwand zurückziehen, ich wollte mich prüfen, ob ich mich als Klausnerin einmauern lassen wolle wie meine Ururgroßmutter. Sie wurde als Heilige verehrt, sie hieß übrigens Heloisa.«

Hersendis schwieg und schaute wieder hinaus in die blühende Mailandschaft.

»Ihr habt bereits alles wohl erwogen«, sagte er, ziemlich unruhig werdend. Allmählich würde das Haus erwachen. Dennoch, er musste aussprechen, was ihn zutiefst ängstigte:

»Wir können die Menschen täuschen, aber nicht Gott. Er kennt unsere Gedanken, unsere Taten, unsere Sünden.«

»Habt Ihr deswegen erwähnt, dass auch adelige Frauen sich Robert Arbrissel und seinen pauperes Christi angeschlossen haben. Meint Ihr, ich solle da für unsere Schuld büßen?«

Walter blickte verlegen zu Boden, griff als Halt nach dem Knauf seines Schwertes.

»Ihr schweigt. – Und Ihr habt Recht. Ich werde meinen Adelsstand, meine Privilegien, meinen Besitz, mein Schloss aufgeben, werde meinen kleinen Sohn Stephan, auch Euch für immer verlassen und zu den Armen in die Wildnis der Wälder von Craon gehen. Ich werde Jesus Christus nachfolgen, ihm mein Leben weihen und darum beten, Gott möge uns vergeben.«

Kloster Sainte-Marie d'Argenteuil

Oheim Fulbert besucht mich heute.

Fast noch wie im Traum war dies Heloisas erster Gedanke, als sie von Schwester Lydia mitten in der Nacht zum Chorgebet geweckt wurde. Die Nonne hielt den Zeigefinger vor die Lippen zum Zeichen, Heloisa solle schweigen, worüber sich Heloisa wunderte und ärgerte, denn Schwester Lydia wusste genau, dass so eine Ermahnung überflüssig war. Mit ihrer Lampe in der Hand trat die Nonne an das Bett der nächsten Schlafenden, die sie leicht an der Schulter antippte und zum Schweigen anhielt. Leise erhoben sich die Mädchen, nur die kleine Maria weinte und jammerte nach ihrer Amme. Schwester Lydia versetzte ihr einen leichten Schlag, worauf Maria noch mehr weinte. Wortlos schauten die Mädchen zu, gingen dann in Zweierreihe zum Abort, wuschen sich Gesicht und Hände, überquerten den dunklen Hof und betraten die mit Kerzen erleuchtete Kirche. Maria schluchzte noch, als die Äbtissin mit einem Gebet das Sprechen erlaubte. Heloisa ermahnte sich, die Psalmen bewusst zu singen, doch immer wieder glitten ihre Gedanken zu Oheim Fulbert und ob er wohl endlich etwas von der Mutter, von den Eltern sagen würde.

Jäh wurde sie von Eleonore aus dem mächtigen Geschlecht der Montgomery aufgeschreckt:

»Du, Heloisa. Schlaf nicht ein. Oder bist du noch ein Kleinkind, das sich zum Ruhen auf die Bank legt? Ich jedenfalls bleibe wie die Nonnen bis zu den Laudes sitzen. Ich bin es mir schuldig, denn ich bin als Gottesgeschenk ins Kloster gegeben.«

Heloisa sah Eleonore erstaunt an, schüttelte leicht den Kopf, stand auf, ging zur rückwärtigen Wand und legte sich wie die anderen Mädchen auf die Steinbank. Warum sollte sie sich dieses Vorrecht der Kinder nehmen lassen, hätten sich doch viele Nonnen auch gern ein wenig Ruhe gegönnt, statt auf den harten Klappstühlen sitzen zu müssen.

Gottesgeschenk, was gab Eleonore damit an, als wäre dies eine Auszeichnung. Wir alle sind ein Gottesgeschenk. Aber Gottesgeschenk meinte etwas anderes, überlegte Heloisa. Nicht dass Gott uns das Leben schenkt, sondern dass Eltern ihr Kind Gott schenken, indem sie es für immer ins Kloster geben. Heloisa runzelte die Stirn: Wollte Gott die Oblation? Wollte Gott wirklich Menschenopfer?

Halt! Das durfte sie nicht einmal im leisesten in Erwägung ziehen. Sie musste unbedingt etwas anderes denken, damit sie nicht sündigte.

Gott gab das Leben, berichtigte sie ihre Gedanken, doch dafür hatten die sündigen Menschen ihm Opfer zu bringen, darum hatten sie sich von ihrem Kind zu trennen. Warum aber dann, Heloisa wurde so aufgeregt, dass sie sich aufsetzte, warum denn hatten ihre Eltern sie nicht als Opfer dem Kloster überantwortet, wenn sie doch niemals ihre Tochter sehen wollten und sie ganz allein ließen? Das war verwirrend. Sie wollte lieber an ihre Mutter denken, wie sie es schon immer gehalten hatte.

Heloisa fühlte den leichten Lufthauch, der durch die Kirche zog und ihre Wange berührte. Sie lächelte. Es war ihr, als wäre es die sanfte Hand der Mutter, die sie liebkoste. Wie die Mutter wohl aussah?

Heloisa stellte sie sich vor, als hätte sie die Mutter in Wirklichkeit gesehen: groß und schmal mit braunem lockigen Haar, einem ebenmäßigen Gesicht. Schön war die Mutter und zärtlich. Es war Heloisa, als wiegte die Mutter sie wie ein kleines Kind in den Schlaf. Tränen hatte sie in den Augen, als sie liebevoll auf ihre Tochter herabblickte. Heloisas Augen füllten sich mit Tränen. Nein! Sie durfte sich nicht nach der Mutter sehnen, das stimmte sie zu traurig, da musste sie weinen, das wollte sie nicht.

Woran aber sonst denken? An den Bischof von Paris, Wilhelm. Äbtissin Mathilde hatte gestern nach dem Abendessen bekanntgegeben, dass Bischof Wilhelm von seiner Pilgerfahrt ins Heilige Land nicht zurückkäme, dass er gestorben sei. Das war gewiss beklagenswert. Jedoch wundervoll, verheißungsvoll wäre es, ins Heilige Land, nach Jerusalem mit seinen Türmen, Palästen, der Grabeskirche zu pilgern. Heloisa wünschte sich dahin zu reisen, unter dem Sternenhimmel zu stehen und zu staunen. Die christlichen Heere hatten es vor drei Jahren erobert. Wie aufregend musste das gewesen sein, gewiss – allerdings hatten die Pilger bestimmt keine Bücher mit auf die Fahrt genommen. Drei Jahre waren sie unterwegs gewesen. Drei Jahre ohne Bücher, drei Jahre ohne Unterricht in Grammatik, Logik und Rhetorik, eine entsetzliche, beängstigende Vorstellung. Dann doch lieber sechs Stunden morgens auf harten Bänken sitzen, auch wenn der Rücken oftmals schmerzte.

In der großen Halle für die vornehmen Gäste – Warten auf ihren Oheim Fulbert. Heloisa saß mit den anderen Mädchen auf der mit bunten Kissen geschmückten Bank und starrte zum Eingangstor, durch das, selten genug, die Eltern und Verwandten Einlass finden durften. Aufgeregt war sie, zerknautschte das Tüchlein, das sie in der Hand hielt. Am liebsten hätten die Mädchen alle laut durcheinander geredet, um die innere Spannung zu verbergen, nach so langer Zeit die Eltern oder zumindest die Mutter, den Vater wiederzusehen. Aber Schweigen war geboten, darauf achtete schon die Nonne, die mit strenger Miene in der Mitte des Saales stand.

Da endlich, das Tor öffnete sich und die Äbtissin führte die hohen Gäste hinein. Eleonore sprang auf, doch noch bevor sie auf ihre Mutter zulief, blieb sie vor Heloisa stehen und fragte in bedauernd herablassendem Ton:

»Auf wen wartest du denn? Du weißt ja nicht einmal, wer deine Eltern sind«, sprach es und begrüßte ehrfürchtig die hohe Frau, ihre Mutter Gräfin Montgomery.

Heloisa blieb wie eine Erschlagene auf der Bank sitzen. Regungslos, als wäre alles Leben aus ihr gewichen, starrte sie mit leeren Augen vor sich hin. Die Äbtissin warf ihr einen besorgten Blick zu, ging sogar auf Heloisa zu und fragte:

»Ist dir nicht wohl?«

»Doch doch, schon. Danke, Mutter Mathilde«, antwortete Heloisa und bemühte sich, ein wenig Fröhlichkeit in ihre Stimme zu legen.

»Ich hoffe es, Kind«, antwortete die Äbtissin schon im Fortgehen, denn neue adelige Gäste waren erschienen. Aber nicht ihr Oheim Fulbert. Wann kam er endlich? Sie wollte ihn fragen, sie musste ihn fragen, wer ihre Mutter sei. Ganz bestimmt würde sie sich trauen, diese Frage an ihn zu stellen. Ganz bestimmt.

Bei seinem Eintreten erhob sie sich hastig, fasste verlegen und aufgeregt nach ihren Zöpfen. Auf ihn zulaufen durfte sie nicht. Er unterhielt sich denn auch ausführlich mit der Äbtissin, wahrscheinlich über Geld, vermutete Heloisa. Ihre Erziehung war teuer, das hatte sie vorwurfsvoll von ihm zu hören bekommen, obgleich er sie nicht bezahlte. Wer tat es dann? Fragen über Fragen.

Von diesem hageren, verbittert wirkenden Mann eine Antwort zu erhalten, Heloisa schien es schier undenkbar.

Ihr Mut sank, als sie ihn griesgrämig auf sich zukommen sah.

Mit betont ernster, gewichtiger Miene setzte er sich zu ihr an den Tisch, was sie noch mehr in Unruhe versetzte.

»Heloisa«, hob er an. »Es kann sein, es ist nicht ausgeschlossen, ich befürchte, dass ich dich heute ein letztes Mal besuchen kann.«

Er machte eine Pause und ließ das Unfassbare wirken.

»Wie du sicher schon erfahren hast, ist Bischof Wilhelm im Heiligen Land gestorben.« Er bekreuzigte sich und Heloisa tat desgleichen. »Sein Nachfolger wird wahrscheinlich Fulco, er gehört dem Domkapitel an, und zwar der strengen Partei, die sich beim Papst über das Übel der Bestechung beklagt hat. Wahrscheinlich weiß Fulco, dass auch ich, nun ja, Gelder bezahlt habe, um mein Subdiakonat am Dom von Paris zu erhalten. Er könnte eine Untersuchung einleiten, die nicht zu meinen Gunsten ausfiele. Außerdem war Fulco Dekan in Orleans. Zwar – das sind alte Geschichten, das soll nichts heißen«, versuchte er einen Ausweg, als Heloisa ihn erstaunt und fragend anblickte.

Fulbert wurde es ganz heiß bei der Vorstellung, schließlich hatte er viele Jahre in Orleans gelebt. Fulco könnte von der Beziehung wissen, die ihn mit einem königlichen Kaplan verbunden hatte, vielleicht gar von der Reliquie, die er als Liebespfand von eben jenem erhalten hatte. Dazu war diese Reliquie des Heiligen Ebrulf auch noch gestohlen, er also ein Hehler. Wenn das herauskäme! Und dazu hieß er noch nicht einmal Fulbert, sondern Hubertus, hatte es für klug erachtet, seinen Namen bei seinem Eintreffen in Paris zu ändern wegen dieser zu engen Beziehung zu dem Kanonikus und überhaupt ...

Richtiger Betrug war die Namensänderung eigentlich auch nicht: Hubertus bedeutete ›der durch Verstand Glänzende‹ und Fulbert ›der Glänzende‹. Und eine glänzende Erscheinung war er gewiss.

»Andererseits«, sagte Fulbert, als die Pause ihm zu lang erschien, »müsste Fulco wohl fast das gesamte Domkapitel der Simonie bezichtigen und entlassen, denn es hat kaum ein Mitglied ohne Ämterkauf sein Amt erworben. Selbst Fulco wird vorgeworfen, er habe sein Bischofsamt erkauft. Außerdem kann er mir nichts anhaben, ich verrichte meinen Dienst gewissenhaft und lebe streng zölibatär.«

»Dann ist doch alles gut«, sagte Heloisa erleichtert. So schlimm schien es gar nicht zu sein. Wahrscheinlich übertrieb der Oheim.

»Es ist nicht nur der Ämterkauf«, fuhr Fulbert fort. »Fulco gehört der Reformpartei an, er steht in der Gunst des Papstes. Ich hingegen bin durch die Gunst Bischof Wilhelms an mein Amt gekommen. Bischof Wilhelm aber war der Bruder der vom Papst exkommunizierten Königin Bertrada. Genau genommen war es Bertrada selbst, die sich bei ihrem Bruder für mich eingesetzt hat. Eine Gefälligkeit, sie war eine enge Bekannte, eine Vertraute deiner Mutter.«

»Meiner Mutter?«, schrie Heloisa fassungslos auf.

»Still, sei still. Die Leute blicken sich ja schon um. Ganz ruhig. Sag kein Wort.«

»Wer ist meine Mutter?«

»Kein Wort, sage ich. Schweig!«

Um Himmels willen, dachte Fulbert. Dieses leidenschaftliche und eigenwillige Mädchen brachte es fertig, an Hersendis zu schreiben oder gar aus Argenteuil fortzulaufen, um die Mutter zu sehen. Welch Skandal wäre das, tauchte plötzlich eine Tochter auf. Diese unbescholtene Frau, fast wie eine Heilige verehrt, musste in den Augen der Welt ohne Sünde bleiben. Ihr Werk, das Kloster Fontevraud, das sie zusammen mit dem Charismatiker Robert Arbrissel gerade gegründet hatte, könnte so bereits im Keim erstickt werden.

»Es tut so weh, nicht zu wissen, wer die Mutter ist«, versuchte Heloisa ihren Oheim zu erweichen.

»Die Äbtissin ist deine Mutter«, antwortete er streng.

Heloisa machte ein unglückliches Gesicht. »Aber nicht meine richtige.«

»Wirklich und wahrhaftig ist die Mutter, die für dein Seelenheil verantwortlich ist und dich auf dem Weg zu Gott führt.«

»Ja, aber ...«

»Heloisa, du hast nicht zu fragen, du hast zu gehorchen. Hast du mich verstanden?

Wieso antwortest du nicht. Hast du das verstanden, habe ich dich gefragt.«

»Ja.«

»Dann wiederhole meine Worte.«

»Ich darf keine Fragen stellen und muss gehorchen«, sagte Heloisa leise und sah ihren Oheim unglücklich an.

Beide schwiegen. Um sie herum Stimmengewirr, Lachen. Fulbert bedauerte, so hart mit seiner Nichte umgegangen zu sein. Er schnäuzte sich umständlich die Nase und forderte das Mädchen in freundlicherem Ton auf, von seinem Lateinunterricht zu erzählen.

»Danke, dass Ihr fragt«, antwortete Heloisa höflich.

»Seit einigen Wochen gibt mir die Äbtissin Einzelunterricht. Sie meint, ich lerne so leicht, als hätte ich Latein mit der Muttermilch eingesogen.« Erschrocken über ihre Wortwahl hielt sie inne.

Fulbert nickte ihr aufmunternd zu.

»Die Äbtissin hat mir versprochen, wenn ich weiterhin so gut lerne, dann wolle sie mir auch Griechisch beibringen.«

»Das ist eine ungewöhnliche Auszeichnung«, lobte Fulbert. »Niemand von uns kann Griechisch. Siehst du«, fiel ihm zu seiner Erleichterung etwas Versöhnliches ein, »so sorgt deine Mutter für dich, auch wenn ihr euch nicht kennt. Sie hat dich nicht in irgendein Kloster zur Erziehung gegeben, sondern in ein Adelskloster, das dem König nahesteht und wo du einen Unterricht erhältst, wie du kaum einen besseren finden könntest. Du kannst dich glücklich schätzen, lernbegierig wie du bist. Glaube mir, deine Mutter, meine Schwester, meine Halbschwester, denkt an dich, betet für dich.«

Die Mutter lebt. Sie betet für mich, sie denkt an mich. Wenn sie an mich denkt und wenn sie für mich betet, dann lebt sie. Der Gedanke fraß sich in Heloisas Gehirn, schon während sich der Oheim kurz darauf verabschiedete, verschlug ihr den Appetit während der abendlichen Mahlzeit und schüttelte sie im Schlafsaal beim Nachtgebet, das mit einem marianischen Gesang endete. Die Gottesmutter erschien Heloisa so weit entrückt vor der Gewissheit, dass die Mutter, ihre wirkliche, richtige, wahre Mutter lebt. Die Komplet war beendet und schloss den Mädchen, die nach dem Besuch ihrer Verwandten so viel zu erzählen hatten, den Mund, sollte es zumindest, denn ein Flüstern ging noch umher. Heloisa bedurfte nicht der stummen Ermahnung, niemandem konnte sie anvertrauen, was sie erschütterte, die Mutter lebt. Sie lebt, bebte es durch ihren Körper, während sie sich die Bettdecke bis zum Kinn hochzog. Heloisa fror. Kalt war ihr in dem ohnehin schon kühlen Schlafsaal. Stille. Alle Mädchen schliefen. Heloisa schloss die Augen und versuchte einzuschlafen. Unmöglich. Mit weit geöffneten Augen starrte sie gegen die gewölbte Decke, die von einem flackernden Licht erhellt wurde. Wenn aber die Mutter lebt, warum lässt sie mich allein? Warum hat sie mich fortgegeben, kaum dass ich geboren war? Wollte sie mich nicht haben? Durfte sie mich nicht haben? Wollte und durfte sie mich nicht haben? Oder hätte sie mich gern bei sich behalten, durfte es aber nicht? Warum hat sie nie ein Lebenszeichen von sich gegeben, mich nie besucht oder wenigstens geschrieben? Warum verleugnet mich die Mutter vor den Menschen?

Heloisa erschrak bei diesem Gedanken. Petrus hatte Jesus verleugnet. Noch ehe der Hahn kräht, so hatte Jesus ihm vorausgesagt, wirst du mich drei Mal verleugnen. War es bei der Mutter ebenso? Wie nur konnte sie, wenn sie doch an Heloisa dachte und für sie betete, sie so im Stich lassen? Leichter zu ertragen wäre es, die Mutter wäre tot.

Himmel, Gott Vater, der du die Herzen und bösen Gedanken der Menschen kennst und strafst, hilf mir! Wie konnte sie nur so etwas Frevlerisches wünschen!

Dennoch. Warum ließ die Mutter sie allein, warum durfte niemand wissen, dass sie ein Kind hatte? Wahrscheinlich, so grübelte Heloisa, war sie unehelich geboren. Aber war das ein Grund? Kannte nicht jeder die Mutter Wilhelms des Eroberers, der auch Wilhelm der Bastard genannt wurde? Wusste nicht jeder, dass seine Mutter Herleva die Tochter eines Lohgerbers war und deswegen vom Herzog von der Normandie nicht geheiratet werden konnte? Und war es nicht sogar durch die Klostermauern gedrungen, dass der jetzige König von England uneheliche Kinder hatte? Oder die Gräfin Elvira, die Ehefrau des berühmten Heerführers und Kreuzfahrers Raimond von Toulouse, war sie nicht eine uneheliche Tochter des Königs Alfons von Kastilien mit seiner Konkubine Jimena Munoz. Oder gar Bertrada, die Königin von Frankreich. Das wusste Heloisa nun genau, dass sie in Bigamie mit dem König lebte und exkommuniziert war. Vier Kinder hatte sie Philip geboren – und keines verleugnet. Im Gegenteil, ihr Sohn würde

König von Frankreich, wenn Ludwig, König Philips Sohn aus seiner rechtmäßigen Ehe, stürbe.

Heloisa schloss die Augen und fasste sich an die Stirn. Die brannte, als hätte sie Fieber. Unfassbar war es, wie all diese Könige schamlos vor aller Welt sich zu ihren sündhaften Taten bekannten, ihre eigene Mutter sie aber verstieß. Nicht verstieß, verbesserte sich Heloisa, aber doch sie fortgebracht, fortgeschafft hatte.

Nein, so war es gewiss nicht. Ihre Mutter betete für sie, hatte Oheim Fulbert gesagt. Vielleicht ließ sich doch etwas über die Mutter in Erfahrung bringen. Der Oheim war Subdiakon in der Kathedralkirche von Paris, diese Stellung konnten nur Adelige erhalten, also war auch sie selbst, wenn der Oheim der Halbbruder der Mutter war, adelig. Das hatte sie eigentlich schon immer gewusst. Ihre Mutter war also eine Adelige. Das brachte sie nicht wirklich weiter. Denn sicher hätte Heloisa beim Vater auf seiner Burg aufwachsen können, wie dies üblich war, auch wenn sie unehelich geboren war.

Blieb nur die Möglichkeit, ihre Mutter befand sich im geistlichen Stand, war Nonne. Als Mönch, so hieß es, war manches irgendwie geduldet, vom Kloster Saint-Denis hörte man so allerhand. Da feierten die Mönche wie auf einem Fürstenhof, gingen zur Jagd und überhaupt. Aber eine Nonne, die musste keusch leben. Wieso war sie dann schwanger geworden? War sie etwa so leichtfertig wie die Königin Bertrada, ja noch frevelhafter, hatte sie ihr Gelübde gebrochen, Unzucht getrieben und ihr Kind weggegeben?

Heloisa wurde zornig auf diese Mutter, die ohne Anstand und Ehrfurcht Verbotenes tat und sich dazu nicht bekannte. Doch urteilte sie nicht ungerecht?

So schlecht durfte sie von ihrer Mutter nicht denken. Die Mutter war bestimmt lieb und gut und unglücklich ohne ihre Tochter.

Vielleicht war ihre Mutter tatschlich eine Nonne und lag in irgendeinem Kloster ebenso wach und dachte an sie, ihre Tochter Heloisa. Verwirrende Vorstellung. Einen schönen Namen hatte die Mutter ihr gegeben. Einen Augenblick spürte Heloisa eine Verbindung zu ihrer Mutter wie einen Hauch, wie ein unsichtbares Band. Das jäh abbrach. Welch ein unfassbares beunruhigendes Bild, dass die Munter jetzt, jetzt in diesem Augenblick sich irgendwo befindet - und doch unerreichbar ist.

Heloisa presste die Lippen zusammen, um nicht laut aufzuweinen. Tränen rannen ihr über die Wangen. Nie hatte sie sich so allein und verlassen gefühlt. Es drückte ihr auf die Brust, es drückte ihr das Herz ab. Heloisa drehte sich auf den Bauch, lautlos rannen ihr die Tränen in das Kissen, bis sie ganz erschöpft war, bis sie endlich einschlief.

Im Traum brachte ihr ein Engel Trost. Er überreichte ihr ein Buch, kein kostbares mit Edelsteinen besetztes. Es war ein Gebrauchsbuch, in Leder eingebunden, Heloisa konnte es sogar riechen.

Als Schwester Lydia sie mitten in der Nacht zum Chorgebet weckte, durchfuhr Heloisa mit kristallener Klarheit die Gewissheit:

Nur auf Bücher ist Verlass. Nur in ihnen gibt es Wahrheit. Ihre Freunde, das waren die Bücher.

»Natürlich lesend und nicht mit einer Handarbeit beschäftigt. Du wirst noch einmal berühmt für deine Bildung«, bemerkte Schwester Lydia und es klang nicht gerade freundlich.

»Du sollst zu Mutter Mathilde kommen, sofort.«

Jetzt ist es so weit, fürchtete Heloisa, klappte vorsichtig das Buch zu, nahm es wie zum Schutz mit sich und verließ mit Schwester Lydia die Bibliothek. Eiligen Schrittes liefen sie die steinernen Stufen hinunter zum Kreuzgang, und während sie schon die schwere Holztür zum Refektorium öffneten, blickte sich Heloisa noch einmal um, warf einen Blick auf den schneebedeckten Friedgarten und beschloss für sich: Hier möchte ich nicht eines Tages begraben sein.

Hastig durchquerten sie die in dämmriges Licht gehüllte Klosterkirche und betraten den gepflasterten Weg, an dem die Äbtissinnenwohnung lag.

Heloisa klopfte und auf das »Herein« betrat sie ehrfurchtsvoll und dabei ängstlich entschlossen den mit biblischen Szenen reich geschmückten Raum.

Demutsvoll grüßte sie die Äbtissin, die sie mit einer Handbewegung aufforderte, Platz zu nehmen.

»Ich habe dich rufen lassen, da ich eine Antwort von dir erwarte«, begann die Äbtissin. »Alle deine Mitschwestern haben den Schleier genommen. Nur du nicht.«

Heloisa senkte schuldbewusst die Augen.

»Doch bevor wir auf diesen Punkt zu sprechen kommen, sage mir, was du da für ein Buch an dich drückst.«

Heloisa fühlte, wie sie rot wurde. »Boethius«, antwortete sie heiser: »Consolatio philosophiae«.

»Ah, der Trost der Philosophie«, bemerkte die Äbtissin und lehnte sich zurück.

»Lies mir die Stelle vor, bei der du eben stehengeblieben bist.«

Was soll das?, dachte Heloisa. Warum fragt sie mich nicht gleich, ob ich mich entschieden habe, Nonne zu werden?

Behutsam legte sie das Buch auf den Tisch, schlug es auf und begann mit fester Stimme zu lesen:

Es unterliegt also keinem Zweifel, dass diese Wege zum Glück Abwege sind, dass sie niemanden dahin zu führen vermögen, wohin sie ihn zu führen versprechen. Mit wieviel Übel sie aber verwickelt sind, das will ich dir aufs kürzeste zeigen. Denn wie? Willst du versuchen Geld zusammenzuraffen? Du musst es dem, der es hat, entreißen. Willst du von Würden glänzen? Du wirst dem Geber schmeicheln, und während du allen andern an Ehren voranzugehen begehrst, wirst du durch die Erniedrigung der Bewerbung gemein. Du wünschest Macht? Den Nachstellungen der Unterworfenen preisgegeben, wirst du Gefahren unterworfen. Du willst nach Ruhm streben? Aber auf rauen Wege hin und hergezerrt, hörst du auf, sicher zu sein. Willst du ein Leben des Genusses führen? Wer sollte es nicht verschmähen und abweisen, sich zum Sklaven des gemeinsten und gebrechlichsten Dinges, des Körpers, zu machen.

Äbtissin Mathilde hob den Zeigefinger und gebot: »Genug.«

Heloisa sah sie abwartend an.

»Was lernen wir aus den Worten des Boethius?«

»Wir lernen, dass alle weltlichen Dinge wertlos sind, uns auf einen falschen Weg bringen, weil sie uns von uns selbst, von unserer Seele trennen. Das sagt er auch selbst:

Alle Güter dieser Welt führen nicht zur Glückseligkeit und machen keine Glücklichen. Deshalb sollen wir allen Lastern widerstehen, die Tugenden pflegen in der Gewissheit, dass wir vor dem alles sehenden Richter handeln.«

»Was folgt daraus für unser Leben?«

»Dass wir der Welt entsagen sollen, weil sie uns nicht glücklich macht. Glücklich macht allein die Liebe zu Gott.«

Die Äbtissin sah Heloisa durchdringend an.

»Es folgt daraus, dass ich den Schleier nehmen und die ewigen Gelübde sprechen soll.«

»Und nun?«

»Mutter Mathilde, verzeiht. Ich verstehe die Worte des Boethius anders, als ich es sollte.

Boethius hat die Welt in überfließend begnadetem Maße kennengelernt. Er stammt aus einer überaus vornehmen Senatorenfamilie, hat eine vorzügliche Ausbildung genossen, geheiratet, seine beiden Söhne wurden Konsuln, er selbst erreichte außerordentliche Macht, indem der Gotenkönig Theoderich ihn an die Spitze der Reichsverwaltung stellte. Da wurde er gestürzt und zum Tode verurteilt. In seiner Zelle trat die Philosophie zu ihm und er erkannte, dass die wahre Macht in einem selbst und dem Glauben an Gott liegt. Alles irdische Glück ist wie Staub, vergänglich.«

»Was ist an deiner Auslegung anders?«, fragte die Äbtissin spitz, indem sie die Augenbrauen hob.

»Als Boethius den ›Trost der Philosophie‹ schrieb, kannte er das Leben, hatte alles gehabt, erlebt, genossen, erlangt, was ein Mensch erreichen kann. In dieser Lage, da ihm seine Güter genommen sind, ja sogar sein Leben, da bleibt ihm nur der Trost der Philosophie. Ließe er sich nicht trösten, er würde verzweifeln und wäre jämmerlich, unwürdig.«

Heloisa sah die Äbtissin ernst an:

»Ihr erwartet von mir, dass auch ich so denke wie Boethius in seiner Zelle, dass ich ebenso die Welt für gefährlich, für schlecht halte und mit ihm darin übereinstimme, dass es kein irdisches Glück gibt. Aber ich kenne die Welt nicht. Ich muss glauben, dass sie nichts Gutes für mich birgt, aber ich weiß es nicht. Wie aber kann ich mich für das Kloster entscheiden, ohne in der Welt gelebt zu haben?«

Die Äbtissin schwieg. Heloisa begann unruhig zu werden, horchte auf das Prasseln des Feuers im Kamin, überlegte, ob dieses Schweigen ein Tadel oder eine Aufforderung sei, sich zu entfernen. Steif und aufrecht blieb sie auf ihrem Schemel sitzen.

»Heloisa«, hob Äbtissin Mathilde endlich an, »deine Mutter hat damals vor deiner Ankunft in Argenteuil bestimmt, dass der Entschluss, den Schleier zu nehmen oder ein weltliches Leben zu führen, allein bei dir liegt.«

Sie machte eine Pause, betrachtete das junge Mädchen vor sich, wie es starr vor Anspannung sie anblickte.

»Des Weiteren wünschte sie, dass du bei gegebenem Anlass ihren Namen erfährst. Deine Mutter ist Hersendis von Champagne.«

Heloisa hielt sich vor Schrecken die Hand vor den Mund.

»Hersendis von Champagne?«, fragte sie ungläubig, »die Priorin des Klosters Fontevraud, das sie zusammen mit Robert Arbrissel gegründet hat?«

Äbtissin Mathilde nickte: »Ja, deine Mutter hat mit ihm zusammen den größten Frauenkonvent, den es jemals gegeben hat, ins Leben gerufen. Sie ist eine bedeutende Frau, nicht nur ihres hohen Adels, sondern um ihres Werkes willen.«

Wie fremd sie mir ist, ging es Heloisa durch den Sinn. Es war ihr, als würde das letzte Mütterliche, dieses Empfinden von Geborgenheit zerbrechen.

»Und was bedeutet ›bei gegebenem Anlass‹?«, fragte Heloisa, Ungutes vorahnend.

»Es bedeutet, dass deine Mutter ihren irdischen Weg beendet und in die himmlische Heimat hinübergegangen ist. Sie starb am Tag des Heiligen Eligius. Heute erhielt ich durch einen Boten des Klosters Fontevraud die Nachricht.«

Heloisa schluckte. Also hatte sie ihre Mutter niemals kennengelernt. Sie nahm ihren Mut zusammen:

»Und mein Vater? Ist mein Vater auch tot?«

»Ich weiß es nicht.« Äbtissin Mathilde schüttelte den Kopf: »Ich weiß nicht, wer dein Vater ist.«

Paris

Paris!

In Heloisa jubelte es. Sie stellte sich in ihrem Steigbügel auf, als könnte sie die Stadt bereits sehen.

»Paris ist noch weit«, bemerkte Oheim Fulbert. Wir müssen noch einigen Windungen der Seine folgen, bis wir Paris erreichen. Du freust dich?«

Heloisa nickte. Auch jetzt war sie wie verzaubert von den weiß gefrorenen Gräsern am Fluss, dem Eis am Rand der Seine, auf der weiter in der Mitte Eisschollen schwammen. Sie blickte verzückt zu den Weinbergen, den Gärten auf den Hügeln. Fast hätte sie sich sogar noch einmal nach dem Kloster umgeschaut.

Nein, schon als sie an der Pforte vorbei durch das Tor geritten waren, hatte Heloisa es sich verboten, noch einmal zurückzublicken. Zwanzig Jahre in diesen engen Mauern waren genug.

Es blieb aber wenig Zeit, diesem Gedanken nachzuhängen, denn der Oheim stellte stolz fest:

»Äbtissin Mathilde hat dich äußerst ungern ziehen lassen. Bischof Galon ist eigens aus Paris gekommen, um dich umzustimmen, damit du den Schleier nimmst. So eine gelehrte Nonne findet sich in ganz Frankreich nicht noch einmal. Sicher war nicht einmal die Äbtissin Theodora, die Tochter Karls des Großen, so gebildet wie du.«

»Oheim Fulbert«, erwiderte Heloisa, »bitte übertreibt nicht.«

Ich lese nur einfach gern, dachte Heloisa für sich. Diese Worte allerdings auszusprechen, erschien ihr als Hochmut, getarnt unter dem Mantel der Bescheidenheit.

»Die Äbtissin erzählte mir«, fuhr Fulbert unbeirrt fort, »du habest ein Beileidsschreiben von Petrus aus dem Hause Montboissier erhalten. Er ist ja nur ein wenig älter als du und ist als junger Mann ins Kloster Cluny eingetreten. Die Äbtissin teilte mir im Vertrauen mit, Petrus nähme Anteil an deinem Schicksal und habe Hochachtung vor deiner für eine Frau so ungewöhnlichen Bildung.«

Heloisa war dieses Gespräch nicht recht. Sie atmete tief durch, sog die klare Winterluft ein und war froh, dass der Fluss hier stark mäanderte, sie über das knackende Eis reiten und Acht geben mussten.

»Was sagst du dazu?«, fragte Fulbert, als sie das Ufer erreichten.

»Ich frage mich nur, woher Petrus von mir weiß.«

»Wahrscheinlich von den Mönchen von Saint-Martin-des-Champs. König Philip hat die Abtei dem Orden von Cluny als Priorat übertragen. Also von mir selbst«, lachte er und fuhr sich mit der Hand über seinen spitz zulaufenden Bart. »Ich habe zugunsten dieses Klosters eine meiner ersten Urkunden unterzeichnet und stehe seitdem mit dem Prior auf gutem Fuß. Es ist nicht mehr weit, dann kommen wir an dem Kloster vorbei.«

»Ihr erzählt von meinen Studien?«

»Warum nicht? Welche Frau ist schon philosophisch gebildet. Alle Welt spricht davon.«

Das ist nicht wahr, hoffte Heloisa. Sie war rot geworden, schwieg und wünschte, dass der Oheim übertrieb und niemand in Paris von ihr wüsste.

»Übrigens«, fuhr Fulbert fort, »es kann auch anders gewesen sein. Deine Mutter war mit Raingardis, der Mutter des Petrus befreundet. Sie hat die Dame sogar einmal zusammen mit Robert Arbrissel in ihrem Schloss in der Auvergne besucht. Solange kann das noch gar nicht her sein. Jedenfalls hat sie möglicherweise im vertraulichen Gespräch von dir und deinen Fortschritten erzählt.«

Heloisa kniff den Mund zusammen. Mir hat die Mutter nie geschrieben, dachte sie und beobachtete an sich selbst, wie bitter das war. So durfte sie nicht denken, schon gar nicht fühlen. Die Mutter war tot. Wie so viele, war sie im Dezember gestorben. Wahrscheinlich hatte sie eine fiebrige Erkrankung niedergeworfen. Was mochte die Mutter, auch wenn sie Priorin war, in ihren letzten Stunden auf dem harten Sterbelager aus Stroh gelitten, von welcher Angst vor dem Fegefeuer gepeinigt worden sein? Mit wie viel Wehmut und Schmerz mochte sie wohl da an ihre Tochter gedacht haben? Welche Schuld war so mächtig in ihrem Leben, ein Treffen mit ihrer Heloisa zu verhindern. Denn dass ihre Mutter sie geliebt hatte, das, so wurde es Heloisa bewusst, war nur allzu deutlich. Ganz sicher hatte sie sich der Mutter des Petrus anvertraut und die hatte ihrem Sohn unter dem Gebot des strengsten Stillschweigens ihre Geschichte erzählt. Könnte sonst dieser fremde Mann ihr schreiben, er fühle Mitgefühl, Ehrfurcht für sie? Die Mutter musste liebevoll von ihr gesprochen haben.

Heloisa bekreuzigte sich und betete leise für die Mutter.

Schweigend ritten Heloisa und Fulbert hintereinander auf einem schmalen Weg durch einen von Schnee und Eis silbrig glänzenden Auenwald.

Endlich, als sie die höher gelegene breite Straße erreichten, forderte Heloisa ihn auf:

»Erzählt mir von Paris.«

»Paris? Erzählen? Von Paris kann man nicht erzählen. Man muss es erleben!«

Heloisa betrachtete ihren sonst so gestrengen Oheim von der Seite. Fröhlich wirkte er mit einem Male, so wie er als junger Mann ausgesehen haben mochte, als er zum ersten Mal nach Paris kam. Und stolz war er, sichtlich stolz, in dieser aufstrebenden Hauptstadt zu leben und es bis zum Subdiakon ihrer wichtigsten Kirche Notre-Dame geschafft zu haben.

Seine Miene wurde allerdings gleich wieder ernst und würdig, als er sie belehrte: »Wie dein Kloster Sainte-Marie d'Argenteuil wurde Paris von den Normannen heimgesucht und die Kirchen und Höfe am Ufer der Seine und in der Umgebung wurden fast völlig zerstört. Graf Odo und Bischof Goslin sind bei der Verteidigung mit ihren Leuten umgekommen. Als einziger Rückzugsbereich blieb die Insel in der Seine. Und das ist heute das Herz von Paris. Die Île de la Cité besteht aus zwei großen Machtbereichen, dem des Königs und dem des Bischofs.«

Letzteres Wort konnte Heloisa kaum verstehen, denn Fulbert musste einem Kurierreiter des Königs ausweichen, der im Galopp auf ihn zugerast kam, so dass das schmutzige Pfützwasser hoch aufspritzte.

»Merde!«, fluchte Fulbert, was ihm von Heloisa einen erstaunten Blick zutrug. Angewidert wischte er sich den Dreck aus dem Gesicht.

Missmutig und wortlos ritt er weiter. Eine Unterhaltung war ohnehin schier unmöglich, denn die Straße war, je dichter sie an Paris kamen, umso stärker befahren. Von Kühen gezogene Fuhrwerke, Handkarren, Händler mit Kiepen auf dem Rücken, Mägde und Bauersfrauen mit Körben schwer beladen, Knechte, Mönche, Reiter, streunende Hunde, Damen in Sänften versperrten ständig den Weg und verhinderten ein schnelles Fortkommen. Laut war es: Rufen, Schreien, das Muhen der Kühe, das Dröhnen der Pferdehufe, das knirschende Geräusch der Wagenräder. Nach der Stille des Klosters erschien Heloisa die Straße wie ein einziges Getöse, ohrenbetäubender Lärm. Es roch auch anders. Statt der kühlen Mauern – der Dung der Tiere, der Gestank, der Schweiß der Menschen, an denen sie vorüberritten. Es war ihr nicht unangenehm, es war nur fremd.

Der strenge Geruch wurde mit einem Male überdeckt von kühler, frischer Luft, die von der Seine aufstieg. Vor ihr das unbebaute Ufer, Wiesen, ein flacher Flussstrand, auf den Boote gezogen waren.

»Hier ist im Frühjahr ein Betrieb«, ließ sich Oheim Fulbert wieder hören. Die Schiffladungen werden umgeschlagen und gelagert. Etwas weiter nördlich ist der große Marktbezirk von Paris mit Buden und Verkaufsständen. Ich werde dir das nächstens einmal zeigen.«

Heloisa nickte höflich. Ihre Aufmerksamkeit galt der Stadt. Paris, dort auf der Insel lag Paris. Vom Pferd aus sah sie die Brücke, die über die Seine führte, eine richtige Brücke aus Stein. Am Ufer der Insel flache Sandbänke, die Uferböschung, eine zurückgesetzte Mauer, die von Kirchen und den Giebeln der Häuser überragt wurde. So viele Kirchen und Dächer, es war kaum zu fassen, wie viele Menschen hier wohnen müssten. Hier sollte und wollte sie leben. Stolz wies der Oheim Heloisa darauf hin, dass er hinter der Befestigungsmauer einen Weingarten besaß. Heloisa schenkte dem weniger Beachtung als der Magnus Pons, die das rechte Flussufer mit der Île de la Cité verband.

Mit erhobenem Haupt ritt der Oheim am Zollhaus vorbei, er als Domkanoniker musste keine Abgaben entrichten, wie er Heloisa stolz zuflüsterte.

Auf der Brücke ein Gedränge und Gewühle. Heloisa und Fulbert konnten nur Schritt reiten. Einige Mönche in Kutten aus glänzendem Tuch kamen ihnen entgegen, machten bereitwillig Platz. Heloisa war es, als sie an ihnen vorbeiritt, als würden die Männer, die Augen unter der Kapuze verborgen, sie begutachten, ja lüstern anschauen. Fulbert waren die Blicke nicht entgangen.

»Mönche aus dem Königskloster Saint-Denis«, erklärte er. »Hüte dich, Heloisa. Du machst zu Pferde eine gute Figur. Du solltest lieber zu Fuß gehen als auszureiten.«

»Mutter Mathilde meinte, eine Adelige müsse reiten können«, verteidigte sie sich.

»Ist gut. Ich warne dich nur vorsorglich. Aber – schau, dort das rechteckige große Gebäude, das ist der Königspalast. Ludwig VI. regiert hier, seitdem sein frevlerischer Vater Philip vor ein paar Jahren gestorben ist. Da musste Bertrada, die Mätresse oder Königin, wie man es nimmt, nach Philips Tod Paris verlassen; sie ist für eine Zeitlang nach Fontevraud gezogen, jedoch nicht als Nonne.«

Heloisa seufzte innerlich auf, immer wieder wurde sie an ihre Mutter erinnert. Jeden hatte sie gekannt, nur ihre Tochter nicht.

»Das hier ist übrigens der Cardo, die alte Römerstraße, die quer über die Seine-Insel führt. Die grobe Pflasterung kommt tatsächlich noch aus der Römerzeit. Und da hinten, wenn du genau hinguckst, siehst du die Holzbrücke, die Parvus Pons, die zur römischen Stadt führt. Aus der römischen Zeit gibt es aber nur noch wenige Ruinen.«

Heloisa streckte den Hals, ob sie wohl etwas von der Brücke sehen konnte, wurde aber abgelenkt durch die Farbenpracht der Kleidung der Menschen. Wie anders war das hier als das Schwarz des Klosters!

»Was ich eigentlich erzählen wollte«, fuhr Fulbert fort, »Bertrada ist nach dem Tode des Königs richtig fromm geworden, sie hat auch Vergebung nötig. Es heißt, sie habe den rechtmäßigen Erben ihres ersten Ehemannes Fulco durch einen Giftpfeil töten lassen, damit ihr eigener Sohn Graf von Anjou wird, was ihr auch gelungen ist.

Den Thronfolger, Ludwig VI., wollte sie offenbar auch vergiften, aber das ist ihr missglückt.

Gib auf dich Acht, hier in Paris geschehen viele Verbrechen. Darum ist es den Unfreien im Cloître, im Dombezirk, sogar erlaubt, sich zu verteidigen, wenn sie von einem Adeligen angegriffen werden, und, was noch weitreichender ist, sie dürfen bei einem Prozess gegen einen Adeligen aussagen. Es kann durchaus gefährlich hier sein. Du bist eine junge Frau, dir kann Widerwärtiges begegnen ...«

»Aber Oheim Fulbert«, entgegnete Heloisa. »Paris erscheint mir gar nicht unheimlich. Wenn ich mich umschaue, sehe ich schöne Fachwerkhäuser mit Torbögen, Innenhöfen und Gärten, Läden, Märkte und Menschen, Kaufleute, Mägde, Kleriker, Kinder. Bei so einer dicht gedrängten Menge kann einem doch gar nichts Übles geschehen. Außerdem lese ich den ganzen Tag. Wirklich, ich sitze am liebsten über Büchern. Das kann unmöglich so gefährlich sein. Vor allem passt Ihr auf mich auf. Was soll mir da passieren.«

»Hm«, sagte er und machte dazu ein bedenkliches Gesicht. »Bei so vielen Schülern. Aus allen Ländern kommen sie hierher, um zu lernen. Innerhalb der Île de la Cité finden sie meist nicht einmal eine Unterkunft, weswegen es im lateinischen Viertel seit einiger Zeit Hospize und Tavernen gibt. Ja«, Fulbert strich sich durch seinen Bart, »die Pariser Schulen sind berühmt«, rief er ihr zu, denn die Rue des Sablons war so eng und so gedrängt mit Fuhrwerken, herumlungernden Bettlern, Klerikern und vor allem Schülern, dass sie nur hintereinander reiten konnten. Die Gasse weitete sich, vor einem Hospital lagen die Körper der gerade Verstorbenen, die von einem Kleriker gesegnet wurden. Heloisa mochte nicht hinschauen, sondern blickte in die andere Richtung.

»Die Kirche Saint-Christoph«, erklärte Fulbert. »Dort war ich Subdiakon, bevor ich Subdiakon an der Kathedrale

Notre-Dame wurde.« Ein hervorragender Aufstieg, lobte er sich lautlos selbst.

»Schau, da ist sie schon, die ehrwürdige Kathedrale Notre-Dame.«

Heloisa fand sie enttäuschend. Das Gotteshaus erschien ihr keineswegs viel größer und bedeutender als ihre Klosterkirche in Argenteuil. Dazu war der Blick auf die Kathedrale versperrt durch die Mauerreste der Kirche Saint-Etienne. Heloisa erschien Notre-Dame ziemlich verfallen, wie auch der Bischofssitz aus Holz eher einen heruntergekommenen Eindruck machte. Und auch der Platz – das sollte der Parvis de Notre-Dame, der bedeutendste Platz von Paris sein? Dazu war die Sicht von einer Mauer versperrt, die undurchdringlich schien, denn vor dem Tor bei der Kathedrale stand ein Torhüter, an dem wohl kaum vorbeizukommen war.

»Der Domherrenhof, das Cloître«, sagte Fulbert mit harter, abweisender Stimme. »Hier haben Frauen keinen Zutritt.«

Und zu den Schulen auch nicht, dachte Heloisa traurig.

»Wo sind sie denn, die Schulen?«

»Zwei Schulen befinden sich im Cloître, eine nur für die Söhne des Hochadels, die später eine Laufbahn als hohe Kirchenleute machen sollen, die andere für Schüler, die eine Erlaubnis erhalten haben, den Domherrenhof zu betreten. Aber die bedeutendste Schule liegt außerhalb des Cloître, hier am Parvis de Notre Dame. Wende nur einmal dein Pferd.«

Heloisa sah nichts als den Chor der Kirche St. Christoph und daran ein türloses Gebäude.

»Das ist das DOMUS OCTODECEM. Der Eingang befindet sich in der Seitengasse. Hier lehrte bis vor gut zwei Jahren der weit bekannte und hoch geehrte Wilhelm von Champeaux. Jetzt aber, seit kurzem, lehrt hier Abaelard, eigentlich ein Schüler des Wilhelm von Champeaux. Hast du schon von ihm gehört?«

»Nein, was lehrt er denn?«

»Philosophie und Theologie. Er hat Wilhelm von Champeaux aus dem Felde geschlagen«, fügte Fulbert triumphierend hinzu, als hätte er Anteil an dessen Sieg. »Abaelard ist es, der die Schüler wie ein Magnet anzieht und Paris den Ruf einträgt, nirgendwo lasse sich Philosophie und Theologie so ausgezeichnet und neuartig studieren wie hier. Die Schüler kommen von weither, sogar aus England, aus Bayern und Schwaben. Sie verehren ihn. Er ist schon eine beeindruckende Persönlichkeit.«

Heloisa sah ihn erstaunt an, so viel Begeisterung für einen fremden Menschen hätte sie ihrem Oheim gar nicht zugetraut.

Er fühlte denn auch ihren Blick und räusperte sich:

»Es wird Zeit, dass du mein Haus kennenlernst. Also, reiten wir. Es liegt nicht weit, fast neben Abaelards Schule.«

Langsam ritt er über den Parvis de Notre Dame, der von Schülern nur so überströmt wurde, die plaudernd und diskutierend aus den Schulen kamen und den Tavernen in den nahen Gassen zustrebten.

Mit einem Male war Heloisa angespannt.

Oh Herr Jesus, dachte sie, zum ersten Mal würde sie nicht in einem Kloster, sie würde in einem richtigen Haus wohnen! War das aufregend! Sie bogen in eine kleine Gasse hinein.

Noch ehe Heloisa sich fragen konnte, wo sich das Haus des Oheims wohl befände, erklärte er stolz: »Hier ist es!« und ritt durch einen Torbogen in den vom Schnee aufgeweichten Innenhof auf ein rechteckiges zweistöckiges Holzfachwerkhaus zu, das von einem angrenzenden viereckigen Steinturm überragt wurde.

Sie hatten kaum abgesessen, als die Bediensteten eilfertig herbeiliefen, sich in einer Reihe aufstellten und Heloisa ehrerbietig begrüßten, wie auch sie freundlich grüßte. Etienne, der Diener des Oheims, schnallte Heloisas Gepäck ab, was ihr unangenehm war, denn sie besaß schließlich nur ein in eine Lederrolle gewickeltes Kleid und eine Tasche mit ihrer Trinkflasche, ihrem Kamm und der Zahnbürste. Das war wohl zu wenig für eine Dame von Stand, wie sie an der Miene des Dieners ablesen konnte. Er übergab die Habseligkeiten der Magd Cateline, während Fulbert mit seiner Nichte ins Haus schritt. Heloisa umfing die Dunkelheit der Halle, wobei ihr eine angenehme Wärme von der offenen Feuerstelle entgegenschlug, die sich im rückwärtigen Teil des Hauses befand. Oheim Fulbert führte Heloisa eine Holztreppe hinauf zu einem Saal. Beim Schein der Öllampe konnte Heloisa eine wuchtige Tür unter einem Rundbogen erkennen, die, wie sie vermutete, zum Turm führte. Neugierig blickte sie die geländerlose Stiege zum zweiten Geschoss hinauf, da würde sich wohl ihre Kammer befinden. Zum ersten Mal in ihrem Leben ein eigener Raum. Mit flinkem Schritt lief der Oheim die steile Stiege hinauf, stellte sich großspurig an das Geländer der Balustrade, öffnete die Tür zu einer Kammer und ließ mit einer einladenden Handbewegung seine Nichte eintreten. Fulbert stellte die Lampe auf einen Tisch und schob den mit Leder bespannten Fensterrahmen zur Seite, so dass mehr Licht in den Raum fiel. Heloisa schaute sich in der Kammer um, ein Bett aus Kirschenholz, eine dunkel gebeizte Bank, ein großer Tisch. In einer Ecke war eine Betbank, darüber ein Kreuz. Auf einer mit Eisen beschlagenen Truhe lagen zwei kostbare Kleider mit Unterkleidern und ein blauer Umhang mit silberner Spange. Cateline setzte Heloisas Gepäck vorsichtig auf dem Holzfußboden ab, grüßte wiederum und schloss die Tür. Heloisa war mit dem Oheim allein. Ratlos stand sie in dem

Raum, druckste und stellte dann die Frage, die sie seit der Begrüßung bedrückte:

»Oheim Fulbert, Ihr habt mich als Eure Nichte vorgestellt, avunculus sagtet Ihr, das bedeutet, Ihr seid der Bruder meiner Mutter. Was aber ist, wenn die Leute Genaueres über meine Herkunft, meine Familie wissen wollen.«

»Mach dir deswegen keine Sorgen. Ich bin Subdiakon des Domkapitels und besitze Immunität. Mich hat niemand zu fragen und ich habe niemandem Rede und Antwort zu stehen außer dem Bischof, und das auch nur in einer Strafsache. Also nie.«

Er lachte, was Heloisa unheimlich erschien.

»Was soll ich denn antworten, wenn mich jemand fragt?«

»Nichts. Du bleibst fest dabei, du bist meine Nichte, ich dein Oheim, kein Wort mehr. Dabei scheint mir ein solches unbeirrbares Schweigen eigentlich nicht mehr notwendig zu sein. Deine Mutter ist hochverehrt, ihrer Beisetzung haben Robert von Arbrissel und Bischof Peter beigewohnt, wie es heißt auch Königin Bertrada mit ihrem Sohn Graf Fulco V. von Anjou. Ich glaube nicht, dass eine zwnzig Jahre alte Tochter ihrem Ansehen und Ruhm noch schaden könnte. Aber ich habe versprochen, ich habe ihr geschworen zu schweigen. Ich habe meine Schwester immer sehr geliebt.«

Heloisa war verlegen, sprachlos, sie suchte nach Worten.

»Oheim Fulbert. Verzeiht. Ich habe Euch noch gar nicht gedankt für die Kammer und die Kleider. Sie sind wunderschön«, freute sie sich und hob ein hellblaues aus feinstem Tuch hoch, unter dem ein dunkelblaues Unterkleid hervorlugte. Sie hielt sich die Kleider an:

»Danke, Oheim Fulbert«, wiederholte sie und wunderte sich, denn Onkel Fulbert hatte ihr noch nie ein Geschenk mitgebracht.

»Als Nichte eines Subdiakons musst du deinem Stand entsprechend gekleidet sein und mir Ehre einlegen.«

»Ja, das will ich gern.«

»Allerdings«, er kratzte sich am Hals, »habe ich die Kleider zwar in Auftrag gegeben, aber ... Weißt du, ich habe viel für dich getan. Als dein Vater 1097 und 98 in normannischer Kriegsgefangenschaft war, habe ich für ihn deinen Aufenthalt in Argenteuil ausgelegt. Sogar noch 1099, da er ein hohes Lösegeld bezahlen musste, um frei zu kommen. Die Nonnen mussten schließlich in Geld bezahlt werden, weil dein Vater kein Land in der Umgebung von Paris besitzt. Er war damals vollkommen verarmt. Und jetzt, das sage ich dir nicht, damit du ein schlechtes Gewissen hast, nur damit du es weißt, verzichte ich auf die Einnahmen der Schüler, an die ich bisher die Räume hier oben vermietet habe, denn es ist nicht ratsam, wenn junge Männer mit dir Tür an Tür wohnen. Ich selbst schlafe im Turm.«

»Wer ist mein Vater?«, rief Heloisa verzweifelt.

»Knie nieder und schwöre, dass du es niemals jemandem anvertrauen wirst. Niemals, sonst verlierst du dein Seelenheil und bist der Hölle übergeben.«

»Ich schwöre es unserem Herrn Jesus Christus und bei meinem Seelenheil.«

»Dein Vater ist Walter, Herr von Montsoreau.«

»Wer ist das? Warum wird so ein Geheimnis um seinen Namen gemacht?«

»Der Casus ist: Er ist der Stiefsohn deiner Mutter.«

Alles war fremd. Statt mit vielen in einem Saal zu schlafen – war sie allein. Kein Laut war in ihrer Kammer zu hören, kein Atmen, kein Schnarchen, Brabbeln im Schlaf, kein heimliches Flüstern, nur das Knarren des Gebälks. Statt der Stille nach der Komplet – Lärm von der Gasse, Singen, Grölen, Männerstimmen, wie sie vermutete Schüler, noch immer diskutierend oder betrunken. Sogar Frauenstimmen waren bisweilen auszumachen, laut, lachend, keifend. Es war Heloisa unbegreiflich, wie Menschen nach Einbruch der Dunkelheit und dann bis in die Nacht ihren irdischen Tätigkeiten und Bedürfnissen nachgehen konnten. Das war eine Welt, von der sie bisher nichts geahnt, geschweige denn gewusst hatte. Waren die Leute da draußen denn gar nicht fromm? Und dann die verwirrenden, erschreckenden Nachrichten über ihre Eltern. Nicht zu fassen war es: sie – ein Kind in Sünde empfangen und geboren. Würde Gott sie dafür strafen? Heloisa versuchte zu beten. Aber die Namen ihrer Stiefmutter und ihrer Stiefgeschwister durchkreuzten ihr Gebet. Grecia hieß die Frau ihres Vaters und Wilhelm, Pelerina und Rumpestachia ihre Stiefgeschwister. Sie hatte also eine große Familie – und war dennoch immer allein geblieben. Heloisa wollte nicht weiter daran denken, nicht grübeln, sie versuchte zu schlafen, sie müsste sehen, wie sie hier in Paris leben könnte, leben wollte. Wollte? Hatte sie überhaupt eine Wahl, wie sie leben wollte. Bücher, dachte sie, Bücher.

Schreckartig wachte sie auf. Zeit zum Chorgebet. Wieso weckte sie Schwester Lydia nicht? Nun war es wirklich still. Nichts zu hören. Paris schien zu schlafen. Heloisa konnte nicht wieder einschlafen. Unruhig drehte sie sich von einer Seite auf die andere. Wenigstens das Bett war weitaus bequemer als im Kloster. Der Oheim hatte eine richtige Matratze für sie besorgt, aus Rosshaaren, nicht aus Stroh. Er wollte allerdings nicht verraten, woher er sie hatte. Doch nicht von einem verstorbenen Domherrn? Jedenfalls war auch das Unterbett weich und die Bettdecke aus Federn. Also, eigentlich müsste sie schlafen können, war sie beim nächtlichen Chorgebet doch meistens müde gewesen. Am liebsten wäre sie jetzt aufgestanden, aber das ging nicht, denn wecken wollte sie niemanden, schon gar nicht die

Mägde, die auf einer Bank in der Küche am Herdfeuer schliefen. Eigentlich hatten die es gut, warm war es bei ihnen. In ihrer Kammer war es kalt trotz des Bettwärmers. Aber Kälte war sie gewohnt, nur nicht zu viel im Bett sich regen, dann ging es. Nicht regen und schlafen.

»Gegrüßt seid Ihr in Gottes Namen. Euer Oheim wünscht, dass Ihr heute Morgen einen Antrittsbesuch beim Leibarzt des Königs macht«, erklärte Cateline, als Heloisa vom Frühgottesdienst kam.

Heloisa sah die Magd verwundert an, der Oheim hatte ihr gegenüber nichts dergleichen angekündigt. Antrittsbesuch? Wie sollte das gehen? Noch niemals hatte sie jemanden besucht.

»Was ist denn das für ein Mann, der Leibarzt?«, fragte sie beklommen.

»Er heißt Obizo, ist Italiener, hat wohl in Salerno Medizin studiert. Ganz in der Nähe besitzt er ein großes Haus am Domplatz. Er hat reich geheiratet«, fügte Cateline vielsagend hinzu, »und mag gut aussehende Frauen.«

Was sollte diese Andeutung? Sollte sie sich etwa für diesen Mann schön machen?

Heloisa fasste an ihr Haar und stellte fest, sie müsste es dringend waschen, eine Geste, die Cateline als erfahrene Magd richtig deutete, denn schon wenig später schleppte sie mit starken Armen zwei große Krüge mit warmem Wasser die Stiege zu Heloisas Kammer hinauf und kämmte ihr das Haar.

Was mit ihr reden?, überlegte Heloisa. Im Kloster war beinahe immerwährendes Schweigen geboten, kein Plausch, kein unnützes Reden erlaubt.

»Wie kommt es, dass du bei meinem Oheim als Magd dienst?«, fragte sie endlich, während Cateline das Eigelb einmassierte.

»Oh Gott, oh Gott! Ich danke unserem Herrgott jeden Tag«, Cateline seufzte tief. »Euer Oheim schimpft zwar, aber schlägt mich nur selten und er stellt uns Mägden nicht nach. Er ist ein guter Herr.« Sie schwieg und schien darüber nachzusinnen, wie trefflich sie es bei ihm hatte.

»Wisst Ihr«, fuhr Cateline fort, »Da war ich noch jung, da war ich Magd bei Ermengard von Anjou, der Tochter des Grafen Fulco IV. Ich habe erlebt, wie sie Alan, dem Herrscher der Bretagne, in die Ehe gegeben wurde und wie sie gelitten hat. Er war zwar hoch gerühmt, weil er an der bewaffneten Pilgerfahrt nach Jerusalem teilgenommen, viele Synoden besucht und Klöster gegründet und beschenkt hat. Aber die arme Frau wollte immer aus dieser Ehe heraus, denn wie so viele adelige Herren lebte er nur nach außen untadelig. Viele Tränen hat sie vergossen und wollte sich sogar scheiden lassen, aber Robert Arbrissel hat ›Nein‹ gesagt. Ich habe das mitbekommen, denn ich war die Amme ihrer Tochter Hadvisa. Wo sie doch selbst so unglücklich verheiratet war, habe ich es gar nicht verstanden, wie sie schweigend duldete, dass ihr Gatte Hadvisa dem Balduin von Flandern ins Brautbett gelegt hat. Ermengard hätte zwar die Ehe nicht verhindern können, denn Hadvisa stand natürlich unter der munt ihres Vaters, aber trotzdem. Ich sehe Hadvisa noch vor mir, wie sie weinte, dass sie mit dem bösen Mann vor aller Augen die Ehe vollziehen musste. Das arme Kind war gerade zwölf Jahre alt, sie müsste eigentlich, verzeiht, zur gleichen Zeit wie Ihr geboren sein. Jedenfalls, ich habe Hadvisa zum Hof Balduins begleitet. Kennt Ihr seinen Beinamen?«

»Nein«, antwortete Heloisa, während ihr das Wasser über das Gesicht lief.

»Der Schlächter. Er hat den zum Tode Verurteilten mit der Axt eigenhändig den Kopf abgeschlagen – und wir mussten zusehen. Und danach hat er sich seiner Frau bemächtigt und sich an ihr vergangen – danach an uns Mägden. Endlich hat der Papst zugestimmt und Hadvisas Ehe wurde geschieden. Da habe ich gedacht, nur weg von diesem Hof. Nie wieder wollte ich bei einem weltlichen Adeligen Magd sein. Und da doch Euer Oheim aus dem Anjou kommt wie meine Herrinnen Ermengard und Hadvisa, da haben sie mich an Euren Oheim Fulbert nach Paris vermittelt. Nur kann ich hoffen, dass er tüchtig alt wird, denn wir Gesinde müssen spätestens zwei Wochen nach dem Tod des Klerikers das Haus verlassen. Was rede ich da. Ihr habt wunderschönes glattes Haar. Es schimmert goldbraun. Wunderschön. Mögt Ihr Lavendelwasser ins Haar?«

»Gott zum Lobe. Gegrüßt seid Ihr in Paris, Heloisa«, strahlte Obizo und lud die junge Frau und Fulbert mit einladender Geste in einen bunten, mit Wand- und Deckenmalereien reich ausgestalteten Saal ein, an dessen Stirnseite in einem wuchtigen Kamin ein Feuer loderte. Heloisa blieb verwundert stehen, der Fußboden war mit rot schimmernden Teppichen bedeckt, wie sie sie noch nie gesehen hatte. Obizo bemerkte ihr Zaudern, so eine Kostbarkeit zu betreten. Mit Stolz und Genugtuung erklärte er:

»Die Teppiche kommen aus meiner Heimat oder doch fast, aus dem Orient. Die Beduinen knüpfen derlei. Ihr habt sicher schon davon gehört. Euer Oheim rühmte Eure überragende Gelehrsamkeit. Ganz Paris spricht davon. Aber, bitte, nehmt Platz«, forderte er seine Gäste auf und wies auf mit Seidenkissen bestückte Armstühle. Heloisa warf ihrem Oheim einen kurzen, erstaunt vorwurfsvollen Blick zu: Was prahlte er mit ihr?

Die Begrüßung war Heloisa unangenehm. Sie versuchte dies durch aufrechtes Sitzen und eine heitere Miene zu verbergen.

»Wie gefällt Euch Paris? Wie ist Euer Eindruck von Frankiens Hauptstadt?«

»Was soll ich sagen, ich bin noch nicht einmal einen Tag hier. Nach der Stille im Kloster erscheint mir Paris sehr laut und verwirrend. In Argenteuil war, wie Ihr wisst, der Tag nach der Regel des heiligen Benedikt genau eingeteilt, hier aber scheinen die Menschen in den engen Gassen herumzustehen oder im Gegenteil über die Plätze zu hetzen, als besäßen sie kein Maß. Auch an den Dreck und den Morast auf den Gassen muss ich mich gewöhnen. Aber da bin ich ganz zuversichtlich, Paris wird mir schon bald sehr gefallen. Es werden sogar, das erscheint mir als das Beste, auf dem Place Parvis de Notre-Dame Schriften, ja Bücher angeboten.«

»Da wären wir wieder bei Eurer Gelehrsamkeit.«, schmunzelte Obizo.

Heloisa aber sah verlegen auf ihre Hände. Wusste denn ganz Paris davon?

»Das Kloster Argenteuil hat sicher eine beeindruckende Bibliothek mit wertvollen Folianten.«

Heloisa nickte und fragte sich, worauf wollte er hinaus.

»Hattet Ihr, eine junge Frau, zur Bibliothek des Klosters freien Zutritt?«

»Nicht alle Schülerinnen und Novizinnen durften es – ich schon«, entgegnete sie leise. Bisher waren Lesen und Denken ein Schatz der Seele und des Verstandes, nicht der Angabe, der Prahlerei.

»Erlaubt mir die Frage, besitzt Euer Frauenkloster auch die *»Ars Amatoria«* von Ovid?«

»Ich bitte Euch, *»die Liebeskunst«*. Welche Frage stellt Ihr meiner Nichte und was muss ich als Geistlicher hören«, unterbrach Fulbert in aufgebrachtem Ton das Gespräch, wenngleich ein Hauch von Lüsternheit in seinen Augen lag.

»Ich mag darauf antworten«, sagte Heloisa ernst. »Das Leben im Kloster ist in den Zeiten, in denen kein Gottesdienst gefeiert wird, durch Schweigen und Gehorsam bestimmt und geregelt. Eine Ausnahme bilden die Lektürestunden. Dabei geht es nicht darum, ein Buch abzulehnen, weil es unerlaubte Vorstellungen erwecken könnte, das fürchtete der heilige Benedikt, als er seinen Mönchen das Lesen des Genesis-Buches verbat, sondern der Sinn des Lesens besteht darin, ein jedwedes Schriftstück zu verstehen.«

»Der Satz könnte von Abaelard stammen«, erklärte der Arzt erstaunt.

»Abaelard?«, wiederholte Heloisa den Namen, als hätte sie ihn noch nie gehört.

»Ja, Abaelard, der Philosoph. Es scheint, als gäbe es keinen anderen außer ihm. Als junger Mann ist er aus der Bretagne nach Paris gekommen, das muss ungefähr vor fünfzehn oder sechzehn Jahren gewesen sein, und er hat alsbald den großen Wilhelm von Champeaux herausgefordert und widerlegt. Das ging natürlich nicht lange gut, Abaelard musste zwar aus Paris weichen, gründete trotz seiner Jugend in der Königsstadt Melun und kurze Zeit später in Corbeil, das näher bei Paris liegt, eine eigene Schule. Die Schüler strömten ihm nur so zu. Abaelard hat sich dann doch wohl übernommen, wurde krank und suchte mich deswegen auf. Auf meinen ärztlichen Rat hin ging er zurück in seine Heimat, nach Le Pallet bei Nantes, wie ich mich glaube zu erinnern. Doch nach einigen Jahren kehrte Abaelard nach Paris zurück und der Kampf mit dem großen Meister Wilhelm von Champeaux begann von neuem. Wilhelm wurde zwar Regularkanoniker in Saint-Victor und musste deswegen seine Lehrtätigkeit in Paris aufgeben, besaß aber immer noch so viel Einfluss, um zu verhindern, dass Abaelard seinen Lehrstuhl erhielt. Abaelard hat dann unmittelbar vor den Toren der Île de la Cité auf dem Mont-Sainte-Geneviève seine Schule errichtet und mit seinen Schülern, wie er es selbst nannte, die Belagerung von Paris begonnen, mit Erfolg, wie man sieht. Heute hat er den begehrten und heiß umkämpften Platz von Wilhelm von Champeaux inne.«

Obizo schwieg, auch der Oheim sagte nichts. Heloisa schaute unschlüssig auf ihre Hände, blickte dann hoch und fragte:

»Womit hat Abaelard den Zorn Wilhelms von Champeaux hervorgerufen?«

Schweigen.

»Ihr möchtet es wissen?«, fragte der Arzt gereizt zurück.

»Ja, gewiss.«

»Also«, Obizo räusperte sich. »Abaelard hat Wilhelm zwei Mal gezwungen, seine Lehre von den Universalien zu ändern, und dies vor Wilhelms Schülern. Er verlor so sehr sein Ansehen als überragender Wissenschaftler, dass er den größten Teil seiner Schüler verlor, die sich mit Begeisterung Abaelard anschlossen. Nur ein einziges Mal«, Obizo umspielte ein unschönes Lächeln, »ist Abaelard bei einem Disput besiegt worden, und das auch noch von einem sehr jungen Mann, Goswin. Es war noch zu der Zeit, als Abaelard vor den Toren von Paris seine Schule innehatte. Goswin nahm sich vor, Abaelard zu widerlegen, stieg zu ihm auf den Mont- Sainte-Geneviève, kam zu spät zur Unterrichtsstunde. Doch statt sich still dazuzusetzen, forderte er Abaelard heraus, formulierte einen schlagenden Einwand, Abaelard parierte den zwar, musste jedoch letztendlich klein beigeben. Zum ersten Mal war der Philosoph aller Philosophen besiegt. Goswin aber kehrte triumphierend nach Paris zurück und begründete darauf seinen eigenen Ruhm. Es ist frevelhaft zu meinen, Gott habe nur einen selbst mit der außergewöhnlichen Gabe des Verstandes und der Beredsamkeit ausgestattet.«

Heloisa war unruhig geworden. Was hatte dieser Mann gegen Abaelard? Sicher wurde von ihr erwartet, dass sie andächtig lauschte und dem berühmten Arzt in seinem Urteil zustimmte. Sie als Frau hatte zu schweigen, auch der Oheim äußerte sich nicht, obgleich er, wie sie wusste, von Abaelard begeistert, ganz von ihm eingenommen war.

Heloisa nahm sich ein Herz, sah Obizo in die Augen und fragte: »Worum ging es in dem Disput. Was waren Abaelards Argumente und mit welchen Argumenten hat ihn Goswin überwunden?«

Der Arzt maß die junge Frau missbilligend von oben bis unten und hüllte sich in Schweigen. Als Heloisa zwar den Blick von ihm abwandte, weil sie es selbst ungehörig fand, einen Mann, gar den Leibarzt des Königs, herausfordernd anzuschauen, aber immer noch auf eine Antwort zu warten schien, rang er sich durch zu sagen:

»Ihr habt einen Ruf als gelehrte Frau, ich bin mir allerdings nicht sicher, dass Ihr dergleichen philosophische Fragen ad hoc versteht.« Er räusperte sich. »Nun ja, Goswin hat sich nie dazu geäußert, um welches Thema es sich überhaupt handelte. Er sagte nur, es sei um die neuen Lehren Abaelards gegangen. Welche Argumente ausgetauscht wurden, das ist vollkommen unbekannt. Nur das Ergebnis: Goswin hat Abaelard besiegt.«

Er stand auf.

»Wie ich höre, kommt meine Frau mit meiner Tochter gerade die Treppe hinunter. Sie wollten eigentlich zu Eurem Empfang dabei sein. Aber es hat mit der Anprobe des Hochzeitskleides etwas länger gedauert. Meine Tochter Isabella wird in Kürze heiraten.«

Strahlend wandte er sich seiner Frau zu, die mit blassem Gesicht und Tränensäcken unter den Augen auf Fulbert und Heloisa zuging.

»Ah, Genta, ma chère, darf ich Euch mit Heloisa bekannt machen, der äußerst gelehrten Nichte unseres Domkanonikers Fulbert. Und dies ist Isabella, meine Tochter. Liebes, würdest du so freundlich sein und dich in den nächsten Tagen mit Heloisa verabreden, um ihr Paris zu zeigen?«

Und an Heloisa gewandt, sagte er einschmeichelnd:

»Es ist Euch doch recht, wenn ich so über Euch verfüge.«

Heloisa nickte: »Ja, gewiss.«

An Fulbert gerichtet, erklärte er: »Entschuldigt, dass ich Euch jetzt entlasse. Heute ist der Tag der Krankenheilung kraft der Wundertätigkeit unseres Heiligen Apostels Andreas. Wie Ihr wisst, werden Reliquien des Apostels Andreas in meiner Heimatstadt Amalfi verehrt, die ein Sekret abgeben, das Kranke heilt. Eine Ampulle Manna des Apostels habe ich für vieles Geld für den König besorgt und möchte es ihm darreichen, um ihn von seiner Krankheit der Fettleibigkeit zu heilen.«

Mürrisch und mit schnellen Schritten ging Fulbert über das kurze Stück des Place du Parvis Notre-Dame und bog in seine Gasse ein. Heloisa konnte kaum folgen, weil sie bei dem Matsch und Dreck auf ihr blaues neues Unterkleid achten musste, damit sie es nicht schmutzig machte.

Laut disputierend strömten aus der Schule Schüler, einer von ihnen rief laut und begeistert: »ER erklärt einfach ALLES.«

Heloisa blickte den jungen Männern bekümmert nach, wie sie freudig bewegt miteinander diskutierten, während sie selbst von ihren Studien in der Schule ausgeschlossen war. Dabei verstand sie, da war sie sich sicher, mehr von

Philosophie als die meisten der Jünglinge, die lachend und schwatzend in einer Taverne verschwanden.

Innerlich seufzte sie, als sie ihrem Oheim die Treppe hinauf in seine Kammer im Steinturm folgte.

Mit noch immer abweisender Miene öffnete er die schwere Tür aus dunkelbraunem Walnussholz.

Was ihr als Erstes in dem von Öllampen erhellten Raum auffiel, war ein Altar, auf dem, in Silber eingefasst und mit Edelsteinen besetzt, ein Reliquienschrein prunkte.

Heloisa betrachtete sich die Reliquie, ohne sie zu berühren. Fulbert stellte sich daneben und erklärte stolz: »Dies ist ein heiler Wirbelknochen des heiligen Ebrulf. Es ist eine kostbare Reliquie, die ursprünglich aus dem Kloster Saint-Evroult stammt. Ich habe sie in meiner Zeit in Orleans von einem Kaplan aus der Kapelle König Heinrichs erhalten.«

Heloisa schaute betreten zu Boden. Selbst zu ihr ins Kloster war das Gerücht gedrungen, dass der König einen Kandidaten für das Bischofsamt als *succubus*, als denjenigen, der unter ihm liegt, des verstorbenen Bischofs bezeichnet hätte und dass dergleichen unter Männern durchaus vorkomme, wie es schon Ovid beschrieben, aber abgelehnt hatte. Ein Liebespfand also von einem Kaplan für den damals noch jungen Oheim? Wahrscheinlich war er wohl Chorknabe?

Sie schreckte auf, als Fulbert sie anherrschte.

»Du hast dich bei deinem ersten Antrittsbesuch ungebührlich benommen. Hör mir zu«, befahl Fulbert und deutete auf einen mit Bast bespannten Schemel.

Heloisa setzte sich, er selbst ließ sich in seinem Armstuhl nieder.

»Es schickt sich nicht für eine Frau, Fragen zu stellen, schon gar nicht solche, die eine hochgestellte Persönlichkeit, wie es der Leibarzt des Königs ist, in Verlegenheit bringen. Was hast du damit zu schaffen, mit welchen Argumenten Abaelard von Goswin geschlagen wurde?«

Heloisa schluckte. Was sollte sie darauf antworten?

»Es hat mich persönlich nicht zu beschäftigen, aber es geht mir um die Wahrheit. Ich hatte den Eindruck, dass an dem Sieg etwas nicht stimmt. Da zieht Goswin wie ein Krieger aus, um Abaelard zu bezwingen, und kehrt im Triumph zurück, ohne den Schlagabtausch der Argumente wiederzugeben.«

»Meine gelehrte, kluge Nichte«, lenkte der Onkel ein. »Deine Antwort ist eines Mannes würdig. Auch ich habe mir meine Gedanken über diesen Sieg gemacht. Und zwar hatte sich Gegenteiliges ereignet, von dem im Domkapitel viel gesprochen wurde. Verunsichert war man, als Abaelard tatsächlich hier in Paris den Lehrstuhl für Theologie erhielt. Folgendes trug sich zu: Da Abaelard bisher zwar Philosoph war, jedoch keine theologische Ausbildung erhalten hatte, begab er sich nach Laon zu dem bedeutendsten Theologen unserer Zeit, zu Anselm, einem Schüler des berühmten Anselm von Canterbury. Schon bald aber versäumte er dessen Unterricht. Von seinen Mitschülern darauf angesprochen und getadelt, soll er geantwortet haben, Anselm besitze zwar eine ungewöhnliche Redegewandtheit, es sei aber nichts dahinter. Er verglich ihn mit einem Feuer, das ein Haus mit Rauch erfüllt, aber nicht leuchtet, oder mit einem Baum, der aus der Ferne vielversprechend aussähe, doch aus der Nähe betrachtet keine Früchte aufzuweisen hätte. Ja, Anselm sei gar wie der Feigenbaum, den der Herr verflucht habe. Eine solche Auffassung stieß natürlich auf Protest. Einige Mitschüler fragten ihn, was er denn vom Lesen der Heiligen Schrift halte. Abaelard erklärte, es gäbe kein ersprießlicheres Studium als das der Bibel, jedoch bedürfe es zu ihrem Verständnis nicht der Lehrautorität, es genügten allein der Text und einige Glossen. Darüber soll sich ein allgemeines Gelächter erhoben haben und Abaelard wurde herausgefordert, es doch besser zu machen. Da siehst du den Mann. Abaelard lud seine Mitstudenten für den kommenden Tag zu einer Vorlesung ein über einen Text, den sie selbst aussuchen sollten. Sie wollten ihn wohl reinlegen und wählten eine besonders schwierige Stelle aus Ezechiel, boten ihm auch an, länger als einen Tag für die Ausarbeitung sich Zeit nehmen zu können. Abaelard soll in gereiztem Ton geantwortet haben, er sei es nicht gewohnt, auf eine lange Frist hin zu arbeiten, sondern seinen Verstand zu gebrauchen. Entweder fände die Vorlesung am kommenden Tag statt oder gar nicht.

Nur ein Häuflein Schüler fand sich zu der Vorlesung ein. Die aber waren so begeistert, dass diejenigen, die sie versäumt hatten, sich Abschriften besorgten. So ging es Anselm wie schon Wilhelm, die Schüler liefen ihm weg, um Abaelard zu hören.

Aber natürlich hat er auch Gegner, Anselms Lieblingsschüler Alberich von Reims und Lotulph von der Lombardei. Abaelard polarisiert, entweder ist man für oder gegen ihn.«

»Obizo scheint eher gegen ihn zu sein. Warum?«

»Obizo ist ein Freund Goswins, noch aus der Zeit, als Goswin hier in Paris lehrte. Nur – an Abaelard scheiden sich ohnehin die Geister, wobei allerdings, das muss ich zugeben, seitdem Abaelard den Lehrstuhl Wilhelms eingenommen hat, in Paris Ruhe herrscht. Nichtsdestoweniger hätten viele Kleriker des Domkapitels lieber einen sich der strengen Zucht der Kirche unterwerfenden Mann gesehen, während Stephan von Garlande, der Kanzler des Königs, mit Abaelard einen Philosophen und Theologen wünschte und durchgesetzt hat, der sich in seinem Denken nicht von der Kirche bestimmen lässt, der sich nicht beugt, vielmehr sich ungeteilt den Wissenschaften verschrieben hat.«

Fulbert hielt inne und sah Heloisa von oben herab an.

»Du siehst, es geht bei der Vergabe des Lehrstuhls eben nicht nur um die Philosophie, sondern um Herrschaft. Das wird nirgends so deutlich wie hier auf der Île de la Cité, wo die Machtbereiche des Bischofs und des Königs hart aneinanderstoßen. Nur, was soll die Politik dich kümmern. Du bist meine in der Philosophie hoch gebildete Nichte und ich möchte deinen Ruhm noch erweitern.«

»Oheim Fulbert, ich lese und lerne nicht, um gerühmt zu werden.«

»Natürlich nicht, natürlich nicht, mein Kind. Es ziemt sich für dich, bescheiden zu sein.

Aber lass uns anderes denken, es duftet nach Bouillon. Weißt du übrigens, wie der Name entstanden ist? Als die Kreuzfahrer in Antiochia eingeschlossen waren, gab der Heerführer Herzog Gottfried von Bouillon die Order aus, alles, was essbar erschien, in das heiße Wasser zu geben. Du ahnst nicht, was da alles in die Suppe geraten ist.« Er grinste widerlich. »Darüber wollen wir lieber schweigen …«

Tauwetter. Heloisa war froh, als Isabella sie trotz des leichten Nieselregens am kommenden Tag zu dem Erkundungsgang durch Paris abholte. Sie zog sich die Holztrippen über ihre braunen Schuhe und befestigte sie mittels eines Nagels, den sie durch das Oberleder steckte. Mit einer raschen Bewegung warf sie sich den neuen blauen Umhang aus festem Tuch über die Schulter, es konnte losgehen.

»Die Gassen in Paris sind ziemlich eng«, erklärte Isabella in entschuldigendem Ton.

»Das sehe ich«, sagte Heloisa und schüttelte verwundert den Kopf. »So ein Getümmel von Menschen. Für so viele Reiter und Pferde, Wagen, Karren, sogar Schweine, da ist nicht genug Platz.«

»Deshalb ist eine neue Straße geplant, die vom Königspalast gerade auf Notre-Dame zuläuft. Ich verstehe auch nicht, warum sie noch nicht gebaut ist. Die Nonnen aus dem Kloster Saint-Eloi sind schon längst vertrieben.«

»Vertriebene Nonnen?«, fragte Heloisa erstaunt.

Isabella schüttelte belustigt den Kopf. »Man sagt, du weißt alles. Aber so was, was alle wissen, davon hast du noch nichts gehört.«

»Etwas freundlicher könntest du mit mir schon umgehen. Ich bin erst den zweiten Tag meines Lebens in der Welt. Also, was geschah mit den Nonnen von Saint-Eloi?«

»Stell dir vor«, hob Isabella wichtig an, »der König und der Bischof wollten eine breite, schöne Straße ganz durch die Île de la Cité bauen, vom Königspalast bis zum Bischofspalast. So ein richtiger Palast ist das ja noch nicht. Ich habe gehört, dass Bischof Ivo von Chartres sich einen riesigen Palast aus Stein hat bauen lassen. Naja, das ist eine andere Geschichte. Jedenfalls hier in Paris waren der König und Galon, der damals noch nicht Bischof war, aber schon sehr mächtig, sich ausnahmsweise mal einig und haben sich an Papst Paschalis gewandt mit der Absicht, dass sie das Kloster Saint-Eloi weghaben wollten, weil das Kloster viel Grundbesitz auf der Île de la Cité besaß. Papst Paschalis hat darauf geantwortet, sie sollten mit dem Kloster machen, was sie wollten. Es läge wohl an einem sehr ungünstigen Ort. Jedenfalls hatten der König und Galon einen Freibrief, die Nonnen zu vertreiben. Natürlich haben sie ihnen Unzucht vorgeworfen, das macht man ja immer, wenn man sich ein Nonnenkloster schnappen will. Dann haben sie so hohe Abgaben verlangt, dass die Äbtissin klein beigeben musste. Ich war noch ein Kind, da habe ich gesehen, wie die Nonnen ihr Kloster verlassen mussten und wie unglücklich sie waren. Ja, sieben war ich wohl, jetzt bin ich sechzehn. Wie alt bist du denn?

»Zwanzig Jahre«.

»Hm. Die meisten Frauen sind in deinem Alter schon verheiratet. Stell dir vor. Der deutsche Kaiser Heinrich V. hat die englische Königstochter Mathilde geheiratet, die war erst elf Jahre alt, obwohl die Kirche vorgeschrieben hat, dass die Braut mindestens zwölf Jahre alt sein muss. Die Hochzeit soll das glanzvollste Fest seit Menschengedenken gewesen sein, der ganze Adel war eingeladen und gekommen, obwohl es mitten im Winter war. Fünf Herzöge und fünf Erzbischöfe haben das Brautbett umstanden, als die Ehe vor allen Hochzeitsgästen vollzogen wurde. So viele prachtvolle Kleider und Gewänder und Schmuck hat man noch nie gesehen. Wärst du auch gern dabei gewesen?«

Heloisa zuckte die Schultern. Was darauf antworten? Sie empfand das Geschnatter als anstrengend und war froh, als sie Fulberts Knecht Rousel mit der Köchin Malaury im Gedränge vor einem Stand warten sah, der mit Schweine-, Rinder-, Schaf- und Hühnerfleisch, dazu mit Brot und Kuchen nur so überladen war.

Heloisa ging auf die Domestiken zu, die sich zu ihr umwandten, um zu grüßen.

Von einer danebenstehenden, nach Luft japsenden dicken Magd wurden sie angeschnauzt: »Passt auf! Ihr seid dran.«

»Was wollt ihr haben?«, wurden sie von dem bedienenden Knecht unfreundlich aufgefordert.

Heloisa fühlte sich von der allgemeinen Ungeduld unangenehm berührt, als wollte jeder von dem Besten noch das Beste erhalten.

Im Weitergehen beklagte sich Isabella: »Dein Oheim Fulbert hat es gut. Er als Domkanoniker kann sich an den stationes ferculorum seine gesamten Lebensmittel von seinem Gesinde abholen lassen, ohne nur eine einzige Münze dafür zu bezahlen. Alles kostenlos.«

So ist es, dachte Heloisa. Da prahlt der Oheim, was er alles für mich tut, und dabei muss er nicht einmal für meine Nahrung aufkommen. Viel ist es sowieso nicht, was ich esse.

Vor Isabelle mochte sie das nicht zugeben, versuchte vielmehr den Oheim zu verteidigen.

»Ganz kostenfrei ist es nicht. Er wird auch eines Tages Land und Geld stiften müssen, damit an seinem Todestag Lebensmittel an die Kanoniker ausgegeben werden. Aber noch ist es ja Gott sei Dank nicht so weit, mein Oheim ist sehr rüstig.«

Isabella wirkte unerwartet nachdenklich, wie sie neben Heloisa die schmale Gasse Richtung Königspalast weiterging.

»Weißt du, ich mache mir schon Sorgen, wie ich meine zukünftige Familie über die Runden bringen soll. Du hast es ja mitbekommen, ich werde dieses Jahr heiraten: Albert, einen Kaufmann. Er ist 42 Jahre alt und hat von seiner ersten und seiner zweiten Frau zusammen elf Kinder. Dazu die Mägde und Knechte, die Amme, Wäscherinnen, so viele Leute müssen satt gemacht werden. Mein Verlobter ist nicht arm, versteh mich nicht falsch. Aber in der letzten Zeit hatte er keine Einnahmen. Er hat nach dem Tod seiner letzten Frau ein Gelübde abgelegt, ins Heilige Land zu pilgern. Von da aus kommt er bald zurück, mit Waren beladen, so hoffe ich. Dann werden wir heiraten. Nur«, Isabella stockte, »nur, ich kenne ihn überhaupt nicht. Ich versuche vergeblich, ihn mir vorzustellen. Mein Vater sagt, ich hätte meinen zukünftigen Gatten schon einmal gesehen und da hätte ich ihm gefallen. Aber ich kann mich gar nicht daran erinnern, da lebte wohl seine zweite Frau noch. Kurz vor seiner Abreise nach Jerusalem haben mein Vater und er alles verabredet.

Aber ich war da gerade nicht in Paris, sondern bei den Eltern meiner Mutter auf dem Land. Nun martere ich mir mein Gehirn, ich wüsste zu gerne, wie er aussieht.«

Isabella wich einem Schwein aus.

»Was mir aber noch mehr Angst macht, ist die Vorstellung, dass eine seiner Töchter älter ist als ich. Ich bin schließlich erst 16 und sie ist 19. Dann bin ich ihre Stiefmutter. Wie soll das werden? Aber natürlich freue ich mich, dass ich bald heiraten werde.«

Heloisa mochte Isabella gar nicht anblicken, sagte nichts dazu, allzu glücklich schien ihre Zukunft nicht zu werden.

Isabella, der es mit einem Mal unangenehm war, so viel von ihren geheimen Befürchtungen vor Heloisa preisgegeben zu haben, fragte schnippisch: »Und du? Was hast du vor?«

»Ich will Hebräisch lernen. Mein Oheim kennt einen Rabbi, der es mir beibringen will.«

»Das habe ich eigentlich anders gemeint. Was willst du mit deinem Leben machen?«

»Ins Kloster zurück auf keinen Fall. Nonne werden will ich nicht.«

»Dann gibt es nur heiraten, wenn du nicht dein ganzes Leben bei deinem Oheim verbringen willst. Aber, verzeih mir, Männer mögen nicht Frauen, die gebildeter sind als sie selbst. Das schreckt ab. Da findet sich nur schwerlich ein Ehemann.«

»Weißt du, ich kann es mir auch nicht vorstellen verheiratet zu werden.«

»Wieso nicht?«

»Wie soll ich es sagen, ich wünsche mir, dass man sich zumindest schätzt, ja liebt.«

»Liebe? Das weiß jedes Kind. Man heiratet nicht, weil man sich liebt, sondern man liebt sich, weil man verheiratet ist.«

Schweigen. Die beiden jungen Frauen gingen nebeneinander her, jede in ihre Gedanken versunken.

Unvermittelt stieß Isabella ihre Begleiterin an. Heloisa schreckte hoch.

»Schau mal, der da. Das ist er.«

»Wen meinst du?«

»Den da mit den schwarzen Locken und dem durchgeistigten hochmütigen Gesicht. Die Berühmheit von Paris. Abaelard.

Heloisas Verwirrung hatte sich immer noch nicht gelegt, als sie das Haus des Rabbiners am Corso erreichte. Von weitem hatte sie Abaelard gesehen, wie er mit schnellen Schritten seiner Schule zustrebte. Peinigend war es, dass sie jedes Mal aus der Fassung geriet, wenn sie ihm nur im Entferntesten begegnete. Wie lange erging ihr das so? Eine Ewigkeit. Eigentlich, seitdem sie in Paris war. Es erschien ihr gar so, als hätte sie sich bei seinem ersten Anblick in ihn verliebt. Wie lange war das nun her, grübelte Heloisa? Tatsächlich schon zwei Jahre?

Hör auf! Heloisa! Solche Gedanken solltest du dir verbieten, ermahnte sie sich und klopfte entschlossen an die Tür des Rabbiners.

Noch immer benommen von der Begegnung mit Abaelard, die eigentlich keine war, betrat sie die in Dämmerlicht gehüllte Gelehrtenstube. Sie nahm sich zusammen.

»Ah, Heloisa, meine begabteste Schülerin, die einzige und zugleich meine begabteste.«

»Ihr ehrt mich zu sehr, Rabbi Eliezer«, antwortete Heloisa bescheiden, während sie achtungsvoll auf ihren Lehrer zuging, der an seinem von einer Öllampe erleuchteten Lesepult auf sie wartete. Ein schelmisches Lächeln umspielte seine Lippen, was ihn jünger erscheinen ließ, denn sonst kam er ihr mit seinem Bart und Schläfenlocken, der Kappa und seinem Gebetsschal, dessen Schaufäden lang herunterhingen, ziemlich alt und ehrwürdig vor.

»Wir sind bei einem Thoravers angelangt, der eine Warnung für junge Frauen enthält, obgleich Ihr einer solchen sicher nicht bedürft.«

»Ihr macht mich neugierig. Mögt Ihr mir sie vorlesen?«

»Ihr lest so gut, dass ich Euch heute auffordere, mir vorzulesen. Nur beim lauten Lesen vermittelt sich uns Gottes Wort.«

Heloisa stellte sich an das Pult, der Rabbi reichte ihr den Jad und Heloisa ließ den silbernen Stab, an dem eine Hand mit einem ausgestreckten Zeigefinger befestigt war, über die Zeilen gleiten.

»Ich wusste, Ihr lest so flüssig, als hättet Ihr Hebräisch mit der Muttermilch eingesogen. Und nun übersetzt die Verse.«

»Dina aber, Leas Tochter, die sie Jakob geboren hatte, ging hinaus, die Töchter des Landes zu sehen. Da sah sie Sichem, Hemors Sohn, des Heviters, der des Landes Herr war, nahm sie und lag bei ihr und schwächte sie. Und sein Herz hing an ihr und er hatte das Mädchen lieb und redete freundlich mit ihr. Und Sichem sprach zu seinem Vater: Nimm mir das Mägdelein zum Weibe.«

Während sie las, nickte der Rabbi zustimmend, wobei seine Schläfenlocken hin- und herbaumelten, was Heloisa ein wenig verwirrte. Sie blickte auf und übersetzte dann weiter:

»Indes kamen die Söhne Jakobs vom Felde. Und da sie es hörten, verdross es die Männer, und sie wurden zornig, dass er eine Torheit an Israel begangen und bei Jakobs Tochter gelegen hatte; denn so sollte es nicht sein. Da redete Hemor mit ihnen und sprach. Meines Sohnes Sichems Herz sehnt sich nach eurer Tochter; gebt sie ihm doch zum Weibe. Befreundet euch mit uns, gebt uns eure Töchter und nehmt ihr unsere Töchter. Und wohnet bei

uns. Das Land soll euch offen sein und werbet und gewinnet darin. Und Sichem sprach zu Dinas Vater und ihren Brüdern: Lasst mich Gnade bei euch finden; was ihr mir sagt, das will ich geben. Fordert nur getrost von mir Morgengabe und Geschenk, ich will es geben, wie ihr erheischt; gebt mir nur das Mädchen zur Frau. Da antworteten Jakobs Söhne dem Sichem und seinem Vater betrüglich, darum dass ihre Schwester Dina geschändet war, und sprachen zu ihnen: Wir können das nicht tun, dass wir unsere Schwester einem unbeschnittenen Mann geben, denn das wäre für uns eine Schande. Doch dann wollen wir euch zu Willen sein, so ihr uns gleich werdet und alles, was männlich ist, beschnitten werde.«

Rabbi Eliezer hatte die Augen geschlossen und lauschte Heloisas wohltönender Stimme.

»Und sie gehorchten dem Hemor und Sichem, seinem Sohn, alle, die zu seiner Stadt Tor aus und eingingen, und beschnitten alles, was männlich war. Und am dritten Tage, da sie Schmerzen hatten, nahmen die zwei Söhne Jakobs, Simeon und Levi, der Dina Brüder, ihr Schwert und gingen kühn in die Stadt und erschlugen alles, was männlich war, und sie erschlugen auch Hemor und seinen Sohn Sichem mit der Schärfe des Schwertes und nahmen ihre Schwester Dina aus dem Hause Sichems und gingen davon.«

Innerlich bewegt endete Heloisa:

»Sollten sie denn mit unserer Schwester wie mit einer Hure handeln?«

Heloisa schwieg und wartete, bis der Rabbi das Wort an sie richtete.

»Zum Lesen der Thora gehört das Disputieren. Wenn ich mit meinen Schülern die Thora lese, dann erfolgt immer ein lautes Gespräch. Wir sind nur zwei, aber ich schätze Eure Gedanken.«

Statt jedoch Heloisa nach ihrem Verständnis der Verse zu fragen, fuhr er in strengem Ton fort: »Es ist zwar Betrug und eine grausige Tat, die Dinas Brüder an Sichem verüben, jedoch die Schuldige ist Dina. Ihre weibliche Neugierde ist es, die erst die blutigen Ereignisse herbeiführt. Sie will die Töchter des Landes sehen, sie will herumstehen und schwatzen, wie dies so der Frauen Art ist bis auf den heutigen Tag. Die Mägde stehen mit ihren Eimern beim Brunnen, bei der Seine und tuscheln und reden und führen das Unglück herbei. Das gefällt mir an den christlichen Klöstern, dass Schweigen als hohes Gut geachtet wird.«

Sollte sie widersprechen? Zumeist unterschied sich ihre Auslegung nicht so sehr von der seinen.

»Ich sehe Dina als Opfer«, begann Heloisa. »Es ist von der Wut, der List, der Grausamkeit der Brüder die Rede, von der unrechten Tat Sichems, seinen liebenden Gefühlen für Dina, seinem ernsthaften Wunsch, die Entführung und Schändung Dinas wiedergutzumachen, sie zu heiraten. Jedoch Dinas Empfinden, ihre Wünsche werden mit keinem Wort erwähnt. Wir erfahren, dass die Brüder sie aus dem Hause Sichems nehmen. Musste sie zuvor mitansehen, wie Hemor und Sichem von ihren Brüdern getötet wurden? Sicher. Stimmte sie ihrer Ermordung zu oder aber war sie zutiefst entsetzt? Sichem erscheint als ein Jüngling, der von Liebe entbrannt ist, für Dina sogar sich beschneiden lässt. So ist es denkbar, dass auch sie ihn geliebt hat. Wie es mit ihr weiterging, darüber wird kein Wort berichtet. Wahrscheinlich ist Dina nach diesem ungerechten Blutbad im Gefolge ihrer Brüder ihrem Ende entgegengekümmert.«

Schon während Heloisa sprach, bemerkte sie den Unwillen des Rabbis. Mit gefurchter Stirn und senkrechter Zornesfalte hörte er ihr zu.

»Heloisa«, sagte er streng. »Es geht um Anderes und Größeres als das Schicksal einer hübschen, neugierigen Frau. Ich gebe zu, die Brüder haben Sichem und seinen Vater willentlich betrogen, sie haben gemordet, aber sie haben so die Vermischung mit den Untertanen Sichems verhindert und damit das Anbeten fremder Götter. Der Herr spricht:

Ich bin der Herr, dein Gott, du sollst nicht andere Götter *haben neben mir.*

Gott ist ein eifersüchtiger Gott und er hat hier durch das Unrecht des Betrugs und des Mordes sein Volk Israel vor dem Abfall bewahrt. Durch den Arm des Schwertes bewirkt Gott das ihm Gefällige. Aus Bösem wird durch Gottes Handeln Gutes.«

Was sollte sie darauf antworten? »Es hätte auch so geschehen können«, getraute sich Heloisa zu entgegnen, »dass Sichem sich nicht nur hätte beschneiden lassen, sondern durch Dina sich zu dem Gott Israels bekannt hätte. Es ist nicht eine Tat Gottes, sondern der Menschen. Für mich ist Gott gütig und barmherzig.«

»Da spricht die Christin.« Rabbi Eliezer wiegte bedenklich den Kopf. »Meinen Sohn höre ich seit einiger Zeit ständig von dem barmherzigen, verzeihenden Gott reden. Er studiert wie noch mehr jüdische junge Männer Philosophie und Theologie bei Abaelard. Ihr müsstet Abaelard eigentlich kennen«, fuhr Rabbi Eliezer, um Heloisa wieder bemüht, fort. »Ihr seid sozusagen Nachbarn.«

Heloisa merkte, wie sie rot wurde: »Vom Ansehen weiß ich natürlich, wer Abaelard ist, aber ich habe noch nie mit ihm gesprochen.«

»Seht Ihr, genau das ist der Unterschied zu Dina. Ihr verhaltet Euch so unnahbar, dass Ihr Euch mit Abaelard noch nicht einmal grüßt, obwohl Abaelards Schule in unmittelbarer Nähe zu dem Haus Eures Oheims sich befindet.«

Eliezer schien zu überlegen: »Auch ist Abaelard nicht der Mann zu einem losen Wort. Er ist wahrhaft Philosoph und lebt streng asketisch. Das bewundern seine Schüler an ihm.«

Nur noch fort hier, wünschte Heloisa. Für heute hatte sie vom Hebräischunterricht genug. Beim Hinausgehen fiel ihr Blick auf die silberne Hülle der Mesusa, die am Türpfosten befestigt war und in der sich das Glaubensbekenntnis barg:

Höre Israel, der Ewige, unser Gott, ist der Ewige, der einzige Eine.

Von Unruhe getrieben, verließ Heloisa das Haus des Rabbis. Es hatte geschneit. Einen Augenblick hielt sie inne, sah den Schnee auf den mit Reet gedeckten Dächern liegen und atmete die Winterluft ein, lief dann eilig über den mit Wagen und Karren dicht befahrenen Corso und bog in die Seitengasse ein, die zum Parvis de Notre-Dame führte.

Diese Mischung aus Liebe, Gewalt und Gottes Willen gefiel ihr überhaupt nicht. Und dann von wegen - nichts mit Dina gemein. Ahnte dieser Rabbi nicht, wie es in ihr aussah? Natürlich ahnte er nichts, wie auch niemand sonst, auch der Oheim nicht. Wenn sie nur Abaelard wie vorhin von weitem erblickte, und sie erkannte seine schlanke Gestalt in jeder Menschenmenge, da wurde sie aufgeregt, fühlte ihr Herz schlagen. Schon gar, wenn sie sich auf der engen Gasse begegneten, dann war ihr, wenn sie aneinander vorbei oder voreinander her gingen, als würde ein Feuerband zwischen ihnen lodern. Ja, es war sogar, wenn Abaelard, umgeben von seinen Schülern, diskutierend ihr entgegenkam, dass er zwar weiterredete, aber so, als hätte er jegliches Interesse an seinen eigenen Worten verloren, als hätte er nur Augen für sie, Heloisa.

Was sollen diese Gedanken?, ermahnte sich Heloisa. Sie sind unnütz und schädlich. Falls sie tatsächlich Abaelard gefiel, genaugenommen wusste sie das gar nicht, wie sollten sie miteinander bekannt werden? Es gab keinen Weg von ihm zu ihr. Heloisa seufzte. Lebten wir doch damals in Griechenland, dann wäre es leicht, ganz unverfänglich im

Theater ein Gespräch zu beginnen, sich wieder zu begegnen und sich auch außerhalb der Vorstellung miteinander zu unterhalten und ... Nein, Rabbi Eliezer hatte vollkommen recht. Abaelard war reiner Philosoph, war Asket. Noch niemals hatte sie gehört, und das hätte der Oheim bestimmt erzählt, er tat immer so keusch, aber so war er nicht, überhaupt stimmte was da nicht mit ihm, also er hätte sicher erzählt, wenn von Abaelard etwas Gegenteiliges berichtet würde. Sie musste es sich endlich eingestehen, Abaelard machte sich nichts aus ihr. Das war alles nur Einbildung, es bestand eben kein unsichtbares Band zwischen ihnen.

Sie war mit ihrer Liebe ganz allein – es gab keine Hoffnung, keine Zukunft – niemals.

Noch einen Blick warf sie die Gasse entlang, ob wohl Abaelard zu sehen wäre, ging sogar an der Schule vorbei, nichts, kein Abaelard. Welch unsinniges Tun.

Mit traurigem Herzen trottete Heloisa in den Hof des Oheims, öffnete das Tor und wurde von der Köchin aufgeregt begrüßt, sie möge sofort in das Gemach Fulberts im steinernen Turm kommen.

Heloisa eilte die dunkle Holztreppe hinauf.

Fulbert stand mitten im Raum, hochaufgerichtet und so freudig und stolz, wie Heloisa ihren Oheim noch nie gesehen hatte:

»Weißt du, wer eben mich aufgesucht hat? Abaelard war hier. Du hättest ihn beinahe noch antreffen können. Er zieht morgen bei mir ein. Er wird dir Unterricht erteilen, und zwar zu jeder Tag- oder Nachtstunde, ganz wie es seine Zeit erlaubt. Ich habe ihm gestattet, dich zu schlagen, wenn du nicht folgsam lernst.«

Mit innigem Bruderkuss begrüßte am darauffolgenden Morgen Fulbert seinen berühmten Gast. Heloisa mochte gar nicht zuschauen, wie ihr Oheim Abaelard an sich drückte, der dazu eine erstaunte Miene aufsetzte, es sich aber gefallen ließ. Endlich kam er von Fulbert frei und wandte sich mit freundlichem Gesicht Heloisa zu:

»Seid gegrüßt mit Gott, Heloisa. Der Ruhm Eurer Bildung eilt Euch voraus. Ich freue mich, dass Ihr mein Wissen in Anspruch nehmen mögt.«

»Viel zu bescheiden, viel zu bescheiden, Magister Abaelard«, protestierte Fulbert. »Der Ruhm gebührt nur Euch allein. Uns wird die Ehre Eurer Anwesenheit zuteil und meiner Nichte die Gnade Eures Unterrichts.«

Um Himmels willen, dachte Heloisa, mögt ihr nur aufhören, über mich zu reden.

Abaelard verabschiedete sich denn auch sogleich, sein Unterricht in der Schule begönne, er werde vor dem frühen Abend nicht zurück sein.

Heloisa sah ihm nach, wie er durch das Tor hinausging, fuhr zusammen, als Fulbert sie mit schneidender Stimme aufforderte:

»Geh hinauf in deine Kammer und lerne. Ich habe mit Magister Abaelard abgemacht, dass noch heute dein Unterricht beginnt. Mach mir keine Schande!«

»Gewiss nicht«, antwortete Heloisa und eilte die Treppe und dann die steile, knarrende Stiege hinauf.

Dort blieb sie mitten im Raum stehen, erschüttert von dieser ersten Begegnung. So nahe hatte sie sein Gesicht noch nie gesehen, so schön, dachte sie, so schön.

Warum zieht er bei uns ein?, stellte sie sich wiederum die Frage, die sie beschäftigte und quälte, seitdem Oheim Fulbert ihr das unerhörte Ereignis mitgeteilt hatte.

Weil die Sorge für seinen eigenen Haushalt sein Studium belaste, hätte Abaelard seinen Wunsch begründet, wie ihr der Oheim erklärte, und weil dazu das Haus des Oheims in unmittelbarer Nähe zu seiner Schule läge.

Aber stimmte das so?

Heloisa hörte und spähte, wie Abaelards Diener zusammen mit Fulberts Knecht Rousel eine Truhe für die Kleidung, dazu ein Lesepult die Stiege hinaufhievten, währenddessen Fulberts Mägde die Stiege rauf und runter huschten mit Besen und Eimer, um die beiden Kammern zu reinigen, und dann, um das eine oder andere zu holen, Bettzeug aus Gänsefedern, Kerzen, Waschschüsseln, eine Karaffe mit Wein und Gebäck.

Dann war es eine Weile ruhig, bis Abaelards Diener und der Knecht mit Abaelards Bücherkisten wieder kamen und sie ächzend die knarrende Treppe hinaufschleppten:

»Dein Herr hat reichlich viele Bücher«, stöhnte Fulberts Knecht Rousel, während sie die Stiege hinunterliefen, um eine weitere Kiste zu holen.

»Er gibt auch massig Geld dafür aus. Hat sogar auf sein Erstgeburtsrecht verzichtet, damit er daraus Geld machen und sich Bücher kaufen kann, so erzählt man sich jedenfalls. So lange diene ich ihm ja noch nicht, bin erst seit ein paar Jahren bei ihm, seit er nach Paris kam, um es genau zu sagen.«

Die Männer machten sich unten zu schaffen und krachselten ächzend wieder die Stiege hinauf.

»Wie viele sind es noch?«, fragte Rousel und blieb vor Heloisas Tür stehen, um kurz zu verschnaufen.

»Nur noch eine. Und dann noch die Kisten mit Kleidung. Dafür gibt er auch viel Geld aus. Zu viel Geld, er ist eigentlich immer ziemlich knapp, dabei hat er nur reiche Schüler, die ordentlich zahlen.«

Geld, überlegte Heloisa, der Oheim hatte ihr erzählt, Abaelard wolle bei ihm einziehen, weil ihm sein eigener Hausstand zu teuer wäre.

Was aber hatte Abaelard dem Oheim angeboten? Oheim Fulbert möge ihn gegen eine beliebige Aufwandsentschädigung in sein Haus aufnehmen. Das hieß, der Oheim sollte den Preis bestimmen, und dies, obwohl der Oheim als geizig und geldgierig bekannt war.

Abaelard war bereit, jeden Preis zu zahlen, wenn er nur im Hause des Oheims wohnen könne. Was hatte sie gestern vorgelesen? Was hatte Sichem versprochen, als er sich Dina zur Frau wünschte? *Was ihr mir sagt, das will ich geben. Fordert nur getrost von mir Morgengabe und Geschenk, ich will es geben, wie ihr erheischt; gebt mir nur das Mädchen zur Frau.*

Heloisa hielt sich vor Schreck die Hand vor den Mund, um nicht laut aufzuschreien. Das war der Grund für Abaelards Begehr. Sie war es, für die er jeden Preis zu zahlen bereit war. Sie, Heloisa.

Wie sehnte sie die Unterrichtsstunde herbei und wie fürchtete sie sich davor.

Abaelard war zurück. Unten in der Halle hörte Heloisa seine und des Oheims Stimme, der ihn wiederum überschwänglich begrüßte. Dann vernahm Heloisa Schritte auf der knarrenden Treppe. Sie atmete tief durch. Sollte sie in ihrer Kammer bleiben oder Abaelard im Gang erwarten? Heloisa entschied sich für letzteres. Geradezu dienernd stieg der Oheim vor Abaelard die Stufen hinauf, blieb dann vor seiner Eingangstür zum Turm stehen und erklärte:

»Nun überlasse ich sie Euch.«

Ein verwundertes, etwa listiges Lächeln umspielte Abaelards Lippen für einen kurzen Augenblick, wie Heloisa nicht umhin kam zu bemerken. Dann wandte Abaelard ihr unverwandt seinen Blick zu und neigte den Kopf

»Seid gegrüßt. Womit wollen wir beginnen? Mit Priscianus? Sein Name ist zurzeit in aller Munde. Kennt Ihr ihn?«

»Ich habe von seiner Grammatik bisher nur Ungenaues gehört.«

»Dann hole ich meine Abschrift«, sagte er und verschwand einen Augenblick in seiner Kammer.

Äußerlich ruhig und innerlich zutiefst aufgewühlt, wartete Heloisa im Gang, ließ Abaelard zuerst eintreten und schloss hinter sich die Tür.

Nun war sie allein mit ihm.

Gemeinsam nahmen sie auf der Bank Platz.

»Bevor wir beginnen«, wechselte Abaelard von Französisch auf Lateinisch, »gibt es vielleicht Fragen, die du mir gerne stellen möchtest. Wir kennen uns schließlich kaum.«

Heloisa senkte den Kopf, dachte nach. Ihr fiel auf, dass es im Lateinischen kein Ihr, sondern nur ein Du gab und sein Du ihr inniger erschien als das steife Ihr.

Heloisa blickte ihn an und sagte: »Es gibt etwas, worüber ich des Öfteren nachgedacht habe. Als ich gerade nach Paris gezogen war, da stürmten einige deiner Schüler auf die Straße und begeisterten sich: ›ER erklärt einfach ALLES‹.«

»Die Szene kann ich mir lebhaft vorstellen«, schmunzelte Abaelard. »Dass ich alles erklären könnte und alles wüsste, damit prahlen meine Schüler und deshalb verunglimpfen mich meine Feinde. Nein, ich erkläre nicht alles. Diese Fähigkeit beanspruchen hingegen meine Gegner, indem sie aus der Sicht Gottes meinen die Welt verstehen zu können, und urteilen, ja verurteilen zu dürfen. Ausgangspunkt meines Forschens ist die Erkenntnis des Sokrates:

Ich weiß, dass ich nichts weiß.

Damit ist jedoch nicht das Ende des Nachdenkens erreicht, sondern der Anfang gesetzt.

Dieser Anfang heißt Fragen zu stellen. Am Anfang meines Forschens steht die Frage.

Dabei ist mir bewusst, dass ich niemals eine endgültige Antwort aus der Perspektive Gottes erarbeiten kann, sondern meine Erkenntnis aus der Perspektive des Menschen formuliere.

Wir sind nicht Gott und Gottes Ratschluss ist unerforschlich, aber Gott hat uns mit Verstand, mit Vernunft begabt und uns die Fähigkeit zu vernünftiger Rede und vernünftigem Handeln gegeben. Da wir diese Gabe des Verstandes als Gabe Gottes erhalten haben, ist es legitim, den Verstand nicht nur zur Erforschung sichtbarer Phänomene, also innerweltlich zu benutzen, wie dies durch die arabische Medizin besonders deutlich geworden ist, sondern unseren Verstand zur Erkenntnis Gottes zu gebrauchen, natürlich unter der Voraussetzung, dass wir zu letztgültiger Erkenntnis nicht gelangen.«

Er lächelte: »Ich sehe es dir an, dass du mir gut folgen kannst.«

Heloisa nickte.

»Da Gott uns mit Verstand begabt hat«, fuhr Abaelard fort, »haben wir die Pflicht, diese Gabe nicht verkümmern zu lassen, sondern sie zum Erforschen der Wahrheit zu nutzen. Wahrheit wird nicht vorgefunden, sondern muss gesucht werden. Voraussetzung hierfür ist der Zweifel. Indem wir nämlich zweifeln, gelangen wir zur Untersuchung und durch diese erfassen wir die Wahrheit. Wahrheit wird von mir nicht definiert als Wahrheit an sich, sondern verstanden als Unterscheidung von gültigen und nichtgültigen Aussagen. Führerin bei dieser Unterscheidung zwischen richtig und falsch ist die Logik. Es kann nichts richtig sein, was nicht in sich logisch ist. Es ist demnach auch keine Aussage darum gültig, weil sie von einer Autorität vertreten wird wie beispielsweise von Augustin, sondern die Bezugnahme auf eine Autorität dient lediglich der Bekräftigung eines Arguments, ersetzt es jedoch nicht. Das ist das Neue meiner Methode, dass ich weder von einer Autorität noch von einem postulierten Sein ausgehe, sondern von der Frage, die zu einer Annäherung des richtigen Verständnisses von diesem Sein führt.

Jesus spricht: Ich bin die Wahrheit. Seit einiger Zeit beanspruchen der Papst und viele herausragende Männer der Kirche das Recht, die Wahrheit autoritativ im Sinne Jesu zu vertreten und durchzusetzen, so dass die Gläubigen wie blökende Schafe sie nachplappern sollen. Redlich ist: Von der Wahrheit bekennen wir, sie nicht wissen zu können. Wir können uns nur mittels der Logik und der Sprache der Wahrheit nähern, in der Intention, in Verantwortung vor Gott danach zu handeln. Darum habe ich für mein Forschen nach Gott statt des Ausdrucks ›sacra doctrina‹ den Begriff Theologie gewählt. Logos, die Vernunft, das Wort, die vernunftgeleitete Rede und Lehre von Gott.«

Atemlos, wie gebannt, hörte Heloisa ihrem Lehrer zu, las ihm jedes Wort von den Lippen wie eine Offenbarung. Sie hatte sich ein wenig seitlich gesetzt, sogar einmal kurz den Arm aufgestützt, die Wange in die Hand gelegt und schaute ihm in sein begeistertes Antlitz.

»Wie denkst du über Wahrheit?«, wurde sie von Abaelard gefragt und zuckte bei seiner direkten Ansprache innerlich zusammen.

»Ich?«, Heloisa schluckte, »ich habe gerade heute Morgen über wahres und unwahres Handeln nachgedacht«, überwand sie sich zu sagen. »Also, der Oheim hatte mich in meine Kammer geschickt, damit ich mich auf den Unterricht bei dir vorbereite und lese. Lesen ist eigentlich eine gute Tätigkeit und das Vorbereiten ebenfalls, so gilt jedenfalls die allgemeine Meinung. Dem stimme ich auch zu. Jedoch heute Morgen wäre es Lüge gewesen, denn meine Aufmerksamkeit hätte nicht dem Buch gegolten. Es hätte mich überhaupt nicht interessiert, was ich gelesen hätte ...«

Sie brach ab, fühlte, wie sie rot wurde. Nun fragt er mich bestimmt, woran, besser, an wen ich dann gedacht habe. Wie konnte sie sich nur so verplappern. Abaelard äußerte sich jedoch nicht dazu, sondern sah sie nur achtungsvoll an, was Heloisa neuen Mut gab.

»Für mich ist wahres Handeln an die Intention gebunden. Wenn ich lese, um zu verstehen, dann werde ich dem Buch gerecht und handele wahr. Wenn ich jedoch lese, um mich abzulenken, dann missachte ich den Anspruch des Buches an mich.«

Um Himmels willen, dachte Heloisa. Was rede ich da. Geht es mir wirklich um seinen Unterricht? Bin ich wahr in diesem Augenblick oder im Verhältnis zu ihm? Und ist Abaelard wahr im Verhältnis zu mir oder gar dem Oheim?

Auch Abaelard schien über Ähnliches nachzudenken. Endlich sagte er:

»Du hast vielleicht heute Morgen mein Lob über deinen Ruhm als Floskel aufgefasst, als Phrase, um mich zu Beginn meines Aufenthaltes mir dir in ein einvernehmliches Verhältnis zu setzen. Dem ist nicht so. Gewiss, dein Oheim prahlt mit deiner Bildung. Jedoch habe ich empfunden, wenn ich dir auf der Gasse begegnet bin, dass es dir nicht darum zu tun ist, die gebildetste Frau von Paris und gar ganz Frankiens zu heißen, sondern du fragst und suchst nach Erkenntnis. Dadurch unterscheidest du dich in der Tat von den meisten Männern und von fast allen Frauen. Und dieser, dein Wille, den Dingen auf den Grund zu gehen, sie zu erforschen, diese ungewöhnliche Eigenschaft fasziniert mich.«

Er brach ab und Heloisa hatte ein Empfinden, als wollte Abaelard sie küssen.

In nüchternem Ton jedoch setzte er fort: »Ich denke, lassen wir das. Wenden wir uns lieber endlich Priscianus zu.«

Später am Abend schlossen Heloisa und Abaelard gleichzeitig hinter sich die Tür ihrer Kammer, um sich zum Mahl zu begeben, zu dem Fulbert zu Ehren seines Gastes in den

Saal geladen hatte. Heloisa blieb im Gang wartend stehen, und Abaelard ging auf sie zu, als hätten sie sich verabredet. Er näherte sich ihr mit einem Ausdruck, als sähe er in ihr alles verkörpert, was Liebhaber anzulocken pflegt.

»Ah, Heloisa, da sind wir beide festlich gekleidet. Wunderschön seht Ihr aus.«

Er schnupperte und bemerkte: »Im ganzen Haus duftet es schon nach den Kräutern der Provence. Gehen wir.«

Ihr grünes Kleid mit dem roten Untergewand raffend, stieg Heloisa die Stiege hinunter, verwirrt durch Abaelards Blick, den sie auf ihren Schultern spürte. Mit leichtem Schritt folgte er ihr.

Im schwarzen Gewand der Domkanoniker empfing Fulbert seinen Gast, der sich anerkennend umschaute. Der Saal wurde von einem runden mit Kerzen bestückten Deckenleuchter erhellt, die Wände waren mit biblischen Szenen ausgestaltet, im Kamin brannte ein Feuer.

»Ihr messt die Zeit auch mit Kerzenuhren«, bemerkte Abaelard und wies auf eine Kerze auf einer Konsole, die windgeschützt vor einer Skala angebracht war. Glöckchen steckten in der Kerze, so dass es klingelte, wenn das Wachs weiter runtergebrannt und ein Zeitabschnitt abgelaufen war.

»Ja, dem ist so«, antwortete Fulbert. »Wachs ist teuer, aber ich benötige die genaue Zeit für meinen Dienst. So wie Ihr. Da muss der Unterricht auch pünktlich beginnen. Wo kämen wir denn hin, wenn jeder erschiene, wann es ihm beliebt. Aber, was rede ich da. Seht, die Tafel ist gedeckt.«

Tatsächlich hatten Fulberts Dienstboten die mit Speisen reichlich bestückte Tafel auf die Böcke gestellt. Man nahm Platz, Fulbert an der Stirnseite, Abaelard und Heloisa einander gegenüber. Abaelard kam nicht umhin für sich zu bemerken, dass Braten vom Rind und Schwein, Geflügel, Forellen, Käse und das seltene weiße Brot reichlich vorhanden war, aber die vom Adel heiß begehrten teuren Gewürze aus dem Orient, die seit der Eroberung Jerusalems auf keiner festlichen Tafel fehlen durften, den Weg in Fulberts Küche nicht gefunden hatten. Mit einer Ausnahme: Zimt und Zucker zum Milchreis. Fulbert mochte anscheinend Süßes.

»Magister Abaelard«, begann Fulbert feierlich. »Es ist mir eine Ehre und eine Freude, Euch als meinen Gast bei mir wohnen zu wissen. Durch Euch zieht die Wissenschaft in mein Haus, wie bereits die Wissenschaft durch Euch in Paris eingekehrt ist. Zwar hat Paris eine lange Lehrtradition, schon seit über 100 Jahren strömen die Schüler aus ganz Europa hierher, um zu studieren, übrigens auch der berühmte Robert Arbrissel war, wie es heißt, aus der Bretagne geradezu nach Paris geflüchtet, um hier am Unterricht teilzunehmen, aber so berühmt wie durch Euch war Paris noch nie. Ihr macht Paris zum Mittelpunkt der Wissenschaft, und obgleich es wohl nur 3000 Seelen beherbergt, zum Mittelpunkt des Abendlandes. Darauf lasst uns anstoßen.«

Fulbert stand auf, die Becher, mit weißem Bordeaux gefüllt, schepperten.

»Zu viel der Ehre«, erwiderte Abaelard, während er dem Diener kurz mit der Hand deutete, welches Stück vom Braten er auf seinem Brotteller serviert haben wollte. »Oder anders. Die Ehre wird durch Euer Lob einseitig nur mir zuteil, während Euch das ganze Füllhorn der Ehre gebührt.«

Fulbert hob abwehrend die Hand.

»Bedenkt«, fuhr Abaelard unbeirrt fort. »Ihr begleitet die Menschen zur Seligkeit, indem Ihr gewissenhaft den Chordienst verrichtet.«

»Gewissenhaft und pünktlich«, bekräftigte Fulbert das von Abaelard Gesagte. »Anders als viele Domkanoniker halte ich mich wirklich 20 Tage des Jahres im Klaustrum auf, bin jeden Tag zumindest eine Stunde im Dom und nehme mit der ganzen Inbrunst meiner Seele an der Messfeier und am Chorgebet teil. Letzteres bereitet mir leider besondere Mühe. Ich bin nicht mehr ganz jung und dennoch erhebe ich mich, wie es mein Amt als Subdiakon erfordert, nachts aus meinem Bett, um zum Lobe Gottes um Mitternacht die Fürbitten der Nocturne im Dom zu sprechen.«

»Jede Nacht? Ausnahmslos das ganze Jahr hindurch?«, fragte Abaelard und konnte kaum die Spannung in seiner Stimme verbergen.

»Gewiss, jede Nacht«, bestätigte der Oheim und machte dabei ein stolzes Gesicht.

Heloisa tunkte ihre Hände in das bereitstehende Wasserschälchen und trocknete sie gründlich mit einem weißen linnenen Tuch ab.

»Wie hoch Euer Amt ist, das lasst Euch vom Apostel Paulus versichern«, fuhr Abaelard unbeirrt fort. »Der Apostel benennt die Ämter in der Gemeinde, es ist, als zähle er sie gleichberechtigt auf, was sie vor Christus auch sind. Und doch hat die Kirche unterschieden in höhere und weniger hohe Gnadengaben. Ich habe die Gnadengabe des Lehrens, die im Vergleich zu Eurer Gnadengabe des Dienens minder ist, denn Ihr verpflichtet Euch zum Zölibat, zur Reinheit des Körpers, des Geistes und der Seele.«

»Es erfüllt mich mit tiefer Freude, welch hohe Meinung Ihr von meinem Amt habt, Magister Abaelard«, sagte Fulbert und legte dabei seine Hand für einen Augenblick auf Abaelards Ärmel. »Dennoch gestattet mir einen Einwand. Nicht im Hinblick auf mein Amt, sondern auf Eure Lebensführung. Obwohl Ihr nicht zum Zölibat verpflichtet seid, ja sogar heiraten dürftet, so lebt Ihr freiwillig streng asketisch. Die Freiheit steht über dem Zwang, und deshalb gebührt Euch doch der Ruhm.«

Heloisa warf einen schnellen Blick auf Abaelard. Und es entging ihr keineswegs, dass er erbleichte und sich beinahe verschluckte.

»Es ist so viel von Ruhm die Rede«, mischte sie sich in das Gespräch ein. »Ich erführe gerne anderes, wenn wir jetzt unter einem Dach zusammenleben. Erzählt mir etwas von Euch.«

»Gern, Heloisa. Was möchtet Ihr hören?«

»Ich wüsste gerne, wie Ihr aufgewachsen seid. Ich selbst habe meine Eltern nie kennengelernt, bin im Kloster Argenteuil erzogen worden. Darum, wie war es bei Euch?«

»Ich wurde in Le Pallet geboren, das liegt am Rande der Bretagne, in der Nähe von Nantes. Es kommt nicht so häufig vor, aber ich weiß sogar das Jahr meiner Geburt, nämlich 1079.«

Dann ist er jetzt 38 Jahre alt, denn sein Namenstag ist im Juni, überlegte Heloisa in Windeseile. Das passt zu ihm, dass er im Sommer geboren ist.

»Mein Vater Berengar ist vom Stand her Ritter.«

»Ritter?«, wurde er von Fulbert unterbrochen. »Für diesen Stand ist eine wissenschaftliche Ausbildung ziemlich ungewöhnlich.«

»In der Tat. Mein Vater hatte nur wenig Bildung genossen, bevor er die Schwertleite empfangen hat. Später entwickelte er eine große Liebe zu den Wissenschaften und deshalb wollte er, dass seine Söhne zunächst in den Wissenschaften und erst darauf in den Waffen ausgebildet würden. Das galt für alle seine Söhne. Ich habe noch drei Brüder, Dagobert, Radulf und Porcarius. Da ich der erstgeborene Sohn bin, hat mein Vater auf meine Erziehung besonderen Wert gelegt.«

»Habt Ihr denn auch eine Schwester?«, fragte Heloisa.

»Ja, Dionysia. Wir haben uns immer gut verstanden, wie ich auch meine Mutter sehr geliebt habe. Lucia heißt sie und ist nun vor einigen Jahren ins Kloster eingetreten.«

»Das klingt, als hättet Ihr eine richtige Familie«, bemerkte Heloisa und Wehmut schwang in ihrer Stimme mit.

Abaelard schaute sie an, lächelte gewinnend und sagte obenhin: »Von meiner Familie und der Natur meiner Heimat habe ich den Leichtsinn geerbt, aber auch die Fähigkeit und die Neigung zur Wissenschaft.«

Leichtsinn, dachte Heloisa. War es nicht unerhörter Leichtsinn, hier einzuziehen? Aber vielleicht wollte Abaelard gar nichts von ihr und nur bequemer wohnen.

»So geschah es, je schneller ich selbst in den Wissenschaften vorankam, desto mehr begeisterte ich mich für sie. Darum fiel es mir leicht, auf den Glanz ritterlichen Ruhmes samt meinem Erbe und auf die Vorrechte meiner Erstgeburt zu verzichten und diese getrost meinen Brüdern zu überlassen. Mein Vater ist relativ früh in ein Kloster eingetreten, so dass bei diesem Anlass rechtlich festgelegt wurde, was ohnehin seit Jahren von uns allen gelebt wurde. Schon mit 16 Jahren bin ich von Zuhause fortgegangen und habe verschiedene Gegenden durchwandert, denn es zog mich dahin, wo die Disputierkunst, der ich mich bis heute im Besonderen verschrieben habe, in höchster Blüte stand.«

Abaelard hielt inne und schien nachzusinnen, ob er etwas erzählen sollte oder nicht.

»Auf meiner Wanderung hatte ich ein Erlebnis, von dem Ihr erfahren mögt. Es war mein erstes Jahr, in dem ich mich auf den Pfaden der Peripatetiker befand, also 1095. Denkt Euch einen kalten, stürmischen, regnerischen Dezembertag. Meine Kleidung war durchnässt, ich fror und hatte Hunger, es wurde Abend und die nächste Herberge war weit. Da sah ich hinter mir einen Wagen näherkommen, begleitet von vier Kriegsknechten. Alors, ich dachte mir, es wäre angenehm, wenn die mich mitnähmen, andererseits war dies unwahrscheinlich. Die Bewachung des Wagens sprach dagegen. Versuchen kann man es, wer wagt, der gewinnt, wie es heißt. Ich machte sicher auch keinen gefährlichen Eindruck. Tatsächlich ließen die Kriegsknechte nach kurzer Beratung mich in den Wagen steigen. Da saß eine Amme mit einem neugeborenen Mädchen. Also, die Amme verriet mir den Namen, das Mädchen hieß«, dabei blickte Abaelard nicht sein Gegenüber, sondern Fulbert an, »Heloisa.«

Einen Augenblick war es vor Schrecken ganz still. Dann fing der Oheim an, schallend zu lachen, er schlug vor Vergnügen auf die Tafel, japste nach Luft und schrie: »Das ist gut, das ist gut.«

Heloisa saß bleich und stumm daneben. Sollte es so etwas wie Fügung, Schicksal geben?

Endlich beruhigte sich Fulbert, trank hastig von dem Wein und sagte, während er seine Finger diesmal auf Abaelards Hand legte, der die seine vorsichtig zurückzog: »Mein lieber Abaelard, die Amme war ein geschwätziges Weib. Den Namen hätte sie nicht preisgeben dürfen. Aber gesagt ist gesagt. So möchte ich Euch etwas anvertrauen, was ich noch niemals jemandem gegenüber offenbart habe, was niemand hier in Paris weiß. Heloisa war tatsächlich in diesem Wagen auf dem Weg vom Anjou nach Argenteuil. Vor Euch will ich keine Geheimnisse haben, darum verrate ich Euch den Namen von Heloisas Mutter. Es ist Hersendis von Champagne, die engste Mitarbeiterin von Robert Arbrissel und die Gründerin von dem berühmten Kloster Fontevraud.«

In diesem Augenblick und zur Erleichterung Heloisas fiel das Glöckchen aus der Kerze und klingelte.

»So spät!«, rief Fulbert. »Wie haben wir uns verplaudert. Ich muss zum mitternächtlichen Chorgebet.«

Auch Abaelard und Heloisa hatten sich erhoben. Nach einer kurzen Verabschiedung eilte der Oheim davon. Heloisa nahm ein Licht in die Hand und ging vor Abaelard die Stiege hinauf. Vor ihrer Tür blieb sie stehen. Abaelard wünschte eine »Gute Nacht«. Nachdenklich schloss Heloisa die Tür zu ihrer Kammer und schob den Holzriegel vor, was eigentlich nicht nötig war, wie sie sich selbst sagte.

Warten. Die Qual aller Qualen.

Heloisa wurde davon wach, wie Abaelard noch ganz früh morgens vorsichtig hinter sich die Tür seiner Kammer schloss, den Gang entlangschlich und ebenso leise die knarrende Stiege hinunter. Den ganzen Tag über ließ er sich nicht blicken und erst nachts, als sie schon längst in ihrem Bett lag, hörte sie ihn ebenso heimlich und leise zurückkehren und in seiner Kammer verschwinden. Den nächsten Tag das Gleiche und den übernächsten Tag genauso. Kein Abaelard. Sogar der Oheim schien unruhig zu werden, äußerte sich missbilligend, Abaelard sei um den Preis bei ihm eingezogen, Heloisa Unterricht zu erteilen, die hohe Summe des Mietpreises unterließ er zu erwähnen, aber sozusagen wie spurlos zu verschwinden, das sei gegen die Vereinbarung. Heloisa fragte denn auch die Köchin, ob er einmal was zu sich genommen hätte. Ja, der Herr sei kurz dagewesen und hätte Brot und Käse gegessen, hätte gar keine Zeit gehabt und sich sogleich wieder zur Schule aufgemacht. In ihrer Unruhe ging Heloisa durch den Hof auf die Gasse, rang mit sich, ob sie an der Schule vorbeigehen sollte, sah auch einige seiner Schüler, ihn selbst traf sie nicht.

Wie konnte sie mit einem Mal ihre Freundinnen verstehen, die ihr geklagt hatten, Warten sei das Schlimmste.

Es sei das Los der Frauen von Ewigkeit an, auf den Mann warten zu müssen. Und je heftiger die Liebe, desto größer die Qual. Heloisa war sich sicher, wenn es in der Hölle eine Strafe speziell für Frauen gäbe, dann war es Warten auf den Geliebten.

Endlich, am späten Abend des dritten Tages hörte Heloisa, wie er unten in der Halle vom Oheim empfangen wurde. Sie konnte die Worte nicht verstehen, aber aus dem Tonfall Fulberts schloss sie, dass er Abaelard aufforderte, nur sogleich trotz der vorgerückten Stunde mit dem Unterricht zu beginnen. Heloisa sei noch nicht zu Bett, wie er wüsste. So klopfte Abaelard an ihre Tür und auf ihr »Herein« trat er freudig und so, als wäre gar nichts gewesen, mit gut gelaunter Unschuldsmiene hinein, den Priscianus unter dem Arm. Er legte die Abschrift auf den Tisch, setzte sich zur ihr auf die Bank und fragte: »Wo haben wir aufgehört? Fahren wir fort.«

Doch auch Heloisa war nicht untätig ihrem Leiden verfallen gewesen, hatte nachgedacht, so erwiderte sie: »Priscianus in Ehren. Jedoch habe ich so vieles über den Universalienstreit gehört, dass du zwei Mal deinen früheren Lehrer Wilhelm von Champeaux zur Aufgabe seiner Theorie gezwungen hast und er infolgedessen seine Schüler verlor. Er musste aus Paris weichen, ist ins Stift St. Victor eingetreten und hat da auch noch gelehrt, ist sogar zum Bischof von Châlon erhoben, aber das alles war Flucht, du hast gesiegt.«

Abaelard schüttelte den Kopf und erwiderte mit freundlicher, belustigter Stimme:

»Du willst mir schmeicheln, Heloisa. Warum? Es ist nicht schwierig, mich dazu zu bewegen, über die Universalien zu sprechen.«

Heloisa merkte, wie ihr ganz heiß wurde, denn auch sie hatte ihre Waffen geschärft und wollte ihn dazu bringen, mit ihr über eine ganz bestimmte Universalie zu sprechen, die Liebe.

»Gut. Allgemeinbegriffe also. Wie du sicher weißt, gibt es zwei diametral entgegengesetzte Positionen: Nach der nominalistischen, von meinem früheren Lehrer Roscelin vertretenen, verweisen die Allgemeinbegriffe wie beispielsweise die Menschheit auf nichts Reales, auf kein res, kein Ding, sondern sind lediglich Worte, letztendlich nichts als Schall und Rauch.«

Danach ist Liebe nichts als ein Wort, dachte Heloisa und fürchtete, es könnte sich bei Abaelard so verhalten.

»Für Wilhelm von Champeaux hingegen«, fuhr er fort, »sind die Universalien die Realität, sie existieren vor den konkreten Dingen. Die Universalien sind das Erste und die Dinge das Zweite. Seine These besagte, dass derselbe Allgemeinbegriff ganz und zugleich in allen Einzeldingen existiert und dass sich die Einzeldinge nicht in ihrem Wesen, sondern nur in ihren Akzidentien unterscheiden. Ich habe ihn dazu gebracht, dass er nicht mehr von einer im Wesen identischen Sache, sondern von einer ununterscheidbaren identischen Sache spricht.

Wie auch immer, schon Porphyrius wagt keine Definition der Universalien zu geben.

Mir geht es denn auch nicht darum, das Wesen der Universalien aus der Perspektive Gottes zu definieren, keine Ontologie der Allgemeinbegriffe zu proklamieren, sondern um ein wissenschaftlich vertretbares und damit nachvollziehbares Verständnis, um eine Rede, die im Sinne der Logik wahr ist.

Gehen wir von den Dingen aus, die konkret sinnlich wahrnehmbar sind. Real im evident nachvollziehbaren Sinne sind die Dinge, die konkret vorhanden sind, auch genannt das Einzelseiende. Es ist in der Philosophie üblich, Sokrates als Beispiel zu wählen. Sokrates ist ein Einzelseiendes. Ich möchte heute sagen, du, du Heloisa, bist ein Einzelseiendes. Wenn ich nun eine Eigenschaft benennen sollte, die du bist oder die dich charakteristisch beschreibt, dann sage ich, du bist klug, ich füge hinzu, du bist schön. Nehmen wir die Schönheit als Beispiel für die Universalien, Schönheit ist gängiger als die Klugheit, durch die du dich vor anderen Frauen auszeichnest. Wie verhält sich der allgemeine Begriff Schönheit zu dir, der real existierenden Schönen?«

Abaelard sagte dies so beiläufig, als wüsste er nicht, dass er Heloisa in höchste Verwirrung versetzte.

»Nun«, fuhr er in dozierendem Ton fort, »der allgemeine Begriff Schönheit ist eine Abstraktion vom einzeln Seienden. Der Allgemeinbegriff Schönheit ist von Menschen konzipiert, um das Gemeinsame gleichartiger Ausdrucksformen von Schönheit zu bezeichnen. Der abstrakte Begriff ist nicht beliebig, er ist nicht nur darauf beschränkt, was ich persönlich für schön halte, demnach nicht nur meine subjektive Meinung, sondern hat sich als sinnvoll in einer Sprachgemeinschaft erwiesen, hat sich als Konvention durchgesetzt.

Obgleich der Allgemeinbegriff Schönheit kein in der Natur vorkommendes Ding ist, vielmehr eine durch den Intellekt gewonnene Abstraktion der Menschen darstellt, die den Begriff durch Konvention eingesetzt haben, so besitzt der Allgemeinbegriff Schönheit gleichwohl Realität. Generalisierend ausgedrückt: Universalien sind keine in der Natur vorkommenden Dinge, sie sind Ausdruck des menschlichen Intellekts, des gedanklichen Begreifens, sind durch Abstraktion gewonnen, sie verdanken sich der Einsetzung durch den Menschen.

Wählen wir andere Beispiele als die Schönheit: Es gibt weder den Allgemeinbegriff ›Menschheit‹ vor zwei Menschen noch den Allgemeinbegriff ›Körper‹ vor einem einfachen Körper.«

Bei diesen Worten fühlte Heloisa seinen Blick auf ihrem Gesicht, ihrem Hals, ihren Brüsten ruhen und fragte sich: Was will er?

»Die Universalie die ›Menschheit‹«, fuhr er fort, »kommt als Realität in der Natur nicht vor, sie ist kein Ding, sie ist jedoch kein Wort ohne Bedeutung. Wir verbinden mit dem Wort eine Vorstellung, die auf Übereinkünften beruht. Diese Übereinkünfte sind jedoch nicht willkürlich, sondern ein mentales Abstraktionsergebnis, mit dem wir arbeiten können. Der Allgemeinbegriff Menschheit verschafft keine Kenntnis über einen einzelnen Menschen, denn ein Mensch ist nur in der Vereinzelung Mensch, aber der Allgemeinbegriff Menschheit stellt dennoch ein reales Fundament dar, in dem alle Menschen in ihrem Menschsein übereinstimmen, als es keinen Menschen gibt, der von dem Begriff Menschheit ausgeschlossen wäre.

Wenn wir uns also die Frage stellen, ob die Universalien real sind oder nur gedanklicher Natur, so bezeichnen sie real Vorhandenes, das jedoch im Denken eingeschlossen ist. Die Universalien sind an den Intellekt des Menschen gebunden, dabei fußt das Denken auf realen Dingen.«

Heloisa wurde unruhig, öffnete kaum merklich den Mund, versagte es sich aber zu sprechen.

»Ja, du hast eine Frage? Trau dich«, ermunterte sie Abaelard.

»Ich frage mich, ob die Universalien noch existierten, wenn es keine konkreten Dinge mehr gäbe. Wie denkst du darüber?«

Abaelard sah die junge Frau vor sich erfreut bewundernd an.

»Diese Frage habe ich mir ebenfalls gestellt und ich beantworte sie mit ›Nein‹.«

Heloisa nickte und schwieg.

»Nun, was ist? Sag nur heraus, was du überlegst.«

»Es ist mir deutlich«, begann sie, »es existiert die Menschheit nicht mehr, wenn es keinen Menschen mehr gibt. Es ist nur logisch, dass der allgemeine Begriff sich auf ein real Existierendes bezieht und dieses die Voraussetzung der Abstraktion ist. Jedoch wundere ich mich über den Allgemeinbegriff ›Liebe‹, weil ich kein real Existierendes sehe, aus dem der Begriff abgeleitet hätte werden können.«

So skeptisch?, dachte Abaelard. So jung und so wenig Hoffnung auf Liebe.

»Wenn ich es recht sehe«, erläuterte Heloisa weiter ihre Befürchtung, »steht auf der Seite des real Seienden ein Verb, ›lieben‹. In der Welt der äußeren Erscheinungen müsste es Menschen geben, die einander lieben. Wahrscheinlich entgegnest du mir, sicher gibt es Liebende. Ich bezweifele dies. Für mich bedeutet Liebe, den anderen selbst zu begehren, nicht aber das Seine. Wohin ich blicke, begehrt jeder nicht den Menschen, sondern das, was er hat. Ehen werden nach diesem Gesichtspunkt geschlossen, Adel zu Adel, Geld zu Geld, Macht zu Macht, ja möglicherweise auch ein eigentlich Gutes, wenn durch Ehen Frieden geschlossen werden soll. Bündnispolitik ist Heiratspolitik. Oder nehmen wir ein nahes Beispiel, den Leibarzt des Königs, Obizo. Er kam mittellos hier in Paris an, besaß jedoch Charme genug, sich eine reiche Frau zu suchen. Er hat das Geld geheiratet, nicht die Frau. Sie hat ihn denn auch vor kurzem verlassen. Oder meine Freundin Isabella. Sie redet meist nur Schlechtes von ihrem Mann, weil er ihr nicht bieten kann, was sie will. Er hatte schon elf Kinder, als sie heirateten. Nun sind in der Zwischenzeit noch Zwillinge dazugekommen. Sie zerreibt sich in der Hausarbeit, er ist nicht reich genug, um genügend Dienstboten einzustellen. Noch mehr Dienstboten wären allerdings in dem engen

Haus eine zusätzliche Last. Also, die Liste von Nichtliebenden ließe sich endlos fortsetzen.

Aber auch die Gottesliebe hat mit Lieben nichts oder nur wenig zu tun. Gott wird geliebt um dessen, was man von ihm will, oder er wird angebetet, weil man ihn fürchtet und seine Strafe vermeiden will. Letztlich liebt man den anderen, ob einen Menschen oder Gott, aus Selbstnutz.«

»Dein Oheim Fulbert. Wie steht es mit ihm? Es scheint, als liebe er dich abgöttisch.«

»Er liebt mich überhaupt nicht«, antwortete Heloisa mit tonloser Stimme. »Er sieht mich als seinen Besitz an und er liebt das, was ich habe. Ich verschaffe ihm Ansehen durch meinen Ruf, klug zu sein. Ich halte ihn für gefährlich, wenn er sich in seinen Ansprüchen auf mich bedroht sieht. Ist das lieben? Eine rhetorische Frage, ich weiß.«

»Du hast von anderen gesprochen, die nicht lieben können, womöglich auch nicht lieben wollen. Du verallgemeinerst deine Erfahrung. Hast du dir schon einmal die Frage gestellt, ob du, Heloisa, lieben kannst oder gar liebst? Vielleicht widerlegst du an dir selbst deinen Einwand, die Universalie Liebe könne es eigentlich nicht geben, weil es kein real existierendes Lieben gibt, auf die sie sich bezieht.«

Abaelard sah Heloisa erwartungsvoll an, neigte den Kopf und stand auf.

»Es ist schon spät, fast Mitternacht. Dein Oheim müsste jeden Augenblick zum Chordienst sich begeben. Ich verabschiede mich auch für heute Nacht.«

Heloisa empfand, als Abaelard sich zur Tür wandte, dass seine Nähe ihr angenehm war.

Verwundert und in tiefes Nachdenken versunken blieb sie auf der Bank sitzen.

Wenig später verließ der Oheim das Haus.

Stille. Es war so still, dass Heloisa ein Mäuschen hörte, wie es über den Holzfußboden huschte. Die Kerze war auf dem Tisch war fast niedergebrannt, den *Priscianus* hatte Abaelard liegengelassen. Sie müsste nun eigentlich zu Bett gehen.

Heloisa stand auf und wollte sich entkleiden, da sah sie, wie ein Brief unter der Tür durchgeschoben wurde.

Sie bückte sich und entfaltete hastig das Pergament und ihr Herz hüpfte vor Aufregung und Freude, als sie las:

Abaelard, Seiner Heloisa

Wie oft schon habe ich es mir vorgestellt, wie wir uns in Briefen nahe wären und vieles gewagter ausdrücken könnten als im Gespräch und wie wir auf diese Weise immer in herrliche Gespräche verwickelt wären.

So sei es nun heute.

Nach Platon sind die Ideen die Wirklichkeit und unsere sichtbare Welt bloß ein Schatten.

Wenn du, Heloisa, es für möglich hältst, dass gleich einer Sternschnuppe das Urbild der Liebe vom Himmel herabkommt und sich in zwei Menschen verkörpert, dann öffne mir deine Tür.

Fassungslos blickte Heloisa auf die Liebesworte. Von IHM geschrieben, von Abaelard geschrieben. Nicht diktiert, sondern von seiner Hand. Diktiert von der Liebe, seiner Liebe! Er liebt mich, jubelte es in ihr. Es ist wahr, ER liebt mich!

Nein, es durfte nicht sein, dachte sie jäh. Es war zu tollkühn, zu unwahrscheinlich. Die Liebe würde im Unglück enden, in der Katastrophe.

Schon klopfte Abaelard leise an ihre Tür. Öffnen, die Tür öffnen? Ging es denn anders, als ihm ihre Tür zu öffnen?

So nahe stand er neben ihr, so anders, so liebend, fordernd. Abaelard wollte sie umarmen, noch bei offener Tür, die sie hastig schloss. Zurückwich, zurückwich bis zum Tisch, an den sie sich klammerte.

»Nein, es darf nicht sein«, wiederholte Heloisa die Worte, die sie für sich gedacht hatte.

»Was ist, wenn der Oheim dahinterkommt? Er würde irrsinnig, unberechenbar vor Wut, hintergangen worden zu sein. Was ist mit deinem Ruhm? Deine Schüler verehren dich nicht nur wegen deiner neuen Gedanken, sondern weil du lebst wie ein Philosoph zu leben hat. Ganz Paris, was sage ich, in allen Ländern würde man sich den Mund wässrig reden, deine Feinde würden triumphieren. Du könntest dich nicht mehr erhobenen Hauptes auf die Straße wagen. Und ich? Nicht einmal heiraten könntest du mich. Eine Frau, die ein Mann einmal gehabt hat, kann nicht mehr von ihm geheiratet werden. Aber ich will auch keine Heirat. Die Ehe steht in zu schlechtem Ansehen, dass ...«

»Pst. Heloisa. Sachte. All deine Argumente sind negativer Art. Sie beschwören die Folgen, aber du überspringst die Freuden. Unsere Zukunft mag so triste, so unglücklich sein, wie du voraussagst. Wenn wir aber die Gegenwart, unsere Liebe überspringen, dann wird schon die Gegenwart zur Qual.«

Er machte eine Pause, trat dich an Heloisa heran und sagte im Ton des Lehrers:

»Ich lasse nur einen einzigen Satz gelten, wenn du ihn sprichst, gehe ich, und zwar für immer. Sage mir ins Gesicht: ›Ich liebe dich nicht‹.«

Erschrocken blickte Heloisa ihn an.

»Das kann ich nicht, du weißt es. Ich kann dich und mich nicht belügen. Ich will es auch nicht. Ich habe keinen Willen vor dem deinen.«

»Dann ist es gut«, beschwichtigte Abaelard und nahm sie in die Arme und Heloisa ließ seine Küsse gewähren.

Zärtlichkeit, Liebkosen, noch nie hatte sie jemand liebkost, auch als Kleinkind nicht. Er fuhr ihr mit den Händen sanft über das Haar, streichelte ihr Gesicht, lächelte. Wie glücklich machte es sie, Abaelard lächeln zu sehen. Freude in seinen Augen, wie er ihr über den Busen strich. Welch unerwartetes Gefühl des Begehrens. Ungeschickt, weil vollkommen ungewohnt, begannen sie sich gegenseitig zu entkleiden. Dann berührten sich ihre Körper, nackt, wie Gott sie geschaffen hatte, und fanden Wohlgefallen aneinander.

Liebevoll hob Abaelard die Geliebte auf, trug sie auf seinen Armen und legte sie sanft auf ihr Bett.

Sich sträuben. Noch konnte sie zurück. Konnte sie?

Er küsste sie und Heloisa öffnete sich ihrem Abaelard. Ein heftiger Schmerz, mehr Glückseligkeit denn Schmerz. Heloisa umschlang seinen Rücken, schaute in Abaelards Gesicht, wischte alle trüben Gedanken, Ängste fort, wollte nur diesen Augenblick mit ihm, dem Ihren, Ihrem Abaelard. Wollte ihn, nur ihn, und gab sich hin, freute sich über seine Lust, wie er sich über ihre Lust freute.

»Welch unerhörte Wonne«, sagte Abaelard, als Heloisa dann in seinen Armen lag, er sich über ihr Gesicht beugte, sie küsste, den Hals, den Busen, den Bauch, mit glücklichen braunen Augen aufsah, während er ihre Scham küsste, dann sie wieder begehrte.

Mit einem Ruck kann Heloisa hoch.

»Horch, hast du das gehört? Der Oheim ist zurück. Du musst gehen.«

»Ich habe Tag und Nacht freien Zutritt zu dir. Seine eigenen Worte.« Abaelard lachte. »Ich habe gedacht, ich hör nicht richtig, als er mir erlaubte, dass wegen der Begrenztheit meiner Zeit ich auch nachts dich unterrichten könne. Und dann auch noch schlagen, wenn du nicht folgsam lernst. Aber ich denke, er kann ganz beruhigt sein, du hast heute Nacht folgsam gelernt.«

»Was du nur redest«, erwiderte Heloisa, »küss mich, Lieber, und dann geh.«

»Gar kein Buch? Nicht einmal zum Schein?«, fragte am nächsten Tag Heloisa, während sie sich vom Fenster umwandte, von dem aus sie durch einen Spalt des Ledervorhangs in den verschneiten Garten geblickt hatte.

»Nichts zum Schein«, schmunzelte Abaelard und machte eine vielsagende Pause.

»Ich dachte heute an einen Text aus der Genesis. Es würde mich außerordentlich erfreuen, wenn du ihn für mich auf Hebräisch vorliest. Es ist ein besonderes Kapitel aus der Bibel, eines für uns.«

Überrascht und gespannt öffnete Heloisa die Truhe, entnahm ihr eine Abschrift und schaute Abaelard erwartungsvoll an.

»Es ist das 2. Kapitel aus dem 1. Buch Mose.«

Abaelard setzte sich bewegt und andachtsvoll auf die Bank, Heloisa entzündete eine weitere Kerze, wunderte sich, dass Abaelard einen ihnen bekannten Text ausgewählte hatte, und las die kehligen hebräischen Worte vor.

Er hielt dabei die Augen geschlossen und lauschte versunken Heloisas ihm so angenehmer Stimme.

Heloisa hielt inne, schaute Abaelard an und fragte:

»Nun auf Latein?«

Abaelard nickte.

»Also ward vollendet Himmel und Erde mit ihrem ganzen Heer. Und also vollendete Gott am siebenten Tage seine Werke, die er machte.

Abaelard blickte Heloisa bewundernd an, wie sie fließend mit schöner Betonung übersetzte:

Und Gott der Herr machte den Menschen aus einem Erdkloß, und er blies ihm ein den Atem des Lebens in seine Nase. Und also ward der Mensch eine lebendige Seele. Und Gott, der Herr, pflanzte einen Garten in Eden gegen Morgen und setzte dorthin den Menschen, den er gebildet hatte.«

»Liebste, nun die Zeilen von der Erschaffung der Frau«, bat er.

Was hat er im Sinn?, überlegte Heloisa.

»*Da ließ Gott, der Herr, einen tiefen Schlaf fallen über den Menschen, und er schlief ein. Und er nahm eine seiner Rippen und schloss die Stelle mit Fleisch. Und Gott, der Herr, baute ein Weib aus der Rippe, die er von dem Menschen nahm, und brachte sie zu ihm. Da sprach der Mensch: Diese endlich ist Gebein von meinem Gebein und Fleisch von meinem Fleisch; diese soll Männin heißen, denn sie ist vom Manne genommen. Darum wird ein Mann Vater und Mutter verlassen und seinem Weibe anhängen, und sie werden zu* einem *Fleisch.*

Und sie waren beide nackt, der Mensch und sein Weib, und schämten sich nicht.«

Heloisa schwieg, sah Abaelard an, sie las seine Liebe in seinen Augen.

Doch statt sie zu küssen, fragte er ernst: »Wie stellst du dir das Leben im Paradies vor, Liebste?«

Heloisa überlegte, lächelte und sagte freudig: »Wie im Lied der Lieder, wenn die Freundin spricht:

›*Er küsse mich mit dem Kusse seines Mundes; denn deine Liebe ist lieblicher als Wein. Es riechen deine Salben köstlich; ausgegossenes Salböl ist dein Name, darum lieben dich die Mädchen. Zieh mich dir nach, lass uns eilen.*‹«

»Mit den Worten des Freundes antworte ich dir, Heloisa: ›*Siehe, meine Freundin, du bist schön; schön bist du, deine Augen sind wie Taubenaugen. Du hast mir das Herz genommen, meine Schwester, liebe Braut! Wie schön sind deine Schritte in den Sandalen, du Tochter eines Edlen! Die Biegungen deiner Hüften sind wie Halsgeschmeide, ein Werk von Künstlerhand. Dein Schoß ist eine runde Schale. Wie schön bist du, und wie lieblich bist du, Liebe voller Wonnen. Dies ist dein Wuchs. Er gleicht der Palme und deine Brüste den Trauben. Ich sagte mir: ›Ersteigen will ich die Palme, will nach ihren Rispen greifen. Deine Brüste sollen mir wie Trauben des Weinstocks sein und der Duft deines Atems wie Apfelduft.‹«*

Glücklich antwortete ihm Heloisa: »*›Ich höre meinen Geliebten, und nach mir ist sein Verlangen. Komm, mein Geliebter, lass uns aufs Feld hinausgehen! Wir wollen unter Hennasträuchern die Nacht verbringen. Wir wollen uns früh aufmachen zu den Weinbergen, wollen sehen, ob der Weinstock treibt, die Weinblüte aufgegangen ist, ob die Granatapfelbäume blühen. Dort will ich dir meine Liebe schenken.‹«*

Freudig lachend fielen sie sich in die Arme und sprachen gemeinsam: »*›Unser Lager ist frisches Grün. Unsrer Häuser Balken sind Zedern, unser Getäfel Zypressen.‹«*

»Heloisa. Das Paar im Paradies, das sind WIR.«

»Bist du auch warm zugedeckt?«, sorgte sich Abaelard liebevoll in der nächsten Nacht.

»Bin ich«, antwortete Heloisa und schmiegte sich noch dichter an ihn.

»Warte, bis es Frühjahr wird, dann können wir ganz ohne Zudecke liegen und uns aneinander erfreuen.«

Frühjahr?, bangte Heloisa. Wenn bloß der Oheim uns bis dahin nicht überrascht hat.

Nur nicht daran denken. Vergiss diese Unruhe und Angst, die dich mit dem Glück gleichzeitig überfallen hat.

»Wie kam es, dass du zu Oheim Fulbert gezogen bist?«, fragte sie, um bei ihrem Abaelard zu sein und nicht bei ihren Vorahnungen.

»Das weißt du nicht? Ich bin vollkommen in Liebe zu dir entflammt«, antwortete er, beugte sich über sie, küsste sie, strich über ihre Brüste und begann das Liebesspiel von Neuem. Heloisa schob alle trüben Vorstellungen beiseite, gab sich Abaelard hin, bis sie ermattet wieder nebeneinanderlagen.

Abaelard war fast eingeschlafen wie auch sie, doch mit einem Ruck kam Heloisa hoch. Einschlafen, das ging nicht, wie leicht könnten sie bis zum Morgen nicht aufwachen und dann … Aber dass er schon fortging, das wollte sie auch nicht.

»Warum beehrst du ausgerechnet mich mit deiner Liebe?«, frage Heloisa in dem Verlangen, Abaelard weitere Liebesworte zu entlocken.

»Weil ich vollkommen in Liebe zu dir entflammt bin.«

»Du gottbegnadeter Redner, das ist die ganze Antwort?«

»Gefällt sie dir nicht? Aber gut, du bist mit einer kurzen Antwort nicht zufrieden, obgleich es schwerer ist, eine kurze prägnante Antwort zu geben, als 1000 nichtssagende Luftstöße herauszupressen, wie Roscelin meint, die Allgemeinbegriffe erklären zu können. Mit ihm fing es übrigens an. Bei ihm hatte ich zuerst Unterricht, als ich noch ein Wanderstudent war. Dann kam ich nach Paris zu Wilhelm von Champeaux. Noch als ganzer junger Mann und nach den ersten Wortgefechten war mit klar, was ich wollte, einen, genauer seinen Lehrstuhl in Paris.«

»Warum gerade den und nicht woanders, in Laon oder Chartres?«

»Für mich ist die freie Lehre das Wichtigste und diese Freiheit habe ich nur in Paris. Die Bischöfe kümmern sich wenig um die Schule, sie ist ziemlich unabhängig von ihnen. Das war bisher bei jedem Bischof so, ob er nun Montfort, Galon oder Gilbert heißt. Bischof Gilbert hat es sogar abgelehnt, Leiter der Schule zu werden. Ich kann hier Dialektik, Logik und Theologie lehren, wie es das Fach verlangt und nicht wie es mir vom Bischof vorgeschrieben wird. Das ist das eine und für mich das Wichtigste.«

»Und das andere?«, fragte Heloisa.

»Dann gibt es noch einige angenehme Begleiterscheinungen. Wie du weißt, habe ich mein Erbe an meine Brüder abgegeben, und ohnehin waren meine Eltern nicht eben reich. Hier in Paris kann ich Geld verdienen. Die offene Lage der Schule außerhalb der Mauern des Cloître ermöglicht es vielen Wanderstudenten, hier zu studieren, und die bezahlen. Noch mehr als das Geld war es der Ruhm, den ich mir schon als junger Mann in Paris zu erwerben hoffte und der mir durch die äußeren Möglichkeiten zu gewinnen möglich erschien. Natürlich kann man auch weiter aufsteigen zu höheren Ämtern, Archidiakon, Dekan, Kanzler oder Bischof werden, aber ich versichere dir, dass mir kein Amt wichtiger ist als die Lehre der Philosophie und der Theologie. Ich ringe um Erkenntnis und nicht um ein Amt. Es geht mir auch nicht darum, berühmt zu sein um des Ruhmes willen, sondern um meiner neuen Gedanken willen. Und ich diskutiere nicht, um zu streiten, sondern um das bessere und damit wahrhaftigere Argument zu finden. Weil du, meine Geliebte, für die Wissenschaft lebst, was bei Frauen selten vorkommt, wurde ich auf dich aufmerksam und begehrte dich.«

»Du lobst mich zu sehr, was für mich gefährlich ist, weil ich von dir gelobt sein will. Ob ich, seitdem du bei mir bist, noch für die Wissenschaft lebe, das bezweifle ich«, erwiderte Heloisa und horchte in sich hinein, wie es mit ihrer Lernleidenschaft stünde.

»Erzähl mir lieber deine Geschichte weiter«, forderte sie Abaelard auf.

»Zunächst war der Lehrstuhl in Paris ein fernes Ziel. Wie du vielleicht gehört hast, musste ich in die Königsstadt Melun ausweichen und dort meine Schule errichten, konnte mich dann Paris nähern und hatte meine Schule in Corbeil. Aber, ich gebe es zu, ich hatte mich übernommen, und ging für ein paar Jahre zurück in meine Heimat.«

»Heimat, das sagst du so leichthin und selbstverständlich«, unterbrach ihn Heloisa. »Ich kann mir unter Heimat gar nichts Rechtes vorstellen. Aber das macht nichts. Wenn du nur bei mir bist.«

Sie schwiegen beide in Gedanken versunken. Heloisa kam von dem Wort Heimat nicht los. Was bedeutete das für ihn? Wie lebte er dort? Hatte er in seiner Heimat schon einmal mit einer Frau geschlafen?

Sie mochte die Frage nicht zurückdrängen.

»Es ist ja eigentlich nicht so schlimm und wahrscheinlich ganz natürlich«, druckste sie. »Sag mir, hast du nicht vorher schon einmal eine andere Frau geliebt?«

»Kennst du mich so schlecht?«, lachte er. »Warum erzähle ich dir die ganze Geschichte meines Ehrgeizes und Erfolges, doch nur, um dir deutlich zu machen, dass ich all die Jahre um diesen Lehrstuhl gekämpft habe. Mit Worten habe ich Zweikämpfe ausgetragen wie ein Ritter mit seinem Schwert, nicht aber habe ich um Frauen geworben. Vor der Unreinheit der Dirnen habe ich Ekel empfunden und für vornehme Frauen oder gewöhnliche Frauen hatte ich wegen meiner Studien eben keine Zeit, kannte deswegen auch nicht den richtigen Umgangston. Beruhigt dich das? Glaube mir, Heloisa«, Abaelard beugte sich über die Geliebte und schaute ihr in die Augen, »es war für mich auch das erste Mal wie für dich. Das ist ja gerade das Wunderbare an uns.«

Fulbert spähte, wie so oft, müßig aus seinem Turmfenster über den Torbogen hinweg auf die Gasse. Da sah er Abaelard mit einigen Schülern aus der Richtung der Schule kommen, vor seiner Toreinfahrt stehenbleiben, noch eine Weile diskutieren, bis Abaelard die jungen Männer verabschiedete und über den Hof ging. Aufgeregt eilte Fulbert die

Treppe hinunter und stieß fast unten in der Halle mit Abaelard zusammen.

»So früh schon kommt Ihr, um meine Nichte zu unterrichten?«, fragte er erstaunt.

»Es ließ sich einrichten«, antwortete Abaelard. »Schließlich muss ich nicht nur meine Pflichten gegenüber meinen zahlenden Schülern erfüllen, sondern entsprechend unserer Vereinbarung auch gegenüber Heloisa.«

»Natürlich, natürlich, hocherfreut. Wo steckt sie nur? Heloisa!« rief Fulbert laut zu ihrem Zimmer hinauf.

Er erhielt keine Antwort.

Die Köchin schaute stattdessen aus der Küche, ein halb gerupftes Huhn in der Hand. Sie warf einen erstaunten Blick auf Abaelard und bemerkte: »Heloisa, Eure Nichte hilft Cateline bei der Bettwäsche.«

»Geh und hol sie«, befahl Fulbert.

Zerstreut fuhr er mit der Hand über seine Tonsur und sagte verwundert: »Das hat sie doch noch nie gemacht.«

Wenig später erschien Heloisa, die Haare hochgesteckt, mit roten Händen, die sie sich an ihrer Schürze aus grobem braunem Leinen abtrocknete.

»Seit wann hilfst du der Magd beim Wäschewaschen?!«, wurde sie vom Oheim angeherrscht.

»Du hast Unterricht beim berühmtesten Philosophen und verrichtest die niederste Arbeit. Du sollst Philosophie studieren!«

»Ja, gewiss Oheim Fulbert.«

»Nur hurtig hinauf und gelernt«, befahl er und wandte sich dann entschuldigend an Abaelard:

»Wie ich schon sagte, so etwas ist noch nie vorgekommen. Bisher hat sie alle Tage nur über ihren Büchern und Schriften gesessen.«

Mit einem gewinnenden Lächeln nickte Abaelard dem Oheim zu und stieg hinter Heloisa die Treppe und die Stiege hinauf.

Kaum aber hatte die junge Frau die Tür geschlossen, küsste Abaelard sie heftig, fasste unter ihre Röcke, schob sie hoch und forderte:

»Beug dich nieder!«

Gehorsam legte Heloisa ihre Hände flach auf den Holzboden und Abaelard drang unversehens in sie ein. Er freute sich noch: »Bei dieser Stellung brauchst du kein Betttuch waschen«, während Heloisa fürchtete: Das ist von der Kirche verboten. Von hinten ist ganz und gar verboten.

Doch dann gab sie innerlich nach, hörte auf zu horchen, ob der Oheim nicht etwas mitbekäme, so ganz leise waren sie nicht, und ließ sich ganz von seinem Begehren mitreißen.

Erschöpft entkleideten sie sich endlich und legten sich auf Heloisas Bett.

Heloisa horchte wieder, aber es herrschte Stille im Haus, jedenfalls kam kein Oheim die Stiege hinauf. Beruhigt schmiegte sie sich an Abaelard, der ihr sanft über das Haar, die Stirn, die Wange, den Mund strich.

»Du hast mir gestern Nacht meine Frage noch nicht ganz zu Ende beantwortet, wie es kam, dass du bei meinem Oheim eingezogen bist.«

»Gut, weil ich in Liebe zu dir entflammt bin, reicht dir als Auskunft nicht, obwohl es die treffendste Antwort ist. Gehen wir ein paar Jahre zurück. Wilhelm von Champeaux gab damals endgültig die Lehre auf, als er Bischof von Châlon wurde. Er versuchte zwar noch weiter zu intrigieren, aber letztendlich wurde sein Lehrstuhl hier in Paris vakant. Er hatte Widersacher, die meine Gönner sind. Ich meine insbesondere Stephan von Garlande, den Kanzler des Königs. Zu dem damaligen Zeitpunkt bat mich meine geliebte Mutter Lucia, für sie ihren Haushalt aufzulösen, weil sie den Schleier nehmen und ins Kloster eintreten wollte, mein Vater war bereits früher Mönch geworden, ich erzählte es neulich. Ich war bei ihrer Profess dabei, ein für mich bewegender Augenblick, der mich anspornte, bei meinem anschließenden Theologiestudium in Laon die biblischen Grundlagen des ewigen Gelübdes zu erforschen wie überhaupt die Heilige Schrift als Fundament jeden Theologisierens zu verstehen.

In Laon habe ich mir denn allerdings meinen Lehrer Anselm und seine Lieblingsschüler zu Feinden gemacht, als mir wegen meiner neuen Methode seine Schüler zuliefen. Ich musste weichen, was mich nicht weiter störte, denn Garlande hatte mir zugesagt, den Platz von Wilhelm von Champeaux für mich freizuhalten. Ich kehrte also frohen Mutes nach Paris zurück und erhielt umgehend den für mich bestimmten Lehrstuhl. In Laon hatte ich Vorlesungen über Ezechiel gehalten; wie du weißt, ein dunkler und schwer verständlicher Prophet, und hier in Paris habe ich als Erstes damit begonnen, einen Ezechiel-Kommentar zu verfassen. Es ging mir wie bisher immer, die Schüler strömten mir zu, oder genauer, sie kamen nicht nur aus Frankreich, sondern auch aus dem Regnum Teutonicum, aus England in Mengen, wie es noch nie dagewesen war. Mein Ruhm verbreitete sich in entfernteste Gegenden, ich brauche es dir nicht zu beschreiben. Gegner hatte ich keine mehr, jedenfalls nicht in Paris. So konnte ich ungestört lehren, hielt mich, ich gebe es zu, für den einzigen Philosophen auf der Welt, und merkte, dass mir es langweilig wurde, keine Gefechte mehr auszutragen. Schließlich hatte ich ein ganzes Jahrzehnt gekämpft. Jedenfalls war ich mit Taten nicht mehr so ausgefüllt, wie ich es wünschte.

Da hörte ich von dir. Dein Ruhm in den Wissenschaften war mir schon vorher bekannt, eben wie man manches weiß, was einen nicht wirklich angeht. Eines Tages unterhielt ich mich nach dem Unterricht mit einem meiner jüdischen Schüler und Salomon erzählte mir, dass eine gelehrte junge Christin bei seinem Vater Hebräischunterricht nähme. Ich gebe es zu, ich kann kein Hebräisch, und ich bewunderte dich schon, bevor ich dich gesehen hatte. Wenn ich geahnt hätte, wie schön du bist, Heloisa, ich hätte von da an keinen ruhigen Augenblick mehr gehabt.«

»Wirklich, und deine Schüler, an die hättest du nicht gedacht?«

»Ich zeige dir, wie ich an meine Schüler gedacht hätte«, sprach es und schob die Bettdecke beiseite. Sie streichelten einander, küssten einander und gaben sich erneut des Liebens hin.

Anschließend stand Heloisa auf, ging zum Tisch, schenkte Wein aus einem Krug in einen Becher, während Abaelard ihrem Körper, jeder ihrer Bewegungen mit Erstaunen und Entzücken mit den Augen folgte. Heloisa reichte ihm den Becher, kuschelte sich wieder in das Bett, trank einen Schluck und fragte mit gespannter Stimme:

»Und dann, wie kam es, dass du wusstest, wer ich bin?«

»Ende letzten Sommers, es regnete und ich war auf dem Weg zur Schule, da sah ich dich, wie du vor dem Haus des Rabbis standest, eingelassen wurdest, und da wusste ich, das kann nur die gebildete Heloisa sein.«

»Ich habe dich auch erblickt. Ich kannte dich schon längst vom Ansehen. Meine Freundin Isabella hatte mir dich gezeigt bereits am zweiten Tag, als ich vom Kloster Argenteuil nach Paris kam. Wir haben uns auch manches Mal zufällig auf der Gasse getroffen, aber ich hatte nie den Eindruck, dass du mich nur irgend beachtet hättest.«

»Was zutrifft, wie ich gestehen muss. Du weißt auch, dass es von diesem Tage an anders war. Du hast mich auf eine Weise angezogen, wie ich es nie vermutet und für möglich gehalten hätte. Erinnerst du dich noch an den Oktobernachmittag, es war zu warm für die Jahreszeit, als du mit zwei Freundinnen auf einem Steg an der Seine saßest und ich mit einigen Schülern am Ufer entlangging. Die beiden steckten die Köpfe zusammen und tuschelten, was ich allerdings nicht auf mich, sondern auf die jungen Männer bezog, du aber sahst mich an, deinen Blick vergesse ich nie.«

»Ich weiß es genau, wie du mich anschautest. Es war so, als würden wir einander erkennen.«

Heloisa überlegte und fuhr dann fort: »Erkennen ist ein biblisches Wort für miteinander schlafen. Es war wohl alles zugleich, die Seele erkennen und die Sehnsucht, das Begehren.«

»Geliebte, das hast du schön gesagt. Jedenfalls, von da an war ich von Liebe zu dir ergriffen und suchte nur nach einem Weg, wie ich zu dir kommen könnte. Das Schicksal war mir hold, es bot sich für mich eine günstige Gelegenheit. Dein Oheim Fulbert ist Kanoniker und ich bin Kanoniker, wir haben gemeinsame Bekannte. Natürlich hatte ich schon längst herausbekommen, dass du seine Nichte bist und wo du wohnst, was auch nicht allzu schwierig war, schließlich wohnt er fast bei meiner Schule. Also da kam ich mit Freunden deines Oheims ins Gespräch. Richtige Freunde mag ich sie nicht nennen, sie halten sich zwar für solche, tatsächlich vertrauten sie mir seine schlechten Eigenschaften an, seinen Geiz und seine Habgier. Selbstverständlich priesen sie auch seine geradezu abgöttische Liebe zu dir und wie er bestrebt ist, dich bestmöglich zu fördern und in deinen Studien voranzubringen. Da dachte ich für mich, aus diesen Ingredienzien lässt sich was machen. Das Ergebnis kennst du. Ich gab vor, mein Haushalt bereite mir zu viel Mühe und Kosten, hindere mich an meiner wissenschaftlichen Arbeit, sein Haus läge ohnehin beinahe neben meiner Schule, weswegen ich gerne gegen ein von ihm zu nennendes Entgelt und die Zusage, dich zu unterrichten, bei ihm einziehen würde.«

»Das klingt nach Kalkül. Sag, hast du jemals in Erwägung gezogen, mich wirklich in Philosophie und Theologie unterrichten zu wollen?«

»Heloisa, du stellst Fragen. Ich bin durchaus geneigt, mit dir unsere philosophischen Studien weiter fortzusetzen. Schließlich ist es deine Liebe zur Wissenschaft, die dich für mich begehrenswert macht. Niemals, das weiß ich, hätte ich mich in eine Frau verliebt, und sei sie die schönste der Welt, nicht traurig sein, für mich bist du die schönste und wirst es immer bleiben, dessen kannst du sicher sein, aber kommen wir zum Anfang des Satzes zurück und sagen es kurz und bündig, niemals hätte ich mich in eine ungebildete Frau verliebt.«

»Dann sollten wir meine Bildung nicht ganz vernachlässigen. Was wollen wir gemeinsam lesen? Was schlägst du vor?«

»Cicero, Seneca, Ovid.«

»Ich ahne es«, sagte Heloisa schelmisch und gab Abaelard einen Kuss auf den Mund, »Ovids *Ars Amatoria,* da wird deine Hand mehr an meinem Busen sein als über dem Buch.«

»Liebster, du siehst wieder sehr müde aus«, flüsterte Heloisa und strich Abaelard zärtlich über sein Gesicht, während sie die Tür schloss.

»Wie denn auch nicht? Das Leben ist ziemlich anstrengend geworden. Seit über sieben Wochen verbringe ich meine Tage mit der Arbeit und die Nächte widme ich dir, meiner Liebe.«

»Du bereust es doch nicht?«

»Die Nächte mit dir? Nein. Aber die Schule.«

Heloisa nahm ihn bei der Hand und sie setzten sich eng beieinander auf die Bank. Abaelard rieb sich die Augen und über die Stirn.

Heloisa blickte ihn an und wartete.

»Es ist mir im Innersten zuwider, vor meine Schüler zu treten. Von meiner Genialität ist nichts übrig geblieben. Meine Vorträge langweilen mich selber. Ich erfinde nichts Neues, wiederhole nur das, was ich früher einmal gedacht habe.«

Wie kann das gut gehen, wie für mich gut ausgehen, fieberte Heloisa, wenn er eines Tages meiner überdrüssig sein sollte, weil die Philosophie ihm bedeutsamer ist als ich? Für die Philosophie hat er schließlich sein ganzes bisheriges Leben gekämpft. Darf ich es denn wünschen, dass er, der bedeutendste Philosoph, meinetwegen seine Studien und den Unterricht vernachlässigt?

Still und aufrecht saß sie neben ihm, die Hände im Schoß. Sie fühlte, wie die Wolle ihres Kleides kratzte.

»Wenn ich von meinem Katheder auf diese jungen Leute herabblicke, wie sie sich da auf Bänken drängen, auf dem Boden hocken oder stehen, weil sie keinen Platz mehr gefunden haben, wie sie zu mir hochschauen, erwartungsvoll, von mir in der Dialektik hin- und hergehetzt zu werden, um mit Spannung meine Lösung zu erfahren, wird mir heiß und kalt. Es ist mir ein Gräuel zu erleben, wie ich sie enttäusche. Nun sind sie aus allen Himmelsrichtungen nach Paris gekommen, um bei mir Philosophie und Theologie zu studieren, und wen haben sie da vor sich, einen matten Lehrer, der, während er über Boethius spricht, nur darauf wartet, dass ihm von seinem Diener ein Briefchen von seiner geliebten Heloisa zugesteckt wird. Was auch nicht gerade unauffällig ist. Erst heute konnte ich mich schon wieder einmal nicht enthalten, gleich noch während meiner Vorlesung deinen Brief zu lesen.«

Warum ist er so leichtsinnig? Sollte ich das Schreiben nicht in Zukunft unterlassen?

»Mein Brief hat dich erfreut?«, fragte Heloisa wider besseres Wissen.

»Von deinen Lippen möchte ich diese Worte hören«, sagte er und zog das Pergament aus seinem schwarzen Ärmel: *»Gott ist mein Zeuge: wollte mich heute der Kaiser, der Herr der Welt, der Ehre seines Ehebettes würdigen und mich für immer über die ganze Welt gebieten lassen: für süßer und würdiger achtete ich's, deine Buhle zu heißen als seine Kaiserin.*

Ich brauche dir gewiss nicht erklären, wie sehr mich deine Worte zu dir drängten und ich am liebsten auf der Stelle diese ganze Versammlung von mich anstarrenden jungen Männern verlassen hätte.«

Er seufzte. »So bemerke ich zunehmend, wie sie sich über die Ablenkung meines Geistes, genauer meine Geistesverwirrung grämen, denn das ist die Liebe in ihren Augen. Ich vermute, meine Schüler sind die Ersten, die meine veränderte Verfassung bemerkt haben und mir auf die Schliche gekommen sind.«

»Die Ersten?«, fragte Heloisa und wieder griff die Bangigkeit wie eine kalte Hand nach ihr.

Sie schwiegen und jeder von beiden stellte sich eine düstere Zukunft vor.

Abaelard beherrschte sich und sagte mit fester Stimme:

»›Dum differtur vita transcurrit‹, das ist meine Antwort und eine Zeile aus dem Text, den ich für unsere heutige Stunde vorschlage. Erkennst du ihn?«

»›Während wir das Leben aufschieben, läuft es vorüber.‹ Seneca, Epistularum moralium ad Lucilium liber primus«, antworte Heloisa, ohne zu zögern.

»Ich bin davon ausgegangen, dass du Senecas Briefe aus deiner Zeit im Kloster Argenteuil kennst. Allerdings nicht Wissen sollten wir anhäufen, sondern immer neue Fragen stellen. Der Blickwinkel, unter dem du Senecas Briefe heute liest, wird sich verändert haben.

Heloisa beugte sich über das Buch und las, wobei Abaelard seine Hand um ihre Schulter legte.

»Persuade tibi hoc sic esse ut scribo: quaedam tempora eripiuntur nobis, quaedam subducuntur, quaedam effluunt.

Geliebter, du hast recht vermutet, ich lese den Satz heute anders als im Kloster. Dass die Zeit uns entrissen, geraubt wird, dass sie uns wie unter den Händen zerrinnt, das war mir damals vom Wortsinn verständlich, ohne dass ich es begriffen hätte, wahrscheinlich ohne dass ich es hätte begreifen können. Denn im Kloster gehörte mir nicht die Zeit, wie sie keiner Nonne, keinem Mönch gehört. Die Stundengebete in der Nacht und am Tag regulieren dermaßen das Leben, dass mir niemals Zeit hätte entrissen werden können, noch weniger, dass sie mir entflossen wäre, weil ich gar nicht selbst über meine Zeit bestimmen durfte. Jeder Augenblick im Kloster ist festgelegt, jeder Tag ist gleich, letztlich auch die Festtage, und ich konnte mir nichts anders vorstellen als diese Gleichmäßigkeit bis zum Tod, der ja auch das Ziel des monastischen Lebens ist.« Sie lächelte Abaelard an: »Das Leben, du weißt es, mein einzig Geliebter, bist du.«

Dann wurde Heloisa wieder ernst, denn sie wollte erzählen, wie es ihr mit der Zeit ergangen war, damit ihr Abaelard alles über sie wüsste.

»Der Tod meiner Mutter hat viel verändert. Zeit als Zäsur wurde mir bewusst, als ich von ihrem Tod erfuhr. Ich habe sie nie kennengelernt, sie hat mich nie besucht, konnte, durfte es auch nicht als Priorin des Klosters Fontevraud. Das hat geschmerzt, aber nicht zu sehr, denn dann kam ich nach Paris. Anfangs fiel es mir schwer, über meine eigene Zeit weitgehend bestimmen zu dürfen. Monatelang bin ich nachts aufgewacht und habe mit Verwunderung festgestellt, dass ich in meinem Zimmer im Bett liege und mich nicht für die Vigilien erheben muss. Nach diesem verwirrenden Anfang habe ich mir meine Zeit eingeteilt, natürlich immer in Rücksicht auf den Oheim. Und nun«, Heloisa lehnte ihren Kopf an Abaelards Brust, »nun gibt es nur noch zwei Arten von Zeit, die ohne dich und die mit dir. Mit dir ist sie Glückseligkeit, das Paradies, ohne dich, die Hölle, nein, sie ist das Nichts, Leere. Mein einziger Trost sind deine Lieder, die du für mich dichtest, und deine Briefe, mit denen du mich glücklicherweise reichlich bedenkst.«

Heloisa stand auf, um aus der Truhe ein Pergament zu entnehmen.

»Es gibt noch diese Zwischenzeit«, sagte sie zu Abaelard gewandt, »in der ich hier am Tisch sitze und deine Briefe lese und mir für dich Briefe überlege.«

Sie ließ zu, dass er ihr das Pergament aus der Hand zog und laut vorlas:

Nichts suche ich bei dir – als dich selbst;
Dich nur begehr ich, nicht das, was dein ist;
Nicht meine Lust und meinen Willen suche ich zu befriedigen, sondern den deinen.

Abaelard fasste sie bei den Händen, sah ihr in die Augen und fragte ungläubig:

»Es geht dir nur um meinen Willen, nicht um den deinen? Du würdest alles tun, was ich dir befehle, um meinem Willen zu willfahren?«

Heloisa nickte und antwortete: »Liebster, du weißt es selbst. Ich schäme mich nicht, in allem dir gehorsam zu sein. Gott ist mein Zeuge, ich würde auf dein Wort ohne

Zögern dir in die Hölle folgen oder voraneilen. Mein Herz ist ja nicht mehr mein, sondern bei dir.«

Einen ganzen Tag ohne Abaelard, seufzte Heloisa, während sie müde und unausgeschlafen in ihrem warmen Bett lag und sich ermahnte, endlich aufzustehen, damit sie nicht der Nachlässigkeit bezichtigt würde.

Er käme also heute nicht einmal unter einem Vorwand vorbei, um ihr sein neues Lied vorzutragen, das er für sie zwischen den Unterrichtsstunden gedichtet hatte. Es würde kein Kuss ausgetauscht oder, ganz still und leise, sich des Liebens ergeben.

Es schien ihnen beiden geraten, sie hatten es miteinander abgesprochen, dass er ohne Unterbrechung den ganzen Tag in der Schule bliebe. Die Verdächtigungen seiner Schüler bestürzten ihn zunehmend und wahrscheinlich sie, seine Heloisa, noch mehr.

Jedoch auch der anschließende Besuch beim Kanzler des Königs Stephan von Garlande trug nicht gerade zur Beruhigung bei, obgleich es eigentlich um nichts Konkretes, Greifbares ging, und doch eine nicht benennbare Gefahr Garlande dazu bewogen hatte, sich mit Abaelard austauschen zu wollen. Ja, sie selbst fühlte es auch, da war etwas, was wie ein Nichts und doch etwas war. Abaelards früherer Lehrer und Feind Wilhelm von Champeaux hatte in Stellvertretung als Bischof von Châlon der Abtwahl eines jungen Mönchs zugestimmt, Bernhard hieß er, und der praktizierte in seinem Kloster Clairvaux nicht nur die strengste Anwendung der Benediktinerregel, wodurch sein Kloster in kürzester Zeit berühmt geworden war, nein, er verbot den Laienbrüdern, den Konversen, armen jungen Männern aus dem Bauernstand, die nicht Mönche werden durften, sondern die schwere Feldarbeit und Rodungsarbeiten, Bauarbeiten für neue Klöster verrichten mussten, er untersagte ihnen bei Strafe, Lesen und Schreiben zu lernen. Nun, so befand Garlande, sollte er als Kanzler des Königs zwar mehr für die Bildung der Untertanen seiner Majestät tun, aber erst einmal musste das nicht eben große Gebiet des Königs konsolidiert, das heißt die aufmüpfigen Fürsten besiegt werden. Trotzdem, die Unbildung des Volkes war ein Missstand, der behoben werden musste. Dass Menschen wie Arbeitstiere gehalten und ihr Verstand gewolltermaßen nicht entwickelt werden sollte, sie die Bibel nicht verstandesmäßig erfassen durften, weil ein solches Verständnis Gottes Willen widerspräche, das empörte Abaelard, auch wenn er eigentlich damit gar nichts zu tun hatte. Jedenfalls über diese radikale neue Bewegung, die noch weit entfernt von Paris war und dennoch bedrohlich wirkte, wollte Garlande mit Abaelard gegen Abend sprechen und darum sähe sie ihn heute bis Mitternacht wohl nicht.

Was also mit dem Tag beginnen?

Die Antwort ergab sich von selbst. Der Oheim erwartete, dass sie sich immerzu ihren philosophischen Studien widmete. Aber nach den Schriften der Philosophen war ihr, wenn sie allein und ohne Abaelard gelesen werden mussten, nicht zumute. Sie hätte ein Buch lesen mögen, so herzbewegend wie es Abaelards Lieder waren, ein Buch, das von Sehnsucht und Verlangen, vom Entzücken der Liebe handelte, jedoch die philosophischen Texte sprachen zwar von der Glückseligkeit, die jedoch letztendlich nur darin bestand, das Leben abzuwehren, sich vor dem Leben zu schützen. Das galt, so überlegte Heloisa, während sie sich ihr Haar kämmte, nicht nur für die Stoiker, deren ganzes Streben danach trachtete, Glück und Unglück gleichermaßen in Ruhe und affektiver Teilnahmslosigkeit hinzunehmen, sondern auch für die Epikureer. Sie erklärten, sie wollten den Genuss, aber dieser war nur über das Maßhalten zu erlangen. Abaelard und sie, seine von ihm geliebte Heloisa, hielten kein Maß. Je weniger Erfahrung sie beide in den Freuden der Liebe hatten, desto brennender begehrten sie einander. Nie hätte sie im Kloster auch nur geahnt, geschweige denn sich vorgestellt: Keine Stufen der Liebe ließen sie aus, und wo sie sich noch etwas Ungewöhnliches ausdenken konnten, da probierten sie es. Ja, sie, Heloisa lebte, liebte und es gab keinen Schutz, der sie dermaleinst retten könnte.

Erschreckt und unglücklich hielt sie es in ihrer Kammer nicht mehr aus, lief hinunter in die Küche, um ihren morgendlichen Brei zu essen. Die klebrige Masse blieb ihr im Halse stecken. Die Köchin hielt inne, in der Glut zu schüren, und sagte aufmunternd: »Schmeckt es nicht? Dabei ist der Brei sogar mit Zucker gewürzt. Vom Festessen mit Meister Abaelard war noch etwas übrig und da dachte ich, es sind schon etliche Wochen her und der Zucker soll nicht schlecht werden. Ich weiß zwar nicht, ob Zucker schlecht werden kann, aber trotzdem. Ich wollte Euch einen Gefallen tun, Ihr seht häufig blass und müde aus.«

»Hab Dank, es schmeckt gut«, antwortete Heloisa und tat, als äße sie mit Appetit.

Nur weg hier, raus aus dem Haus ihres Oheims. Nur nicht ihm auch noch begegnen und sich über ihre Studien mit Abaelard ausfragen lassen.

Sie könnte, sie wollte ihre Freundin Isabella besuchen und vorher noch etwas durch Paris schlendern ...

Heloisa schnupperte, es roch nach Frühling. Einen Augenblick überkam sie die Erinnerung an das Kloster Argenteuil. Sie sah sich selbst im Kreuzgang stehen, wie sie versonnen die Schneeglöckchen zwischen den Gräbern betrachtete. Rasch wischte Heloisa das Bild fort und ging schnellen Schritts durch das Tor auf die Gasse. Menschen, das lauwarme Wetter schien jeden hinauszutreiben. Aus der Schule kamen laut diskutierend, lärmend einige junge

Männer, Schüler von Abaelard? Heloisa mochte sich nicht nach ihnen umblicken, ging eilig weiter. Auch die Jünglinge drängten sich durch das Gewühl, kamen näher. Heloisa hatte das Empfinden, als hefteten sich neugierige, vielsagende Blicke auf ihre Gestalt, auf ihren Rücken und durchbohrten ihn wie mit Messern. Heloisa hörte die Schüler auch nicht mehr laut sprechen. Ganz dicht gingen sie hinter ihr. Tuschelten sie wirklich oder bildete sie sich das nur ein? Wurde sie verfolgt oder gingen die jungen Leute einfach denselben Weg?

Nun waren sie nur eine Armlänge weit hinter ihr. Es war Heloisa, als würde sie von den Männern begutachtet, und zwar als Abaelards Geliebte! Entsetzlich!

War es denn schon überall herum, war es denn schon in aller Munde, dass der berühmteste Magister des Abendlandes ein Verhältnis mit seiner Schülerin hatte?

Oh Gott, ängstigte sich Heloisa, während sie sich zwang, nicht schneller zu gehen und damit ihre Unsicherheit zuzugeben. Nein, erhobenen Hauptes schlängelte sie sich ihren Weg zwischen Wagen, Reitern, Hunden, Bettlern, Kindern, Mönchen, Mägden und Sänften hindurch.

Oh Gott! Wie konnte Abaelard nur so bodenlos leichtsinnig sein, gegen das von ihm erwartete Keuschheitsgebot zu verstoßen? Wie konnte er sich nur solchen Verdächtigungen preisgeben? Da hatte er über ein Jahrzehnt um diesen Lehrstuhl gekämpft, und nun setzte er ihn aufs Spiel. Für was? Für wen? Für sie, Heloisa!

Nein, weitaus schrecklicher, als dass sie selbst ihre Ehre verlor, war es, dass Abaelard seinen Ruf einbüßte oder sonst noch Fürchterliches geschehen könnte. Sie wollte gewiss nicht der Grund für sein Scheitern sein.

Beruhige dich, ermahnte sich Heloisa. Es ist gar nichts geschehen, und vielleicht war alles nur ein böses Fantasiegespinst. Sie war eben überreizt, sie schlief zu wenig und ständig diese Angst, vom Oheim überrascht zu werden – und dann diese Seligkeit. Nein, sie schämte sich nicht dafür, was sie mit Abaelard tat. Im Gegenteil, sie war stolz, von Abaelard geliebt zu werden. Das Wort »Geliebte« war ihr das süßeste auf Erden.

Doch durfte es niemand wissen, war es schließlich ihr guter Leumund, der sie einzig vor Entdeckung schützte.

Wahrscheinlich wusste niemand etwas Genaues, auch die jungen Männer nicht, beschwichtigte sie sich. Denn mit einem Male waren sie in einem Laden verschwunden, in dem Backwaren angeboten wurden. Es war also nichts, die Schüler hatten es nur so eilig, weil sie sich in der Pause was zu essen kaufen wollten, tröstete Heloisa sich. Oder belüge ich mich?

Schluss mit diesen selbstzerfleischenden Gedanken.

Endlich hatte sie den Corso erreicht, das Haus des Rabbis, nur rasch vorbei. Heloisa warf noch einen Blick zum rechteckigen wuchtigen Königspalast. Da würde Abaelard nachher den Kanzler aufsuchen. Ihr war der Königspalast mit einem Male lieb, weil Abaelard dort wäre. Und dann über die Brücke über die Seine zum Hafen. Da war sie nur selten gewesen, da traf sie wohl niemanden, den sie kannte. Heloisa blieb am Seineufer stehen. Schiffe, Schiffe, soweit das Auge reichte. Schwarze Ruderschiffe, Koggen mit ihren bunten Segeln. Flöße, Frachtschiffe, die den Treidelweg von Sklaven entlanggezogen wurden. Sogar das Drachenschiff des Königs konnte Heloisa erkennen. Bootsleute, die am Ufer auf dem mit großen Steinen gepflasterten Weg hin- und herliefen, Schiffe vertäuten, mit unglaublicher Schnelligkeit, mit Säcken, Fässern beladen, über wankende Holzplanken liefen und die Waren auf Wagen hievten.

Wie wäre es, ging es Heloisa durch den Sinn, wenn Abaelard mit ihr auf ein Schiff stiege und sie weit fortführen, nach Italien, Konstantinopel oder nach Latakia, und von dort nach Jerusalem reisten? Was dachte, was wünschte sie da, ermahnte sie sich.

Konnte es einen anderen Ort für Abaelard geben als Paris? Und würde er sie lieben an einem fremden Ort, wo er vielleicht nicht Philosophieunterricht erteilen könnte. Und überhaupt, vor allem war Abaelard Philosoph. Die Liebe? Für sie riskierte er alles, aber wollte er darum nicht trotzdem ALLES.

Nur weiter, nicht hier verweilen. Sie schlenderte an der Grève entlang, am unbebauten Flussufer, wo am flachen Strand viele Boote vertäut waren, und ließ sich dann von der Menschenmenge mittreiben, die am Morgen zum großen Markt im Norden von Paris strömte. Am Ende des weiten Weges lag das Königskloster Saint-Denis. So weit wollte Heloisa nicht gehen, sondern sich auf dem Markt ein wenig bei den Buden zerstreuen. Laut und bunt war es hier. Gerüche nach Gebratenem, Parfüms, Rinderdung und Schweiß überlagerten sich zu einem verwirrenden Gemisch. Frauen mit großen Weidenkörben auf dem Rücken begutachteten die Waren. Diener erwarben Kostbarkeiten für ihre Herrinnen. Mönche warfen verstohlene Blicke auf die begehrlichen Waren, die sie nicht selbst besitzen durften. Flamen und Lothringer breiteten ihre bunten, kostbaren Stoffe aus. Der Duft der Gewürze aus dem Orient ließ Heloisa noch einmal an die Möglichkeit denken, sie und Abaelard könnten fliehen. Fliehen, dachte sie sehnsuchtsvoll. Welch ein verheißungsvolles Wort.

Vollkommen ausgeschlossen, brachte sie sich zur Vernunft. Ihre unbekannte Familie würde sie verfolgen, sie einholen, sie gefangen nehmen und Abaelard Übles antun. Ihre hochadelige Verwandtschaft schien nicht gerade zimperlich zu sein. Der Oheim hatte durchblicken lassen, dass der Bruder ihrer Mutter im Zorn von Mönchen urbar gemachtes Land verwüstet hatte, und ihre Vorfahren hatten

Burgen dem Erdboden gleichgemacht. Ihre Familie, das wurde ihr bewusst, würde vor Gewalt nicht zurückschrecken.

Schluss mit diesen beängstigenden Vorstellungen!

Von einem Wasserhändler ließ sich Heloisa ihre Trinkflasche, die sie am Gürtel befestigt hatte, füllen. Sie musste auch etwas essen und sah sich nach einem Stand um, wo nicht nur blutige Schweinehälften aus den Schlachthäusern angeboten wurden, die gerade auf den Schultern der Männer herbeigeschafft worden waren. Von einer stämmigen, fremd aussehenden Händlerin kaufte sich Heloisa ein Stück Greyerzer Käse.

Während Heloisa langsam weiterschlenderte und sich stückchenweise vom Käse abbrach, beobachtete sie, wie viele Menschen an den Rand des Marktplatzes eilten, wo es anscheinend etwas Außergewöhnliches zu betrachten gab. Sie ließ sich von der Menge treiben, schließlich hatte sie nichts anderes vor, als diesen Tag ohne Abaelard verbringen zu müssen. Von weitem hörte sie einen Marktschreier die Menschen herbeilocken: »Damast-Messer! Damast-Messer! Kommt und bewundert die Kühnheit und Grausamkeit des Orients!«

Inmitten der Menge blieb Heloisa stehen. Sie musste sich auf die Zehenspitzen stellen, um einen Blick von dem Marktschreier erhaschen zu können, einem spindeldürren Männchen, das fantastisch anzusehen war mit seinem Turban, einem grünen wadenlangen Kaftan und seinen goldenen Pluderhosen. Krass hob sich dagegen der Schmied ab, mit nacktem muskulösem Oberkörper und einem schwarzen Bart, der ihm bis zur Brust reichte, übte er furchtlos sein gefährliches Handwerk aus. Mit einer Eisenzange hielt er einen Block Eisen in die Esse, deren Glut von einem hünenhaften schwarzen Sklaven angefacht wurde, der unentwegt Luft mit dem Blasebalg in das Feuer blies.

Funken stoben wie Blitze auf, verfingen sich im Haar des Schmiedes, der sie abschüttelte wie Wasser. Ein Erschrecken ging durch die Menge, der Schmied hatte keine Ohren!

»Damast-Messer. Wisst Ihr, was das ist? Das ist die Seele aller Messer«, begeisterte sich der Marktschreier. »Seht, 300 Lagen dünnausgewalztes Eisen wird mit der Kraft des Feuers aneinandergeschweißt. Habt keine Angst, wenn in jedem Moment die Funken spritzen und Meister Balduin aus der rotglühenden Masse das Messer mit seinem Hammer auf dem Amboss formt. Meister Balduin ist der Herrscher über die Messer.«

Er machte eine Pause, um seine Worte wirken zu lassen.

»Am Anfang seiner Kunst stand ein Verbrechen. Auf dem Weg nach Jerusalem geriet er beim Plündern in einen Hinterhalt. Die Sarazenen fassten, stellt es euch vor, den großen starken Mann, schnitten ihm die Ohren ab und die Zunge heraus!«

Ein Ausruf des Entsetzens erfüllte den Marktschreier mit Zufriedenheit. Er wartete einen Augenblick, bis die allgemeine Aufregung sich gelegt hatte.

»Mit so einem Messer«, schrie er und hielt ein langes blitzendes Damast-Messer hoch empor.

»Statt zu jammern, zeigte sich der tapfere Pilger Balduin beeindruckt, denn mit nur einem einzigen Schnitt hatten die Ungläubigen ihr blutiges Handwerk verrichtet. Es ging so schnell, dass es fast nicht schmerzte. Ha, da staunt ihr und reißt die Münder auf! Statt sich über sein schreckliches Schicksal bei Gott zu beklagen, was eine schwere Sünde gewesen wäre, beschloss Balduin, selbst solche Messer herzustellen und sich damit an den Ungläubigen zu rächen. Seite an Seite reitet er mit dem König von Jerusalem in den Kampf. Hunderten von Ungläubigen hat er schon den Kopf abgeschnitten. Seht den Mohren dort. Er gehörte zur

Elitetruppe des ägyptischen Kommandanten von Jerusalem. Er hatte die Wahl, um seinen Kopf kürzer zu werden, was bei seiner Länge gar nicht aufgefallen wäre, oder Christ zu werden und den Kopf zu behalten. Wie ihr seht, mag er seinen Kopf.«

Gelächter. Heloisa war nicht nach Lachen zumute. Welch grausliche Vorstellung!

»Doch nun, so erinnerte sich Balduin eines Tages seiner Heimat, sollen die Menschen hier die schärfsten Messer, die jemals geschmiedet worden sind, kennenlernen.«

Er stellte sich auf ein Podest und hielt zwei Damast-Messer hoch empor.

»Ich verspreche euch bei meiner Seele, mit nur einem einzigen Streich könnt ihr die Kehle eures Gegners durchschneiden. Komme einer nach oben zu mir, ich will es gerne zum Beweis vorführen.«

Befremdet sahen die Gaffenden einander an.

»Was, ihr wollt nicht? Im Anjou, in Angers und Nantes haben sich die Leute nur so darum gerissen, von mir die Kehle durchschnitten zu bekommen. Was? Ihr glaubt mir nicht? Na, dann.«

Er stieg von seinem Podest herab, griff in einen Holzeimer und legte ein großes Stück Schweineschwarte auf einen Holzblock, stierte auf seine Zuschauer, als wollte er sich ein Opfer aussuchen. Heloisa wurde unruhig. Auf keinen Fall wollte sie angesprochen sein.

»Du da. Ja, dich meine ich. Erlaubt dir dein Vater, einmal zu mir zu kommen?«

Der Vater flüsterte dem Jungen etwas ins Ohr und der Kleine stapfte mutig nach vorn und erhielt das Messer.

»Seht, wie das Kind das Fleisch in zwei Hälften teilt, ohne zu drücken, nur schneidend, zieht der Junge das Messer durch das Fleisch.« In der Schwarte klaffte ein breiter Schnitt.

Alle reckten die Hälse.

»Habe ich zu viel versprochen? Nur ein einziger Schnitt genügt, um euch eurer Feinde zu entledigen. Ganz nach Bedarf. Ihr könnt sie töten oder nur die Talionsrache anwenden und die Verführer eurer Töchter entmannen.«

Die Menge erschauderte. Heloisa lief es eiskalt den Rücken runter.

»Ein Scherz«, grinste er. Mit einer Handbewegung hieß der Marktschreier den Jungen wieder zu seinem Vater zu gehen. Mit Kennermiene wählte er einige Messer aus und drängte sich durch die Menge.

»Betastet die Schärfe, kauft Messer.«

Es zischte laut, so dass einige in der Nähe des Schmiedes zusammenzuckten. Meister Balduin tauchte ein glühendes Messer in einen Bottich mit kaltem Wasser.

Vor Heloisa blieb der Marktschreier stehen: »Schöne Frau, kauft ein Messer. Eure zarten Finger können so allerhand damit anstellen.«

Was für ein widerlicher Kerl! Nur weg hier!

Heloisa drängelte sich durch die Gaffenden. Vom Markt hatte sie genug. Überhaupt hatte sie von diesem Tag genug. Noch Isabella besuchen? Ein anderes Mal.

Nur noch zurück in das Haus des Oheims, auch wenn der griesgrämig war und bestimmt schimpfen würde, dass sie einen ganzen Tag verbummelt hatte.

Eilig lief sie den Weg zurück.

Im Hof Fulberts traf sie auf Cateline, die verschämt hinter dem Misthaufen hervortrat, hinter dem sie ihre Geschäfte verrichtet hatte.

»Heloisa«, rief sie, während sie ihre Hände mit einem Büschel Stroh abwischte. »Meister Abaelard ist schon da. Er ist früher gekommen, wie er sagte, weil Kanzler Garlande krank ist. Ich glaube jedenfalls, dass er krank ist. Es heißt, er habe bei jedem Zipperlein Angst, er könne sterben.

Verzeiht, so sagt man von ihm. Euer Oheim und Meister Abaelard sitzen zusammen bei einem Krug Wein oben im Turm.«

Über Abaelards Gesicht huschte ein glückliches Lächeln, als Heloisa hereintrat. Fulbert aber herrschte sie an: »Du bist faul, träge, ich weiß nicht wie.« An Abaelard gewandt, klagte er: »Seit Wochen ist dieses Mädchen nicht wiederzuerkennen.« Er richtete sich auf und gebot voller Strenge: »Ihr müsst sie züchtigen, damit sie lernt.« Abaelard betrachtete den Oheim amüsiert, er wirkte mit seinem roten Kopf aufgeblasen und lächerlich.

»Das hier wird dich lehren, nicht nachlässig zu sein«, sprach Fulbert und löste die Rute von seinem Umhang, die er immer bei sich trug, um streunende Hunde, bettelnde Kinder zu schlagen und falsch singenden Chorknaben die richtige Tonlage einzubläuen.

»Hier«, sagte er streng. »Ich bitte Euch um Heloisas Bildung wegen. Züchtigt sie!«

Abaelard und Heloisa sahen sich verwundert an.

»Züchtigt sie!«, rief Fulbert ihnen noch nach, als sie die Stiege hinauf gingen.

In Heloisas Kammer blickte Abaelard seine Geliebte fragend an.

Heloisa nickte. Sie raffte ihren Rock.

Mit tiefer Genugtuung hörte Fulbert seine Nichte schreien, spitze Schreie wechselten in eine flehende Tonlage. Befriedigt zog sich Fulbert in seine Turmkammer zurück, nicht ahnend, dass in dem nicht weit entfernten Raum eine süße und leidenschaftliche Vereinigung folgte, wie sie Heloisa und Abaelard bisher noch nicht genossen hatten.

Karfreitag. Ganz Paris war an diesem Tag der Trauer, Buße, Enthaltsamkeit auf den Beinen, um den Tod Jesu Christi zu beweinen. Heloisa löste sich aus der Menschenmenge, die sich auf dem Place du Parvis de Notre-Dame versammelte und auf den Beginn der Prozession wartete. Noch während sie über den Hof ging, verfolgte sie das unaufhörliche Klappern der Ratschen, mit denen die Gläubigen aus ihren Häusern und von den Gassen zum Gottesdienst herbeigerufen wurden. Umso stiller war es in Fulberts Haus. Kein Laut zu hören. Nicht in der Halle, Heloisa schien es, als seien die quaderförmigen Steinplatten noch nie so sauber geschrubbt, noch in der Küche, wo nur ein leises Zischen und Züngeln, Knacken der Glut zu hören war. Auf dem Tisch standen leergegessene Breischüsseln, aber niemand war zu sehen. Heloisa schaute durch das Fensterloch in den Garten, versank eine Weile in die Betrachtung der Stachelbeeren und Johannisbeeren, die ihre zarten Blütenblätter entfalteten. Es war ihr, als würde sie sich von außen betrachten, wie sie da am Fenster stand, eine junge Frau, die sich ein schwieriges Ansinnen vorgenommen hatte und an ihren Fingernägeln knabberte. Mit einem Ruck löste sie sich, stieg die Treppe hinauf, blickte in den verlassenen Saal. In diesem Augenblick ertönte das Glöckchen, aber der Oheim würde daraufhin nicht zum Chordienst eilen, denn diesen Tag der Kreuzigung des Herrn verbrachte er in der Kathedrale und würde vor Abend nicht zurück erwartet. Heloisa horchte, es war wirklich keiner von den Dienstboten im Haus, alle waren bei der Prozession und den Gottesdiensten, die in allen Kirchen von Paris abgehalten wurden.

Leise stieg sie die Stiege hinauf, um zu dem Einzigen zu gehen, der sich nicht an den heiligen Handlungen beteiligte, sondern arbeitete, wie er gesagt hatte, in Wahrheit ihrer wartete.

Abaelard hatte Heloisa sofort gehört, kam freudig auf die Balustrade, küsste sie und bemerkte, während er sie liebend anblickte: »Ein ganzer Tag mit dir allein, was für eine wunderbare Gelegenheit.«

Heloisa machte sich von ihm los und drängte Abaelard in ihre Kammer.

»Es geht nicht. Wir dürfen heute nicht«, nahm sie sich ein Herz, das zu sagen, was schon beim Aufstehen, während des Frühgottesdienstes ihre Seele bedrückte.

Heloisa suchte Halt an dem Tisch, wie beim ersten nächtlichen Gespräch, holte Luft und begann: »Es war schon Sünde, dass wir die ganze Fastenzeit und nun noch die Karwoche uns geliebt haben, aber heute, am Tag der Kreuzigung unseres Herrn Jesus Christus ... An keinem Tag im Jahr ist strengere Askese geboten.«

Sie schnappte nach Luft.

»Sieh mich bitte nicht so enttäuscht und unwillig an. Lass uns gemeinsam vor dem Gekreuzigten niederknien und beten. Der unschuldige Gottessohn, um deinet- und meinet- und aller Welt willen von Sündern ergriffen, vor den Richter geschleppt, gegeißelt, verhöhnt, ins verhüllte Angesicht geschlagen. Bedenke die Schmach, die er für uns auf sich genommen hat, angespien, mit Dornen gekrönt und zuletzt an den Schandpfahl genagelt. Jesus Christus ist für uns gestorben, uns zur Rettung, und da wollen wir seine uns erteilte Gnadengabe verhöhnen? Geliebter, ich flehe dich an. Lass uns an diesem Tag einmal innehalten.«

Abaelard schüttelte den Kopf und erwiderte ernst: »Heloisa, ich begehre dich, heute, morgen, immer. Ich liebe dich über die Maßen. Komm zu mir!«

»Das kann ich nicht. Wir versündigen uns für immer«, rief Heloisa verzweifelt und gleichzeitig von höchstem Glück beseelt.

»Muss ich dich zwingen?«, wechselte Abaelard die Tonlage und betrachtete sie mit schmalen Augen. »Erschrick nicht«, fuhr er fort, »aber du hast mir zu gehorchen. Du hast mir geschrieben, du würdest mir in die Hölle vorangehen oder mir folgen. Dann handle danach, falls Lieben die Hölle nach sich ziehen sollte. Ich nehme dich beim Wort oder willst du gezüchtigt werden?«

Heloisa rang nach Luft. Es waren ihre Worte und sie hatte gewusst, was sie schrieb.

»Und wenn es die Hölle wäre, ich folge dir«, rief sie entschlossen, umschlang seinen Hals und schmiegte sich an ihn.

Lauernd horchte Fulbert, wann Heloisa die Stiege hinunterkäme. Er hörte es leise knarren, ein hässliches Lächeln umspielte seinen Mund. Als er Heloisa auf dem Gang vor dem Festsaal vermutete, riss er die Tür seines Turmzimmers auf und stand wie ein schwarzer Geist vor seiner Nichte. Heloisa erschrak, fühlte sich von seinem forschenden Blick bis in die Tiefe ihrer Seele und ihres Körpers durchbohrt. Sie setzte eine Miene auf, so unschuldig und rein, wie sie sich das Antlitz der Engel im Himmel vorstellte.

»Gegrüßt seid Ihr mit Gott, lieber Oheim«, sagte sie mit fröhlicher Stimme.

»Ich hoffe, Ihr habt gut geruht.« Klang das ironisch? Heloisa war sich nicht sicher.

Ohne auf ihre Floskel einzugehen, forderte Fulbert Antwort:

»Was treibst du? Wohin schleichst du dich davon?«

»Schleichen?«, tat sie erstaunt. Ernst fügte sie hinzu: »Ich wollte Euch nicht stören, falls Ihr noch ein wenig Nachtruhe nachholen mögt.«

Himmel, ist dieses Gespräch verlogen. Das wollte sie doch gar nicht. Aber ihrem Oheim zu begegnen, das wurde von Tag zu Tag unerträglicher.

»Wohin gehst du?«, bestand Fulbert auf einer Antwort.

»Zu meiner Freundin Isabella. Es geht ihr nicht gut. Sie hat bereits die Letzte Ölung und die Absolution vor der Entbindung erhalten, aber das Kind kommt einfach nicht. Sie hat große Angst, sie oder das Kind oder sie beide könnten bei der Geburt sterben. Darum schickte sie gestern eine Magd nach mir, ich möge ihr beistehen und Gebete mit ihr sprechen.«

»Und deine Studien? Wie steht es mit deinen Studien?«

»Magister Abaelard und ich haben uns während der Fastenzeit mit den Schriften des großen Kirchenlehrers Hieronymus befasst. Wir haben seine Biographie *Vita Malchi monachi captivi* gelesen und insbesondere seine asketischen Schriften erarbeitet. Für heute Abend hat mir Magister Abaelard die Schrift *Contra Iovinianum* zur Lektüre aufgegeben. Es beeindruckt mich, wie Hieronymus im ersten Kapitel von dem Heiden Theophrastus erzählt, der zu dem Schluss kommt, der Weise solle streng enthaltsam leben und überhaupt nicht heiraten. Hieronymus krönt den Schluss seiner philosophischen Mahnrede mit den Worten: ›Welcher Christ muss sich nicht beschämt fühlen, wenn er einen Theophrastus so reden hört.‹«

Innerlich atmete sie durch. Wenn sie mit Abaelard die Askese preisende Texte las, so könnte daraus geschlossen werden, dass auch sie streng sich daran hielten.

Der Oheim zeigte sich denn auch besänftigt, gar beschämt. Wie konnte er seine Nichte nur verdächtigen.

»Gut gut«, sagte er und strich sich über seinen spitzen Bart. »Geh nur. Nichts hilft so sehr einer Gebärenden wie die Gebete einer Jungfrau.«

»Habt Dank, dass Ihr mir so eine Gebetskraft zutraut«, erwiderte Heloisa und wünschte:

Nur weg! Nie hätte sie von sich erwartet, dass sie so schamlos lügen würde. Aber, das wusste sie, für Abaelards

Liebe würde sie vor nichts, vor keiner Lüge, vor keiner Tat zurückschrecken.

Draußen auf der Gasse war es stickig heiß. Heloisa schwitzte unter ihrem Umhang, mochte ihn jedoch nicht auf offener Gasse abnehmen. Sie fand, es war viel zu warm für Anfang Mai. Aus den Höfen roch es nach faulendem Abfall, nach verwesendem Fleisch. Heloisa drehte sich einmal in Richtung Schule um und sah, wie ein gerade Verstorbener aus dem Armenhospital neben einer Reihe von Toten aufgebahrt wurde.

Das unangenehme Gespräch mit dem Oheim, der Anblick der Leichen stimmten sie traurig und sie gab sich einen Ruck, an etwas Angenehmes denken zu wollen. Ihr fiel ein Lied ein, von Abaelard gedichtet, in dem er die Schönheit der Geliebten pries und von der Sehnsucht, dem Verlangen sang, ihr auf einer Wiese aus Blüten ein Lager zu bereiten und ihr innig beizuwohnen. Lautlos und glücklich sang sie die Verse vor sich hin, bis sie das Kloster Saint-Denis à la Chârtre erreichte, in dessen Nähe Isabellas Gatte ein Haus besaß.

Was Heloisa empfing war Chaos! Ein Lärm, wie sie ihn aus dem stillen Haus ihres Oheims nicht kannte. Ein Säugling brüllte, vergeblich versuchte die Amme den Kleinen zu beruhigen, indem sie summend auf- und abging. Jungen prügelten sich trotz heftiger Ermahnung Isabellas, die in einem Bett mitten im Raum lag, um ungeachtet der Schwangerschaft noch die Aufsicht zu führen. Dienstboten liefen hin und her, eine Magd saß am Spinnrocken. Heloisa bahnte sich ihren Weg durch den schmalen Raum, vertrieb eine Katze von einem Schemel und zog ihn an das Bett heran.

Die Freundin lächelte dankbar und hielt Heloisas Hand.

»Es geht wild bei uns zu, aber bald werden wir in ein großes Haus ziehen. Auf der Île de la Cité war zwar kein

Bauplatz mehr frei, aber im römischen Viertel in der Nähe des Berges der heiligen Genovefa, da hat mein Gatte ein Grundstück erworben und da baut er ein Haus, das groß genug ist«, erklärte sie stolz. »Wenn ich die Geburt überlebe«, hastig bekreuzigte sie sich, »dann ziehen wir noch im Sommer dort ein.«

Ein Aufschrei erfüllte den Raum, eines der Kinder hatte den Topf mit Honig herunterfallen lassen. Es gab Schläge vom Erzieher und ein unwilliges Brabbeln der Magd, die den Honig aufwischen musste. Heloisa betrachtete das Treiben und wandte sich dann wieder ihrer Freundin zu, deren Hand sie sanft streichelte.

»Beim Berg der heiligen Genovefa«, sagte Isabella, als fiele es ihr gerade so ein, »da hat doch auch dein Lehrer Abaelard unterrichtet.«

Worauf will sie hinaus?, fragte sich Heloisa.

»Verzeih«, flüsterte Isabella, »ich habe lange gezögert, es dir zu sagen. Aber wo ich nun bei der Geburt sterben könnte und wir Freundinnen sind, da dachte ich, also es geht das Gerücht in Paris um, dass du nicht nur Philosophie bei Abaelard lernst. Siehst du, jetzt wirst du ganz blass und rot zugleich.«

»Was erzählt man sich?«, fragte Heloisa heiser, und ihr war, als sei sie geohrfeigt worden.

»Mein Gatte hat es nicht selbst erlebt, aber hat es vom Hörensagen. Also, Folgendes ist vorgefallen. Abaelard hat mit seinen Studenten in einer Taverne gefeiert. Und weißt du, was er da gemacht hat?«

Heloisa schüttelte den Kopf.

»Er hat zu seiner Laute Liebeslieder gesungen! Stell dir vor, und das noch auf Französisch!

Das ganze Wirtshaus hat mitgesungen, die Leute waren hingerissen, begeistert. Seine Schüler an dem Abend auch. Es floss Wein und sie waren ziemlich betrunken. Jedenfalls habe ich das so gehört. Seitdem aber sind Abaelards Lieder nicht wieder aus der Welt zu kriegen. Die einfachen Leute wie die Gebildeten singen sie. Es gibt nicht wenige Frauen, die dich um Abaelard beneiden. Ich will dir nicht zu nahetreten. Vielleicht ist auch nichts an dem Gerücht und ich will es auch nicht wissen, nur warnen.«

Schwer atmend drehte sie sich um und blickte zur Decke.

»Sei mir nicht böse, ich schlafe ein bisschen.«

In diesem Moment trat der Hausherr aus einem Nebenzimmer, stemmte seine Fäuste in die Hüfte und schimpfte: »Wer hat meine Pergamente durcheinandergebracht? Mein Vertrag mit dem Archidiakon! Wer hat ihn weggenommen?«

»Hilf mir hoch«, bat Isabella. »Ich muss ihm suchen helfen. Es ist aber auch wirklich zu schlimm bei uns. Dieses ständige Durcheinander.«

Heloisa stützte ihre Freundin, die sich mühsam mit ihrem umfangreichen Bauch durch den Raum schob. Zu Heloisa gewandt, flüsterte Isabella, bevor sie in dem kleinen Kontor verschwand: »Warum heiratet ihr eigentlich nicht?«

Die Frage traf Heloisa wie ein Schlag.

Weil wir arm sind, weil wir arm sind, wurde es ihr bewusst.

Nicht arm wie die Bettler, die Paris nur so überschwemmten. Nein, arm in dem Sinne, dass wir uns kein Leben leisten können, in dem Arbeit und Liebe, Arbeit und Kinder miteinander harmonieren. Ich habe nichts, dachte Heloisa traurig.

Noch nie hatte sie sich dermaßen als armes Waisenkind empfunden. Zwar schickte ihr der ferne unbekannte Vater bisweilen Geld zu, damit sie sich standesgemäß kleiden konnte, aber standesgemäß leben, das könnten sie nie. Und Abaelard? Er verdiente sehr gut, aber nicht gut genug, um eine Familie zu ernähren und Dienstboten zu unterhalten. Schon gar nicht, um ein großes Haus mit vielen weiträumigen Zimmern zu kaufen. Ja, wenn sie einen Palast hätten wie die reichen Leute, in dem Abaelard Räume ganz für sich hätte, gesondert von dem Lärm und Dreck und der Unruhe des Hauswesens, ja, dann könnten sie heiraten. Aber so. Was wäre das für ein Aufeinandertreffen: Schüler mit Mägden und Knechten, Arbeitszimmer mit Wiege, Bücher und Schreibtafeln mit Wollknäueln, Schreibfeder mit Spinnrad. Abaelard, in seine philosophischen und theologischen Studien vertieft, könnte das Kindergeschrei nicht aushalten, dazu den Singsang der Amme, um die Kinder zu beruhigen. Und dazwischen die laute Menge der weiblichen und männlichen Mitglieder des Haushaltes. Dazu, nicht am wenigsten, der dauernde Schmutz, den Kinder machen, den könnte er nicht ertragen. In der Enge eines winzigen Hauses, da würde Abaelard bei dem Krach, dem Wirrwarr und dem Gestank nicht arbeiten können. Über kurz oder lang, eher über kurz, würde ihn das Chaos so stören, dass er ihrer überdrüssig würde, ihr, seiner Heloisa, die Schuld an seiner Ehe, an seinem Elend geben würde, nicht in Ruhe Philosophie und Theologie betreiben zu können.

Siedend heiß wurde es Heloisa an diesem schon drückend heißen Tag bewusst: Die Ehe wäre das Ende ihrer Liebe.

Schwer lag es auf Heloisas Seele, als sie durch den Hof zum Haus Fulberts ging. Sie konnte nur wählen zwischen Skylla und Charybdis, von einem dieser Meerungeheuer würde sie verschlungen, ob sie nun die Ehe oder die Trennung wählte, die unweigerlich mit der Entdeckung verbunden war.

Heloisa öffnete das Tor und ein Lächeln überflog ihr Gesicht. Entschlossen wischte sie alle traurigen Gedanken fort, als sie den geliebten Mann mit ihrem Oheim plaudernd in der Halle stehen sah. Während die beiden Männer sich ihr zuwandten, entging es Heloisa nicht, dass Fulbert wie unabsichtlich Abaelards Arm streifte. Sie sah es mit Unwillen. Reichte es ihrem Oheim denn nicht, dass er das Papst Leo IX. gewidmete Buch *Liber Gomorrhianus* von Petrus Damiani heimlich las, in dem dieser zwar strengste Strafen bei geschlechtlichen Verirrungen forderte, jedoch die unterschiedlichen Arten, wie sich Mönche und Kleriker miteinander befleckten, genau beschrieb? War es ihm nicht genug, dass er regelmäßig eine Nacht abwesend war?

Schon seit Pfingsten regnete es, was Fulbert gelegen kam, weil er die Kapuze seines schwarzen Umhangs tief ins Gesicht ziehen konnte, ohne die Aufmerksamkeit der Passanten zu erregen, die wie er an diesem frühen Morgen über die Grand Pont der Île de la Cité zustrebten. Er sah von der Brücke aus die Nachtangler ihre Gerätschaften zusammenpacken und an den Gräben entlang über die Uferwiesen der Befestigungsmauer zustreben. Fulbert schenkte den Anglern weiter keine Aufmerksamkeit, obwohl er Hunger hatte, denn seine Gedanken hefteten sich an die letzte Nacht und die Besorgnis entdeckt zu werden. Sollte er sich nicht endlich, wenn auch schweren Herzens, von der Reliquie des heiligen Ebroulf trennen? Dass sie gestohlen und er genaugenommen sich der Hehlerei schuldig machte, war das eine, das andere aber war, dass er sie als Liebespfand von einem Kleriker erhalten hatte. Gewiss, das war lange her, aber so früh morgens vom rechten Seineufer zu kommen, das könnte Verdacht erregen. Mit derlei Sorgen beschäftigt, fuhr er aus seinem Nachsinnen jäh auf. Laut hörte er eine volltönende weibliche Stimme ›Heloisa‹ singen. Fulbert sah sich nach der Frau um und erblickte nur wenige Schritte vor sich ein dürres, geradezu knochiges Weib, das einen Weidenkorb unter dem

Arm trug, in dem in einem Sack ein Etwas sich wand und zappelte.

Eine Zornesfalte auf der Stirn, hörte Fulbert das Weib laut schmetternd ein Lied singen, das von Liebe, von Sehnsucht, Verlangen handelte und in dem in jeder Strophe mindestens einmal der Name Heloisa vorkam. Fulbert schwindelte und gleichzeitig erboste er sich, während er der Magd folgte, die nun in die Rue des Sablons einbog. Das Etwas aber in dem Sack steckte plötzlich sein spitzes Maul heraus, schlängelte sich in Windeseile aus seiner Gefangenschaft, glitt aus dem Korb und ließ sich platschend in eine Pfütze fallen, dass es spritzte. Wer nahe dabei stand oder ging, schrie auf. Das Weib aber bückte sich nach vorn, dass ihre knochigen Waden zu sehen waren, packte den sich ringelnden Aal mit fester Hand, hielt ihn triumphierend hoch über ihren Kopf, sah dem glitschigen Tier fest in die Augen, während es sich um ihren Arm wand, und schmetterte aus tiefster Inbrunst dazu: »Heloisaaa!« Unter lautem lachendem Gebrüll der Gaffenden steckte sie das schlüpfrige Tier in den Sack, den sie fest zuband.

Wie vom Donner erschlagen, blieb Fulbert stehen. Es war also wahr, was seine Freunde ihm schon öfter zugeflüstert hatten. Sie hatten ihn gewarnt, er solle Obacht geben, was in seinem Hause heimlich geschah. Seine Nichte sei gewiss keine Jungfrau mehr, da würden sie ihre Zunge für wetten. Dann hatten sie gelacht. Wütend war er geworden, seine heiß geliebte Nichte solchen Verdächtigungen ausgesetzt zu sehen. Und dann Magister Abaelard, noch nie war von ihm das leistete Gerücht im Umlauf gewesen, er habe nur im entferntesten Verkehr mit Frauen – mit Männern auch nicht, wie Fulbert hatte feststellen müssen, seitdem Abaelard mit ihm unter einem Dach lebte.

Und nun dies, seine Freunde hatten recht behalten. Oh heiliger Zorn, wenn er die beiden erwischte! Das würde

Hiebe setzen! Eigenhändig würde er Abaelard rauswerfen, Ihm zur Schande!

Oh, seine geliebte Nichte, vom Satan verführt. Das unschuldige Kind. Und er, er Fulbert hatte diesem Mädchenschänder die Erlaubnis gegeben, sie zu züchtigen. Fulbert wurde heiß bei dieser Vorstellung, wie Abaelard seine Nichte schlug. War sie dabei nackt?

Ins Verderben würde er ihn stürzen. So betrogen worden zu sein! Wenn es endlich Zeit wäre, sie zu überführen, sie auf frischer Tat zu überraschen. Dieses Entsetzen in den Gesichtern, das wäre ihm Genugtuung. Aber nicht Genugtuung genug.

Wenn es nur schon Abend wäre, wenn Abaelard, wie gestern nebenbei bemerkt, Heloisa doch schon nach der Schule Unterricht erteilte – und er, Fulbert, die Tür öffnen und die beiden sehen würden, wie Abaelard ...

Irgendwie musste er den Tag rumbringen, bis er sie erwischte. Am besten im Dom, indem er seinen Dienst versah. Warten, Stunden, mit aufgestauter Wut, so hintergangen, so betrogen worden zu sein.

Es hatte aufgehört zu regnen, als sich Fulbert am späten Nachmittag seinem Haus näherte in der Hoffnung, nicht seinen Dienstboten zu begegnen, nicht sprechen zu müssen.

Es war geglückt. Leise wie ein Gespenst horchte er an Heloisas Tür.

Er hörte Abaelards Stimme, ruhig, erläuternd, dabei erfüllt von einem Feuer, das nicht der Liebe zu Heloisa, sondern dem Gegenstand seines Nachdenkens entsprang. Worüber redete denn Abaelard? Fulbert hörte den Ausdruck ›Trinität‹. Gespannt presste Fulbert sein Ohr gegen den winzigen Spalt im Türrahmen.

Abaelard wollte offenbar ein Buch über die Trinität schreiben, das nicht den Glauben an den dreieinigen Gott voraussetzte, sondern erklärte, und zwar auch verstehbar für Menschen anderen Glaubens, für seine jüdischen Schüler und sogar für Muslime.

»Alle Menschen haben von Natur aus einen Glauben an die Trinität«, hörte er Abaelard sprechen. »Gott ist Vater und Sohn und Heiliger Geist bedeutet: Gott ist mächtig, weise und gütig, weil niemand mit Urteilskraft dies in Zweifel zieht, weder ein Jude noch ein Heide. Dieser Glaube scheint niemandem zu fehlen.

Es stellt sich somit die Frage, inwiefern halten allein die Christen an diesem Glauben an die Trinität fest und nicht die Juden und Heiden?

Diese Frage können wir nicht beantworten, indem wir lapidar feststellen, die Menschen anderen Glaubens seien verblendet, so dass wir sie deswegen vom Verstehen unseres Glaubens ausschließen.

Darum will ich mit Vernunft, mit philosophischen Argumenten die Trinität erklären.

Die Wahrheit, du kennst meine Auffassung, ist und bleibt verborgen. Wir bekennen von der Wahrheit, sie nicht wissen zu können. Unter dieser Prämisse beabsichtige ich darzulegen, was die Namen ›Vater‹, ›Sohn‹ und ›Heiliger Geist‹ bedeuten, nämlich der Vater ist Macht, der Sohn Weisheit, der Heilige Geist Güte.«

Darauf Heloisas Stimme, fragend, forschend: »Wie kann unwandelbare Wahrheit, wie können Gott, Jesus Christus und der Heilige Geist mit den Mitteln der Sprache erfasst werden, die wandelbar ist? Wörter verändern ihre Bedeutung?«

»Mittels Analogien. Ich nenne sie Schattenrisse der Wahrheit«.

Bei letzterem Wort überkam Fulbert ein Schluckauf, den er nur mühsam unterdrücken konnte. Er hatte ohnehin genug gehört, von Liebesgeflüster keine Spur, und von mehr schon gar nicht.

Enttäuscht und in seinem Zorn betrogen, zog er sich zurück, allerdings in der lüsternen Bosheit, die beiden später noch überlisten zu können.

Denn mit einem Male wurde ihm klar, wann Abaelard und Heloisa sich ein Stelldichein gaben. Wie war das bei dem ersten festlichen Mahl? Hatte da nicht Abaelard nachgefragt, ob er, Fulbert, jede Nacht in der Kathedrale Notre-Dame die Fürbitten der Nocturne zu singen habe? Warum diese Frage? Weil dieser gottverdammte Kerl von vornherein vorhatte, seine Heloisa, seine geliebte Nichte zu verführen! Dieser Hund.

Aber in dieser Nacht würde er den Spieß umdrehen und es diesem Heuchler und Lügner heimzahlen. Er würde zwar wie immer um Mitternacht zum Chorgebet gehen, dann aber heimlich zurückkommen und dann ...

In dieser Nacht kehrte Fulbert vorzeitig heim. Das *Gloria Patri* hatte ihm gut getan. Danach aber unterbrach er den heiligen Akt und eilte beseelten Fußes seinem Hause zu. Fulbert schlich sich leiser als ein Mäuschen die Stiege hinauf, die Lampe in der Hand, horchte, hörte die rhythmische Bewegung, Stöhnen, öffnete die Tür zu Heloisas Kammer - und sah, was er sehen wollte, zu Tode erschrockene Gesichter.

»Oh Gott o Gott, wie schrecklich war es, wie Euer Oheim das ganze Haus zusammengeschrien hat und Meister Abaelard vor unseren Augen, die wir nur Gesinde sind, seine Kleidung zusammensuchen musste«, lamentierte Cateline, wobei sie unverwandt an der Fassade von Abaelards Schule hinaufschaute, während Heloisa ihren Blick auf den Boden heftete.

»Nein, wie Euer Oheim dann auch noch dem großen Meister einen Fußtritt versetzte, ihn jedoch zum Glück nicht traf, ja, und wie er ihm Bücher die Stiege hinunter hinterherschmiss. Und wie Abaelard sie hastig aufsammelte und verschwand. Was für eine Schande!«

Heloisa sah Cateline erstaunt an, was wollte die Magd ihr damit sagen? War sie ihre Aufpasserin nach Tagen des Eingesperrtseins oder ihre Komplizin?

»Ach, Gott«, fuhr Cateline unbekümmert fort, »da habe ich gedacht, da musste der gute Mann mitten in der Nacht mit den Büchern unterm Arm durch Paris laufen und bei einem Freund Unterschlupf finden. Und dann am nächsten Morgen. Ich habe es mit meinen eigenen Augen gesehen, ist Meister Abaelard wie immer zur Schule gegangen und ist vor seine Schüler getreten. Ganz Paris hat es doch schon gewusst und sich den Mund wässrig geredet. Und wenn nicht gewusst, sich einen Reim draus gemacht.«

Wenn sie doch aufhören würde zu reden, dachte Heloisa. Aber irgendetwas wollte ihr die Magd wohl mitteilen.

»Ich wusste gar nicht, dass du so mit Meister Abaelard mitfühlst«, versuchte es Heloisa verwundert.

»Ich habe einmal einen Liebsten gehabt«, antwortete Cateline mit so trauriger Stimme, dass sie Heloisa trotz des eigenen Kummers jammerte.

Beide Frauen schwiegen, wobei Heloisa die Augen der Leute, die wie sie zur Abendmesse gingen, bohrend auf sich gerichtet fühlte.

»Ihr tut mir leid, Herrin«, sagte Cateline leise.

Verlegen sah sie Heloisa an: »Ich rede zu viel und als Magd habe ich gelernt zu schweigen. Aber für mich ist es auch ganz fürchterlich, ich weiß, ihr wollt zu ihm und ich muss Euch bewachen. Da geht einem schon der Mund über.«

»Ist gut, Cateline, du machst nur das, was dir der Oheim befohlen hat«, tröstete Heloisa und hatte das Gefühl, schier zu zerspringen wie ein Gefäß aus Glas, wenn sie Abaelard nicht treffen konnte. Jedenfalls ein Stückchen Pergament wollte sie ihm hinter dem Rücken von Cateline in die Hand drücken, Worte nur, ein Abglanz ihrer Liebe.

Sie hatten die Kirche erreicht und traten durch das verwitterte düstere Portal in das Gotteshaus, in dem Bischof Gilbert eine Messe feiern wollte. Bevor Cateline hinten bei den Knechten und Mägden stehen blieb, drückte sie Heloisas Hand und flüsterte: »Ist gut.«

Heloisa schritt eilig nach vorne zu den Plätzen der Adeligen und reihte sich bei den Frauen ein, die sie neugierig begafften. Ihre Scham überwindend, richtete sie sich auf und blickte die anderen unverwandt an.

Aufrecht blieb Heloisa stehen, hoffend, betend, Abaelard sei gegen seine Gewohnheit ebenfalls zum Abendgottesdienst erschienen und sähe sie. Es war ihr auch, als fühlte sie seinen Blick, wagte jedoch nicht, sich nach rechts zu den Männern umzudrehen. Die heilige Handlung erschien ihr erdrückend, ihre Hände griffen immer wieder in den Beutel, in dem neben der Münze für den Opferstock das winzig zusammengefaltete Stück Pergament steckte. Sie war so mit ihren Gedanken an Abaelard beschäftigt, dass sie aufschreckte, als Bischof Gilbert vom Ambo auf die Gläubigen herab schimpfte: »Habt Acht! Paris ist ein Sündenpfuhl!«

Der Bischof hielt inne, als lauschte er auf den Atem der Gläubigen.

»Ihr schweigt, senkt den Blick, und doch weiß ich, dass sich in euren Herzen der Widerspruch regt. Jeder von euch kennt zwar seine Schwächen, doch jeder von euch bemüht sich um ein gottgefälliges Leben, besucht die Messe, gibt den Armen Almosen und beichtet seine Sünden.

Dennoch, ich wiederhole meine Worte: Paris ist ein Sündenpfuhl.

Doch was ist Sünde? Unser größter Kirchenlehrer Augustin zählt Sünden auf: Hurerei, Unreinheit, Üppigkeit, Trunksucht, Völlerei wie auch Abgötterei, Zauberei, Feindschaft, Hader, Eifersucht, Zorn, Zwietracht, Ketzerei, Neid.

Habt ihr Acht gegeben? Hat sich nicht jeder bei einer dieser Sünden oder gar bei mehreren wiedererkannt? Wer diesen Sünden frönt, der kann das Reich Gottes nicht ererben.

Schaudernd hören wir es und schauernd sehen wir uns im Fegefeuer und in der Hölle der ewigen Pein ausgesetzt.

Und dennoch, ich höre es geradezu, rebelliert ihr immer noch. Begehrt ihr auf, so schlimm, so verworfen stehe es bei euch nicht. Ihr irrt. Eure Seele befindet sich in weitaus größerer Gefahr, als ihr es wahrhaben wollt. Einer Gefahr, der wir nicht entrinnen können, die unserem Menschsein unabdingbar anhaftet, denn ihr, wir alle sind der Strafe Gottes übergeben. Wir alle sind aus dem Paradies vertrieben.

Lasst uns überlegen: Was haben wir verloren? Was bedeutet es, im Paradies zu leben?

Hören wir, wie unser Kirchenvater Augustin uns das Paradies und die Sünde vor Augen stellt, damit wir umkehren zu Gott.

Im Paradies lebten die ersten Menschen, es war ein Ehepaar, in ihrem beseelten Leibe vollkommen glücklich, sie lebten dort im Paradies, wo weder Tod noch irgendein körperliches Übelbefinden drohte, wo es nichts gab, was Leib oder Seele des glücklichen Menschen hätte verletzen können. Ungetrübt war die Liebe zu Gott und der Gatten untereinander, die in inniger treuer Gemeinschaft lebten, und aus dieser Liebe erwuchs die schönste Freude. So glücklich wie sie damals waren, als noch keine Leidenschaften ihre Seele verwirrten, keine Gebrechen ihren Leib heimsuchten, sie nackt waren, ohne sich dessen bewusst zu sein, ebenso glücklich wäre das ganze Menschengeschlecht geworden, hätten sie nicht das Böse begangen, das sie dann auf ihre Nachkommen übertrugen.

Was ist die böse Tat, ich nenne es das Ur-Böse, das Adam und Eva begingen?

Augustin sagt es uns deutlich: Der bösen Tat Adams und Evas ging der böse Wille vorauf. Am Anfang der Sünde stand der Wille zur Sünde. Womit aber begann der böse Wille? Keine andere Antwort ist möglich als: mit Hochmut. Was aber ist Hochmut anderes als Streben nach falscher Hoheit? Der Teufel hätte die Menschen nie verleitet, wenn diese nicht angefangen hätten, sich selbst zu gefallen. Denn daher kam es, dass ihnen verlockend erschien, was ihnen das Wort, ›ihr werdet sein wie Götter‹ in Aussicht stellte.

Das Böse besteht darin, nach dem Fleische zu leben. Nach dem Fleische leben, heißt, durch sich selbst leben zu wollen und nicht nach dem Willen Gottes. Es ist der Wille, sein zu wollen wie Gott. Lebt also der Mensch nach dem Menschen und nicht nach Gott, dann huldigt er dem Teufel.

Worin bestand die Vergeltung des Ungehorsams gegen Gott?

Zur Züchtigung ihres Ungehorsams etwas schamlos Neues. Nun erst ward ihre Nacktheit unschicklich, wurden sie aufmerksam und schämten sich. So lesen wir von ihnen: Da wurden ihrer beider Augen aufgetan, und sie wurden gewahr, dass sie nackt waren, und flochten Feigenblätter zusammen und machten sich Schürzen. Beider Augen wurden geöffnet zur Unterscheidung des Guten, das sie verloren hatten, des Bösen, in das sie gefallen waren.

Nun erkannten sie, dass ihre Nacktheit schimpflich ist, weil die Wollust die Glieder erregt.

Diese nimmt den ganzen Leib, innerlich so gut wie äußerlich, in Anspruch und bringt den ganzen Menschen in Wallung, worauf jene Wollust folgt, mit der keine andere Lust zu vergleichen ist, die, auf ihrem Höhepunkt angelangt, fast alles Denken und Wachbewusstsein auslöscht und uns von Gott wie nichts anderes trennt.«

Heloisa rang nach Luft, kräuselte dann missbilligend die Stirn. Da delektiert sich Augustin an der Lust, der er jahrelang mit seiner Konkubine gefrönt hat, um sie zu verteufeln. Diese namenlose Frau tat ihr plötzlich leid.

Bischof Gilbert machte erschöpft eine Pause.

»Der Mensch, der sein wollte wie Gott, steht in einem grausamen Zwiespalt zwischen Geist und Körper. Nach der Ordnung der Natur steht der Geist über dem Leibe. Wie oft aber wird der Geist wider seinen Willen erregt, wie oft von Gier gepackt, ohne dass der Geist ihr Einhalt gebieten könnte. Die Fleischeslust wird deshalb als so beschämend empfunden, weil sie Macht über den Geist gewinnt, der Geist gehindert wird, zu Gott zu streben. Nichts trennt uns so sehr von Gott wie die Vereinigung, nicht einmal ein Mord. Denn wo der Mensch tötet, weiß er, dass er gegen Gottes Gebot verstößt und gedenkt seiner, wenn auch nicht zum Guten. Bei der Fleischeslust vergisst er Gott, er lebt, als gäbe es Gott nicht. Darin sehen sogar die Heiden einen Frevel.

Daher hat sich bei allen Völkern, die ja sämtlich aus diesem Stamm entsprossen sind, die Sitte, die Schamteile zu verhüllen, so fest eingebürgert, dass manche Barbaren sie nicht einmal im Bade entblößen. Auch jene Männer, die in den waldigen Einöden Indiens nackt philosophieren, bedecken ihre Geschlechtsteile mit Hüllen.

Gleich der Verübung strafbarer Schandtaten geschieht die Befriedigung geschlechtlichen Begehrens im Verborgenen, sogar beim Umgang mit Dirnen. Aus natürlichem

Schamgefühl haben selbst die Bordelle Heimlichkeit vorgesehen. Nennen es die Schändlichen selber schändlich, und obschon sie es lieben, wagen sie sich doch damit nicht in die Öffentlichkeit.«

Wieder hielt der Bischof inne und sah durchdringend auf die Gläubigen herab, als hätte jemand sich eines öffentlichen Frevels schuldig gemacht.

Heloisa aber fragte sich bang, wie und wo sie Abaelard noch treffen könnte, wenn es keinen ungestörten Ort mehr gäbe.

»Kehren wir mit unseren Gedanken, mit unserer Sehnsucht zum Paradies zurück.

Dort hätte die des paradiesischen Glückes würdige Ehe liebenswerte Nachkommen erzeugt, so belehrt uns Augustinus, das Paar hätte aber keine beschämende Wollust gekannt. Die Kinder wären mittels des Geistes, des Willens gezeugt und nicht mittels eines Geschlechtsteils, das darum schändlich ist, weil der Geist es nicht regiert. Wenn ihr auch nicht die Lüsternheit in euch beseitigen könnt, so beherrscht sie, indem ihr dem Verlangen nicht nachgebt. Haltet, wie der Papst es fordert, Keuschheit. Wer ein Freund der Weisheit und heiliger Wonnen ist und im Ehestande lebt, dessen größter Wunsch müsste es sein, ohne Wollust Kinder erzeugen zu können.«

Heloisa zog missbilligend die Stirn kraus. Wenn nur hoffentlich Abaelard da ist, fieberte sie.

»Augustin ruft uns zu: Trennt euch von der irdischen Selbstliebe, die sich bis zur Gottesverachtung steigert, und kehrt um zur himmlischen Gottesliebe, die sich bis zur Selbstverachtung erhebt. Verwandelt Paris in einen heiligen Ort! Amen.«

Während Heloisa mit bewusst ruhiger und unschuldiger Miene langsam, umdrängt von der Masse der Gläubigen, dem Ausgang zustrebte, bezwang sie sich, sich nicht auf die Zehenspitzen zu stellen, um Abaelard, sofern er in der Kirche war, zu entdecken.

Doch da, Heloisa schreckte vor Freude zusammen, hinter einem Pfeiler trat er hervor, ging weniger als einen Augenblick neben ihr.

Heloisa sah Abaelard nicht an, berührte ihn nicht.

Annähernd lautlos flüsterte sie: »Morgen, um diese Zeit, im Weingarten des Oheims.«

»Wo?«

»Am Mittag. Bei den römischen Thermen. In der Halle, in der das Heu gelagert wird.«

»Wann?«

»Um Mitternacht. Im Eingang des Klosters Saint-Eloi.«

»Wo?«

»Am Port Saint-Landry. Bei den Fischerbooten, am späten Nachmittag.«

»Wann?«

»Bei Einbruch der Dunkelheit, bei den Uferböschungen nahe der Grand Pons.«

»Da kommt jemand«, flüsterte Heloisa atemlos. Eine Unschuldsmiene aufsetzend, richtete sie sich auf und strich ihre Röcke glatt.

»Wo?«

»In der römischen Ruine nahe der Parvus Pons.«

»Schämst du dich?«, fragte Abaelard, bevor sie auseinander und jeder seiner Wege gingen. Heloisa küsste den geliebten Mann und antwortete ernst und liebevoll.

»Ich schäme mich nicht. Niemals. Und du?«

»Nein«, erklärte Abaelard entschieden. »Seitdem die Beschämung nach unserer Entdeckung überwunden ist, genieße ich es, so ungeniert mit dir zu leben, und finde das, was wir tun, umso schöner, je verbotener es ist.«

»Wo?«

»In meiner Schule um Mitternacht.«

»Wann?«

»Morgens, zur dritten Stunde bei den Flussmühlen.«

»Wo?«

»Vor dem Morgengrauen beim großen Markt.«

»Ha, wen haben wir denn da hinter der Bude? Wer fickt denn da wie Mars und Venus?

Abaelard und Heloisa! Leute«, rief ein Domkanoniker und Freund Fulberts. »Kommt herbei und seht es euch an!«

Stubenarrest. Heloisa saß auf der Bettkante, das Gesicht zwischen den Händen verborgen. Sie hörte, wie der Riegel an ihrer Tür zurückgeschoben wurde und richtete sich auf.

Wenn es nur Cateline wäre, die da hereinkäme, wünschte Heloisa wider besseres Wissen. Doch in die Kammer trat die gestrenge Martha. Missbilligend, die Mundwinkel nach unten gezogen, sog sie laut die Luft ein und bemerkte tadelnd, während sie die Schüssel mit Haferbrei auf den Tisch stellte: »Ihr habt Euch wieder erbrochen.«

»Gott zum Gruße«, erwiderte Heloisa und erhob sich.

»Ich will dir keine Mühe bereiten, ich schütte gerne selbst die Nachtschüssel aus.«

»Das könnte Euch so einfallen, den Raum zu verlassen«, schnaubte die herrische Magd und sah Heloisa abschätzig an. »Euer Oheim hat mir bei Strafe verboten, Euch nur einen Schritt aus dieser Kammer gehen zu lassen. Meint

Ihr, ich will mit Schimpf und Schande aus seinem Haus vertrieben werden wie Cateline? Hier kommt Ihr nicht heraus.«

»Es war nichts als ein freundliches Angebot, um Euch die Mühe und den Geruch zu ersparen«, antwortete Heloisa gefasst und schaute dabei der Magd in die Augen.

Martha ging darauf nicht ein, sondern hob mit angewidertem Gesicht die Nachtschüssel auf, verließ mit watschelndem Gang die Kammer und versäumte nicht, den Riegel vorzuschieben.

Gefangen! Loderte es in Heloisas Seele. Zornerfüllt trat sie ans Fenster und schaute in den sommerlichen Garten. Der Birnbaum hängt voller goldener Früchte, stellte sie nebenbei fest, während ihr Herz aufflammte.

Dieses unbarmherzige Weib! Und ich? Schwanger! Ich erwarte ein Kind und Abaelard ahnt nichts davon! Und keine Möglichkeit, es ihn wissen zu lassen!

Sie hörte, wie der Riegel wieder zurückgeschoben wurde, und wandte sich mit liebenswürdiger Miene zur Tür, durch die ihre Wärterin mit stolzem, abweisendem Gesicht erneut hereinkam.

»Ihr habt Euren Brei nicht einmal angerührt«, rügte Martha beim Eintreten. »Nun setzt Euch und esst.«

Gehorsam kam Heloisa der Aufforderung der Magd nach. Die stellte sich mit ihrem schweren Leib daneben und beobachtete, wie Heloisa sich Löffel für Löffel den Brei hineinquälte.

Böse bemerkte Martha: »Ich habe mich bei der Köchin erkundigt, früher habt Ihr immer gerne Euren Brei gegessen. Seitdem ich Euch kenne, esst Ihr schlecht. Sagt, woran liegt das?«, forderte sie Heloisa zu einem Geständnis heraus.

Statt auf die Frage einzugehen, blickte Heloisa die Frau achtungsvoll an und sagte: »Es ist recht und lobenswert, dass du die Anweisungen meines Oheims genau befolgst.

Ich sage das, obwohl der Zimmerarrest mich hart ankommt. Bei dieser Hitze hier oben den ganzen Tag unter dem Dach zu schwitzen, ist anstrengend und gesundheitlich sicher nicht förderlich. Dennoch, ich achte, dass du meinem Oheim Fulbert treu dienst. Treue und Wahrhaftigkeit sind nach der Gottesfurcht die höchsten Werte.«

Während sie dieses sprach, blickte sie Martha ins Gesicht und es entging ihr nicht, dass ihre Worte ihre beabsichtigte Wirkung erzielten. Erstaunt, von einer Adeligen gelobt zu werden, verlor Marthas Gesicht an Härte.

»Ohne Treue würde unsere Ordnung zusammenbrechen. Dem König schulden die Fürsten Treue und ihre Vasallen sind ihren fürstlichen Herren zur Treue verpflichtet, und deren Aftervasallen haben ihren Herren treu zu sein. So hängt einer von dem anderen durch das Band der Treue voneinander ab oder anders ausgedrückt, ist durch den Eid der Treue miteinander verbunden. Ganz besondere Treue wird von den Dienern erwartet, da sie ihrem Herrn am nächsten stehen und sein Wohlergehen weitgehend in ihre Hände gelegt ist. Darum schätze ich es so überaus, wie du mit Treue und Ergebenheit meinem Oheim den Dienst erweist.«

Heloisa bemerkte, wie Martha ihr andächtig zuhörte. Noch nie hatte ein Mensch so anerkennend und kluge Dinge sagend zu ihr gesprochen.

»Ganz sicher hast du dein ganzes Leben deinen Herren treu gedient. Wie begab es sich, dass du in die Dienste meines Oheims getreten bist?«

»Ich habe viele Jahre einem ehrenwerten, strengen Herrn gedient. Ihr kennt ihn vielleicht, Baldarich, er war Diakon in Notre-Dame.«

Heloisa nickte: »Freilich kenne ich ihn. Ein äußerst ehrenwerter Herr, er stammt aus dem Hochadel. Was ist mit ihm?«

Martha traten Tränen in die Augen, die sie sich mit dem Ärmel abwischte.

»Er ist tot, ganz plötzlich gestorben. Ein paar Tage später hörte ich von dem, naja, was jeder in Paris weiß, entschuldigt, jedenfalls kannte ich Cateline und habe sie zufällig getroffen, wie sie mit ihrem Bündel durch Paris irrte, und da habe ich bei Eurem Oheim um ihre Stellung nachgefragt.«

»Siehst du, was des einen Unglück ist, ist des anderen Glück«, bemerkte Heloisa und machte ein ernstes Gesicht.

»Nur, was du von dem plötzlichen Tod gesagt hast, das ängstigt mich. Jeder von uns fürchtet sich davor, denn hier in Paris sterben auch junge Menschen häufig von einem Tag auf den anderen.«

Sie machte eine Pause und wartete, damit Martha ihr zustimmte, was diese auch tat.

»Ich erbreche mich nicht aus dem Grund, den du annehmen magst. Ich bin wirklich krank«, fügte Heloisa kummervoll hinzu.

»Es bereitet mir große Sorgen und ich ängstige mich, dass ich ohne ärztliche Hilfe sterben könnte, wie so viele in Paris.«

»Das wäre ganz entsetzlich«, entfuhr es Martha.

»Bedenke, wie der Zorn des Oheims dich treffen würde, stürbe ich und du hättest nicht für Abhilfe gesorgt. Denn auch wenn er mich zu Recht hier in meine Kammer verbannt hat, so schützt er mich vor übler Nachrede, von der Paris sicher ganz erfüllt ist.«

Martha nickte und bestätigte: »Weiß Gott, die gibt es. Oh, man erzählt sich so allerhand.«

»Dass er mir Stubenarrest verordnet hat, ist Ausdruck seiner Liebe. Und darum wird er dich bestimmt tadeln, gar strafen, wenn du mich sterben lässt.«

»Was soll ich tun?«

»Nicht viel. Lauf zu der Tochter des Leibarztes des Königs. Benachrichtige sie von meiner Krankheit, die, wir wissen es beide, wenn sie nicht geheilt wird, zum Tode führen kann. Bitte sie, mich kurz aufzusuchen, damit ich ihr meine Beschwerden beschreiben kann und sie mir von ihrem Vater die Medizin besorgt, so dass ich wieder gesund werde. Es ist nichts Verbotenes dabei und du kannst gerne meinen Oheim benachrichtigen oder fragen, ob er es erlaubt.«

Mit sich selbst im Zwiespalt, biss sich Martha auf die Lippe.

»Wenn du meinen Oheim um Erlaubnis fragst, sage ihm bitte, dass ich es nicht schicklich finde, von einem Arzt, von einem Mann behandelt zu werden.«

Martha rang sich durch, stand auf und versprach: »Ich kenne das neue große Haus, das der Gatte der Frau Isabella hat bauen lassen. Ich werde dorthin gehen und sie zu Euch bitten.«

Geschafft, atmete Heloisa erleichtert auf. Und gleichzeitig überkam sie ein Anflug von Gewissen, die Magd durch List zu einer unrechten Handlung bewegt zu haben. Seltsam, überlegte Heloisa, noch niemals hatte sie dem Oheim gegenüber Gewissensbisse empfunden, dieser einfachen Magd gegenüber, die nichts als ihre Pflicht tun wollte, empfand sie die Kluft zwischen ihrem philosophischen Ethos und ihrem unbedingten Willen zu Abaelard. Es kam ihr ein Cicero-Zitat in den Sinn:

Es ist einzusehen, dass dort, wo Schändlichkeit ist, Nutzen nicht sein kann.

Bis vor kurzem, so überlegte sie, hätte sie dieser Erkenntnis Ciceros zugestimmt. Nun aber sträubte sie sich, diesen Ausspruch als Allsatz gelten zu lassen. Und es fiel ihr eine Weisheit des Aristoteles ein, die ihr darüber hinweghalf, etwas Unrechtes getan zu haben: *Ein Gutes also, das gemeinsam wäre und als eine einzige Idee aufgefasst werden könnte, existiert nicht.*

Das Gute aber, so war ihr vom Kopf bis in die Zehenspitzen bewusst, das einmalig Gute war ihre Liebe zu Abaelard, war er selbst, war das Kind, das sie von ihm unter ihrem Herzen trug, so winzig es noch war.

Genug sich selbst gerechtfertigt, dachte sie entschieden. Jetzt musste gehandelt werden. Heloisa stellte sich auf die Zehenspitzen, um von einem Bord Feder und Tinte zu nehmen. Und während sie mit ihrem Messer das Papier anschliff, damit es rauer wurde und die Tinte besser aufsaugte, überkam sie wieder dieses Glücksgefühl, das sie erfasst hatte, seitdem sie empfangen hatte.

Mit fester Hand schrieb sie:

Geliebter Abaelard

Meine Seele jubiliert, mein Herz hüpft vor Freude. Gott hat unsere Liebe gesegnet, wir erwarten ein Kind.

Ich selbst kann nicht zu dir kommen, ich habe Stubenarrest, meine Tür ist von außen verriegelt. In die Kammer, die deine Kammer war, ist eine überaus wachsame Magd eingezogen.

Was ist deiner Ansicht nach jetzt zu tun?

Stimmen unten in der Halle. Deutlich hörte Heloisa ihren Oheim und auch Isabella meinte sie zu vernehmen. Dann Schritte auf der Treppe, auf der Stiege. Schnell verbarg sie den Brief an Abaelard in der Truhe.

»Gott zum Gruße, du hast nach mir geschickt und schon bin ich da«, freute sich Isabella und ließ sich japsend auf einem Schemel nieder. »Diese Hitze, unerträglich.«

Heloisa deutete mit einer Handbewegung, Martha möge sich entfernen und die Tür schließen.

»Deine Magd hat mich abgefangen«, plauderte Isabella weiter. »Ich war gerade auf dem Weg zu meinem Vater am

Parvis de Notre-Dame, da traf ich sie oder genauer da traf sie mich beinahe noch vor dem Haus deines Oheims. Du bist krank?«

»Ich bin guter Hoffnung. Ich erwarte ein Kind«, erklärte Heloisa strahlend.

»Oh!«

»Stell dir vor, welch eine Glückseligkeit das ist.«

»Glückseligkeit? Ich verstehe dich nicht so recht. Du sitzt vor mir, als seiest du die Königin, deren Herolde durch das Land ziehen und mit Posaunen verkünden, die Frau Königin erwarte den Thronfolger. Du aber«, Isabella sah sich im Raum um, mit einem Blick, der die Wände zusammenschrumpfen ließ, »du aber bist hier gefangen. In dieser Kammer, von deinem Oheim eingesperrt, eine Schwangerschaft durchzustehen und gar zu gebären, das ist die Hölle für eine Frau. Doch selbst wenn dein Oheim dir gestattet, das Haus zu verlassen, wird es für dich unerträglich, mit dickem Bauch eine Messe zu besuchen, geschweige denn durch Paris zu gehen. Alle werden mit Fingern auf dich zeigen.

Und wo willst du entbinden, wenn ich fragen darf? Bei deinem Oheim bestimmt nicht. Im Hause eines Subdiakons darf kein Kind geboren werden. Wo denn aber sonst? Im Armenhospital, wo man nur so wegstirbt. Nicht einmal mein Vater, obwohl er Arzt im Armenhospital ist, würde, wenn er krank wäre, dort auf Heilung hoffen. Wo aber willst du sonst entbinden? Bei Abaelard in seiner Wohnung? Ganz Paris läuft zusammen, wenn du dich mit Wehen und geplatzter Fruchtblase zu ihm schleppst. Abaelard als Geburtshelfer? Dass du die Geburt in Paris lebend überstehst, ist eher unwahrscheinlich. Ich weiß, wovon ich rede. Viel wahrscheinlicher ist es, dass du bei der Geburt stirbst.«

Das wird nicht geschehen, hoffte, glaubte Heloisa fest.

»Ich sehe keinen Ausweg für dich und Abaelard«, fuhr Isabella ruhiger fort. »Ihr habt kein Haus. Dein Abaelard hat sich nach dem Skandal eine sündhaft teure Wohnung in der Nähe des Königspalastes gemietet. Die zu halten, sollte schwierig sein, wenn die Einnahmen mal nicht mehr so fließen oder der Hausstand größer wird – wie jetzt.«

Heloisa hatte begierig zugehört und antwortete zu Isabellas Verblüffung:

»Endlich höre ich etwas von ihm. Wie habe ich mich um ihn geängstigt, nachdem das passiert ist.«

»Das passiert ist. Du bist gut. Ihr treibt es wilder als das gottlose Fahrensvolk und Abaelard hat den berühmtesten Lehrstuhl für Philosophie und Theologie inne und du bist die gebildetste Frau Frankiens.«

Heloisa zuckte zusammen, sie hatten wirklich gegen ihre eigenen Ideale vom tugendhaften Leben verstoßen. Sie fasste sich. Es war Abaelards Wunsch, sein Verlangen gewesen und um nichts in der Welt wollte sie ihm zuwider handeln. Und – sie selbst wollte sich auch nicht diesen Genüssen entziehen, die ihr so süß waren.

»Warum seid ihr nicht meinem Rat gefolgt, bevor es zu spät war. Verzeih, aber jetzt kann er dich nicht mehr heiraten, nachdem euer Verhältnis öffentlich geworden ist. Als Kanoniker darf er nur eine Jungfrau heiraten.«

»Die ich nicht mehr bin«, erklärte Heloisa stolz.

Verständnislos schüttelte Isabella den Kopf.

»Weißt du, was da draußen los ist? In Paris gibt es kein anderes Gespräch mehr als das über dich und Abaelard. Vom Bettler bis zum König, vom Fischweib bis zum Bischof wird über euch unentwegt gehechelt und gelästert.«

»Ich weiß. Wie Mars und Venus, als sie beieinander überrascht worden waren.

Ladet die Götter heran. Sie ruhn miteinander gefesselt

Lästerlich. Doch wünscht mancher der nicht schwermütigen Götter,
Lästerlich also zu sein. Die Oberen lachten; und lange
Blieb dies allen umher das bekannteste Märchen im Himmel.«

»Ovid?«

Heloisa nickte.

»Ich verstehe dich überhaupt nicht. Sitzt hoffnungslos in der Klemme und zitierst römische Dichter. Dein Abaelard ist auch nicht anders. Es heißt, sein Unterricht sei brillant, jeden Tag ein unvergleichliches Erlebnis für seine Schüler. Statt Scham zu empfinden, glänzt er – wie du, wie ich dich so sehe. Wieso bist du eigentlich so glücklich, ich verstehe dich nicht.«

»Lass es mich umschreiben. Als die Philosophin Aspasia einen Streit zwischen Ehegatten schlichtete, endete sie mit dem Ausspruch: ›Solange ihr es nicht dahin gebracht habt, dass es in der ganzen Welt keinen Mann und kein Weib gibt, besser und auserlesener als ihr, werdet ihr sicherlich das zu erlangen suchen, was ihr für das Beste haltet: du wirst die beste Frau haben wollen und sie wird mit dem besten Mann verheiratet sein wollen.‹

Wahrlich ein heiliger und mehr als philosophischer Ausspruch, der aus der Weisheit selbst stammt. Die Philosophin versöhnt den Gatten und die Gattin, indem sie an das Einverständnis zur Täuschung appelliert. Die Ehegatten sollen sich der Täuschung hingeben, sie sollen sich selbst betrügen, sie seien einander die besten.

Ich aber belüge mich nicht. ich weiß, ich irre mich nicht in meiner Liebe, in Abaelard. Denn was andere Frauen über ihre Männer nur vermuten, das glaube ich nicht nur, das weiß ich, wie es die ganze Welt weiß. Meine Liebe zu Abaelard ist umso wahrhaftiger, je weiter ein Irrtum ausgeschlossen ist. Denn wo ist der König oder der Weise, der Abaelard an Ruhm gleichkäme. Welche Fürstin, welche hohe Dame beneidete mich nicht um das Lager meiner Liebe?«

»Das Lager deiner Liebe«, echote Isabella. »Weiß Abaelard überhaupt schon, dass du ein Kind von ihm erwartest? Wie ich deinem Gesicht entnehme, weiß er es nicht. Und dein Abaelard scheint mir auch nicht der Mann zu sein, der sich jemals Gedanken darüber gemacht hätte, du könntest schwanger werden. In seliger Unschuld habt ihr wahrscheinlich miteinander geschlafen wie Adam und Eva im Paradies.«

»Abaelard lässt mich nicht im Stich.«

»Das wollte ich damit auch nicht gesagt haben. Nur dass er nicht die Art von Mann ist, zu dem es passt, Vater zu werden. Nun lass man. Ich bin tatsächlich ein wenig eifersüchtig auf Eure Liebe. Welche Frau wäre das nicht, wenn sie sogar von ihrem Geliebten mit Liedern bedacht wird wie du. Oder gar, nicht mehr zu überbieten, wenn ein Mann seinen Ruf und Ruhm einer Frau willen riskiert und diese Frau wäre man selbst. Ja«, Isabella wurde ein wenig rot. Verlegen gab sie zu: »Was du mir durch die Philosophin gesagt hast – ich zähle zu den Frauen, die sich täuschen. Das ist bitter – aber wohl wahr.«

Isabella senkte ihren Kopf und saß eine Weile still da. Endlich fragte sie, wobei sie Heloisa anschaute: »Aber sag, warum hast du mich rufen lassen?«

»Weil ich eine Bitte habe, von deren Erfüllung alles für mich abhängt.«

Heloisa erhob sich und öffnete die Truhe:

»Weil ich dich bitten möchte, diesen Brief Abaelard heimlich zu geben. Abaelard und ich haben verabredet, dass wir, falls wir verhindert sein sollten, uns beim Abendgottesdienst in Notre-Dame eine Nachricht zukommen lassen.«

Nach einer unruhig verbrachten Nacht hörte Heloisa bereits am frühen Morgen Isabella die Stiege hinaufkommen.

»Deine Medizin«, log Isabella beim Eintreten und entnahm ihrem Weidenkorb eine Flasche, die sie Heloisa vor das Gesicht hielt. Sicherheitshalber blickte sie zur Tür, ob die Magd sie auch richtig verschlossen hatte, reichte dann Heloisa den Brief von Abaelard und setzte sich mit spitzbübischem Gesichtsausdruck auf den Schemel. Heloisa hätte die Freundin gerne fortgeschickt, überlegte jedoch, dass sie gewiss ungestört Abaelards Brief lesen könnte, wenn Isabella bei ihr in der Kammer blieb. Vor allem könnte sie so Abaelard Antwort geben.

Heloisa setzte sich auf ihr Bett und las:

Geliebte

Du fragst mich um meinen Rat, was nun zu tun sei, da wir ein Kind erwarten. Ich entführe dich in der nächsten Nacht, in der dein Oheim, wie gewohnt, nicht zu Hause ist, und bringe dich in meine Heimat in die Bretagne zu meiner Schwester.

Bis dahin besorge ich dir den Habit einer Nonne, damit du unerkannt fliehen kannst. Ich denke, die Äbtissin deines früheren Klosters in Argenteuil wird sich in dieser Richtung bestimmen lassen. Halte dich nach Mitternacht bereit. Bis zum Morgengrauen verbergen wir uns in meiner Schule. Dann gehen wir getrennt, jedoch kurz hintereinander, ins lateinische Viertel, wo in einer römischen Ruine die Pferde bereitstehen und wir so schnell wie möglich auf der Römerstraße nach Süden fliehen.

Wenn du mit meinem Plan einverstanden bist und ihn für durchführbar hältst, schreibe »JA« auf meinen Brief.

Vor Glückseligkeit schloss Heloisa für einen Augenblick die Augen, den Brief wie ein Evangelium in ihren Händen.

Himmel, erschrak sie, auf Entführung steht Verlust aller Ämter. Abaelard setzte für sie nicht nur seinen Ruhm, sondern seine philosophische, seine berufliche Existenz aufs Spiel. Er liebte sie außerhalb alles Fassbaren, dass er nachts in das Haus des Oheims schleichen, den Riegel wegschieben würde und mit ihr den weiten Weg von Paris bis in die Bretagne wagte.

»Hier muss der Eingang zur Grotte sein«, sagte Abaelard. »Hier habe ich als Wanderstudent einige Male übernachtet. Da ist die Öffnung ja schon«, freute er sich und leuchtete mit seiner Fackel in die Tuffsteinhöhle hinein. Er entzündete ein Feuer, während Heloisa aus Decken ein Lager bereitete und den Satteltaschen Brot, Käse, Mandeln und eine Flasche mit frischem Quellwasser entnahm. Heloisa war ein wenig erschöpft vom stundenlangen Reiten. Sie merkte die Schwangerschaft schon, wenn auch nicht allzu belastend.

Still und versonnen aßen sie, betrachteten die Flammen und Schatten, die an den Wänden lautlos dahinglitten, als seien es Gestalten.

Während Abaelard sich auf der Decke ausstreckte, blieb Heloisa sitzen; die Beine angewinkelt, machte sie eine krause Stirn und beobachtete die vorbeihuschenden Schemen an den Felsen. Es fehlte nicht viel, und sie kaute an den Fingernägeln.

»Worüber denkst du nach?«, fragte er schläfrig.

»Du wirst es nicht für möglich halten, über ein Gleichnis von Platon.«

Mit einem Ruck setzte sich Abaelard auf und sah Heloisa aufs höchste gespannt an.

»Es heißt das Höhlengleichnis und ist im Abendland gänzlich unbekannt. Es gibt nur den griechischen Text, vielleicht auch einen arabischen, aber keinen lateinischen.«

»Von Platon, sagst du? Wirklich von Platon? Woher weißt du davon?«

»Kurz bevor ich das Kloster in Argenteuil verließ, schenkte Agnes von Oisy, die Tochter eines Teilnehmers der ersten bewaffneten Pilgerfahrt nach Jerusalem, der Äbtissin ein Buch. Ihr Vater war ein gebildeter Herr, Anselm von Ribemont, und er hat es in Byzanz erworben, wo das Buch, *Politeia* heißt es, bekannt ist. Er wollte es nach seiner Rückkehr übersetzen lassen, ist jedoch bei der Belagerung von Akkâr ums Leben gekommen. Auf eine seltsame Art. Er hatte ein Gesicht, hat seinen Todestag und wie er sterben würde vorausgesehen. Um seinen Tod zu verhindern, blieb er in seinem Zelt und nahm nicht an Kampfhandlungen teil. Doch ausgerechnet an diesem Tag schlichen sich Türken aus der belagerten Burg ins christliche Lager, es kam zum Kampf und Anselm wurde von einem Stein tödlich getroffen. Das Buch von Platon überbrachte der Tochter Herzog Robert von der Normandie, der jetzt seit Jahren von seinem Bruder, dem englischen König, gefangen gehalten wird. Aber was erzähle ich da, du brennst darauf, das Gleichnis von Platon zu hören und ich erzähle von Unwichtigem, Vergänglichem oder genau«, Heloisa blickte Abaelard glücklich an, »wovon das Gleichnis auch handelt, von unserer Physis, unserer phänomenalen Welt des Werdens und Vergehens im Verhältnis zum Ideenkosmos, zum kosmos noetos.

Platon gestaltet das Gleichnis so, dass es einen Dialog des Sokrates wiedergibt.

Also, in einer Höhle wie dieser sitzen Menschen. Sie haben noch nie die Höhle verlassen und sind so gebunden, dass sie sich nicht bewegen und nur nach vorne auf eine Wand schauen können. Hinter ihnen ist die Öffnung der Höhle, von der sie nichts wissen. Ebenfalls hinter ihrem Rücken befinden sich ein Feuer und eine nicht allzu hohe Wand, der entlang Nachbildungen von Menschen und Lebewesen aus Stein und Holz getragen werden. Von der Existenz der Träger ahnen sie nichts, sie sehen nur die

Schatten der Gegenstände auf der gegenüberliegenden Wand.

Bisweilen sprechen die Träger, was von den Gefesselten so gedeutet wird, als würden die Schatten sprechen. Die Schatten halten sie für die einzige Wirklichkeit.

Nun geschieht es, dass einer der Gefangenen von seinen Fesseln befreit und aus der Höhle gebracht wird. Er wird sich dagegen sträuben, die Glieder schmerzen, das Licht ist zu grell, er empfindet es als Qual und möchte zurück. Doch je mehr er zu erblicken in der Lage ist, zuerst die Schatten, die Spiegelbilder im Wasser, schließlich Menschen und Dinge und, nach oben blickend, den Abendhimmel, darauf das Tageslicht und zuletzt gar die Sonne, desto mehr erkennt er, dass die Welt der Schatten ein kläglicher Abglanz der Wirklichkeit war.

Die Deutung des Gleichnisses brauche ich dir gar nicht zu geben, doch Sokrates erklärt es selbst, es verdeutlicht den Aufstieg der Seele von der Welt des Vergänglichen, der Sinnesdinge zu der nur geistig erfassbaren Welt der Ideen, deren höchste Idee, symbolisiert durch die Sonne, das Gute ist.«

Heloisa hielt inne und sah Abaelard bewundernd an.

»Was mich an dem Gleichnis verwundert«, fuhr sie fort, »ist, dass der Mensch gegen seinen Willen aus der Gefangenschaft befreit wird. Du aber hast von Anbeginn an nach dem uns Menschen höchst möglichen Wissen gestrebt, und zwar ganz auf dich allein gestellt, ohne ein dich tragendes Kloster im Rücken, ohne kirchlichen Rückhalt.«

»Worauf willst du hinaus, Heloisa?«

Es war Abaelard, als würde Heloisa blass, trotz des rötlichen Lichts des Feuers, das auf ihren Wangen lag.

»Sokrates oder genauer Platon beschreibt den Weg zum Philosophen, dessen höchste Methode die Dialektik ist, die du wie kein anderer beherrschst. Nur dem Philosophen gelingt dieser Aufstieg der Seele von der Dunkelheit des Vergänglichen zur Helle des vollkommen Seienden, zur Schau der Idee des Guten. Voraussetzung dafür ist, dass er sein Leben in den Dienst der Philosophie stellt. Du hast, bis du mich kennenlerntest, ethisch und intellektuell das Leben eines Philosophen geführt – und hockst jetzt mit mir in einer Höhle auf der Flucht vor meinem Oheim, dessen Wut, Zorn und Scham unvergleichlich maßlos sein muss. Mich ängstigt die Vorstellung, dass deine Liebe zu mir dich in eine Höhle führt, dass sie dich von der Philosophie trennt, dass der Schatten der vergänglichen Wirklichkeit dich einholt.«

Heloisa betrachtete Abaelard von der Seite, fürchtend, ihn getroffen, verletzt zu haben. Sie atmete auf, als er endlich sagte:

»Ich kann mir kaum vorstellen, dass Platon sein Gleichnis mit der Schau der Idee des Guten bewenden lässt, auch wenn der Philosoph darin bleibend verharren möchte. Ich vermute, der Mensch muss in die Höhle zurückkehren.«

»So ist es. Er erhält die Aufgabe, die gewonnene Erkenntnis zu lehren. Doch diejenigen, die gefesselt in der Höhle geblieben sind, würden ihn töten, wenn sie könnten.«

»Das ist auch keine angenehmere Aussicht«, bemerkte Abaelard und Heloisa war erleichtert, dass sich wieder der Witz, der überlegene Gesichtsausdruck zeigte.

»Komm lieber zu mir in meine Arme. Weißt du, ich gedenke, meine über alles Maß geliebte Heloisa für immer zu behalten, selbst wenn der Teufel hinter uns her wäre.«

Als Abaelard bei Sonnenaufgang die Pferde sattelte, vermutete er: »Über die Loire werden uns die Häscher deines Oheims wohl nicht gefolgt sein. Wir könnten uns ein wenig Muße gönnen und das Kloster Fontevraud aufsuchen. Es liegt hier ganz in der Nähe den Hügel hinunter am Ende des Tals. Möchtest du das?«

»Das Grab meiner Mutter besuchen, meinst du?«

»Eben das, meine hochgeliebte Nonne«, sagte er scherzhaft und hielt Heloisa den Steigbügel, was eigentlich unnötig war, sie aber dennoch gerne von ihm entgegennahm.

»Du bist im Zwiespalt?«, bemerkte er.

»Ich habe sie nie kennengelernt. Sie ist als Gründerin des Klosters so viel gereist, um Land und Gelder für Fontevraud zu gewinnen. Unter irgendeinem Vorwand hätte sie auch nach Argenteuil kommen können. Irgendwie habe ich als Kind darauf gewartet und gehofft, die ferne Unbekannte einmal zu sehen, einmal von ihr umarmt zu werden. Aber weißt du, diese Gefühle der Verletztheit sind fast gänzlich verblasst, seitdem ich in Paris bin, und erst recht, seitdem du bei mir bist. Also reiten wir nach Fontevraud«, entschied Heloisa heiterer als ihr zumute war.

Eine ungewohnte innere Spannung erfasste Heloisa, als der Weg durch einen Wald, dann an Feldern vorbei führte, auf denen Laienbrüder die Ernte einbrachten.

Um sie abzulenken, erklärte Abaelard, indem er mit dem Kopf auf die Arbeitenden wies: »Fontevraud ist zwar vor allem ein Kloster für Frauen, es leben jedoch auch etliche Männer hier, die, wie du siehst, die körperlich schwere Arbeit verrichten müssen. Sie unterstehen der Äbtissin und sind ihr gehorsamspflichtig, was bisweilen zu Auseinandersetzungen führt, wie du dir denken kannst. Es verstößt gegen die Ordnung, wenn sich das natürliche Verhältnis umgekehrt hat und Äbtissinnen und Nonnen über die Kleriker herrschen.«

Noch bevor Heloisa darauf antworten konnte, jagte ein von vier prächtigen Pferden gezogener Wagen hinter ihnen den steilen Abhang hinab, so dass sie beinahe in die Weißdornhecke am Wegesrand gedrängt wurden. Im Vorbeifahren konnte Heloisa eine vornehm gekleidete Dame ausmachen.

»Sage ich doch, der satirische Dichter hat schon recht: ›Unerträglicher ist nichts als eine mächtige Frau‹, wobei die eben wohl eher nur reich und vornehm als mächtig war.«

»Meinst du, sie will zum Kloster?«, fragte Heloisa.

»Woanders führt der Weg nicht hin, da sieht man es auch bereits.«

Heloisa sperrte die Augen auf. Vor ihr lag eine gewaltige Klosteranlage, die einer Klosterstadt gleichkam. Vom Hügel aus konnte sie eine Unzahl Steinbauten erkennen, die über ein weites Gelände verstreut lagen.

Das alles war das Werk ihrer Mutter?

Sie erreichten die Pforte, den prächtigen Wagen sahen sie im Innenhof stehen, die Dame selbst war dem Wagen entstiegen und umgeben von ihren Domestiken. Verwundert betrachteten Heloisa und Abaelard das Bild, es erschien ihnen, als würden sie einen Fürstenhof besuchen, nicht aber ein Kloster.

Kopfschüttelnd wandte sich Abaelard der Pförtnerin zu:

»Gelobt sei Jesus Christus«, grüßte er.

»In Ewigkeit, Amen«, respondierte sie. »Was ist Euer Begehr?«

»Wir möchten das Grab der Priorin Hersendis von Champagne aufsuchen, wenn es möglich ist.«

Über das ältliche Gesicht der Pförtnerin huschte ein erfreutes Lächeln.

»Unsere geliebte Hersendis. Nach ihr fragt fast keiner mehr, obwohl sie noch gar nicht so lange tot ist. Gott habe sie selig. Ich werde Schwester Maria rufen lassen, die Euch zu ihrem Grab führt. Wen darf ich melden?«

»Schwester Lucia aus dem der heiligen Mutter Gottes geweihten Kloster Argenteuil«, antwortete Abaelard seelenruhig, »und ich selbst bin Magister Theobald aus Le Pallet.« Indessen wandte sich Heloisa seitwärts dem Klosterhof zu, damit die Pförtnerin nicht bemerkte, dass sie einen unruhigen Blick bekam. Wenn das Abaelards Mutter wüsste, dass er ihren Namen benutzte für eine Lüge.

Während sie auf Schwester Maria warteten, ritt auf einem Schimmel die Äbtissin Petronilla de Chemillé aus dem Kloster hinaus, eskortiert von ihren zwei Dienern, jungen, kräftigen, schönen Männern, die das Schwert zu führen wussten.

Abaelard und Heloisa sahen sich verblüfft an. Wohin waren sie geraten?

»Schwester Lucia? Magister Theobald?«, wurden sie von einer gekrümmten alten Frau mit einem zerfurchten, aber freundlichen Gesicht angesprochen.

»Ihr wollt am Grab unserer geliebten Priorin Hersendis beten? Folgt mir zur Abteikirche. Es ist gut, dass endlich einmal jemand ihrer gedenkt. Dabei ist Fontevraud ihr Werk. Ich war von Anfang an dabei, ja, ich habe sogar erlebt, wie diese Frau des Hochadels zu Robert Arbrissel in den Wald von Craon gekommen ist, als wir noch in elenden Hütten lebten, und bisweilen nicht einmal das. Ich habe nicht verstanden, warum sich die hohe Frau seiner Bewegung anschloss. Wir anderen alle, so viele wie wir waren, hatten einen Grund, letztlich den, dass wir keinen Ausweg mehr wussten. Sie aber hatte ein Schloss an der Loire, es ist gar nicht weit, war von vornehmer Geburt, war reich. Es war ein Geheimnis um sie, jedenfalls habe ich das gespürt. Wie auch immer. Zusammen mit ihrem Stiefsohn Walter war sie es dann, die Fontevraud geplant und mit Tatkraft verwirklicht hat. Es war nicht Robert Arbrissel, obgleich ihm aller Ruhm zukommt. Er war das geistige Oberhaupt, und«, Maria blieb stehen. Flüsternd verriet sie: »Er war ungerecht. Für ihn gab es nur zwei Arten von Frauen, die er bevorzugte und die er benachteiligte. Die Frauen, die er ablehnte, hatten ein hartes Los, er quälte sie mit unerbittlicher Strenge durch Hunger, Durst und Nacktheit. Er ließ ihnen gegenüber jegliche Ehrfurcht vermissen. Dass dennoch keine Bitternis, kein Neid, keinerlei Zwietracht herrschte, war allein Mutter Hersendis zu verdanken. Mutter nenne ich sie, obgleich sie zu demütig war, um den Rang einer Äbtissin einnehmen zu wollen. Sie sorgte für alle und ihre Opferbereitschaft und Frömmigkeit ließen in vielen den Wunsch entstehen, ihr nachzueifern. Mit Geduld und Gelehrsamkeit hat sie die jungen Novizinnen und Nonnen unterrichtet wie auch die weltlichen Mädchen, die zur Erziehung ins Kloster gegeben waren. Sie war eine begnadete Lehrerin.«

Heloisa schluckte bei diesen Worten und Abaelard hätte fast ihre Hand ergriffen, um ihr Zuspruch zu geben. Gerade eben fiel ihm noch ein, dass er einer Nonne nicht vertraulich die Hand drücken durfte.

»Wenn sie das Treiben hier sähe!«, fuhr die Nonne fort. »Für die Ärmsten der Armen war Fontevraud gegründet, als Heimstatt der Bedürftigsten - und nun ist es ein Adelskloster, was sage ich, ein Kloster für den Hochadel. Schon zu Hersendis' Lebzeiten verwandelte es sich, sogar Königin Bertrada war hier zu Gast. Und nun erst, seitdem Petronilla Äbtissin ist. Stellt Euch vor, der Fleischgenuss ist erlaubt. Aber was rede ich da. Verratet mich nicht. Es freut mich nur, dass Ihr das Grab meiner geliebten Mutter Hersendis aufsuchen wollt.

Seht die Abteikirche. Die Bauarbeiten sind noch nicht ganz abgeschlossen. Jedoch im kommenden Jahr wird sie mit einer feierlichen Papstmesse eingeweiht.« Maria machte ein trauriges Gesicht. »Dass Mutter Hersendis dies nicht mehr erleben, nicht mehr die Früchte ihres unermüdlichen Einsatzes ernten darf.

Vorsicht, es kann ein Ziegel vom Dach fallen. Noch müssen wir Obacht geben, Hersendis war auch eine große Bauherrin. Und eine entschlossene und mutige dazu. Als es deutlich wurde, dass die zuerst erbaute Kirche nicht ausreicht, weil 1000 Menschen und mehr in ihr Platz finden müssten, da hat sie den größten Teil des schon fertigen Gebäudes abreißen und die Kirche neu bauen lassen, was umfangreiche Erdarbeiten erforderte.

Ihr müsst Euch zwischen den Baugerüsten durchschlängeln, dort den Chor, den hat Mutter Hersendis entworfen, so licht, so schön, als sei er ein Stück Himmel.«

»Wo ist ihr Grab?«, ließ sich Heloisa hören.

»Ja, ihr Grab. Natürlich. Kommt, es liegt in der rechten Seitenkapelle, in dem Teil, der nicht abgerissen wurde.«

Sie traten durch den Gewölbebogen. »Da ist es. Ich lasse Euch jetzt allein.«

Heloisa blickte zu Abaelard auf, er nickte ihr zu und so standen sie schweigend und betend vor dem Grab. Es war Heloisa nicht ganz deutlich, wofür oder für wen sie betete, für eine Sünderin? Für eine Heilige? Welchen Stand hatte die Seele ihrer Mutter in den Augen Gottes? Welcher Gebete bedurfte sie? Und war von ihr, falls sie Gottes Augen wohlgefällig war, Hilfe für sie selbst, ihre Tochter zu erhoffen?

Eher Leere und Unruhe als Andacht erfasste Heloisa, ein Empfinden, das durch die lauten Bauarbeiten im Chor und im Hauptschiff der Abteikirche verstärkt wurde. Die fremde Frau, an deren Grab sie stand, hatte ihr Leben ohne sie geführt, stellte Heloisa nüchtern fest. Gleichzeitig trat ihr eigenes Leben in ihr Bewusstsein, das Abaelard hieß, von dem sie ein Kind erwartete.

»Gehen wir«, sagte sie. Abaelard schüttelte den Kopf.

»Nicht so, Heloisa. Lass uns gemeinsam für deine Mutter, die Priorin dieses einzigartigen Klosters ein ›Paternoster‹ beten.«

Mit ruhiger, leiser Stimme begann Abaelard zu beten und zu ihrem Erstaunen war der Übermut, der Hochmut aus seinem Gesicht gewichen. So hatte sie Abaelard noch nie gesehen, schon gar nicht bei Gottesdiensten, die er ohnehin nur selten besuchte. Noch während sie die Abteikirche und das Kloster verließen, war Heloisa zutiefst mit dieser Veränderung Abaelards beschäftigt. Seine Worte hatten ihr einen Mann offenbart, den sie bisher nicht gekannt hatte.

»Möchtest du noch Montsoreau, das Schloss deines Vaters aufsuchen?«, fragte Abaelard, als sie bei den Pferden ankamen. »Es ist nicht weit und liegt genau an der Loire. Wir könnten hinreiten, ohne zu viel Zeit zu verlieren.«

»Nein, was sollen wir da? Unmöglich kann ich mich als seine Tochter zu erkennen geben. Es ist ein tiefes Geheimnis und eine furchtbare Schuld liegt auf meiner Geburt.«

»Darum habe ich dich gebeten, für deine Mutter zu beten, indem du ohne Ablenkung und mit deinem Willen Gott für die Vergebung ihrer Schuld bittest.«

»Du meinst, ihr unermüdliches aufopferungsvolles Leben für das Kloster Fontevraud war vor Gott nicht genug?«, fragte Heloisa mit unsicherer Stimme.

»Vergiss einmal deine Enttäuschung. Viel bedeutender sind andere Fragen. Bedenken wir, Hersendis, so möchte ich sie nennen, denn diese Bezeichnung passt besser als deine Mutter, Hersendis also hatte sich ihrer Leidenschaft hingegeben, die Schwachheit des Menschen hatte über ihre Frömmigkeit und Tugend gesiegt, sie hatte eine Todsünde begangen, die schwerste, die eine Frau begehen kann – und sie wusste es, Paulus lässt keinen Zweifel an der Sündhaftigkeit der Tat vor Gott, ihr stand die Hölle vor Augen.

Fortwährend war sie von der Frage gepeinigt, ob eine Sünde durch eine gute Tat oder genauer durch ein Leben, das nur noch aus guten Taten besteht, gesühnt werden kann. Kann die einmal begangene und nicht wieder rückgängig zu machende Schuld durch eine lebenslange Reue und Umkehr aufgehoben werden oder aber bleiben Schuld und gute Taten diametral nebeneinander stehen? Die Kirche bietet uns die Möglichkeit der Reue, der Buße. Aber ich bezweifele, dass Hersendis jemals ihre Sünde gebeichtet hat. Ganz allein für sich in großer Einsamkeit wird sie den Entschluss zu lebenslanger Buße gefasst haben. Dass sie sich selbst von ihrer Sünde befreit sah, halte ich für ausgeschlossen. Sie wird unter dem singultus penetralium, dem fortwährenden inneren Schluchzen, gelitten haben. Gerade auch deinetwegen, trotz der ausgezeichneten Erziehung, die sie dir zusammen mit deinem Vater ermöglicht hat. Sie wird von der Vorstellung nicht losgekommen sein, dass, wie die Kirche lehrt, die Sünde der Eltern auf die Kinder übertragen wird.«

»Diese Lehre hat mich bisweilen geängstigt. Aber dann habe ich sie nicht geradezu bezweifelt, aber doch nicht so recht daran glauben können, dass diese Lehre richtig ist.«

»Was mich hoch erfreut«, lobte Abaelard und warf Heloisa einen stolzen, glücklichen Blick zu. »Ich gebe dir vollkommen recht, denn ich halte es für unmöglich, dass eine Schuld auf die Nachkommen vererbt, weitergegeben wird. Der einzelne Mensch ist eigenverantwortlich für sein Handeln, Schuld wie auch Verdienst bestehen in der guten und schlechten Absicht eines Menschen, Schuld ist somit nicht übertragbar. Darum lehne ich auch die von Augustinus behauptete und gelehrte Erbsünde ab. Gewiss, Adam und Eva wurden schuldig vor Gott, nicht aber nachfolgend jedes Kind von Geburt an. Es gibt keine Erbsünde. Allerdings müssen wir die Folgen ihrer Sünde tragen.«

»Unter Schmerzen Kinder gebären«, lächelte Heloisa. »Ich hoffe, dass es mir bei deiner Schwester wohl ergehen wird.«

»Mach dir keine Sorgen. Es wird dir in meiner Heimat bei meiner Schwester Dionysia gefallen.«

»Petrus?!«, rief Dionysia und ließ vor Erstaunen den Eimer fallen, so dass das eben aus dem Brunnen geschöpfte Wasser ihren Rocksaum nassspritzte. Zwischen aufgescheuchten Hühnern und bellenden Hunden lief sie, den Rock raffend, Abaelard und Heloisa entgegen, die gerade in den Hof hineinritten. Eine an einem Pflock angebundene Ziege meckerte laut.

»Petrus«, rief sie erneut. »Das ist nicht zu fassen, und du kommst nicht allein? Mit einer Nonne?«

»Das ist meine geliebte Heloisa«, erklärte Abaelard und legte stolz seinen Arm um die Schulter der jungen Frau. »Wir erwarten ein Kind.«

»Gott zum Gruße, ich bin keine Nonne«, erklärte Heloisa und merkte, wie sie rot wurde.

Dionysia blieb vor Erstaunen der Mund offen, dann aber nahm sie Heloisa in ihre Arme, schaute sie an und sagte: »Ich freue mich. Wie schön Ihr seid.«

Sie besann sich, dass die beiden Reisenden wohl durstig und hungrig sein könnten.

»Kommt erst einmal hinein. Robert und die Knechte und Mägde sind alle auf dem Feld bei der Ernte. Seht euch den Himmel an. Das Unwetter kann ganz schnell kommen. Ich bin eigentlich auch auf dem Feld. Was für eine Freude«, sagte sie und hakte sich bei Heloisa unter, während sie die junge Frau ins reetgedeckte, ebenerdige Steinhaus führte.

»Nehmt Platz«, wies sie auf eine Bank in der Küche, nahm Holzbecher von einem Bord und schenkte Johannisbeersaft aus einem Tonkrug ein. Neugierig und gespannt setzte sie sich dazu.

Heloisa dankte und sah sich einen Augenblick in dem Raum um. Die Wände waren aus groben Steinen, die Herdstelle auf dem Boden war mit einer Haube abgedeckt, so dass kein Kätzchen mit seinem Schwanz ein Feuer entzünden konnte, nahe dem Fensterloch stand eine leere Wiege.

Dionysia bemerkte es und erklärte: »Ich bin auch schwanger. Man sieht es noch nicht. Aber ich fühle es doch. Das schwüle Wetter macht mir zu schaffen. Dabei ist es mein fünftes Kind, das ich erwarte. Erzählt«, forderte sie Abaelard und Heloisa auf und prostete ihnen zu.

»Ich habe Heloisa entführt, wir sind vor ihrem Oheim geflohen und nun sind wir hier«, erklärte Abaelard lächelnd.

»Potztausend! Entweder lebst du keuscher als der keuscheste Mönch oder du entführst deine Geliebte! Was dazwischen geht nicht. Berichtet doch einmal vernünftig, was ist geschehen.«

»Was wir getan haben, hat mit Vernunft wenig und mit Liebe viel zu tun. Fang du einmal an«, forderte Abaelard freundschaftlich Heloisa auf und tippte sie leicht mit dem Ellenbogen an.

»Ich? Nein du. Mit dir fing alles an.«

»Gut, dann erzählt einfach beide. Wie ich mich freue«, wiederholte Dionysia.

»Ich hatte geglaubt«, sagte sie zu Heloisa, »Petrus würde immer nur für sich leben – und nun wird er gleich Vater! Schön ist es«, strahlte sie und nahm Heloisas schmale Hand in ihre warme, große, abgearbeitete Frauenhand.

Kopfschüttelnd und begeistert hörte Dionysia der aufregenden Schilderung zu. Bisweilen rutschte ihr ein »So was« heraus, insbesondere als Abaelard andeutete, wie sie auf dem Markt überrascht wurden.

»Wie soll es jetzt mit Euch weitergehen?«, fragte sie, als Heloisa und Abaelard geendet hatten. »Natürlich könnt Ihr hier bleiben. Ihr seid herzlich willkommen.«

»Wir dachten, Abaelard meinte, ich könnte hier unser Kind in Ruhe erwarten.«

»Natürlich, nur ich meine – und dann. Was für Pläne habt ihr für die Zeit nach der Geburt?«

»Zunächst muss ich nach Paris zurück. Ich habe meinen Schülern gesagt, dass ich wegen einer dringenden Familienangelegenheit in meine Heimat müsste. Wenn dies Heloisas Oheim erfährt, kann uns das nicht mehr schaden, denn bis in die Bretagne reicht weder die Macht des Königs und noch viel weniger die des Bischofs, sofern sie überhaupt etwas unternehmen wollen, was ich bezweifle. Heloisa ist hier sicher«, bekräftigte er.

»Ich hoffe es«, sagte Heloisa leise und dachte an ihre gar nicht so fernen Verwandten.

»Natürlich bist du es. Dein Oheim will schließlich nicht, dass seiner geliebten Nichte was zustößt«, entgegnete Abaelard und nahm Heloisa in den Arm, gab ihr einen Kuss auf den Mund, wobei sich die Augen der Schwester weiteten. Es bot sich ihr schon ein sonderbares Bild, die als Nonne verkleidete schwangere Geliebte des Bruders und er selbst ein rückhaltlos Liebender, er, der früher ihre hübschen Freundinnen nicht einmal wahrgenommen hatte.

»Anders verhält es sich natürlich mit dem Gerede, den Mutmaßungen und Verdächtigungen, denen ich ausgesetzt bin. Heloisa und ich sind schließlich am selben Tag verschwunden. Das sieht schon nach Entführung aus, kann mir aber wahrscheinlich nicht nachgewiesen werden. Oder noch anders ausgedrückt, niemand als Heloisas Oheim hat ein Interesse, mir daraus einen Strick zu drehen. In der Gunst Garlandes, des Kanzlers des Königs, werde ich weiterhin stehen und auch Bischof Gilbert wird mir sein

Wohlwollen nicht entziehen trotz der vehementen Predigten, die er im Zeichen der Keuschheit hält. Wenn er anders spräche, er bekäme Schwierigkeiten mit den harten Verfechtern des Zölibats. Trotzdem ist es ein Skandal und ich muss zurück, um die Wogen zu glätten. Ich werde also morgen wieder nach Paris aufbrechen.«

Während Abaelard dies erklärte, betrachtete Dionysia das Paar vor sich mit besorgtem Blick.

Die schöne, junge Frau, was würde aus ihr? Nach Paris zu ihrem Oheim konnte sie doch offenbar nicht zurück. Welch eine Zukunft stand ihr bevor mit einem Mann wie Abaelard, der nur Extreme kannte und lebte.

Dionysia nahm sich vor, Heloisa die Zeit der Schwangerschaft möglichst angenehm zu gestalten, sie zu umsorgen und ihr mit besten Kräften bei der Geburt ihres Kindes beizustehen.

Mit schwerem, traurigem Herzen blickte Heloisa ihrem Abaelard nach, wie er am frühen Morgen aufbrach. Als er aus dem Hof herausgeritten und hinter einer Wegbiegung verschwunden war, sagte Heloisa mehr zu sich als zu Dionysia: »Ich mache mir Sorgen um ihn. Ich fürchte, mein Oheim wird Abaelard nach dem Leben trachten, ihn überfallen und gefangen nehmen.«

»Oh nein«, versuchte Dionysia sie zu beruhigen. »Da braucht Ihr bei Abaelard keine Sorge zu haben. Er ist schließlich der Sohn eines Ritters. Auch wenn er, wie er sich auszudrücken pflegt, vom Gefolge des Mars ganz Abschied genommen hat, um im Schoße der Minerva aufgezogen zu werden, so hat mein Bruder das Kriegshandwerk gründlich gelernt. Er weiß sich zu verteidigen und seinem Gegner einen Schlag zu versetzen, wenn er angegriffen wird. Da könnt Ihr sicher sein.«

Nicht ganz überzeugt, ging Heloisa nachdenklich zurück ins Haus. Für lange Zeit würde sie Abaelard nicht mehr sehen. Der Herbst und das Fest der Geburt des Herrn würden darüber vergehen und das neue Jahr beginnen. Heloisa hielt die Hände beschützend an ihren Bauch. Mit einem Mal beschlich sie die Sorge: Wie würde Abaelard als Vater sein?

»Das ist dein Sohn«, strahlte Heloisa, hob den Kleinen liebevoll aus der Wiege und reichte das Kind seinem Vater. »Petrus Astralabius habe ich ihn genannt«, erklärte sie stolz.

»Der nach den Sternen greift«, wunderte sich Abaelard über diesen seltenen Namen und hoffte, es möge dem Kind vergönnt sein, nach den Sternen zu greifen.

Dabei sah er abgelenkt aus, hielt den Kleinen ungeschickt im Arm, so dass Heloisa das Kind behutsam richtig legte, damit das Köpfchen Halt hatte.

»Freust du dich nicht?«, fragte sie besorgt und streichelte ihrem Sohn über das Gesichtchen.

»Er sieht dir ähnlich, hat schon lockige dunkle Haare. Und wie er dich anschaut.«

»Heloisa hat die Geburt wunderbar gemeistert«, mischte sich Dionysia dazwischen. »Petrus, du kannst stolz auf sie und deinen Sohn sein. Ja, ja, ich geh ja schon«, brummelte Dionysia auf einen unmissverständlichen Blick ihres Bruders.

»Was ist in Paris geschehen?«, fragte Heloisa, Ungutes befürchtend.

»Ich bin zurück zu dir in meine Heimat gekommen, um dich, meine Geliebte, zu meiner Frau zu machen«, sagte Abaelard freudig aufgeregt. »Ich habe mich mit deinem Oheim versöhnt. Wir werden heiraten.«

»NEIN!!!!«, gellte ein entsetzter Schrei durch das Haus, dass jeder zusammenzuckte, der ihn vernahm. Der kleine Astralabius fing laut an zu weinen. Heloisa nahm das Kind Abaelard aus dem Arm.

»Nein, das kann nicht sein«, jammerte sie. »Das ist unser Unglück, unser gemeinsamer Untergang.«

»Eine Ehe mit dir, meine Liebste, ist kein Unglück, schon gar keine Katastrophe. Ich habe mich die ganze Reise zurück darauf gefreut, dich zu heiraten. Außerdem habe ich mit Fulbert vereinbart, dass es sich um eine heimliche Ehe handelt«, erklärte er, während Astralabius immer lauter schrie.

»Mit einer Ehe bin ich keineswegs einverstanden«, erklärte Heloisa entschieden und stampfte mit dem Fuß auf den Boden. Erstaunt blickte er sie an, so hatte er seine Heloisa noch nie erlebt.

Astralabius brüllte, dass sich Abaelard am liebsten die Ohren zugehalten hätte.

»Ich muss ihn stillen, vielleicht hilft das«, hoffte Heloisa.

»Du stillst ihn selbst, hast du keine Amme?«

»Wozu? Muttermilch ist die beste. Frag deine Schwester. Ihr ist kein Kind weggestorben.« Befremdet stand Abaelard daneben, wie Heloisa die Brust frei machte und seinen Sohn anlegte, der sich beruhigte und schließlich beim Stillen einschlief. Sanft legte Heloisa den Kleinen in die Wiege neben die schlafende Agnes, die wenige Tage vor Astralabius geboren war. Sorgsam deckte sie ihn gegen die Kälte zu, was Abaelard voller Ungeduld beobachtete und gleichzeitig Heloisa wunderschön und begehrenswert fand.

»Lass es mich dir erklären.«

Wortlos nahm Heloisa ihren warmen blauen Umhang, wobei es ihr auffiel, dass Abaelard den seinen noch gar nicht abgelegt hatte, der feucht vom Ritt durch das Schneegestöber war.

Schweigend gingen sie über den Hof, sahen durch die geöffnete Stalltür, wie Abaelards Pferd versorgt wurde. Beim Brunnen trafen sie auf Dionysia, die ihnen mitteilte, es erwarte sie am Abend ein Festessen, was allerdings Abaelard mit Unbehagen zur Kenntnis nahm.

Jedenfalls hatte es aufgehört zu schneien, wenn auch das Gehen auf dem verschneiten Weg mühsam war. In der Ferne sahen sie eine Burg auf einem Hügel. Abaelard zeigte dorthin und sagte: »Le Pallet, dort bin ich aufgewachsen.«

»Ich weiß«, antwortete Heloisa.

Die schneebedeckten Wiesen und der nahe Tannenwald erschienen Heloisa trostlos, ihr Einspruch von vornherein hoffnungslos, sie konnte sich kaum vorstellen, Abaelard von seinem Entschluss abbringen zu können.

»Wie kam es also dazu?«, fragte sie strenger als sie beabsichtigte.

»Ich kehrte so schnell wie möglich nach Paris zurück. Dort empfingen mich nicht nur meine Schüler, zu meiner Beruhigung trotz der Gerüchte mit Begeisterung, sondern von allen Seiten trug man mir zu, dass dein Oheim sich wie ein Rasender gebärdet hätte, als er am Morgen heimkam und dich nicht antraf, du geflohen warst. Ihm war klar, dass ich dich entführt hatte, und soll unbändig um sich geschrien haben. Deine Aufseherin, die geschlafen und nichts bemerkt hatte, wurde sofort von ihm entlassen.«

»Das tut mir leid. Ich dachte es mir schon.«

»Ihr erging es nicht zu schlecht. Zu deiner Beruhigung, deine Freundin Isabella hatte ja schon Cateline als Magd eine Stellung geboten und auch Martha an eine andere Freundin weitervermittelt. Du hast gute Freundinnen in Paris.«

»Damit kannst du mir eine Ehe nicht schmackhaft machen. Erzähl lieber weiter.«

»Welcher Schmerz in ihm loderte, welche Scham ihn peinigte, kann nur ermessen, wer es an sich selbst erfuhr. Und ich habe es erfahren. Wenn ich morgens zur Schule ging, lauerte er mir auf, um mich zu beschimpfen. Es war deutlich, er wusste nicht, welche Rache er an mir nehmen sollte, welche Angriffe er gegen mich unternehmen könnte. Was ihn abhielt, mich zu töten oder körperlich zu verletzten, war gewiss seine Angst, dass du bei den Meinen dafür büßen müsstest. Auch mich gefangen zu nehmen oder mich mit Gewalt in Gewahrsam zu bringen, war ihm auf keinen Fall möglich, weil ich mich davor sehr in Acht nahm. Ich hätte nicht gezögert, seinem Angriff zuvorzukommen, wenn er es gewagt hätte, gegen mich vorzugehen. Ich zweifelte jedoch keinen Augenblick daran, dass er, wenn er es vermöchte oder wagte, ziemlich hart zuschlagen könnte.«

»Du ahnst nicht oder ahnst es doch, wie viel Angst ich deswegen ausgestanden habe. Mein Oheim ist zwar Subdiakon und damit ein gottesfürchtiger Mann, aber das ist er nur äußerlich, innerlich schreckt er vor einer üblen Tat nicht zurück.«

»Nichtsdestoweniger bekam ich schließlich Mitleid mit seinem maßlosen Kummer und auch Gewissensbisse ob der Arglist, die ich um unserer Liebe willen in Kauf genommen hatte, und klagte mich selbst des Hochverrats an. Außerdem sorgten sein unablässiges Gejammer, seine Verfluchungen meiner Person in der Öffentlichkeit für erhebliches Gerede, so dass ich von der Befürchtung nicht loskam, mir drohe wegen der Entführung die Relegation.«

»Was jedoch nicht geschehen ist. Du hast mich im Sommer entführt, jetzt schreiben wir Februar. Weder Kanzler Garlande noch Bischof Gilbert scheinen ein Interesse daran zu haben, diese Tat zu ahnden«, wandte Heloisa ein, obgleich auch sie die Vorstellung, Abaelard würde seine Ämter verlieren, oftmals geängstigt hatte.

»Die Gnade der Hohen ist ein wechselreich Spiel«, antwortete Abaelard.

»Letztendlich entschloss ich mich jedenfalls, diesem unhaltbaren Zustand ein Ende zu bereiten, und suchte deinen Oheim auf. Er war nicht wenig erstaunt, dass ich es wagte, sein Haus betreten zu wollen. Voller Zorn und gleichzeitig Verachtung ließ er mich eintreten. Ich bat ihn um Verzeihung und versprach, jede Wiedergutmachung zu leisten, die er selbst festsetzen sollte. Ich versuchte ihn mit dem Gedanken zu besänftigen, dass niemand über meine Tat befremdet sein könne, der jemals die Macht der Liebe erfahren und in Erinnerung behalten habe, wie abgrundtief selbst die größten Männer durch Frauen zu Fall gebracht worden wären.«

»Gott bewahre uns davor, dass ich dich zu Fall bringe, ich fürchte es sehr«, sagte Heloisa und blickte Abaelard zaghaft an.

»Es war nur eine Floskel, um deinen Oheim zu besänftigen.«

»Das wird ihn kaum überzeugt haben.«

»Da hast du recht. Um ihn noch gnädiger zu stimmen, bot ich ihm eine Genugtuung an, die er nicht erwarten konnte, nämlich dich, die ich entehrt hatte und die ich dich geschwängert habe, mit mir zu vermählen.«

»Das hat ihn sicher aufs höchste erstaunt«, vermutete Heloisa, »du als Kleriker darfst nur eine Jungfrau heiraten. Eine Frau, die man genossen hat, zu heiraten, gilt sowieso als anstößig und entehrend für den Mann. Weswegen du ihm eine heimliche Ehe angeboten hast.«

»Die durch Bruderkuss und seiner Freunde Ehrenwort besiegelt wurde.«

»Und du vertraust ihm? Er wird dich verraten. Ich kenne meinen Oheim. Ich schwöre, Fulbert wird sich durch keine

Genugtuung über das, was geschehen ist, beruhigen«, warnte sie und wandte ihren Kopf ab.

Der Schnee knirschte unter ihren Schritten, aus der Ferne hörten sie ein langgezogenes heulendes HuHuhu-Huuh.

»Es heißt«, sagte Heloisa, »wenn das Käuzchen ruft, stirbt jemand.«

»Glaubst du daran?«, fragte Abaelard zweifelnd.

»Nein, aber mir ist so zumute.«

»Ich hatte gehofft, deine Liebe zu mir wäre größer als die Furcht vor deinem Oheim.«

»Wie kannst du an meiner Liebe zweifeln. Ich muss nur daran denken, dass Verrat selbst von den Größten verübt wird. Es war noch während meiner Klosterzeit, ich war vielleicht zehn oder elf Jahre alt, da erzählte die Äbtissin uns bisweilen von den Dingen, die in der Welt geschehen. Sie hatte erfahren, weil alle Welt davon sprach, dass der deutsche Kaiser Heinrich IV. einen Brief an seinen Paten, den Abt Hugo von Cluny, geschrieben hatte, indem er sich bitter über den an ihm durch seinen Sohn begangenen Verrat beklagte. Der alte Kaiser war ja nun schon vier Mal von Päpsten exkommuniziert und sein Sohn wollte sich seiner entledigen und selbst die Herrschaft übernehmen und war ein ganzes Jahr, es muss wohl 1105 gewesen sein, militärisch gegen seinen Vater vorgegangen. Doch er konnte ihn nicht besiegen. So griff er nach einem wirksameren Mittel, der List. Einige Tage vor dem Fest der Geburt des Herrn flehte er seinen Vater um Versöhnung an, fiel vor ihm auf die Knie und weinte bittere Tränen der Reue. Der alte Kaiser glaubte ihm, denn Kniefall, Tränen und Küsse sind ja verbindliche rechtliche und politische Handlungen. Der Kaiser entließ sein Heer und folgte seinem Sohn zum Reichstag nach Mainz, wo er seine Sache vor den Fürsten des Reiches und den Legaten des Papstes vertreten wollte. Doch kurz vor ihrer Ankunft in Mainz ließ der Sohn den Vater gefangen nehmen und ihn auf eine einsame Burg bringen. Ich habe mir als Kind schaudernd vorgestellt, wie der alte Kaiser in einem Verlies sitzt, bei Wasser und Brot, ohne Bad, ohne Bartscheren und, was das Grausamste ist, ohne Priester, und so verzweifelt und einsam das Fest der Geburt unseres Herrn Jesus Christus begehen musste. Wenn aber nicht einmal auf das Wort eines Königssohns Verlass ist …«

»Dennoch war der alte Kaiser so verlassen nicht«, wandte Abaelard ein, »Abt Hugo hat sich bei Papst Paschalis für ihn eingesetzt. Wie überhaupt Cluny ein Zufluchtsort für Verfolgte ist, wo, wie sonst nirgends, Exkommunizierte die Gnade eines christlichen Begräbnisses erwarten dürfen. Nur Cluny hat vom Papst das Privileg erhalten, Exkommunizierte in geweihtem Boden bestatten zu dürfen. Seelenrettung, Totengedenken und Gnade geht vor kleinlichem Hass.«

»Gnade sagst du, in Cluny ist sie möglich. Aber Paris ist nicht Cluny und mein Oheim ist nicht Abt Hugo, der schließlich auch wegen seiner Güte der Große genannt wird. Fulbert aber wird sich an dir rächen. Auge um Auge, Zahn um Zahn. Du hast ihn hintergangen, so wird er auch dich hintergehen. Trau ihm nicht! Er wird sein Versprechen nicht einhalten. Wie der Sohn seinen Vater mit Küssen verraten hat, so hat Fulbert auch mit dir Bruderküsse ausgetauscht und so wird er dich, uns beide verraten. Er wird sich nicht an das dir gegebene Versprechen halten, wird wortbrüchig und überall in Paris laut herausposaunen, du, der größte, in allen Landen bekannte Philosoph Abaelard, hättest mich, seine Nichte, geheiratet.«

Heloisa blieb stehen, atmete tief, so dass ihr Atem in der kalten Winterluft Abaelards Gesicht berührte.

»Es werden alle erfahren, deine Schüler, deine Freunde und vor allem deine Feinde, jeder, ganz Paris, ja die Welt bis in die fernsten Winkel.«

Sie sah Abaelard scharf ins Gesicht: »Welche Ehre kann ich an dir gewinnen, wenn ich dich durch die Ehe ehrlos mache – und dich und zugleich mich erniedrige. Ja, lebten wir vor 100 Jahren, als es noch üblich war, dass Priester verheiratet waren. Aber jetzt! Bedenke doch, wie hart und unnachgiebig besonders seit Papst Gregor VII. das Zölibat durchgesetzt wird. Die Priester verlieren Amt und Pfründe, wenn sie verheiratet sind und ihre Ehefrau nicht verstoßen. In Mailand wurden Priester, die sich von ihrer Ehefrau nicht trennen wollten, mit Gewalt verfolgt, es gab sogar Tote. Überall ist bekannt, welches Urteil der allseits hoch verehrte Petrus Damiani über die Frauen fällte, die Kleriker zur Unzucht verführen. Er nennt sie Lustdirnen, Wölfinnen, Blutegel, Otterngezücht, grimmige Löwinnen, die diejenigen, welche Gott geweiht sind, grausam verschlingen. Die Frauen sind Lockspeise des Satans und zur ewigen Flamme der Hölle bestimmt.«

»Damiani gilt in der Tat seit langem als die Autorität im Hinblick auf den Kampf für das Zölibat. Wie er freimütig bekannte, wollte er den heiligen Oberschenkeln der Bischöfe und Priester Riegel anlegen und ihre Geschlechtsteile mit Klammern versehen. Ziemlich brachialisch, abgesehen davon, dass er die Philosophie für eine Erfindung des Teufels hielt.«

»Was Damiani über die Frauen von Klerikern und die Enthaltsamkeit lehrte, wird von den Päpsten seit Jahren gepredigt und auf Synoden verschärft. Zudem ist es die Auffassung aller, gerade auch der Laien. Bedenke, wie man auf mich zeigt, mich erniedrigt, indem man mir vorwirft, ich hätte dich, einen Kleriker und Kanoniker, durch diabolische Reize und Lüsternheit zu schändlichen Leidenschaften verführt. Noch entehrender, du würdest durch die Ehe schamlos und unwiderruflich in Unzucht versinken, weil sie zur Ehe unabdingbar gehört und ein Recht der Ehegatten gegeneinander ist. Wenn du die Gottesfurcht außer Acht lässt, so möge doch das Ehrgefühl deine Schamlosigkeit zügeln.«

»Heloisa, das geht zu weit«, tadelte Abaelard.

Sie schluckte, tippte mit der Schuhspitze gegen eine Eisscholle am Ufer des Flüsschens Sanguèze, dass es leise knackte.

»Ich will dich nicht kränken. Nichts liegt mir ferner als das. Ich wollte dir nur vergegenwärtigen, was du ohnehin weißt, welch geringe Achtung der Ehe entgegengebracht wird, oder genauer, wie sehr sie verachtet, gebrandmarkt wird. Welche Rechenschaft müsste die Welt von mir fordern«, fuhr Heloisa fort, obgleich die Zurechtweisung Abaelards sie hart traf, »wenn ich ihr eine solche bedeutende Lichtquelle stehle. Wieviel Verwünschungen würden diesem Ehebunde folgen, welcher Schaden der Kirche, wieviel Tränen der Philosophen! Bedenke, wie erbärmlich, wie kläglich ist es, wenn ein Mann wie du, geschaffen für alle, sich einer einzigen Frau verschreibt und sich unter ein so schimpfliches Joch beugt. Die Ehe ist für dich belastend und anstößig, so dass du einen nicht wiedergutzumachenden Ansehensverlust erleidest.

Du, ein Theologe, höre doch auf die Mahnung des Apostels Paulus: ›Bist du los vom Weib, so suche kein Weib. So du aber ein Weib annimmst, sündigst du nicht, und wenn eine Jungfrau heiratet – die ich nicht mehr bin – sündigt sie nicht; doch werden solche die Anfechtung des Fleisches haben; ich verschone euch aber gerne‹. Und noch einmal insistiert er: ›Ich wollte aber, dass ihr ohne Sorge wäret‹.«

Heloisa brach ab und klagte: »Ich merke, ich rede gegen eine Wand. Dein Entschluss steht fest. Und doch, Liebster, wenn du nicht die Warnung des Apostels vor dem gewaltigen Joch der Ehe annehmen willst, wenn dir schon die hohe Stellung des Klerikers gleichgültig ist, so verteidige die Würde des Philosophen, höre doch wenigstens auf die Philosophen. Die Philosophen sind die Erforscher und Liebhaber der Weisheit.

Die beständigen Aufregungen und Beschwerden der Ehe aber, die mit ihr verbundene Unruhe, die belastenden Alltagssorgen, die Bedrängnis des täglichen Lebens, die Enge, das Kindergeschrei, die finanziellen Sorgen sind mit der Ehe unentrinnbar verbunden. Widerstehen muss man den Tagesgeschäften, nicht indem man sie abwickelt, sondern indem man sie von sich fernhält. Darum haben die Philosophen die Welt zutiefst verachtet, sie haben nicht nur das Treiben der Welt hinter sich gelassen, sie sind es geflohen. So haben sich die edlen Philosophen der alten Zeit alle Freuden versagt, waren durch Enthaltsamkeit und Strenge vom Volk geschieden, um in den Armen der Weisheit Ruhe zu finden. Denn unter dem Namen ›Weisheit‹ oder ›Philosophie‹ verstanden sie weniger das Erfassen der Wissenschaft als eine gottesfürchtige Lebensführung. Auch der heilige Augustinus bestätigt, der Philosoph ist ein Liebhaber der Weisheit. Den Namen Philosoph verdankten die heidnischen Weisen eher der Vortrefflichkeit ihres Lebenswandels als ihrem Wissen. Darum, ich flehe dich an, begib dich nicht in diese Schande. Halte dir vor Augen, dass Sokrates verheiratet war. Wie tief war sein Fall. Als Erster musste er für den Verrat an der Philosophie büßen, damit andere durch sein Beispiel vorsichtiger würden. Hieronymus berichtet im ersten Buch *Contra Iovinianum:* Als sich Sokrates eines Tages von den endlosen Beschimpfungen, die Xanthippe aus dem oberen Stockwerk auf ihn herabsandte, nicht beeindrucken ließ, übergoss sie ihn mit dreckigem Wasser. Er trocknete sich den Kopf ab und antwortete nur: ›Mir war klar, dass nach solch einem Donner Regen folgen würde.‹«

»Womit du gegen dich selbst gesprochen hast, Heloisa. Niemals würdest du mich beschimpfen, weil ich Philosophie betreibe. Lass uns umkehren. Es wird bald dunkel. Meine Schwester erwartet uns zum Abendessen.«

Ja, dachte Heloisa besorgt und fühlte sich unruhig. Ich muss schnell zurück und Astralabius stillen und wickeln. Hoffentlich weint der Junge nicht zu sehr.

Wie gejagt hetzte Abaelard voran. Obgleich sie sich beeilte, hatte Heloisa Mühe, mit ihm Schritt zu halten.

»Du willst wirklich, dass wir morgen schon nach Paris aufbrechen?«, schnaufte sie, als sie ihn eingeholt hatte. Abaelard erwiderte mit einem kurzen »Ja«.

»Dann muss ich dir sagen, dass eine Ehe unmöglich ist, und zwar nicht nur wegen des Ehrverlusts, sondern um deinetwillen, um deines Philosophierens willen. Cicero sagt es uns klar und deutlich: Er könne sich nicht zugleich mit einer Frau und der Philosophie beschäftigen. Er sagt nicht beschäftigen, sondern zugleich beschäftigen. Er wollte nichts tun, was einen ähnlichen Einsatz erforderte wie die Philosophie. Und Seneca gibt dem Lucilius die Unterweisung: Die Philosophie ist keine Kunstfertigkeit, die man dem Volk präsentiert oder die sich überhaupt zum Vorzeigen eignet, sie beruht nicht auf Worten, sondern auf Taten. Auch wendet man sich ihr nicht zu, um mit angenehmer Unterhaltung den Tag zu verbringen, um die Freizeit vom Makel der Langeweile zu befreien. Sie formt und bildet den Geist, sie ordnet das Leben, bestimmt unsere Handlungen; sie zeigt, was zu tun und zu lassen ist. Darum müssen wir alles andere vernachlässigen, um uns der Philosophie zu widmen, für die gar nicht genug Zeit sein kann. Es macht keinen großen Unterschied, ob du das Philosophieren abbrichst oder es nur unterbrichst, denn du kannst nicht dort fortfahren, wo du es unterbrochen hast. Es ist, als wären alle deine Überlegungen und Erkenntnisse verflogen. Darum muss man gegen ablenkende Beschäftigungen, und schon gar die Ehe, Widerstand leisten und sie ganz von sich fernhalten.«

»Hm«, war Abaelards Kommentar dazu, worauf Heloisa Hoffnung schöpfte, sie könne ihn doch noch umstimmen. Einen Augenblick erwog sie, ihn daran zu erinnern, wie wenig Lust er zur Philosophie gehabt hatte, als ihre nächtlichen Umarmungen seine Sinne und seinen Geist ganz in Anspruch genommen hatten. Sie unterließ es, um ihn nicht zu beleidigen. Jedenfalls hatten ihre Worte ihn nachdenklicher gestimmt und er ging etwas langsamer.

»An jenem unglückseligen Tag, als mein Oheim Fulbert uns überraschte«, begann sie zaghaft,

»da hattest du mir von deinem Buch über die Trinität erzählt, das du schreiben möchtest. Du selbst hast mir erklärt, was mir vollkommen einleuchtet und was wahr ist, dass die Philosophen die Grundsätze wahrer Unsterblichkeit und des wahren glücklichen Lebens nur deswegen haben niederschreiben können, weil sie die Welt verachten. Sorgfältig unterscheiden sie zwischen Lastern und Tugenden und harren heroisch in der Zurechtweisung verkehrter Menschen bis zum Tod aus – wie Sokrates, der für die Wahrheit getötet wurde von denjenigen, deren Laster er beständig aufzeigte. Höre doch«, Heloisa blieb stehen und blickte Abaelard an: »Du selbst sagtest, der durch irdische Begierden Verunreinigte könne sich nicht zum reinen Geist erheben. Mit Sokrates stimmst du überein, zur Reinigung des Lebens müsse man hart an einem guten Charakter arbeiten, damit der Geist, niederdrückender Begierden entledigt, durch die Reinheit der Erkenntniskraft sich zum Ewigen erhebt, soweit dies uns Menschen vergönnt ist. Das aber bedeutet, die reine Lebensführung ist die Voraussetzung philosophischer Erkenntnis, wie du selbst es lehrst und gelebt hast. Darum nimm Abstand von dem irrwitzigen Wunsch und Vorhaben, mich zu heiraten.«

Sie hatten das Haus der Schwester erreicht. Während Heloisa und Abaelard ziemlich erschöpft davor stehen blieben, öffnete Dionysia die Tür, Astralabius im Arm.

»Ihr werdet sehnsüchtig erwartet«, rief sie Heloisa und Abaelard zu. »Ich habe den Kleinen schon gestillt, er hat so sehr geweint. Zum Glück hat er meine Brust angenommen.«

»Ist gut. Hab Dank«, antwortete Heloisa und unterdrückte die Tränen.

»Es bleibt dabei«, raunte Abaelard ihr im Hineingehen zu.

»Kommt, setzt Euch zu Tisch. Das Mahl ist bereitet«, forderte sie Dionysias Ehemann Robert auf und wies Heloisa und seinem Schwager den Ehrenplatz an der festlich mit Kerzen und Speisen bestückten Tafel zu. Ehrerbietig kamen die Knechte und Mägde nacheinander in die Halle. Scheu setzten sie sich auf die Bank, soweit sie nicht bedienen mussten. Verstohlen blickten sie zu dem großen Philosophen hinüber, von dem sie schon gehört hatten, dessen Ruhm sogar zu ihnen gedrungen war.

»Was spricht man in Paris?«, wandte sich Robert an Abaelard und biss in ein Hühnerbein, das auf seinem Brotteller lag.

»Dasselbe wie hier, die Wahl Erzbischofs Guido von Vienne zum Papst.«

»Großartig ist das«, begeisterte sich Robert und wischte sich mit einem Mundtuch über Lippen und Bart. »Endlich wieder ein Franzose als Papst. Papst Calixtus II.«, fügte er feierlich hinzu.

»Nicht ganz Franzose. Vienne gehört zum Regnum Romanorum und genaugenommen ist der Papst ein Lehnsmann Kaiser Heinrichs V.«

»Ach, doch nicht wirklich. Er war schon immer ein großer Gegner des deutschen Königs, Kaiser mag ich ihn gar nicht nennen, nachdem dieser, dieser Hund nenne ich ihn, Papst Paschalis 1111 in Rom hat gefangen nehmen lassen, um die Investitur der Bischöfe weiter an sich zu reißen. Erzbischof Guido hat damals auf der Synode von Vienne den Bann über diesen Heinrich verhängt und wird auch als Papst alle Widersacher unter Beschuss nehmen. Wie auch Kuno von Praeneste, der päpstliche Legat für Frankreich. Zusammen mit unserem König Ludwig wird Calixtus Frankreich groß machen.«

Triumphierend sah er in die Runde, die Knechte und Mägde nickten zustimmend.

»Wie habe ich gejubelt, als damals, im Jahre des Herrn 1107 wird es gewesen sein, Papst Paschalis sich auf den Weg nach Norden begab, aber statt den deutschen König Heinrich V. aufzusuchen, mit dem französischen König Frieden schloss. Was sage ich, ein ewiges Bündnis besiegelte er mit dem König im Kloster Saint-Denis unter dem Schutz des heiligen Dionysius. Die Exkommunikation König Philipps wegen seiner unrechtmäßigen Ehe mit Bertrada wurde aufgehoben. König Philipp und sein Thronfolger Ludwig haben dem Papst einen Eid geleistet, in besonderer Weise den Feinden der Kirche zu widerstehen. Dafür wurden König Philip und der Thronfolger als treue Söhne der Apostel in der Nachfolge Karls des Großen angesprochen. Das kam einer Salbung des Königs und seines Sohnes gleich. Und dieser ewige Bund zwischen Papst und König wird Frankreich groß und bedeutend machen, so dass seine Feinde, der englische König, der Verfluchte, der die Normandie als seinen Besitz ansieht, und der deutsche König wie auch die widerspenstigen Fürsten dem Ruhm Frankreichs nicht Einhalt gebieten können. Mit Exkommunikationen wird Papst Calixtus allen politischen Widersachern und Häretikern den Mund stopfen.«

Er wischte sich erregt über seinen Schnauzbart.

»Möchtet ihr noch etwas Wein?«, fragte Dionysia verlegen. Sie war sich nicht sicher, wie ihr Bruder diese patriotische Rede auffasste.

»Diese von Euch vertretene Auffassung hört man auch in Paris in letzter Zeit häufig«, bestätigte Abaelard um Heloisas willen, die so lange Gast im Hause Roberts gewesen war. »Allerdings betrachte ich die Exkommunikationen mit Skepsis. Ich bin Philosoph und ich setze mit Platon auf das Gespräch. Mit Häretikern sollte die Kirche diskutieren, sie durch Argumente überzeugen und sich nicht deswegen durchsetzen, weil sie die Macht hat.«

Bei dem Wort ›Macht‹ zuckte Heloisa zusammen, sah auf und blickte Abaelard groß an. Der bemerkte es, räusperte sich und fuhr fort: »Was ich bedenklich finde, ist, dass sich der Charakter der Exkommunikationen verändert. Bisher wurden Exkommunikationen verhängt und wieder aufgehoben, wenn der Exkommunizierte sich reumütig zeigte. Nun aber hat Papst Calixtus angekündigt, dass nicht nur die Kirche dem Sünder eine Strafe auferlegt, sondern darüber hinaus auch die weltliche Macht eingreifen soll. So wird, so heißt es, Petrus von Bruis, der sicher ein Häretiker ist, wenn er gegen die kirchlichen Sakramente und Lehre wütet, die Wiedertaufe einführt, die Feier des Herrenmahles ablehnt und aus Kirchen Kreuze entfernt, nicht nur seines Amtes enthoben, sondern er und seine Anhänger sollen auch durch den weltlichen Arm hart verfolgt werden. Überhaupt verändert sich seit Papst Gregor VII. das Verhältnis der Kirche zur Gewalt. Einer seiner engsten Vertrauten, Bonizo von Sutri, verbreitete die vom Papst getragene Auffassung: Es seien die selig zu preisen, die Verfolgung ausüben um der Gerechtigkeit willen.«

»Es sei denn, die Häretiker können bezahlen«, prustete Robert zur Verblüffung aller und schlug mit der flachen Hand auf seinen Schenkel. »Statt der Argumente, die Ihr bevorzugt, muss man in Rom vom Türhüter bis zum Papst sein Recht mit Geld durchsetzen. Na, da werden wir besser keine Ketzer, weil wir das nicht bezahlen können.«

»Was sind das für Gespräche«, unterbrach Dionysia ihren Gatten. »Dies ist der letzte Abend von Heloisa in unserem Haus. Morgen brechen Abaelard und Heloisa schon nach Paris auf.«

»Ja? Und was wird dann aus dem Jungen?«, fragte Robert überrascht.

»Astralabius bleibt hier bei Euch, wenn Ihr es gestattet«, erklärte Heloisa mit tonloser Stimme, als spräche sie aus einer Gruft.

Darauf Schweigen. Jeder senkte die Augen, beugte sich über seine Schale mit eingekochten Pflaumen.

»Darf ich noch kurz zu Euch reinkommen?«, fragte Dionysia, die Heloisa und Abaelard zu einer Kammer geleitet hatte, in der sie allein schlafen konnten.

»Ich habe mir etwas überlegt und würde das gerne mit euch besprechen.«

Sie setzten sich zu dritt auf den mit Stroh gefüllten Leinensack, Dionysia neben Heloisa, Abaelard gegenüber auf die andere Seite des Bettes. Der Bettkasten knarrte.

»Also, ich habe mir überlegt, ihr könntet doch hier heiraten. Das wäre auch eine heimliche Hochzeit, jedenfalls von Paris aus gesehen. Der Priester könnte euch eine Bescheinigung ausstellen, dass ihr verheiratet seid. Und ich, das schwöre ich, würde euch die schönste Hochzeitsfeier bereiten. Und dann wäre euer kleiner Sohn Astralabius legitimiert, sogar deutlicher, als wenn Ihr in Paris heiratet, wo keiner von Eurer Hochzeit weiß. Ach, sagt ›Ja‹. Das wäre so schön.«

»Du kennst meinen Oheim nicht«, erwiderte Heloisa. »Erst einmal Danke sehr. Ich habe die ganze Zeit über nur Liebes von dir erfahren. Und dieser Vorschlag ist ganz, ganz lieb. Doch mein Oheim würde niemals glauben, dass wir wirklich verheiratet sind. Er würde das Dokument des Priesters für eine Fälschung halten oder halten wollen. Er will mich zurück nach Paris haben.«

»Aber du willst da nicht hin.«

»Was soll ich darauf antworten?«

»Gut«, seufzte Dionysia, erhob sich etwas mühsam, indem sie sich auf der Bettkante abstützte, und stand einen Augenblick unschlüssig in der Kammer herum: »Dann gehe ich mal und lasse euch allein.«

Kaum hatte Dionysia die Tür hinter sich geschlossen, drehte sich Abaelard zu Heloisa und fragte: »Hast du dein Nonnenhabit noch?«

»Selbstverständlich. Warum fragst du?«

»Damit wir unerkannt nach Paris zurückkehren. So, als wärest du nie fortgewesen. Ich war in Argenteuil und habe dir von der Äbtissin einen warmen Umhang besorgt, der nicht ganz umsonst zu haben war.«

Heloisa schluckte, nahm sich zusammen, lächelte.

»Ist mein Nonnengewand wirklich jetzt deine Sorge? Jesus sagt: ›Jeder Tag hat seine eigene Sorge‹. Und heute ist noch nicht morgen.«

Muss ich dich nach so vielen Monaten tatsächlich verführen?, dachte sie enttäuscht.

Wie beiläufig bemerkte sie: »Ich hatte letzten Sonntag meinen ersten Kirchgang nach der Geburt.«

Abaelard lachte auf und zog Heloisa zu sich hinüber: »Der Wink mit dem Zaunpfahl! Das hast du, meine Geliebte, wahrhaftig nicht nötig.«

»Ja, deine Geliebte. Weißt du, mein herrlicher Gebieter, mag dir der Name ›Gattin‹ ehrbarer, heiliger erscheinen, mir ist die Bezeichnung deine Geliebte, deine Konkubine, ja, verarg es mir nicht, deine Hure reizender«, flüstere sie, küsste ihn, gab sich Abaelard hin.

Es erregte ihn maßlos.

Später dann, als Heloisa in seinem Arm lag und sich fest an Abaelard schmiegte, bat sie:

»Lass mich hier bei deiner Schwester bleiben. Du kannst in Paris ungestört deinen philosophischen und theologischen Studien und deinem Unterricht nachgehen. Und wenn du dann bisweilen zu mir kommst, dann ist durch die zeitweilige Trennung die Freude über unser Beieinandersein nur noch größer, je seltener wir es genießen.«

Heloisa sah Abaelard an, hätte ihn gerne gestreichelt, unterließ es, da sie seine Abwehr bis in den Zeh hinein spürte.

»Wie soll denn unsere heimliche Ehe in Paris aussehen?«, fragte Heloisa verzweifelt. »Ich muss bei meinem Oheim leben, dessen Haus du nicht betreten darfst, ich wiederum kann dich nicht öffentlich in deiner Wohnung aufsuchen. Und noch einmal überrascht werden dürfen wir auf keinen Fall. In Paris gibt es keinen Ort für unsere Liebe.«

»Hier war der Eingang«, sagte Abaelard, duckte sich und leuchtete mit seiner Fackel in die Höhle hinein. Heloisa folgte ihm, es war ihr, während sie sich beugte, als hörte sie ihren Sohn weinen, so wie er heulend klagte, als sie im schwarzen Nonnenhabit ihn ein letztes Mal auf den Arm genommen hatte. Diese fremde, dunkle Frau mit dem traurigen Gesicht war ihm fremd. Noch im Fortreiten hörte sie Astralabius schreien.

Unschlüssig standen sie sich mit ihren Fackeln in der Höhle gegenüber, an deren Wänden Schatten huschten. Und Heloisa wünschte, auch Abaelard würde von Wehmut erfasst werden über die verlorene Freude, die sie noch im Sommer empfunden hatten, würde einmal sich besinnen, welches Opfer er ihr abverlangte, ihr Kind zu verlassen. Schmerzen bereitete ihr die Milch, die drückte. Sie herauszupressen war mühsam und brachte nur wenig Linderung.

Nicht aufgeben, ermahnte Heloisa sich. Laut sagte sie, so dass ihre Stimme in dem Gewölbe widerhallte: »Wenn du schon nicht auf die Kirchenväter hören willst und nicht einmal auf die ehrwürdigen Philosophen, so höre wenigstens auf Petrus Abaelardus:

Der drückt das so aus: ›Durch Zweifeln nämlich kommen wir zum Hinterfragen. Durch das Hinterfragen aber erfahren wir die Wahrheit‹.

Warum strömen denn die Schüler aus aller Welt zu ihm? Weil dieser Philosoph etwas noch nie in der Geschichte der Christenheit Dagewesenes lehrt, eine neue Methode, um die Wahrheit zu erforschen, die Dialektik. Die Aufgabe der Dialektik besteht darin, das Wahre vom Falschen zu unterscheiden mittels der Ratio, der Vernunft. Sie ist ein Schlüsselbegriff im Denken Abaelards. Nicht also die Autorität der Väter ist der Ausgangspunkt, sondern der Zweifel. Der Zweifel scheint ein Missklang zu sein, der von vielen unterdrückt, gar verboten wird. Ich denke an den Papst, der seit Gregor VII. für sich in Anspruch nimmt, die unfehlbare Lehrautorität innezuhaben und im Besitz der Wahrheit zu sein. Abaelard aber geht dem Zweifel nicht aus dem Weg, vielmehr strebt er einer Lösung zu. Ein erster Schritt zur Lösung ist nach der Regel der menschlichen Vernunft eine Fragestellung abzuleiten, die quaestio. Diese aber verhilft, mit höchstem Eifer die Wahrheit zu suchen. Als Schlüssel zur Weisheit gilt die beharrlich und wiederholte Frage – die interrogatio. Von dieser aus werden die verschiedenen Argumente einer eingehenden Prüfung unterzogen. Dabei erfolgt die Behandlung von widersprüchlichen Aussagen nach den Regeln der Dialektik, unter Analyse ihrer Einordnung in die Zeit sowie der Wortbedeutungen und der Sprachanwendung.

Anders ausgedrückt, es findet ein Diskurs statt. Nebenbei gesagt, ich weiß von Abaelard, er hat die Gewohnheit, mit sich selbst ein Zwiegespräch zu führen, Pro und Contra eines Problems zu erörtern, und zwar mittels der Regeln der Dialektik. Dabei sieht es Abaelard als hilfreich an, den Gebrauch der Aussagen, Verba, in ihre Zeit einzuordnen und ihre Wortbedeutung zu ermitteln. Nehmen wir also als Beispiel den Ausdruck ›sich mit mir durch die Ehe zu vereinen‹.

Wenden wir uns zunächst dem Wort Ehe zu. Die Ehe hat in unserer Zeit den denkbar schlechtesten Ruf. Warum? Weil die Ehe geradezu ein Synonym für die enge Verbindung zwischen Mann und Frau darstellt, durch vereinen noch betont. Konkret, in der Ehe werden die von Mann und Frau verübten Schändlichkeiten nicht nur erlaubt, sondern die Gatten können die Unzucht voneinander einfordern. Mit der Ehe verwirken sie das Recht auf Enthaltsamkeit, und zwar nicht nur zeitweilig, sondern für immer. Dem Begehren des Mannes kann die Frau nichts mehr entgegensetzen, sie kann und darf ihn nicht einmal vor sich selber schützen, denn sie ist rechtlos, steht unter seiner munt und ist ihm zum Gehorsam verpflichtet. Damit ist jede Möglichkeit genommen, zum philosophischen Ideal der Reinheit des Lebens zurückzukehren.

Gehen wir jedoch nicht von einer öffentlichen Ehe aus, sondern von einer matrimonium secretum. In der klassischen Zeit bedeutete secretus nur abgesondert, getrennt, in der heutigen Sprachanwendung bedeutet es geheim, heimlich. Das Wort ›heimlich‹ erweckt die Assoziation von verboten, und tatsächlich, gern gesehen werden heimliche Hochzeiten von der Kirche nicht, auch wenn sie nicht verboten sind. Was aber für gewöhnliche Menschen noch tragbar ist, eine heimliche Ehe zu führen, das ist mit der Berufung zum Philosophen unvereinbar. Verstehst du mich?«, rief sie. »Zu der Unreinheit der Vereinigung kommt der Zwang, im Verborgenen, im Dunklen, im Schmutzigen einander zu begegnen. Heimlichkeit bedeutet Täuschung der anderen, bedeutet Lüge. Nichts steht dem Philosophen mehr entgegen. Hier in dieser Höhle haben wir Platons gedacht, dessen höchste Idee des Guten durch die Sonne symbolisiert wird. Statt nach der Sonne zu streben, zieht die heimliche Ehe ein Leben nach sich, in dem der Schatten, der Schein, der Schmutz regiert. Abaelard aber urteilt: Der Philosoph, der nach Wahrheit strebt und in Lüge lebt, zerstört sich selbst.«

Heloisa schwieg für einen Moment und hielt die Hand an ihre Brust, es schien ihr, als würde ihr das Herz brechen.

Nachdenklich geworden, setzte sich Abaelard auf einen Felsbrocken.

»Wäre ich ein Mann, ich würde zu dir sagen, dass du das Thema Heirat nicht mit der Vernunft behandelst, sondern, um es mit Platon auszudrücken, der Thymos, der zornige Drang, der Eifer, der Wille deinen Entschluss bestimmt, ganz zu schweigen von den Epithymiai, den Begierden, genauer der einen Begierde. Du wendest deine Methode nicht an, indem du nicht einmal für dich selbst den Zweifel zulässt, zudem meine Argumente samt und sonders ignorierst, dich auf einen Diskurs nicht einlässt, sondern qua Macht dich durchsetzt. Du verrätst deine eigene Philosophie, indem du deine eigene Methode des Dialoges, des

Hinterfragens ausschaltest und deine Autorität gegen meine Gründe durchsetzt. Du versündigst dich an deiner eigenen Philosophie, weil du sie nicht lebst.«

Himmel, was sage ich da. Ich will ihn nicht beleidigen. Sie erwartete einen Widerspruch, aber Abaelard schwieg, was Heloisa irritierte. Er, der von keinem Gegner im Disput bezwungen wurde, hörte zu, suchte nicht nach dem Gegenargument, suchte sich nicht zu verteidigen.

»Nun bin ich eine Frau«, fuhr Heloisa milder fort und setzte sich neben Abaelard, »darum ist mir ein anderer Gesichtspunkt deiner Philosophie besonders wichtig, die Intentio, die innere Absicht. Als Kriterium für die gute Absicht nennst du die Liebe.

Aber ist es Liebe, die dich zur Heirat bewegt? Ist es nicht vielmehr die Sorge, wegen der Entführung doch noch belangt, unehrenhaft entlassen zu werden? Unsere Heirat ist ja gar nicht so heimlich wie es den Anschein hat, sie ist vielmehr eine hochadelige Angelegenheit. Die Trauung findet, wie du mir sagtest, in Saint-Aignan, der Eigenkirche Garlandes statt, der auf seine Person die Ämter des Kanzlers des Königs und Archidiakons von Paris vereinigt, womit der kirchlichen und der königlichen Macht Genüge getan ist. Stephan von Garlande wird sogar unter den Anwesenden, wird Zeuge sein. Wahrscheinlich schweigt auch Bischof Gilbert diskret. Damit bist du rehabilitiert, nicht aber ich, die ich als Hure verschrien sein werde, zumindest bei deinen Feinden oder deinen angeblichen Freunden, wie ich deinen Landsmann Fulco von Deuil einschätze. Auch mein Oheim erhält seine öffentliche Ehre nicht zurück, wenn niemand von unserer Ehe weiß. Berücksichtige, wie er blamiert ist, er, Mitglied des Domkapitels, in dessen Haus solche Schändlichkeiten verübt wurden. Ganz Paris weiß davon. Es graust mich, mir vorzustellen, wie er voller Zorn und Scham über die ihm zuteil gewordene Schande nach wie vor auf Rache sinnt.«

Heloisa setzte sich seitwärts und blickte Abaelard an. Unheimlich war ihr zumute, wie ihr Schatten dabei an der Wand tanzte. Angstvoll war ihr zumute, noch nie hatte sie so schonungslos mit ihm gesprochen.

»Hast du, mein Geliebter, ein einziges Mal an mich gedacht, wie unerträglich es für mich wird, wieder bei Fulbert leben zu müssen? Du verfügst über mein Leben – und verlangst von mir Gehorsam. Und du weißt genau, dass ich dir gehorsam bin in allem, was du von mir forderst. Was mich aber bis ins Mark, in meine Seele hinein kränkt, ist nicht dein Bestreben, deine Stellung zu behalten und weiter in der Hierarchie aufzusteigen, wie sollte ich dies nicht für dich wünschen, sondern deine Intentio. Ich glaube dir, dass du mich liebst, aber ich bezweifele, dass du mich aus Liebe heiraten willst. Der tiefe Grund für die Heirat ist deine Angst, mich zu verlieren, dein Misstrauen. Was immer mir Fulbert Böses antun wird, es ist nichts gegen deine Befürchtung, ich könnte einem anderen gehören wollen.«

Abaelard schaute Heloisa an, verwundet, entsetzt, tiefe Schatten unter den Augen, und sie wusste, sie hatte ihn mit ihrem Verdacht bis ins Mark getroffen.

»Du hast hier zu mir in der Höhle gesagt, du wolltest deine über alles Maß geliebte Heloisa für immer behalten. Deine unermessliche Liebe habe ich daraus gehört und auch deine abgrundtiefe Furcht, als könnte irgendjemand mich dir entreißen. Ich weiß nicht, ob Fulbert hinter unserem Rücken zusammen mit meinem mir unbekannten Vater oder sonstigen Verwandten Ehepläne geschmiedet hat, so ohne weiteres zu verheiraten bin ich ja nicht, arm, gebildet und entehrt wie ich bin. Und außerdem darf sich mein Vater nicht zu erkennen geben, was bei einer Verheiratung schwierig sein dürfte. Aber vielleicht fände sich der mittellose fünfte Sohn eines Grafen dazu bereit. Eines versichere ich dir, niemals, und ich meine niemals, würde ich mein Ja-Wort geben, das die Kirche für unabdingbar erklärt. Eher ließe ich mich töten. Das weißt du – und trotzdem zweifelst du an meiner Liebe, an meiner Treue.«

Heloisa brach ab, erhoffte eine Antwort, aber Abaelard schwieg, sah auf seine Hände.

Er ist gefangen und verloren in seiner Eifersucht, dachte sie und die Verzweiflung griff wie ein dunkles Ungeheuer nach ihr und schien sie zu verschlingen.

Mit ganzer Kraft raffte Heloisa sich zu neuem Mut auf.

»Als ich in der letzten Nacht bei deiner Schwester dir zuflüsterte, mag dir der Name Ehefrau auch ehrbarer erscheinen, mir ist die Bezeichnung Geliebte liebreizender, da sagte ich es nicht nur, um dich von der unseligen Heirat abzubringen, sondern weil es mir ernst, ja, mir der Ehestand zuwider ist. Was bedeutet Ehe anderes als Zwang? Geht man noch, wenn es gut geht, am Hochzeitstag die Ehe aus freier Entscheidung ein, so ist sie schon unmittelbar darauf eine Fessel, die Mann und Frau aneinander kettet, lebenslang, ganz gleich, wie sie zueinander stehen, ob sie sich lieben oder ob sie sich hassen. Warum denn unterscheidet man üblicherweise zwei Arten von weltlicher Liebe, die aus dem Herzen und die Liebe der Pflicht, zu der die Liebe zum Vater, zur Mutter, den Geschwistern, Verwandten und, nicht zu vergessen, der Ehefrau, dem Ehemann gehört. Welch eine minderwertige Liebe dies ist, zeigt Cicero auf. Weißt du noch, wie wir seine Schrift *De Amicitia* gemeinsam gelesen und uns in die Augen geschaut haben und wussten, die vollkommene Liebe, die vollkommene Freundschaft, die Cicero beschreibt, verkörpern wir. Cicero also schreibt: Vielleicht wurde von den Göttern nichts Besseres gegeben als die Freundschaft, wenn man die Weisheit nicht beachtet. Cicero also vergleicht die Beziehung zwischen wahren

Freunden und Verwandten und kommt zu dem Schluss, dass die Freundschaft das verwandtschaftliche Verhältnis übertrifft, da aus der Verwandtschaft das Wohlwollen genommen werden kann, aus der Freundschaft aber nicht. Wenn nämlich das Wohlwollen genommen wird, nimmt man den Namen der Freundschaft weg, und der der Verwandtschaft bleibt. Was aber bedeutet das für die Ehe? Es heißt, ein Leben lang zusammen sein zu müssen, auch wenn das Wohlwollen fehlt. Wir aber, du und ich, haben uns bei Ciceros Worten wiedererkannt, indem unsere Freundschaft mit Wohlwollen und Hochachtung gepaarte Übereinstimmung ist in allen menschlichen und göttlichen Dingen. Mit dem Freund kann man alles besprechen – wie mit sich selbst. Mit dir kann ich alles besprechen, haben wir gemeinsam alles besprochen wie jeder mit sich selbst. Wer könnte das von seinem Ehegatten sagen? Das Erste, was ich in Paris lernte, war, dass Eheleute nicht heiraten, weil sie sich lieben, sondern sich lieben, weil sie verheiratet sind. Anders ausgedrückt, weil sie gezwungen sind, sich zu lieben, damit ihr Leben nicht gänzlich unerträglich ist. Was aber ist eine solche Liebe, wenn sie denn tatsächlich zustande kommt, als Schein, als Lug?

Noch eine Unterscheidung trifft Cicero zwischen der vollkommenen Freundschaft und der alltäglichen. Die vollkommene Freundschaft ist selbstlos, sie macht das Glück glänzender, wie auch das Unglück leichter wird durch Teilen und Mitleiden, ja, der Freund leidet sogar noch mehr als derjenige, dem ein Unglück widerfahren ist. Die alltägliche oder die mittelmäßige Freundschaft strebt danach, sich selbst zu erhalten und sich selbst zu nutzen. Der Freund sucht nicht den Freund, sondern den Vorteil, den er zieht, wie Ehen um des Vorteils willen geschlossen werden. Muss sich nicht eine Frau in geringem Maße für eine feile Person halten, die lieber einen reicheren denn einen ärmeren

Mann heiratet und weniger den Mann selbst begehrt als das, was er hat. Gewiss, eine Frau, die so eine Gier zur Ehe treibt, sollte man nicht lieben, sondern bezahlen. Es ist meine feste Überzeugung, dass reicher und mächtiger zu sein eine Sache des Zufalls ist und nicht des sittlichen Wertes.

Wie aber stehe ich selbst da, wenn ich dich heirate? Auch dann, wenn tatsächlich niemand etwas von unserer Ehe erfährt, was ich bezweifele, vielmehr weiß, Fulbert wird damit prahlen. Gleichwohl, wenn niemand davon erführe, so würde ich in meiner eigenen Achtung sinken. Denn leise würde sich in meinem Inneren der Gedanke einsenken wie Gift, ich hätte dich wegen deines Ruhmes geheiratet. Auch wenn niemand mich als deine Ehefrau betrachtete, so fürchte ich mich davor, ich könnte mich aufblähen, mich vor mir selbst rühmen, der berühmteste Philosoph, der Sokrates der Gallier, hätte mich gewürdigt, seine Gattin zu heißen.

Pfui!

Geliebter, bewahre mich davor, mich selbst verachten.

Ich habe niemals das deine gesucht, nur dich. Kein Ehebündnis, keine Morgengabe habe ich je erwartet. Nicht meine Lust, meinen Willen suche ich zu befriedigen, sondern den deinen.

Nichts habe ich je bei dir gesucht – Gott weiß es – als dich. In grenzenloser Liebe habe ich mich dir von Anfang an hingegeben, mich dir geschenkt. Das schrieb ich dir einmal, und es gilt für immer.

Glaube mir, ich flehe dich an, es ist mir lieber und für dich ehrenvoller, wenn ich nicht deine Gattin, vielmehr deine Geliebte heiße, so dass allein die Zuneigung, die Liebe uns aneinander bindet.«

Heloisa brach ab. Erwartungsvoll, hoffnungsvoll sah sie Abaelard an! Die Kälte in der Höhle, das kalte Gesicht Abaelards ließ sie erstarren,

»Du schweigst? Du, der du von keinem Gegner besiegt wirst, schweigst?«

Hilfe, wenn sie ihn demütigte, wie konnte sie erwarten, ihn umzustimmen.

»Ich wollte dich nicht beleidigen, ich möchte dich um unserer Liebe willen, unseres Glückes willen von dieser unseligen Vermählung abbringen. Erinnerst du dich, als wir von dem paradiesischen Glück lasen, das dem ersten Mann und der ersten Frau zuteilwurde, und wir erkannten uns? Und sie waren nicht verheiratet. Sprich doch, Geliebter!«

»Die Heirat ist beschlossen«, erwiderte Abaelard entschieden, und es war ihm zugleich furchtbar zu erleben, wie Heloisa zusammenbrach. Schützend legte er seinen Arm um ihre zuckenden Schultern. Umsonst. Es gab keinen Trost.

Unter Schluchzen und Weinen brachte Heloisa die Worte hervor: »Eines bleibt zum Schluss, wenn wir beide vernichtet werden, so wird der Schmerz, der darauf folgt, nicht geringer sein als die Liebe, die vorausging.«

Wieder in ihrer Kammer im Hause Fulberts. Heloisa starrte auf den goldenen Ring, den ihr Abaelard noch eben in der Kirche an den Finger gesteckt hatte.

Nein, dachte sie, der Ring versinnbildlicht nicht das Band unserer Liebe, er schmiedet den Pakt mit Fulbert, den Abaelard geschlossen hat, dem er von nun an ausgeliefert ist. Was Fulbert niemals für möglich gehalten hätte, er hat es erreicht: Macht über Abaelard.

Und ich, dachte sie verzweifelt, ich habe meine Zustimmung gegeben!

Erschöpft, mit heftigem Kopfweh ließ Heloisa sich auf dem Schemel nieder, vergrub ihr Gesicht zwischen den Händen. Wie die Bilder vor ihr standen, als wäre sie nicht selbst die Braut gewesen, sondern eine Fremde, die teilnahmslos die seltsame Vorstellung betrachtete. Kaum waren sie mit dem ehelichen Segen vor ihren und Fulberts adeligen Freunden verbunden, da hatten sie sich im frühen Morgengrauen heimlich getrennt und jeder war seiner Wege gegangen. Sie mit dem Oheim, der triumphierend neben ihr stolzierte, seine Nichte sogar untergehakt hatte, als sei sie sein Besitz.

Als den betrachtete er sie bereits, als sie anscheinend reumütig bei ihm nach ihrer langen Abwesenheit an das Tor klopfte. Nein, den Anschein hatte sie nicht erweckt, trotzdem, die Rückkehr nach Paris genügte, um ihre Unterwerfung zu demonstrieren.

Mit stechenden Augen und liebenswürdiger Rede hatte der Oheim sie empfangen. Widerwärtig. Wie hatte er lüstern nach der Eheschließung gegiert, kaum dass sie ihren Fuß wieder in sein Haus gesetzt hatte, selbstredend allein, denn sie und Abaelard hatten sich bereits weit vor Paris getrennt und waren in ziemlichem Abstand hintereinanderher geritten. Wie hatte Fulbert darauf gedrungen, dass die Hochzeit nur wenige Tage nach ihrer Ankunft stattfände. Bei Einbruch der Dunkelheit hatte er sie selbst zur Eigenkapelle Garlandes gebracht und darauf bestanden, dass die Kirche verschlossen würde, selbstverständlich unter dem Vorwand, dass weder vom Cloître, von dem man durch eine schmale Tür in die Kirche gelangen konnte, noch von der Cîté aus jemand Unbefugtes in die Kirche gelangen und – wie fürsorglich – sie und Abaelard bei ihren Vigilien stören könnte. In Wirklichkeit ging es doch ihrem Oheim nur darum, dass sie nicht noch einmal fliehen würden. Wäre es nur Abaelard um Flucht gegangen! Was dachte, was hoffte er während der vielen Stunden, die sie gemeinsam allein beim Gebet verbrachten? Betete er wirklich zu Gott oder sprachen seine Lippen nur Gebete. Flehte er Gott darum an, dass ihm sein Ruhm erhalten und er gleichzeitig für immer sie, Heloisa, behalten dürfe. Um Ruhm und Ehre beten, das tat er gewiss nicht, das war eines Theologen und Philosophen unwürdig, so weit erniedrigte er sich nicht, und dennoch wünschte er es so sehr, dass er sich selbst der Gefahr aussetzte, sich selbst zu vernichten.

Das war es, wovor Heloisa vor Furcht bebte. Von keinem anderen Gebet war Heloisa so erschüttert, von Angst gepackt wie von den Worten des Vaterunser:

Und führe uns nicht in Versuchung.

Wie konnte Jesus den Menschen eine solche Bitte nahelegen, ja abverlangen. War es Gott, der die Menschen in Versuchung führte? War er es, der sie der Entscheidung zuführte, sich für oder gegen den Teufel zu entscheiden? Heloisa war über ihre Gedanken erschrocken, während sie neben Abaelard vor dem gekreuzigten Gottessohn kniete. Und dennoch war es ihr gewiss, Fulbert hatte der Versuchung nicht widerstanden, er war dem Teufel anheimgefallen. Denn der Teufel verführte nicht so sehr zur Sinnenlust, wie sogar der heilige Augustinus eingestand, sondern der Teufel, weil selbst immateriell, ohne Fleisch, wie es Augustinus ausdrückte, verführt zur geistigen Sünde, zu Hochmut und Neid. Was hatte sie bei Augustinus gelesen, was sie erst jetzt in der durchwachten Nacht beim unheimlichen Flackern der Kerzen in der kalten Kirche verstand: *Aber obwohl man den Teufel keinen Hurer oder Trunkenbold nennen und ihn auch sonst keines Lasters bezichtigen kann, das zur Fleischeslust gerechnet wird, ist er doch im höchsten Grade hochmütig und neidisch.*

Davon aber war Fulbert zerfressen, von rechthaberischem, kleinlichem Hochmut und vor allem vom Neid. Niemanden aber beneidete Fulbert so sehr wie Abaelard, dem die Menschen zuliefen, der, wo immer er auftrat, Aufmerksamkeit erregte, für den jeder sich beeilte, ihn zu sehen und mit gerecktem Hals und unverwandtem Blick ihm folgte, Abaelard, der alle überstrahlte, die um ihn waren.

Fulbert hingegen war Subdiakon, so ward ihr bewusst, stand an der untersten Stufe der höheren Grade der Weihe, wurde zwar auf Grund seines Amtes geachtet, aber nicht als Person wahrgenommen, so wie er wohl immer bedeutungslos am Rande gestanden hatte. Schon als Stiefkind von seinen Verwandten nicht gelitten und von dem Schloss Durtal fortgeschickt, hatte er sich durchschlagen, um Geltung kämpfen müssen. Auch wenn es ihm irgendwie gelungen war, in Orleans zu Vermögen zu kommen, ob allerdings auf redliche Weise, das bezweifelte Heloisa, so blieb er eine graue Gestalt. Sein Neid auf Abaelard musste ihn zerfressen. Fulbert, so ging Heloisa Augustinus' Urteil über den Teufel durch den Sinn, war vom Laster des Hochmuts und des Neides dermaßen im Bann gehalten, dass er in den Kerkern der dämmrigen Luft eingesperrt war und Böses plante.

Heloisa grauste vor ihrem Oheim, ihr grauste vor der Macht, die er mit jeder Stunde der Nacht gewann, mit der sich ihr Eheversprechen näherte – und nun vollends, da sie es sich gegeben hatten, sich gleichzeitig ihm auslieferten. Sie war sich nicht sicher, was den Oheim eher über Abaelard triumphieren ließ, ihn mehr befriedigt hätte, eine öffentliche Hochzeit, die seine eigene Ehre wiederhergestellt, aber Abaelards Ruhm geschadet hätte, oder der wollüstig genossene Sieg über den größten Philosophen, die Leuchte am wissenschaftlichen Himmel, der sich freiwillig erniedrigt, sich ihm ans Messer ausgeliefert hatte.

Doch, Heloisa stockte der Atem, hatte er nicht auch den Sieg über sie, seine Nichte errungen? Was war es denn, was

Fulbert so maßlos kränkte, dass er vor Zorn beinahe zerplatzt wäre. Liebe? Nein! Wer so selbstbesessen liebte wie ihr Oheim, wer das Glück des anderen so wenig im Auge hatte, der liebte nicht. Wie sie schon immer gewusst hatte, der Oheim wollte sich mit ihrer Gelehrsamkeit brüsten, nicht aber sie achten. Der Zorn, die Scham hatten einen anderen Grund. Sie hatte Abaelard gehabt. Er, Fulbert, aber nicht. Seinen Lockungen war Abaelard nicht gefolgt, sondern setzte sogar seine Ehre, seinen Ruhm, sein Amt aufs Spiel um ihretwillen.

Oh, Gott, schluchzte Heloisa, während sie den Ehering abnahm und ihn tief in der Truhe neben Abaelards Briefen und Liebesliedern unter ihrer Kleidung vergrub. Welche Qualen wird dieser unreinliche, unheimliche Oheim für uns ersinnen?

»Ein Schüler ist da, Herr«, meldete Abaelards Diener mit gleichgültiger Miene, so als wüsste er nicht, wer dieser Schüler war. Gespannt lauernd blieb er in der Tür stehen und blickte zu Abaelard hinüber, der an seinem Schreibpult stand.

»Ist gut, Antoine, lass ihn hereinkommen«, antwortete Abaelard ebenso gleichgültig und legte den Gänsekiel beiseite.

Der junge Herr trat ein und Abaelard deutete mit einer Handbewegung, der Diener möge sich verziehen. Die Tür wurde geschlossen, Schritte entfernten sich, die Holztreppe knarrte. Unten wurde ein Tor laut zugeschlagen.

Heloisa atmete auf und nahm den braunen spitzen Filzhut ab, wie ihn junge Männer gerne trugen, schüttelte den Kopf, so dass sich ihr Haar weit über ihren Rücken ergoss.

Abaelard betrachtete seine Frau andächtig und begehrend zugleich. Sie fielen sich in die Arme und Abaelard flüsterte: »Endlich unsere Hochzeitsnacht.«

Später dann, als Heloisa an Abelards Schulter lag, sprach sie aus, was sie erschrocken gemacht hatte, sein Gesicht, so blass, mit Schatten unter den Augen, kummervoll, krank, obgleich er gesund war.

»Was ist mit dir, Liebster? Du siehst sorgenvoll aus. Was grämt dich?«

»Nichts weiter.«

»Du verschweigst mir etwas.«

»Es ist nichts.«

Traurig dachte sie, wir jedenfalls dürfen uns nicht belügen.

»Wenn schon unser Leben auf Verheimlichen beruht, so solltest du mir nichts verschweigen.«

»Gut, du bist meine Ehefrau und ich habe keine Geheimnisse vor dir. Also höre: Er erpresst mich. Dein Oheim Fulbert erpresst mich.«

Heloisa zuckte zusammen. »Ich ahnte es, ich wusste es, geldgierig, skrupellos wie Fulbert ist.«

»Als ich ihn aufsuchte, um Frieden mit ihm zu schließen, da bot ich ihm Genugtuung an. Du weißt es. Er forderte nicht gerade wenig, das kannst du dir vorstellen. Ohne mit der Wimper zu zucken, habe ich ihm den enorm hohen Preis für deine Entehrung und Entführung bezahlt und ihm sogar angeboten, dich zu heiraten. Damit dachte ich, die Sache sei abgegolten.

Tja, dennoch erpresst er mich. Solatium nennt er das. Im klassischen Latein klingt das noch verhältnismäßig harmlos, Trost – wobei, was sollte dies auch damals anderes bedeutet haben als das Perfideste. Heute heißt es Entschädigung, Ersatz, also Geld. Seine Forderungen werden immer unverschämter. Diese Wohnung hier«, Heloisa stützte sich auf ihren Arm und sah sich in dem großen, luxuriösen mit Teppichen behangenen Raum um, es war schon sonderbar, dass sie zum ersten Mal bei ihm zuhause war, »ich muss sie aufgeben. Dringend muss ich mir eine Unterkunft suchen. Meinen Diener, bisher habe ich ihn noch entlohnt, aber ich fürchte, wenn es so weitergeht, dass ich ihn in Kürze nicht mehr bezahlen kann. Ich glaube, er ahnt so etwas, er wird mir gegenüber bei aller Ehrerbietung immer frecher. Trotz meiner hohen Einnahmen durch meine Schüler bin ich finanziell am Ende und ich sehe keinen Ausweg.«

Er schwieg und betrachtete seine Frau.

»Schön siehst du aus. Schön und klug. Es ist nicht zu fassen, dass ich nicht auf dich gehört habe. Ich muss es vor dir eingestehen, ich bereue es jetzt schon. Aber in meiner Verblendung, genauer stultitia war mir das nicht möglich.«

»Dummheit, sagst du. Du wendest dieses Wort auf dich an?«

»Nicht was meinen Unterricht anlangt. Da brilliere ich. Mit dem Sarkasmus der Verzweiflung lehre ich Philosophie und Theologie und die Studenten hängen an meinen Lippen, als wäre von mir eine Offenbarung zu erwarten.

Dann aber, abends, wenn es dunkel wird, dann schleiche ich aus der Schule wie ein Dieb vor seinen Häschern. Voller Angst spähe ich umher, ob irgendwo dein Oheim oder einer seiner Bediensteten verborgen in einem Winkel auf mich lauert.

Oder ich betrete eine Kirche, kurz bevor sie geschlossen wird und schon leer ist. Ist dir schon einmal aufgefallen«, sagte er und für einen winzigen Augenblick zeigte sich Interesse, Begeisterung auf seinem Gesicht, »dass der Ausdruck ›leer‹ falsch ist, nichts ist jemals leer, eine Kiste, die wir leer nennen, ist tatsächlich nicht leer.«

Er stockte, schien in eine Ferne zu sehen, deren Name Philosophie hieß. »Weißt du, worüber ich gerade gearbeitet habe: Über das Glück. Aristoteles versteht als höchste Form der Eudaimonia das Denken des Denkens. Über das Denken nachzudenken, ist das vollkommene Glück. Die betrachtende geistige Schau zeichnet für ihn den Menschen aus und so kommt Aristoteles zu der Schlussfolgerung: *Dass dies aber im höchsten Grade bei dem Philosophen zu finden ist, darüber besteht kein Zweifel. Und so wird er von den Göttern am meisten geliebt. Als Liebling der Götter aber genießt er das höchste Glück. Und so ist folglich der philosophische Mensch im höchsten Maße glücklich.*

Also«, fuhr Abaelard mit beherrschter, ironischer Stimme fort und Heloisa hätte aufschreien mögen, »ich betrete eine scheinbar leere Kirche, in der hinter einem Pfeiler ein Domestik deines Oheims hervorgrinst wie ein Knecht des Teufels, mich packt und seine Kralle nach meinem Geld ausstreckt.«

Wohin sind wir geraten?, dachte sie. In die Hölle, antwortete sie für sich.

»Glaubst du, dass er jemals genug haben wird?«, fragte Heloisa bang, als gäbe es einen Ausweg, weil danach noch gefragt werden konnte.

»Wie sollte ich das noch annehmen. Ich hoffe es. Gegen allen Anschein hoffe ich, dass es einen Punkt in Fulberts Gewissen gibt, der ihm Einhalt gebietet. Falls er ein Gewissen hat«, fügte Abaelard bitter hinzu.

»Ich werde versuchen, ihn umzustimmen, werde liebenswürdig zu ihm sein, ihn umgarnen und ihn meinen lieben Oheim Fulbert heißen. Vielleicht bringt ihn das von seinem bösen Treiben ab.«

Abaelard starrte mutlos an die Decke. »Versuch es.«

»Die Kirchenglocken läuten. Es ist schon spät. Ich sollte zurück«, stellte Heloisa traurig fest, küsste ihn und schlüpfte aus dem Bett.

Abaelard beobachtete, wie Heloisa die Kleidung eines jungen Mannes anzog. Statt der langen Tunika, wie sie von adeligen erwachsenen Männern getragen wurde, zog sie eine Hose an und darüber eine kurze Tunika.

Er fand sie verführerisch und maßlos begehrenswert.

Heloisa fing seinen Blick auf, musste aber fort und bemerkte: »Die Männerkleidung ist eine bewährte Tarnung. Junge Frauen pflegen sie oft auf Reisen anzulegen, um geschützt zu sein.«

»Mit dem Unterschied, dass diese Frauen das Ziel ihrer Reise kennen«, ergänzte Abaelard.

Gott, Vater im Himmel!, verschlug es Heloisa den Atem. Wie ohnmächtig, verloren muss er sein!

»Na, Kleiner. Wie steht es mit uns? Lust?«

Erschreckt machte Heloisa sich von der warmen, ringbestückten Frauenhand los und hastete durch die Menschenmenge. In dem Gewühl war es schwer fortzukommen, Schüler aus allen Herren Ländern, Händlerinnen, Kinder, Bettler und zu ihrem Entsetzen Prostituierte, wie diese dicke, geschminkte Frau, die sie tatsächlich für einen Mann gehalten hatte.

Nur fort von hier. Aber es war noch ein ganzes Stück zu laufen bis zu Abaelards neuer Wohnung, und so schien es Heloisa, ein jeder war an diesem ersten warmen Frühlingstag auf den Beinen, um zu flanieren, zu diskutieren, herumzulungern und sich in einer der Tavernen im Lateinischen Viertel zu vergnügen.

Nach Vergnügen war Heloisa keineswegs zumute, bedrückt hatte sie endlich die an der Seine gelegene Taverne erreicht, in deren oberem Stockwerk Abaelard eine kleine Wohnung gemietet hatte. Durch einen gedrungenen Torbogen erreichte Heloisa den Hinterhof. Es stank ekelig nach verwesendem Fleisch und nach Fäkalien. Die Nase zuhaltend, lief sie die Außentreppe zum ersten Stock hinauf, den sie durch eine niedrige Tür betrat. Sie blieb einen Augenblick stehen, so dunkel war es in dem schmalen Gang, von dem aus eine Stiege hinauf zum zweiten Stock führte. Auf ihr Klopfen öffnete niemand und so lugte sie vorsichtig durch den Türspalt in die Wohnung hinein. Zu ihrer Erleichterung war Antoine ausgegangen.

Es tat ihr weh zu sehen, wie karg alles war, der enge Raum zur Gasse hin, in dem Abaelard arbeitete, die schmale Kammer zum Hof gelegen, in der er schlief. Bei der Kochstelle hatte sich Antoine breitgemacht, soweit seine wenigen Habseligkeiten das zuließen. Heloisa schloss einen Augenblick die Augen, geplagt von der Vorstellung, dass Abaelard diese Kargheit, ja Ärmlichkeit nur ihr zu verdanken hatte. Nicht einmal seinen Diener, auf dessen Treue er sich doch verließ, konnte er bezahlen. Niemals wäre er ohne sie von irgendjemandem bis aufs Blut ausgesaugt worden, wie ihr Oheim es an ihm praktiziert hatte. Wenn auch Abaelard ihr keinen Vorwurf machte, umso mehr klagte sie sich unablässig selbst an.

Was nützte es? Heloisa trat ans offene Fenster, schaute herunter auf die Gasse, ob sie schon Abaelard sähe, drehte sich enttäuscht um und erblickte auf dem Pult ein aufgeschlagenes Buch. Augustinus' *De civitate Dei:* Von den Worten gefesselt, las sie:

Lebt der Mensch nach sich selber und nicht nach Gott, lebt er unfraglich nach der Lüge. Denn der Mensch will glückselig sein, ohne doch so zu leben, dass er es kann. Gibt es etwas Verlogeneres als diesen Willen? So kann man nicht ohne Grund sagen, alle Sünde ist Lüge. Denn wenn wir sündigen, wollen wir stets, dass es uns wohl geht, und nicht, dass es uns übel ergehe. Darin besteht also unsere Lüge, dass, was um unsres Wohlergehens geschieht, vielmehr übles Ergehen zur Folge hat; was zur Verbesserung unserer Lage geschieht, sie nur verschlechtert.

Warum, überlegte Heloisa, hat Abaelard gerade diese Stelle aufgeschlagen? Weil er sie im Unterricht mit seinen Schülern bespricht? Allein für sich selbst, um darüber zu meditieren? Weil sie wahr ist? Weil jeder Schritt, den sie taten, sie weiter in die Lüge führte. Was Heilung bringen sollte, das brachte Verderben.

Oder war es ganz anders, dass Abaelard dieses Zitat kontrovers mit anderen Zitaten über die Lüge diskutierte, wie er dies in seinen Unterrichtsstunden so oft mit ihr geübt hatte? Von ihm hatte sie gelernt, auch die Aussagen der Kirchenväter dürfen hinterfragt werden. Welches Argument spräche gegen Augustinus? Er selbst, sein eigenes Leben, wurde es Heloisa blitzartig bewusst. Denn sein Leben als Bischof, als Heiliger fußte auf der Sünde, seinen Nächsten, die Frau, die er liebte, verstoßen zu haben. Was aber ist das höchste Gebot: Gott zu lieben und seinen Nächsten wie sich selbst.

Wie hatte sie es noch in ihrer Zeit im Kloster in Argenteuil als schmerzlich, als ungerecht empfunden, sich innerlich gegen Augustinus aufgelehnt, dass er diese Frau niederen Standes, mit der er fünfzehn Jahre zusammenlebte, mit der er einen Sohn hatte, dass er sie auf das niederträchtige Reden seiner Mutter hin verstieß. Und warum? Um seiner Karriere willen! Um sich mit einer Adeligen aus christlicher Familie zu verloben, einem Kind, das noch nicht einmal zwölf Jahre, noch nicht einmal heiratsfähig war.

Gnadenlos, dabei von Trauer erfüllt, jagte er seine Konkubine davon. So musste diese verstoßene, gedemütigte Frau, deren Namen er nicht einmal erwähnt, von Mailand nach Afrika zurückkehren, ohne ihr Kind. Wovon lebte sie da? War sie an Armut und Kummer zugrunde gegangen? Ihr Sohn aber blieb bei seinem Vater und dessen triumphierender, herzloser Mutter. Wie eine Heilige wurde sie verehrt, weil sie aus Augustinus einen Christen machen wollte. Der Sohn aber dieser namenlosen, unglücklichen Frau, Adeodatus, war nur wenige Jahre darauf tot. War er aus Kummer über seine verstoßene Mutter gestorben? War er krank geworden, weil sein Vater sich sofort eine neue

Geliebte nahm, um die Zeit bis zur Hochzeit zu überbrücken? War er gestorben, weil christliche Nächstenliebe für ihn nichts als unbarmherzige Härte hieß? War sich Augustinus jemals einer Schuld bewusst?

Adeodatus – Astralabius. Heloisa ergriff eine furchtbare Unruhe, ihr wurde schwindelig und sie setzte sich auf Abaelards Bett, um nicht umzufallen.

Würde nicht auch Astralabius sie und Abaelard eines Tages anklagen, ihn im Stich gelassen, verleugnet zu haben? Und ging es nicht auch bei ihnen wie bei Augustinus um Ruhm, um Abaelards Ruhm?

War nicht das Streben nach Ruhm geradezu eine Untugend, wie Frau Philosophie Boethius im Kerker gelehrt hatte. Ja, Heloisa erinnerte sich noch, wie sie damals den Text mit Äbtissin Mathilde besprochen hatte. Sie wollte das irdische Leben kennenlernen.

Heloisa horchte. Wann nur endlich käme Abaelard? Er konnte ja eigentlich noch gar nicht da sein. Er war nicht zu spät, sondern sie war zu früh. Trotzdem überkam Heloisa ein unsägliches Gefühl, verlassen zu sein. Bodenlos war es. Noch nie hatte sie dergleichen empfunden, nicht einmal damals, als sie nachts nach ihrer Mutter rief. Ihr Arm schmerzte, sie betastete den blauen Fleck, den ihr der Oheim mit der Peitsche zugefügt hatte.

Schritte auf der Stiege. Abaelard? War er es denn, der sonst so leichtfüßig die Treppe hinaufstürmte? Hier aber schleppte sich jemand herauf, gedrückt, gebeugt. Heloisa stand von dem Bett auf und erwartete Abaelard, wer konnte es sonst sein. Er trat ein, versuchte ein heiteres Gesicht aufzusetzen und entnahm seiner Ledertasche eine Flasche Wein:

»Ich habe uns einen Muscadet des Coteaux de la Loire mitgebracht, die Reben werden bei Nantes angebaut, damit wir uns ein wenig heimatlicher fühlen.«

»Was ist passiert?«, fragte Heloisa bang, ohne darauf einzugehen.

»Ganz Paris weiß es. Das ist passiert. Ganz Paris weiß von unserer heimlichen Hochzeit.

Magst du einen Schluck?«

Heloisa nickte und beobachtete Abaelard, wie er in der Küche zwei Becher vom Bord nahm, den einen ihr reichte, ihr zuprostete. Sie setzten sich auf eine Holzbank, Abaelard, vornübergebeugt, starrte vor sich hin.

»Erzähl doch. Was also ist genau geschehen?«

»Heute nach dem Unterricht, die anderen Schüler hatten schon den Raum verlassen, stand Gerhard, du weißt, der Neffe von Herzog Friedrich von Staufen, ein Verwandter Kaiser Heinrichs V. also, noch so herum. Ich fragte ihn, was er denn hätte, und er druckste, bis er mit der Sprache herauskam. Er wollte wissen, ob das Gerücht stimme, wir wären verheiratet. Sie, meine Schüler, hätten gewettet. Er sei der Auffassung ›Nein‹, da eine Ehe gegen meine Ehre als Philosoph und Theologe verstieße.

Ich brauche dir wohl nicht zu beschreiben, wie beschämt ich mich fühlte und welche Wut in mir aufstieg, dass dein Oheim sich nicht an sein Wort hält, sondern jedem gegenüber mit unserer Heirat prahlt. Ausgesaugt hat er mich wie ein Blutegel, und jetzt, wo ich am Ende bin und meine Taschen leer, da bricht er sein unter Bruderküssen gegebenes Ehrenwort. Und nun diese Schande!«

»Ich kann nichts dafür«, beteuerte Heloisa verzweifelt.

»Ich weiß, aber höre, es kommt noch schlimmer. Als ich den Wein kaufte, wie üblich bei dem Händler in der Nähe der Grand Pons, da erdreistet sich dieser mickrige, unverschämte Mensch zu bemerken: ›Der Wein und die Frauen sind das Schönste im Leben‹. Am liebsten wäre ich handgreiflich geworden.«

»Ich kann wirklich nichts dafür. Wann immer Fulbert ausposaunt, wir wären verheiratet, verfluche ich ihn vor seinen Freunden, vor Fremden, vor wem auch immer, und schwöre, dass seine Worte ganz und gar falsch sind. Ich sage jedem, dass mein Oheim ein Lügner ist.

Sieh«, Heloisa krempelte den Ärmel hoch, »wie er mich dafür bestraft. Mein Rücken sieht genauso aus. Vor lauter Wut darüber, dass er die Wahrheit sagt und ich lüge und ihn in der Öffentlichkeit einen Lügner heiße, beschimpft, beleidigt und schlägt er mich. Ich fürchte mich, meinem Oheim zu begegnen. In seinem Haus wohnen zu müssen, wird für mich von Tag zu Tag unerträglicher.«

»Was können wir tun? Ich habe schon überlegt, ob du zu meiner Schwester und unserem Sohn zurückkehrst.«

»Davon träume ich jede Nacht. Doch es ist vollkommen ausgeschlossen. Fulbert hat gewiss meiner hochadeligen Familie mitgeteilt, dass wir geheiratet haben, und zwar standesgemäß auf Grund deines Ruhmes trotz deines, verzeih, untersten Adelsstandes. Glaube nicht, dass meine Verwandten damit die Entehrung verziehen hätten, und noch weniger, dass sie die Ehe geheim halten wollen. Jetzt aber wird meine Familie ebenso wie Fulbert erzürnt sein, dass ich die Ehe ableugne, und sie werden sich an dir rächen und mich bestrafen. Bedenke, deine Schwester wohnt am äußersten Rande der Bretagne, unmittelbar am Anjou, nur weniges entfernt von meinem Vater. Glaube nicht, dass er zögern wird, mich gefangen zu nehmen, um mich als Geisel zu benutzen. Vielleicht würde er gar die Felder verwüsten, das Haus deiner Schwester anzünden, das Vieh abstechen und einen Knecht töten.«

»Du übertreibst. Dein Vater ist ein frommer Mann. Er hat Großartiges für das Kloster Fontevraud geleistet, dazu in äußerst ungewöhnlichem Maße Rechte dem Kloster abgetreten und Schenkungen gemacht.«

»Das hat alles nichts zu sagen und schützt uns nicht. Tiefe Religiosität und Frömmigkeit liegen eng mit Maßlosigkeit, Rachsucht, Hemmungslosigkeit, Gewalt zusammen. Raub, Diebstahl, Blutvergießen gelten als Kavaliersdelikte, sofern sie nur von einem Adeligen verübt werden. Während meiner Zeit im Kloster Argenteuil habe ich als junges Mädchen bisweilen etwas von der Welt draußen gehört, von dem Schauerlichen, was sich dort zutrug, was sich in meine Gedanken eingegraben hat. So von Mathilde von Canossa. Wie kaum eine andere Frau gilt Mathilde von Canossa, Gott habe sie selig, als Vorbild für Gottesgläubigkeit, für Frömmigkeit. Hielt sie das von Gewalttaten ab? Mitnichten.

Da sie eine Weisung Papst Gregors VII. missverstand, lockte sie Bischof Werner von Straßburg in einen Hinterhalt und ließ ihn gefangen nehmen. Für ihn ging es noch glimpflich aus. Nicht aber für den Bischof Eberhard von Parma, den Mathilde auf ihrer Burg eingesperrt hatte und verhungern ließ. Und dann ihr Ehemann«, ereiferte sich Heloisa, »er wurde in der Nacht beim Abort ermordet, indem ein Schwert ihm zwischen die Pobacken gestoßen wurde. Natürlich wurde der Auftraggeber oder vielleicht gar die Auftraggeberin nie ermittelt, wozu auch, Adelige gehen straffrei aus. Aber reden wir nicht von Mord, sondern von Gefangennahme. Wie du weißt, hat Graf Fulco der Verdrießliche von Anjou seinen Bruder Gottfried 28 Jahre in einem Kerker eingesperrt. Der ist durch diese lange Einkerkerung wahnsinnig geworden. Fulcos Sohn, Fulco der V., wurde von Herzog Wilhelm von Aquitanien gefangen genommen und eingesperrt, um ihn zur Herausgabe einiger Burgen zu zwingen.«

Heloisa holte Luft, trank hastig einen Schluck Wein und fuhr wie gehetzt fort:

»Meine eigene Familie, ist sie denn besser? Adel, Reichtum, das ist meine feste Überzeugung, ist eine Sache des Zufalls, nicht des sittlichen Wertes. Von meinem Oheim Fulbert brauchen wir gar nicht zu reden. Aber der Vater meiner Mutter wie auch dessen Vater hatten den Beinamen Rasorius, ohne zu zaudern machten sie feindliche Burgen dem Erdboden gleich. Es waren harte, unerbittliche Männer. Leider ist auch mein Vater, obwohl von hohem Adel, ein Pferdedieb, ist als solcher überführt und musste dem Domkapitel von Angers die beiden gestohlenen Pferde zurückerstatten. Ein Leibeigener oder ein Bauer wäre dafür gehenkt worden. Ganz sicher ist mein Vater erbost, dass ich, nachdem er jahrelang für mich die teure Erziehung in Argenteuil bezahlt hat, von dir entehrt wurde und du nicht zu mir öffentlich stehst. Vor seiner Wut zittere ich. Oder der Bruder meiner Mutter, mein Oheim Hubert IV. von Champagne, auch ein höchst religiöser Mann, hat im Zorn, im Zorn! sage ich, das Land verwüstet, das die Mönche von Angers urbar gemacht hatten. Auch wenn er schon tot ist, so sind mit ihm nicht die Eigenschaften von Zorn und Wut und beleidigter Ehre und Rachsucht gestorben. So befürchte ich ihre Vergeltungssucht, da ich mich weigere, unsere Ehe zuzugeben, da ich Fulbert einen Lügner nenne und erst recht wenn ich mich dann auch noch durch die Flucht zu deiner Schwester seiner Rache und Wut zu entziehen versuche.

Um dich zu erpressen, werden meine Verwandten mich gefangen nehmen, was ganz einfach ist, weil ich bei deiner Schwester ganz in ihrer Nähe lebe. Sie werden mich einsperren, in einen Kerker stecken, bis du öffentlich unsere Ehe zugibst. Deiner Schwester aber werden sie Hof und Felder verwüsten als Strafe dafür, dass sie mich aufgenommen hat. Niemals könnte ich mir dieses an deiner Schwester von meiner Familie begangene Unrecht verzeihen. – Ich fürchte mich vor meiner Familie«, fügte Heloisa tieftraurig hinzu. »Außerdem, es ist leider so. Selbst sofern sie nichts gegen mich unternehmen sollten, so weiß doch jeder, dass mein Oheim nicht gelogen hat, dass wir verheiratet sind, wenn ich bei deiner Schwester lebe. So eine Kunde verbreitet sich schnell.«

Flehend sah sie Abaelard an, dann sagte sie mutlos: »Wohin aber dann? In Paris kann ich nicht bleiben.«

»Ich habe auch darüber nachgedacht«, gab Abaelard vorsichtig zu bedenken. »Mir ist dabei nur das Kloster in Argenteuil in den Sinn gekommen. Da bist du aufgezogen worden, es ist dir über die längste Zeit deines Lebens Heimat gewesen, die Äbtissin schätzt dich, das habe ich deutlich gespürt, als ich für dich den Nonnenhabit besorgte.«

»Das habe ich auch schon erwogen in unserer Not. Und wie dort leben? Als was, meine ich.«

»Als Novizin. Wenn ich für dich ein neues Nonnengewand, das alte ist zu verschlissen, wenn ich also ein Nonnengewand, selbstredend ohne Schleier, anfertigen ließe, würde jeder denken, du wolltest Nonne werden.«

»Die Mutmaßungen über unsere Heirat wären vorbei«, überlegte Heloisa nüchtern. »Deine Ehre und dein Ruhm wären nicht mehr gefährdet und ich würde nicht mehr von meinem Oheim misshandelt.«

Sie schwieg und es überkam sie der Gedanke, ob Abaelard sie loswerden wollte? War der finanzielle Ruin, diese Not, diese Lüge, dieser zunehmende Ehrverlust zu viel für ihn? Doch hatte er nicht recht? Welche andere Lösung bot sich an als eine weitere Täuschung?

Sie seufzte und es war ihr schwer auf der Brust. Warum nur hatte sie dieser elenden Hochzeit zugestimmt!?

»Wohl oder übel müssen wir diesen Weg einschlagen«, sagte sie gefasst. »Morgen schon. Noch einmal zurück zum Oheim will ich nicht, kann ich nicht. Leicht fällt es mir nicht, ins Kloster zu gehen. Auch da muss ich lügen, muss Frömmigkeit heucheln, obwohl ich sie nicht empfinde. Weil ich dort mich nur aufhalte, um uns zu retten.«

»Synagogen boten schon im alten Israel Asyl für Verfolgte, die wir nun einmal sind. Da brauchst du keine Skrupel zu haben, ins Kloster zu gehen. Schließlich willst du nicht Nonne werden.«

Heloisa, nicht überzeugt, wollte Abaelards Zuspruch nicht widersprechen. »Aber lassen sich meine Verwandten täuschen? Werden sie nicht denken, du wolltest mich loswerden, indem du mich ins Kloster steckst und zur Nonne machst? Werden sie nicht dich verfolgen, wenn sie meiner nicht mehr habhaft werden können? Bisher hatte mein Vater die munt über mich, nun hast du sie mit der Heirat. Rechtlich kann er mich nicht mehr belangen, auch nicht auf bösen Wegen der Ungesetzlichkeit, wenn ich erst einmal im Kloster bin. Dich aber, dich kann er packen.«

»Nicht so leicht. Ich möchte sagen, gar nicht. Hier in Paris bin ich sicher, gehe schließlich nur von meiner Wohnung in die Schule und zurück auf belebten Straßen. Wenn mich wirklich jemand angriffe, ich schlüge zurück oder käme ihm zuvor, wenn ich mich bedroht fühlte.«

»In deiner Wohnung können sie dich überraschen. Eben, als ich kam, war die Tür nicht zugesperrt. Versprich mir, dass du immer die Tür abschließt.«

»Ich verspreche es. Nur, Liebste, mach dir nicht so viel Sorgen. Sieh, das ist für einige Zeit die letzte Nacht, die wir zusammen sind. Bis auf weiteres deine letzte Nacht in Paris. Lass sie uns anders als mit Ängsten verbringen.«

Abaelard küsste Heloisa, hob sie auf und trug sie zu seinem Bett. Sie schlang die Arme um ihn und tröstete sich mit dem Gedanken, dass das Kloster in Argenteuil ja nicht weit von Paris ist.

Heloisa reihte sich in die Schar der Novizinnen ein, die nach der Vesper bedächtigen Schritts und gesenkten Auges dem Refektorium zustrebten, wo das Abendessen ihrer wartete. Nach der Dunkelheit in der Abteikirche erschien es ihr trotz der einsetzenden Dämmerung auf dem kurzen Weg zum Refektorium noch hell. Heloisa war versucht, einmal nach oben zu schauen, um einen Blick auf die untergehende Sonne zu werfen, die sie mehr wahrnahm als sehen konnte. Fast unhörbar betraten die Frauen in ihren schwarzen Gewändern den Kreuzgang, den sie schweigend durchschritten. Düster war es hier, unheimlich die Gräber der Nonnen, die auf dem vom Kreuzgang eingefassten Friedhof begraben waren. Mit einem Mal überkam Heloisa die Angst, hier im Kloster zu sterben.

Da landete ein Kieselstein genau vor ihrer Schuhspitze.

Nicht aufschauen, wenn noch einer folgt, dann ist es kein Zufall, dann ist es Abaelard! Der nächste Stein streifte ihren Fuß.

Er ist da! Ganz in der Nähe! Er musste sich während des langen Gottesdienstes in das Kloster eingeschlichen haben, vielleicht über die Mauer geklettert sein.

Ohne sich die innere Erregung anmerken zu lassen, nahm Heloisa in dem reich mit Kapitellen ausgestatteten Refektorium ihren Platz ein. Es war ihr nur recht, dass während des Essens nicht gesprochen werden durfte, und die Worte der Vorleserin glitten ungehört an ihr vorbei. Auch schmeckte sie nichts von dem Hühnereintopf, der gereicht wurde. Angestrengt überlegte sie: Irgendwo auf dem Friedhof zwischen den Gräbern musste Abaelard sich versteckt haben. Wie ihn treffen? Wo gab es einen Raum, in dem sie ungestört zusammen sein konnten? Hier im Refektorium, schoss es Heloisa durch den Sinn. Nach der Mahlzeit zögen sich alle, die Äbtissin, die Nonnen und Novizinnen zum persönlichen Gebet zurück und dann folgten die Komplet im Schlafsaal und die Nachtruhe. Das müsste sich arrangieren lassen, hoffte, betete sie.

Endlich, die Mahlzeit war vorbei, ließ Heloisa die Schwestern an sich vorüberziehen, wartete ehrerbietig auf Mutter Mathilde, die von ihrem erhöhten Platz herabstieg. Heloisa neigte ihr Haupt und sprach ihre Bitte aus, die Nacht betend allein verbringen zu dürfen, um Buße für ihre Sünden zu tun.

»Deine Bitte sei dir gewährt, mein Kind«, antwortete die Äbtissin würdevoll und Heloisa wusste nicht, ob die hohe Frau sie durchschaute.

Endlich war sie allein. Mit jagendem Herzen ging Heloisa an den Tischen und Bänken vorbei durch den großen Saal und blieb nahe bei der Tür zum Kreuzgang stehen. Es war ihr, als würde sie Abaelard zum ersten Mal begegnen.

Er trat durch den Türbogen. Sein Erscheinen, seine Gegenwart erschütterte sie und ließ sie gleichzeitig jubilieren. Ohne mit Reden und Küssen zu verweilen, schob er seine Frau an der wärmenden Feuerstelle vorbei in eine Ecke des Refektoriums, genau dorthin, wo ein Fresko der thronenden Maria mit dem Jesuskind auf dem Schoß zu Betrachtung und Andacht aufforderte.

»Bück dich«, befahl Abaelard. Ohne zu zögern, gehorchte Heloisa, zog ihr schwarzes Gewand hoch und er drang in sie ein.

Danach ließen sie sich Zeit, sich gegenseitig zu entkleiden.

Eng schmiegten sie sich aneinander, begehrten sich wieder, und lagen dann ruhig beieinander. Abaelard deckte Heloisa mit einem Teil ihres Habits zu.

»Wie ergeht es dir hier, Liebste?«

»Ich widme mich dem Gebet und frommer Betrachtung. Ich gestehe, ohne an Gott zu denken. Dir will ich gefallen, nicht Gott, du weißt es. An dich denke ich immerzu.«

Sie schwieg und dachte, ohne Gott zu beachten, tun wir das, was Liebende tun.

»Aber sag, wie geht es dir in Paris?«

»Ich unterrichte wie besessen, erwarte demnächst auch neue Einnahmen von meinen Schülern.«

»Hast du Antoine, deinen Diener bezahlt?«

»Noch nicht ganz, muss ich gestehen. Deine Einkleidung war so teuer und natürlich war dein Eintritt als Novizin nicht ganz umsonst, auch wenn die Äbtissin sehr nachsichtig ist. Aber selbstverständlich muss ich als dein Ehemann, wie sie weiß, dafür bezahlen, dass du hier lebst. Und dazu habe ich natürlich meiner Schwester Kostgeld für Astralabius gesandt.«

Bei der Erwähnung ihres Sohnes zuckte Heloisa zusammen, sagte aber nicht, wie sehr ihr der Junge fehlte.

»Wären wir nur reich wie meine Verwandten«, klagte Heloisa stattdessen, während sie von seiner Schulter aufsah. »Mein Vater hat ein Schloss und die Verwandten meines Oheims im Anjou ebenfalls. Hätten wir Besitztümer, wir hätten heiraten können, du hättest ungestört deinen Studien nachgehen können, ohne vom Familienleben gestört zu werden.

Sogar Aristoteles sagt dazu:

Keine Tätigkeit ist vollkommen, wenn sie behindert wird, das Glück aber gehört zum Vollkommenen. Daher braucht der glückliche Mensch zusätzlich die körperlichen und äußeren Güter sowie den glücklichen Zufall, um in diesen Hinsichten nicht behindert zu werden. Wer aber behauptet, ein Mensch auf der Folter oder inmitten schwerer Schicksalsschläge sei glücklich, wenn er nur gut ist, redet gewollt oder ungewollt Unsinn.«

»Dagegen halte ich Jesu Urteil über die Reichen«, antwortete Abaelard. »*Kinder, wie schwer ist es für die, welche ihr Vertrauen auf Reichtum setzen, ins Reich Gottes zu kommen. Es ist wahrscheinlicher, dass ein Kamel durch ein Nadelöhr geht, als dass ein Reicher ins Reich Gottes kommt.* Das gilt auch für alle weiteren irdischen Güter, wenn der Herr sagt: *Sorgt euch nicht um euer Leben. Das Leben ist mehr als die Nahrung und der Leib mehr als die Kleidung.*

Sic et non, ja und nein. Die Schlussfolgerung kannst du selber ziehen.«

»Trotzdem, du bist Philosoph und Theologe und kein Denken, keine Erkenntnis rettet dich vor der Bosheit der Welt. Ohne mich könntest du vollkommener Philosoph sein. Nichts würde dich stören. Doch schon das erste Weib im Paradies hat den Mann verführt, und während sie ihm vom Herrn zur Gehilfin geschaffen war, ist sie ihm zum größten Verderben geworden.«

»Was sprichst du von Verderben. Wovor fürchtest du dich?«

»Vor meinem Oheim.«

»Er scheint sich damit abgefunden zu haben, dass du ins Kloster eingetreten bist. Er hat mich sogar neulich gegrüßt.«

»Dann hüte dich. Dann hat Fulbert einen Plan, der scheußlicher ist als alle Schmähungen, mit denen er dich herabsetzen könnte.«

»Herr, stell eine Wache vor meinen Mund, eine Wehr vor das Tor meiner Lippe«, verhallte das Gebet vor der Nacht im Dormitorium.

Es ist nicht nötig, eine Wache vor meinen Mund zu stellen, um mich zum Schweigen zu bewegen, dachte Heloisa, während sie sich die Bettdecke über die Schulter zog. Es gab niemanden im Kloster, dem sie ihre Empfindungen, Gefühle, Gedanken hätte anvertrauen dürfen, wenngleich sie mit einigen älteren Nonnen, die ein weltliches Leben geführt hatten und die vertrauensvoll wirkten, über Astralabius hätte sprechen mögen. Astralabius, die Sehnsucht, die Trauer griff wie eine dunkle, feste Hand nach ihr und schnürte ihr den Atem ab. Wie hatte sie gejubelt, ein Kind von Abaelard zu empfangen, welche Freude hatte sie erfasst, den Jungen im Arm zu halten und zu stillen. Gesund und kräftig war er trotz der schwierigen Umstände ihrer Schwangerschaft. Heloisa seufzte unhörbar. Sicher hatte Dionysia ihn längst zum Schlafen in die Wiege gelegt und ein Nachtgebet gesprochen, das er zwar noch nicht verstand, aber doch schneller als gedacht mitsprechen könnte. Würde sie jemals mit ihrem Kind beten?

Heloisa unterdrückte die Tränen, dachte statt ihres Sohnes an Abaelard. Sie sah ihn vor sich, wie er an seinem Schreibpult arbeitete, auf seine Weise arbeitete, indem der Text selbst ihm genügte, ohne Anleitungen, wie er zu verstehen sei. Irgendwann am Abend würde er die Feder beiseitelegen, Sand auf das Pergament streuen, die Öllampe auf dem Pult löschen, in die Küche gehen, noch einige Worte mit Antoine wechseln, im Stehen einen Becher Wein trinken und sich dann in seiner Kammer zum Schlafen legen. Als Letztes löschte er die Kerze und spräche, schon im Dunkeln, ein kurzes Nachtgebet.

Diese Vorstellung war nun wirklich nicht beunruhigend, und doch erfasste Heloisa Bangigkeit, Angst, Furcht, Abaelard könne von ihren Verwandten ein Unrecht zustoßen. Das Bild des vor Wut verzerrten Gesichts Fulberts, umgeben von den Fratzen ihrer Angehörigen, ließ sie zusammenzucken. Beten, sie musste für Abaelard zu Gott beten, ihn um Hilfe anflehen. Mit welchen Worten? Ihren eigenen? Mit denen des Psalmbeters? Ihn hatte Gott sicher erhört.

Heloisa drehte sich auf den Rücken, faltete die Hände und sprach:

»Errette mich, Herr, vor den bösen Menschen; behüte mich vor gewalttätigen Männern ...«

Sie strich sich über das Gesicht. Die Worte waren nicht richtig, nicht für sich, sondern für Abaelard betete sie zu Gott, für ihn flehte sie um Hilfe.

»Errette, Herr, Abaelard vor den bösen Menschen und behüte ihn vor gewalttätigen Männern, die Bosheiten ersinnen in ihrem Herzen und täglich Krieg erregen.

Sie schärfen ihre Zunge wie eine Schlange; Viperngift ist unter ihren Lippen.

Bewahre, Herr, Abaelard vor den Händen der Gottlosen; behüte ihn vor den Männern der Gewalttaten, die beschlossen haben, seinen Gang umzustoßen ...

Herr, mit meiner ganzen Seele und Kraft«, fügte sie ihre eigenen Worte hinzu, *»bitte ich dich, beschütze deinen Knecht Abaelard!«*

Mit weit geöffneten Augen starrte Heloisa zur Decke und hoffte, Gott möge sich nicht abwenden, er möge anwesend sein, ihr bitteres Flehen erhören.

Sie drehte sich zur Seite, beim Schein des Lichtes, das die ganze Nacht brannte, sah sie, wie ihre Mitschwestern in Seelenruhe schliefen, einige schnarchten. Auch sie müsste endlich einschlafen. Schlafen, Schlafen, Vergessen ...

Heloisa erblickte sich im Traum selbst, sie lag in einer engen Kammer, um sie waren Mauern, schwarz, finster. Immer näher rückten die Wände an ihre Bettstatt heran. Kaum konnte sie noch atmen, sie japste nach Luft.

Da erschien riesengroß an der Wand mit nacktem Oberkörper und brutaler Grimasse der Messerschmied vom Markt in Paris. Flammend stieß er sein glühendes Messer empor. Sein Gehilfe, sein Marktschreier hielt ihr das blitzende Damast-Messer unter das Kinn und lockte: ›Schöne

Frau, kauft ein Messer. Eure zarten Finger können so allerhand damit anstellen. Ihr könntet damit Euren Gatten, nun, wozu hättet Ihr Lust?‹

»Nein!«, schrie Heloisa. Ruckartig war sie wach, sie setzte sich auf. Ihren Schrei hatte sie offenbar nur geträumt, denn die Schläferinnen in den Betten rührten sich nicht.

Schweiß brach aus, so heftig, dass Heloisa glaubte, es sei Blut. Ihr Schweiß roch nach Blut. Sie betastete ihn, hielt den Finger hoch, es war nichts, trotzdem roch er danach.

Jäh wusste Heloisa es, das war die Rache.

»Nein!«, schrie sie auf, diesmal laut.

Die nachthabende Schwester sah sie missbilligend an und deutete mit dem Finger, sie möge schweigen.

Erschlagen, wie in die Grube geworfen, legte sich Heloisa wieder hin.

Das, Heloisa war sich eisesklar, das war es, was Abaelard jetzt, jetzt in diesem Moment traf: die Talionsrache!

Der Diener Antoine, sie hatte ihm nie getraut, hatte ein Schlafmittel in Abaelards Wein geschüttet, öffnete den angeheuerten Verbrechern, hatte ihr Vater sie bezahlt?, die Tür, leise schlichen sie in Abaelards Kammer, ergriffen ihn, den Geliebten, hielten ihn fest, einer band ihm die Hoden ab, ein scharfes Messer, beide Hoden wurden abgeschnitten, die blutenden Stellen zusammengepresst, ein Wundverband angelegt.

Abaelard brüllte, brüllte, schrie um Hilfe, der Diener grinste. Husch, husch, fort waren sie.

»Da bist du, im Refektorium. Betend, nicht lesend verbringst du deine Mittagsruhe«, bemerkte Eleonore spitz am nächsten Tag.

»Mutter Mathilde möchte dich sofort sprechen. Sie hat dir etwas Wichtiges mitzuteilen.«

Mit zitterndem Herzen folgte Heloisa. Sicher war es nichts. Das Grauen, die Ahnung in der Nacht – nichts als Einbildung. Schließlich lebte sie dauernd in einem Zustand der Angst.

Die Äbtissin erhob sich, als Heloisa eintrat: »Meine Tochter, Heloisa. Ich muss dir mitteilen, dein Gatte Abaelard ist gestern Nacht entmannt worden.«

Endlich war der Gottesdienst beendet.

Der engelsgleiche Gesang der Nonnen – unerträglich, der Lobgesang der Maria erschien Heloisa wie Hohn: *Magnificat anima mea Dominum et exsultavit spiritis meus in Deo salutari meo.* Im Gegenteil, statt den Herrn zu preisen, erhob Heloisas Seele den Herrn nicht und ihr Geist freute sich nicht Gottes. Schon gar bei den Worten: *denn er hat große Dinge an mir getan und seine Barmherzigkeit währet immer für und für* hätte sie aufschreien mögen.

Schweigend verließ sie mit den Novizinnen und Nonnen die Abteikirche. Draußen aber, gleich beim Eingangsportal, fing die Pförtnerin sie ab, eine kleine, alte Frau mit klugen, wachen Augen.

»Heloisa«, flüsterte sie, »ich hätte die Pforte gar nicht verlassen dürfen. Doch ich muss es dir sofort mitteilen, Abaelard ist gekommen, er erwartet dich in der Äbtissinnenwohnung. Lauf nur schnell!«

Lauf nur schnell. Natürlich beeilte sie sich. Und doch war ihr jeder Schritt so schwer, als hätte sie Blei in den Schuhen. Schuldlos schuldig, hämmerte es in ihrem Kopf wie seit Tagen immerzu, seitdem sie die Hiobsbotschaft erhalten hatte. Doch Hiob hatte vor Gott auf seiner Unschuld bestanden, hatte sein Unglück als Strafe Gottes weit von sich gewiesen. Sie aber war schuldig an dem Verbrechen, das ihre Verwandten verübt hatten, und dennoch unschuldig. Schuldlos schuldig. Zwei der Täter, das hatte man ihr zugetragen, waren gefasst, Abaelards treuloser Diener und ein anderer Verbrecher. Sie waren sogleich entmannt und geblendet worden. Der dritte war entkommen. Und ihr Oheim, ihre Verwandten, sich vorzustellen, wie sie sich über ihren Sieg über Abaelard freuten, sich die Hände rieben! Wie war das entsetzlich! Fulbert, so überlegte Heloisa, würde wohl straflos ausgehen. Oder zumindest beinahe.

Abaelard aber, wie hatte er gelitten, welche Qualen stand er aus. Sie war ihm zum Verhängnis geworden, als würde ein Fluch auf ihr liegen wie auf Lucans Cornelia, die verflucht war, ihrem Gatten Unheil zu bringen. Cornelia trug die Schuld, dass der große Feldherr Pompeius durch ihr Lieben, indem er den schmerzlichen Abschied hinausgezögert hatte, die Entscheidungsschlacht verlor. So wie auch Abaelard durch ihre Liebe vernichtet war.

Und nun war Abaelard gekommen. Was – wer war der Mann, der sie in der Äbtissinnenwohnung erwartete? Ihr Abaelard? Der Liebende, nachdem er der Begehrende nicht mehr sein konnte. Es war noch gar nicht lange her, seitdem sie im Refektorium ... Zwei Nächte vor dem Anschlag war es gewesen. Liebte sie Abaelard noch? Gab er ihr die Schuld? Würden sie das Unglück gemeinsam tragen?

Heloisa atmete tief durch, bevor sie die dunkle, mit Ornamenten eingefasste Tür öffnete.

Da stand Abaelard, mitten in der mit biblischen Szenen bunt ausgestalteten Gewölbekammer. Ihr Abaelard?, so schwarz, ernst, unheimlich, dräuend, wie er sie anschaute? Heloisa wagte nicht, ihn zu umarmen, und er machte keineswegs den Eindruck, als wollte er sich in ihren Armen trösten lassen. Sollte sie sich setzen? Stand er, weil ihm das Sitzen zu große Schmerzen bereitete? So blieb auch sie vor ihm stehen.

»Du siehst mich vernichtet«, hob er an. »Vom körperlichen Schmerz will ich gar nicht reden.

Aber diese Schmach, diese Schande, von der die ganze Welt in höchstem Erstaunen hören wird und schon hört. Stell dir vor, am Morgen nach der Tat versammelte sich die ganze Stadt bei mir. Ich kann dir schwer, unmöglich beschreiben, wie sie verwundert vor meiner Herberge und in meiner Kammer herumstanden, wie sie entsetzt waren und litten und jammerten, wie sie mich mit ihrem Geschrei quälten und mich mit ihrem unaufhörlichen Klagen aufregten. Am meisten marterten mich die Kleriker, ganz besonders meine Schüler, mit ihrem unerträglichen Gejammere und Geschreie.

Glaube mir, Heloisa, ich litt und leide viel mehr unter ihrem Mitleid als unter der schmerzenden Wunde. Niemals hätte ich ein Gegenstand von Mitleid werden wollen. Die Scham und Schande plagen mich mehr als die dauernden Schmerzen. Immerzu und unablässig werde ich von dem Gedanken gepeinigt, wie groß der Ruhm war, in dem ich eben noch gestanden habe, wie schnell er durch diesen kurzen blamablen Fall verringert, ja ausgelöscht worden ist. Wenn ich mir vorstelle, wie meine Widersacher triumphieren. Die Scham über die Schande zermartert, zerfrisst mich.

Und nicht nur mich trifft die Schande. Bedenke, wie groß wird der Schmerz und die Verzweiflung, die untröstliche Betrübnis für meine Verwandten und Freunde sein, wenn sie von diesem Schlag erfahren. Und überhaupt, auf der ganzen Welt wird sich die Kunde verbreiten von diesem unerhörten, peinlichen Fall. Heloisa, dahin ist mein Ruhm, meine gloria, wenn die ganze Welt sich darüber ereifert, welches Verbrechen an mir begangen ist. Ist ein Mann, der dessen beraubt ist, überhaupt noch ein Mann? Das werden sie sich fragen. Wie kann ich es wagen, mich überhaupt noch in der Öffentlichkeit sehen zu lassen, wenn alle mit dem Finger auf mich zeigen, hinter mir herzischeln und das Maul über mich zerreißen, über mich, der ich für jeden ein ungeheuerliches Schaustück bin.«

Heloisa sah Abaelard groß an und klagte für sich: Denkt er denn nur an sich, seinen Schmerz, seine Schmach? Seinem Ruhm haben wir alles geopfert, er war unser Götze.

Spürt er denn nicht, wie ich leide?

»Von der Meinung der Menschen mal abgesehen«, fuhr Abaelard unbeirrt fort, »es beunruhigt, ja ängstigt mich sehr, dass Eunuchen nach Gottes Gesetz, nach seinem unerbittlichen Wortlaut ein Gräuel sind, dass Leute, die ihrer Mannheit beraubt sind, als anrüchig und unrein den Tempel nicht mehr betreten dürfen. Nicht einmal Tieropfer nimmt Gott an. Ich habe es jetzt noch einmal im Leviticus, Kapitel 22 nachgelesen, mir zur Qual und wie unter Zwang: *Ihr sollt kein Tier dem Herrn opfern, das zerdrückte, abgeschlagene, abgeschnittene oder fehlende Hoden hat.* Und im Deuteronomium, Kapitel 23 las ich: *Kein Eunuch mit zerquetschten oder abgeschnittenen Hoden oder amputiertem Glied darf die Kirche betreten.*«

»Geliebter«, wagte Heloisa ihn anzusprechen. »Wir sind Christen. Jesus hat die Menschen geheilt, Jesus sagt von sich, wie es schon bei Jesaja steht: *Das geknickte Rohr zerbricht er nicht und den glimmenden Docht löscht er nicht aus.*«

»Darauf hoffe und baue ich«, antwortete Abaelard. »Und es verhält sich auch so. In dieser meiner verzweifelten Lage habe ich mich, ich gestehe: nicht aus innerer Bekehrung, sondern vor Scham, an Abt Adam vom Kloster Saint-Denis gewandt, damit ich in den abgeschiedenen Räumen des Klosters Ruhe finden kann.«

»Du willst Mönch werden?!«

»Ja. Ich habe schon alles geregelt. Ich kann aufgenommen werden, obwohl ich keine Benefizien dem Kloster vermache, sogar arm bin, was allerdings bei diesem Adelskloster noch nie vorgekommen ist.«

»Du willst mich verlassen und Mönch werden?«, rief Heloisa verzweifelt. »Ohne diese schwere Entscheidung mit mir zu besprechen? Du schweigst. Hast du denn an mich gar nicht gedacht?«

»Wie könnte ich nicht an dich gedacht haben. Deshalb habe ich entschieden, dass auch du dich ebenfalls aus der Welt zurückziehst und Nonne wirst.«

Heloisa sah ihn entsetzt an. »Das befiehlst du mir? Ist das dein Befehl als mein Ehemann?«

»Du sprichst das Wort selber aus: imperium. Ja, es ist mein Befehl und ich gehe davon aus, dass du meinem Befehl freiwillig und aus eigenem Antrieb folgst.«

»Einem Befehl freiwillig, aus eigenem Antrieb folgen?«, fragte sie ungläubig. »Dieses Paradox erwartest du von mir, dass ich es erfülle?«

»Du bist klug, es wird dir gelingen. Denn wenn du meinem Befehl nicht gehorchst, dann kann es leicht geschehen, dass du auf das Drängen deiner Verwandten oder durch dein junges Blut dazu verleitet wirst, ein weltliches Leben zu führen.«

»Abaelard, Geliebter. Niemals könnte das geschehen!«

»Bevor wir geheiratet haben«, fuhr er ungerührt fort, »hat mich die Vorstellung gequält, deine Verwandten könnten für dich eine Ehe vermitteln, wie dies für adelige Frauen üblich ist. Nun, da dieses Verbrechen an mir verübt wurde, fürchte ich, die Entmannung war nicht nur Rache, sondern Berechnung. Unsere Ehe kann, da ich meinen ehelichen Pflichten dir gegenüber nicht mehr nachkommen kann, von dir aufgelöst werden.«

Das ist mein Tod, durchfuhr es Heloisa. Deine Eifersucht, dein Misstrauen sind mein Tod. Wie kannst du mich nur so wenig kennen, wie kannst du so wenig meiner Liebe zu dir vertrauen, dass du mich mein Leben lang hinter Klostermauern einsperrst.

»Darüber hinaus wünsche ich, dass du vor mir das ewige Gelübde ablegst.«

Heloisa erstarrte vor Scham und Schmerz. Vertraute Abaelard ihr so wenig, dass er sichergehen wollte, sie würde sich nicht im letzten Augenblick umentscheiden. Zutiefst unglücklich, verletzt, vernichtet, blickte sie ihn an und antwortete: »Ich gehorche dir.«

Ich gehorche dir. Ich gehorche dir. Es war Heloisa, als wäre ihr ganzes Denken und Wollen auf diesen einen Satz zusammengeschrumpft. Sie schreckte auf und hätte fast den braunen Tonbecher aus der Hand fallen lassen, den sie gerade auf ein Holztablett stellen wollte, als die Äbtissin sie ansprach: »Meine Tochter Heloisa, ich möchte mich mit dir unterreden. Du, Elisabeth, besorgst für Heloisa den Tischdienst.«

Verwundert folgte Heloisa der Äbtissin hinaus auf den Kreuzgang, wo bereits einige Schwestern auf den von der Junisonne durchwärmten Steinbänken lesend oder mit einer Handarbeit beschäftigt oder schlummernd ihre Mittagsruhe verbrachten. Mit einer raschen Handbewegung deutete die Äbtissin den Schwestern sich zu entfernen. Sie selbst setzte sich und gebot Heloisa, ebenfalls Platz zu nehmen, die stumm der Aufforderung folgte.

»Heute Morgen kam ein Bote von Bischof Gilbert«, begann die Äbtissin, »und brachte die Nachricht, dass es, wie vereinbart, am kommenden Sonntag bei deiner Profess bleibt. Von Magister Abaelard wie von deinem Oheim Fulbert erhielt ich die Zusage für ihr Erscheinen. Dein Oheim, du weißt es, besitzt als Mitglied des Domkapitels Teilimmunität. Innerhalb des Klaustrums darf er überhaupt nicht verhaftet werden, wovon sowieso keine Rede sein kann. Er untersteht dem Domkapitel, ohne dessen Zustimmung er nicht vom Bischof verurteilt werden kann. Dein Oheim wird wahrscheinlich nur eine Geldstrafe zu entrichten haben. Es handelt sich lediglich um Körperverletzung, und seine Mittäterschaft ist ihm auch nicht nachzuweisen. Schließlich braucht Abaelard sieben Zeugen, die gegen deinen Oheim aussagen würden. Da Fulbert weiterhin Mitglied des Domkapitels ist, wird er also bei der Profess anwesend sein. Nur, damit du dich darauf vorbereitest, ihm an diesem Tag wieder zu begegnen.«

Wie versteinert hatte Heloisa neben der Äbtissin auf der Bank gesessen, bei den Worten: ›lediglich Körperverletzung‹ war sie zusammengezuckt, was der Äbtissin nicht entgangen war.

»Worüber ich mit dir habe sprechen wollen, ist etwas anderes. Gestern ist eine ganze Schar deiner Freundinnen aus Paris hier im Kloster aufgetaucht. Was haben sie gewollt?«

»Sie haben versucht, mich von meinem Entschluss, Nonne zu werden, abzubringen«, gab Heloisa zu. »Sie haben mir in den dunkelsten Farben ausgemalt, wie hart und entbehrungsreich das Leben für mich im Kloster sein wird. Sie haben versucht, mich vom Joch der Klosterregel wie von einer unerträglichen Strafe abzuschrecken. Ich sei viel zu jung, um sie ein ganzes Leben zu tragen. Die lebenslange Klausur, das Eingesperrtsein, wie sie es ausdrückten, könnte ich kaum aushalten und ich würde es nicht durchstehen und sehr unglücklich sein. Immer wieder betonten sie, ich sei zu jung, ich sei zu jung, viel zu jung, um jetzt schon aus dem Leben zu scheiden. Sie gaben mir zu bedenken, dass meist alte Frauen ins Kloster eintreten, Frauen, die gebrechlich sind, die bis zu ihrem Tod sicher versorgt werden und gleichzeitig sich spirituell auf das Jenseits vorbereiten möchten. Oder es sind Frauen, die keinen anderen Ausweg mehr sehen, oder eben besonders fromme junge Frauen. Aber nicht jemand wie ich, die ich mich vor ein paar Jahren entschieden habe, nicht Nonne zu werden. Sie sagten, Du liebst viel mehr die Philosophie als das monastische Leben.«

»Was hast du darauf geantwortet?«

»Dass ich mich von meinem Entschluss durch nichts auf der Welt abbringen lasse.«

»Das ist lobenswert, sogar sehr lobenswert angesichts deiner Jugend und deines wissbegierigen Charakters. Nur möchte auch ich dir etwas zu bedenken geben. Ich kenne dich schon als Säugling, keine vier Wochen warst du alt, als eine Amme dich auf Geheiß von Königin Bertrada hier ins Kloster brachte. Ich habe dich aufwachsen sehen, ein ernstes, kluges, nachdenkliches Kind, ein Waisenkind, obwohl du keine Waise warst. Deine Mutter hat dich immerfort beschäftigt, sie hat dir gefehlt. Wir Nonnen konnten deine Sehnsucht nach deiner Mutter nicht stillen und die Verwundung, dass du sie überhaupt nicht kennenlerntest, nicht gänzlich heilen.

Du hast selbst einen Sohn, Astralabius, wie ich von seinem Vater gehört habe. Willst du ihm dasselbe Schicksal auferlegen, das du selbst als schmerzlich empfunden hast? Ich frage dich, Heloisa, kannst du das? Willst du das?«

Heloisa saß krumm vornübergebeugt, mit Tränen in den Augen hörte sie zu.

»Du kannst es nicht, du willst es nicht, und trotzdem tust du es. Vielleicht verwundert es dich, dass ausgerechnet ich, die Äbtissin dieses Klosters, dich daran erinnere, dass du auch eine Verantwortung für dein Kind hast. Ich bin sicher, du liebst deinen Sohn.«

Heloisa nickte. Bei Tag und bei Nacht sah sie sein kleines Gesichtchen. Die Vorstellung, ihn nicht einmal in zwei oder drei Jahren erkennen zu können, wenn man ihr das eigene Kind zeigte, quälte sie unermesslich. Trotzdem sagte sie nichts.

»Wie ich sehe, bringt nicht einmal der Gedanke an dein eigenes Kind dich von deinem Entschluss ab. Also bedenke die Folgen. Selbstverständlich verhält es sich so, dass wir dich gerne hier behalten würden, du mit deinen Gaben eine Bereicherung für unser Kloster darstellen würdest. Nur erwarte ich als Äbtissin, dass es die Gottesliebe ist, die dich, eine junge Frau, bewegt, Nonne zu werden. Du hast das Armuts-, Gehorsams- und Keuschheitsgelübde abzulegen. Doch darüber hinaus, erwäge, die Profess gleicht einer Hochzeit. Du hast die Welt gänzlich zu vergessen, Du darfst den dir von Abaelard gegebenen Ehering nie mehr tragen und wirst statt seiner zur Braut Christi. Du hast die Worte zu sprechen: *Ich liebe Christus, in dessen Bett ich eingestiegen bin.* Du sollst in glühender Liebe deinen Geliebten Jesus Christus umarmen. Bist du dir dessen bewusst, was du zu geloben und einzuhalten hast?«

»Ja, Mutter Mathilde.«

»Dann nenn mir deine Gründe, warum du um Aufnahme in diesen Konvent bittest, warum du Nonne werden willst.«

»Ich bin eine gläubige Frau.«

»Das ist nicht genug. Das weißt du besser als jede andere. Ach, nun weine nicht, mein Kind«, sagte die Äbtissin und drückte Heloisa ein Schnupftuch in die Hand. »Es bedarf nicht allzu großen Scharfsinns, um deinen Grund zu erfassen: Abaelard. Er tritt ins Kloster Saint-Denis ein und so hast du ihm als seine Gattin zu gehorchen und ebenfalls das monastische Leben zu wählen. Nach dem Kirchenrecht ist es ohnehin geboten, dass beide Gatten den Schritt ins Kloster gehen. Höre, Heloisa, ich meine es ernst, ich erwarte von dir, dass du mit dem Tag deiner Profess nicht nur den Schleier nimmst, nicht nur dein Gewand änderst, sondern auch deine Seele.«

Damit erhob sich die Äbtissin, schritt würdevoll davon und ließ Heloisa allein.

Die Äbtissin hat recht. Nicht Frömmigkeit, sondern Abaelards Befehl zieht mich trotz meiner Jugend in die Düsternis des Klosters. Schuldlos schuldig, hämmerte es in ihrem Kopf.

Ihm musste sie das Opfer bringen. Sie musste Buße tun, indem sie ihm ihr Leben dahin gab, indem sie auf seinen Befehl hin sich zu vernichten traute. Er allein war Herr ihres Leibes und ihrer Seele.

Das ist Wahnsinn, das ist Wahnsinn. Meine Liebe ist in Wahnsinn umgeschlagen!

Heloisa lag, das Gesicht auf den Boden gedrückt, in Kreuzesform auf den kalten Steinplatten der Abteikirche. Um sich im Chorgestühl die Nonnen, hinter sich im Kirchenschiff die zahlreichen adeligen Gäste, die eigens aus Paris eingetroffen waren und sich festlich zu ihrer Profess versammelt hatten. Unempfindlich für die teilnehmenden Blicke, die auf sie gerichtet waren, spürte sie die Anwesenheit Abaelards, der ganz vorne in der Mitte des Kirchenschiffs aufrecht saß. War er zufrieden mit seiner Heloisa? Dankte er ihren Gehorsam? Ihm brachte sie ihr Leben zum Opfer. War ihm das bewusst? Falls nicht, so war ihr Opfer umsonst. Fiebernd überlegte sie: Gab es jetzt noch in diesem kurzen Augenblick vor ihrer ewigen Trennung Worte, ihm ihr Sühneopfer aufzuzeigen? Verzweiflung packte sie wie ein wildes Tier. Die Tränen rannen ihr über die Wangen und nässten den Boden, das Zucken der Schultern konnte sie kaum unterdrücken.

Wie von Ferne vernahm Heloisa, dass Bischof Gilbert sie mit freundlicher Stimme aufforderte, sich zu erheben. Zum Erstaunen aller begab sich Heloisa jedoch nicht zum Altar, sondern wandte sich Abaelard zu und unter Tränen schluchzend stieß sie Lucans allseits bekannte Klage der Cornelia aus:

Oh herrlicher Gatte, besseren Ehebetts wert. So wuchtig durfte das Schicksal treffen ein solches Haupt? Ach musste ich deswegen freien, damit ich dir zum Unglück werde? Nun nimm mein Opfer an, freiwillig erleide ich meine Strafe.

Verwundert blickten die Gäste sich an, noch niemals hatte eine Braut Christi so heidnische Worte zum Abschied von der Welt gesprochen.

Heftig drehte Heloisa sich um, eilte zum Altar und empfing aus der Hand des Bischofs den geweihten Schleier. Mit gefasster Stimme legte sie sodann vor dem ganzen Konvent das Klostergelübde ab. Und während Heloisa das ewige Gelübde mit ihren Lippen formte, hoffte sie inständig, indem sie Abaelards Befehl gehorchte, indem sie sich seiner, den einzig sie begehrte, für immer beraubte, jedenfalls sich seine Zuneigung, seine Liebe zu bewahren.

Sainte-Marie d'Argenteuil

Der Konvent erhob sich von seinem Gestühl und unter feierlichen Gesängen verließen die Nonnen den Chor durch eine niedrige, schmale Pforte. Laut krachend, so erschien es Heloisa, schlug hinter ihr die Tür zu. Mit gesenktem Haupt durchquerte sie mit den Schwestern den Kreuzgang, in dessen Mitte sich der Friedhof befand. Heloisa hätte schluchzen mögen. Paradies nannten die Nonnen dieses von der Mittagssonne schmerzend hell beschienene Gräberfeld. Für sie war es Dunkelheit, Finsternis, der Hades. Sie war in das Totenreich geraten, aus dem niemand entkam, und kein Orpheus würde sie mit seinem Gesang zu befreien suchen. Im Gegenteil, ihr Orpheus, ihr Abaelard, der sie mit Liebesliedern besungen hatte, er hatte sie in den Hades hineingestoßen, er hatte sie in dieses düstere, öde, trostlose Reich verbannt! Auf ihrem geweihten Schleier hockte unsichtbar der Gott Hades mit seiner Hadeskappe, bedrohlich, unerbittlich, grausam presste er ihr den Lebensatem aus dem Leib, machte sie seelenlos mit starren, toten Augen. Wie eine Gestorbene warf Heloisa einen Blick auf das Paradies, auf dem fließend, gleißend das Licht der Sonne lag. Die Sonne, streifte einen Augenblick Heloisa die Ahnung einer verlorenen Zeit, Platon, Abaelard mit ihr am Feuer, in ihrem Inneren die Sonne, das Symbol der höchsten Idee des Guten, das Schöne und Gute in ihrem Leben, es war dahin, unwiederbringlich. Schuldlos schuldig.

»Heloisa«, wurde sie von der Äbtissin ermahnend angesprochen. »Es ist ein Freudentag. Dein Freudentag. Deine Vermählung mit unserem Herrn Jesus Christus, dessen Braut du nun bist, dem du dein Leben versprochen hast.

Darum ist für dich im Refektorium ein Festmahl bereitet, an dem Bischof Gilbert teilnimmt. Die anderen bei der Profess anwesenden Gäste dürfen das Klaustrum ja nicht betreten. Übrigens hat dein Oheim Fulbert, wie ich erfahren habe, ebenfalls zu einem Festessen geladen. Magister Abaelard wird daran wohl nicht teilnehmen. Nun komm, mach nicht so ein starres Gesicht. Nimm deinen Ehrenplatz im Refektorium ein!«

Welche Qual muss ich erleiden?, klagte Heloisa für sich. Ganz in der Nähe, in der Abaelard und sie miteinander geschlafen hatten, musste sie mit ernster und dabei heiterer Miene vor den Augen des Konvents als Braut Christi zu Tische sitzen. War ihr damals ihr Tun als Frevel erschienen, hatte sie sich innerlich widerstrebend Abaelards Begehren gefügt, natürlich gefügt, wie sie es immer und an jedem Ort zu jeder Stunde liebend getan hatte, so würde sie jetzt, da sie Nonne war, ihr Leben dafür geben, noch einmal ihm zu willen sein zu können. Welch Sünde lud sie auf sich, solches zu begehren! Aber konnte diese Seelenqual noch gesteigert werden? Ja, sie wurde es. Folter war es, oh Gott, so ein Wort durfte sie nicht einmal denken, trotzdem Folter war es, als ausgerechnet aus dem *Lied der Lieder* zum Zeichen der Hochzeit vorgelesen wurde. Wie oft hatten Abaelard und sie miteinander die Worte ewiger Liebe gesprochen: *Leg mich wie ein Siegel an dein Herz, wie ein Siegel an deinen Arm! Denn stark wie der Tod ist die Liebe, hart wie der Scheol die Leidenschaft. Ihre Gluten sind Feuergluten, eine Flamme Jahwes. Mächtige Wasser löschen die Liebe nicht aus, und Ströme schwemmen sie nicht fort.*

Stark wie der Tod ist die Liebe, ihre Liebe loderte, doch sie selbst war gestorben, war tot, ihr altes Leben war für immer dahin. Aber nicht so wie Paulus es wünschte, dass sie durch ihre Taufe, durch ihre Profess mit Jesus Christus begraben worden wäre, um in der Neuheit des Lebens zu wandeln, nein, sie war tot, weil sie keine Hoffnung mehr hatte. Glaube, Liebe, Hoffnung, die christlichen Tugenden, sie waren dahin.

Heloisa betrachtete ihre Mitschwestern, die, ohne im Geringsten durch die Worte des *Liedes der Lieder* berührt zu sein, es sich schmecken ließen. Glaube, ja, gewiss, sie alle glaubten, dass Gott gütig und gerecht ist und die Bösen bestraft und die Guten belohnt. Sie aber, Heloisa, hielt Gott nicht für gerecht. Nein, sie zürnte Gott, zürnte ihm an dem Tag, an dem sie sich ihm weihte. Und wie war es mit der Liebe? Gewiss liebten die Schwestern Gott und Jesus Christus und noch irgendwen und irgendwas. Für sie, Heloisa, gab es für Liebe nur ein einziges Wort, nur einen Menschen, Abaelard. Aber das Leben mit ihm war vorbei. Sie hatte sich seiner auf seinen Befehl ohne Hoffnung auf Wiedererlangung beraubt. Sie liebte ohne Gegenüber ins Nichts hinein. Hoffnung? Alle um sie herum erhofften etwas, ein Lob der Äbtissin, eine warme Decke von den Angehörigen, vor allem aber hofften sie auf die Freuden des Paradieses am Tag des Jüngsten Gerichts. Sie aber hatte das Paradies auf Erden gekannt, genossen, ausgekostet wie die lieblichen, wohlschmeckenden Früchte im Garten Eden. Auf Erden gäbe es kein Paradies für sie mehr, es war für immer verloren, unwiederbringlich, und auf das himmlische Paradies, da durfte sie nicht hoffen, zu verrucht war ihr Frevel. Nicht Gott hatte sie ihr Leben geweiht, sondern Abaelard, einzig ihm. Nun aber, da es für sie gemeinsam mit ihm nichts mehr zu hoffen gab, war sie im Kloster lebendig begraben.

Lebendig begraben. Beinahe jede Nacht träumte Heloisa, wie sie im offenen Sarg lag und ihr Oheim mit triumphierend hämischer roter Fratze der Totengräber war und mit einer großen Schaufel Erde auf sie warf. Jedoch zu ihrem

Entsetzen war er nicht allein, sondern Abaelard stand im Grabe zu ihren Füßen und betete und segnete sie.

Wenn Heloisa sich dann mit den Mitschwestern zu nächtlicher Zeit zur Virgil erhob und in der Abteikirche jeder neue Tag mit dem Gebet: *»Herr, öffne meine Lippen, damit mein Mund dein Lob verkünde«*, begann, dann war ihr elend zumute; statt zu loben, mochte sie nur klagen. Ihr einziger Trost war, dass wohl Abaelard zur gleichen Zeit in Saint-Denis eben dieses Gebet sprach.

Wie es ihm erging? Es war September geworden und kein Lebenszeichen von ihm! Hatten anfangs die Schwestern gestichelt, Abaelard habe sich deswegen Saint-Denis als Kloster gewählt, weil es am nächsten von allen Klöstern bei Argenteuil lag, so unterließen sie es mittlerweile. Ihre unfreundlichen Neckereien waren, das wurde Heloisa eines Tages klar, ihr noch lieber als ihr Schweigen. Sogar Eleonore hatte aufgehört, spitze Bemerkungen zu machen.

Kein Mal war Abaelard gekommen, nicht einmal ein Schreiben hatte sie erhalten, keine einzige Zeile von ihm, der sie mit Liebesbriefen nur so überschüttet hatte. Nichts. Jeden Tag schlich sich Heloisa von neuem zur Pförtnerin Elisabeth, ob ein Bote etwas für sie überbracht hätte, und jeden Tag schüttelte die alte Frau den Kopf und versprach: »Wenn ein Schreiben von Abaelard für dich kommt, dann glaube mir, ich bringe es nicht vorerst der Äbtissin, die es genehmigen müsste, ob du es auch erhalten darfst, sondern ich lasse alles liegen und stehen und überreiche es dir persönlich. Wenn du es aber nicht anders aushältst, so frage trotzdem nach.«

Schließlich, im Oktober, gab Heloisa es auf, noch eine Zeile von Abaelard zu erwarten. Unglücklich, unglücklich sah sie, wie es Herbst wurde, die Blätter fielen, unglücklich saß sie in den Gottesdiensten, gepeinigt von den harten Mahnworten des Paulus: *So herrsche nun nicht die Sünde in eurem sterblichen Leib, dass er seinen Begierden gehorche.* Denn gegen ihren Willen tauchten genau diese Begierden vor ihrem Auge auf. Nur etwas mehr als ein Jahr war es her, dass Abaelard sie entführt hatte, sie schwanger war, sie in der Grotte Unterschlupf fanden und sie ihm das Höhlengleichnis erzählt hatte, dass sie im klösterlichen Gewand zu seiner Schwester geflohen war. Durch seinen Befehl war sie verdammt, verdammt, es ein Leben lang zu tragen. Heloisa litt unsäglich.

Hoffnung stieg in ihr auf, rasende Hoffnung, als tatsächlich die Pförtnerin eines Tages ihr ein Schreiben brachte. Abgrundtief die Enttäuschung, es war von Fulbert, der seinen Besuch ankündigte. Ausgerechnet ihm wieder zu begegnen! Ihr Groll gegen ihn war unermesslich. Wie sie ihn verabscheute, dieses lächerliche, großtuerische, teuflische Subjekt. Heloisa war versucht, ihm abzusagen, sie wolle und würde ihn nicht empfangen. Aber war nicht er es, war er nicht der Einzige, von dem sie etwas über Abaelard erfahren könnte? Die Äbtissin hatte ihr nur mitgeteilt, dass Abaelard tatsächlich wenige Tage nach ihr ins Kloster Saint-Denis eingetreten sei und schon kurze Zeit darauf die Priesterweihe empfangen habe. Wie es ihm aber dort erging? Heloisa fürchtete, nicht so gut. Denn warum hatte er sich gerade Saint-Denis ausgesucht, um, wie er es ausgedrückt hatte, einen Schlupfwinkel, ein Versteck zu finden? Da gab es um Paris herum hinreichend Klöster, in denen ein von der Welt abgeschiedenes, dem Gebet hingegebenes Leben gepflegt wurde. Saint-Denis aber war das Gegenteil. Wenn etwas dort nicht möglich war, dann Weltflucht. Denn Saint-Denis war nicht irgendein Kloster, es war auch nicht ein Kloster, sondern *das* Kloster. Höchstens Cluny wäre noch vergleichbar. Saint-Denis war das Eigenkloster der französischen Könige. Hierhin begaben sich die Könige nach ihrer Krönung in Reims, hier war die Grablege der französischen Könige, hier wurde der heilige Dionysius verehrt, der erste Bischof von Paris, auf dem Montmartre hingerichtet, der Schutzheilige der französischen Könige. In Saint-Denis wurde große Politik gemacht, das ewige Bündnis der französischen Könige mit dem Papst war in Saint-Denis geschlossen. Dort, in Saint-Denis, war die Idee der Glorie Frankreichs geboren. König Ludwig VI. selbst weilte oft bei Abt Adam, der trotz seiner geistlichen Würde auch dem Kronrat des Königs angehörte. Warum also ausgerechnet Saint-Denis?

Heloisa kannte Abaelard zu gut, um nicht zu wissen, dass, wenn er schon Mönch wurde, es nur das bedeutendste Kloster Frankreichs sein durfte. Ihm gereichte es zur Ehre, dass trotz allem der Konvent von Saint-Denis sich etwas darauf einbildete, dass er sich gerade dieses Kloster ausgesucht hatte.

Wie aber lebte er dort? Mönchisch zurückgezogen? Es hieß, im Klaustrum von Saint-Denis, wohin eigentlich niemals ein Laie gelangen dürfte, drängten sich die Hofleute, Kaufleute und die Gerichtsparteien und sogar Frauen stehe es offen. Wie verhielt sich Abaelard angesichts dieser Verweltlichung?

Wenn sie etwas über ihn, ihren Geliebten, ihren Gatten, erfahren wollte, dann müsste sie ihren Oheim ertragen. Also, zwang sie sich: Nimm dich zusammen!

Die Äbtissin ließ sie allein mit ihm im Gesprächsraum, der nur adeligen Gästen vorbehalten war, mit bunten Ranken prächtig ausgestattet.

Sich überlegen gebend und hämisch saß ihr der Oheim gegenüber: »Na, hast du seit deinem Eintritt ins Kloster von Abaelard gehört? Du antwortest nicht? Ich sage es dir ins Gesicht. Der hat dich nie geliebt, der wollte nur seine Lust, sonst nichts. Der hat dich missbraucht.«

Heloisa erstarrte, was Fulbert mit Genugtuung beobachtete.

»Das sage nicht nur ich dir«, fuhr er lapidar fort, »das hast du sicher schon im Kloster flüstern gehört. Wie dem auch sei. Der denkt nicht an dich. Der macht nur Ärger. Ich weiß es aus verlässlicher Quelle. Offen, im kleinen Kreis und sogar vor dem Konvent, stelle dir vor, vor dem Konvent, kritisiert er die Gepflogenheiten des Klosters, meckert er herum. Er verstößt gegen eine Klosterregel nach der anderen. Statt dem Abt gegenüber Gehorsam zu bezeugen, ihm in aufrichtiger und demütiger Liebe zugetan zu sein, stellt er Abt Adam bloß und klagt ihn an, wie sittenlos es im Kloster zugehe, und er, der Abt, sei der schlimmste. Niemand aber, so besagt die Klosterregel, darf sich herausnehmen, mit dem Abt zu streiten. Und seine Mitbrüder rügt er und empört sich über ihre Nichtswürdigkeit, obgleich sie nach der Klosterregel mit ihren leiblichen und charakterlichen Schwächen in großer Geduld zu ertragen sind. Na, da hat man den Bock zum Gärtner gemacht oder besser, der Bock hat sich selbst zum Gärtner ernannt. Niemand weiß besser als du, was für ein selbstsüchtiger Sünder Abaelard ist.«

»Oheim, noch ein Wort gegen Abaelard, und ich gehe. Dich zu ertragen hält meine christliche Nächstenliebe nicht länger aus.« Damit stand Heloisa auf und wandte sich zur Tür.

»Halt«, rief Fulbert. »Ich lasse mich nicht beleidigen. Und ich vermute, ich bin die einzige Quelle, durch die du etwas von ihm, auf den du gierig bist, hörst. Also, vernimm, was ich dir noch über ihn zu berichten weiß.«

Notgedrungen folgsam, setzte sich Heloisa wieder.

»Dein Abaelard ist nämlich nicht mehr in Saint-Denis. Sein eigentliches Klosterdasein hat nur ein paar Wochen gedauert. Da bestürmten ihn und den Abt seine Schüler, er möge wieder unterrichten. Was er früher für viel Geld geleistet habe, das solle er nun aus Liebe zu Gott betreiben. Früher habe er seine Aufmerksamkeit vornehmlich den Reichen geschenkt, nun möge er sich um die Erziehung der Armen kümmern. Abt Adam ist er verhasst, seinen Mitbrüdern ist er verhasst, und so hat Abaelard sich in ein winziges Priorat, eine Einsiedelei von Saint-Denis zurückgezogen, übrigens auf dem Gebiet des Grafen Theobald, eines mächtigen Gegners des Königs, und dort lehrt er wie gewohnt. Scharen, Hunderte von Schülern sind dahin gezogen in die Einöde, um ihn zu hören. Die Schulen von Paris entvölkern sich. Ich sage dir, die Tat war gerecht, seinem Ruhm aber hat sie keinen Abbruch getan.«

»Wie heißt dieses Priorat?«, fragte Heloisa mit angespannter Stimme.

»Wieso fragst du?«

»Ich bin Abaelards Frau. Da muss ich doch wissen, wo mein Ehemann sich aufhält.«

»Von ihm selbst erfährst du es ja offensichtlich nicht. Also gut. Ich sage dir, wo sich dein ehrenwerter Gatte herumtreibt. Es ist das Priorat Sainte-Marguerite in der Nähe von Maisoncelles-en Brie, was so viel bedeutet wie Mönchszellen im Wald von Mans. Es liegt einige Meilen nördlich von Provins.«

Mit Unschuldsmiene lächelte Heloisa ihren Oheim an, während sie leidenschaftlich den unbezähmbaren Entschluss fasste, sich zu Fuß auf den Weg zu Abaelard zu machen. Sie musste ihre Äbtissin bestürmen, ihr dafür die Erlaubnis zu erteilen.

Es fing schon an zu dämmern, als Heloisa nach viertägiger Wanderung das Priorat Sainte-Marguerite erreichte. Es war leidlich gegangen, im Frauenkonvent von Aubervilliers hatte sie die erste Nacht verbracht, die zweite hatte sie –

eine Wegstunde vor Lagny entfernt – an einem Wegkreuz im Freien übernachtet, erschöpft, frierend, verzweifelt, gepeinigt von der Erinnerung an die Nächte, die sie zusammen mit Abaelard unter dem Sternenhimmel geschlafen hatte. Zu ihrer Erleichterung hatte am nächsten Abend die Äbtissin vom Konvent von Faremoutiers sie freundlich aufgenommen, sichtlich erfreut, einen so berühmten Gast bewirten und beherbergen zu können, so dass sie erst später als erhofft, bibbernd vor Kälte, im Priorat, in dem Abaelard lebte, anlangte.

Verwundert sah Heloisa sich nach dem Pförtner um, der jedoch seinen Wachposten verlassen hatte, wahrscheinlich, wie sie vermutete, weil zu viele Fremde, zu viele Schüler hier aus- und eingingen, wie an den Zelten und Hütten auf der Wiese vor dem Kloster zu erkennen war. Mit beklommenem Gefühl betrat Heloisa den verlassenen Innenhof, von einigen Gänsen laut schnatternd mit gereckten Hälsen empfangen, der Hofhund an der langen Kette döste weiter. Ein Mönch stakte über den Hof, peinlich darauf achtend, dass er nicht in eine Pfütze trat.

Erstaunt über das Erscheinen einer Frau, blieb er vor Heloisa stehen, die Hände in seinem Gewand verborgen.

»Gelobt sei Jesus Christus«, grüßte Heloisa.

»In Ewigkeit Amen«, respondierte er. »Wer bist du?«

»Ich möchte zu Magister Abaelard. Ist er wohl hier?«, fragte Heloisa.

»Der unterrichtet, wie immer«, antwortete der Mönch mürrisch.

»Und wo?«

»In der Kapelle. Woanders ist ja kein Platz für diese Masse an Schülern. Ich fragte aber, wer du bist.«

»Ich bin Schwester Heloisa.«

Der Mönch glotzte sie an, als sei sie eine Erscheinung. Dann aber packte ihn die Neugierde: »*Die* Heloisa?«

Heloisa nickte bestätigend.

Ihm blieb der Mund offen stehen, jedenfalls eilte er auf der Stelle davon und brachte eine Holzschüssel mit warmer Graupensuppe.

Warten. Wie hatte sie damals gedacht, als Abaelard gerade bei ihrem Oheim eingezogen war? Warten, die Folter für Frauen.

Endlich öffnete sich die Kirchentür und wie damals in Paris kamen die Schüler schwatzend und diskutierend vom Unterricht, betrachteten verstohlen die junge Nonne und verschwanden, um wohl irgendwo etwas Essbares aufzutreiben.

Schweiß brach aus, elend war ihr zumute, als sie mit rasendem Herzen die dämmrige Kapelle betrat. Heloisa sah Abaelard sofort in seiner schwarzen Mönchskutte, wie er am Lesepult stand und mit hingegebenem, begeistertem Gesicht etwas notierte, wahrscheinlich eine Ergänzung zu seinem Manuskript.

Leise näherte sie sich. Erst als sie kurz vor ihm stand, schaute er auf, starrte sie verwundert an: »Heloisa, du hier? An dich habe ich nun gar nicht mehr gedacht.«

Das ist nicht möglich, schrie es in ihr. Um nicht umzufallen, hielt sie sich am Lesepult fest.

Abaelard bemerkte es, fasste sie kurz am Arm und beschwichtigte: »Lass uns ins Freie gehen.«

Stumm, in beträchtlichem Abstand gingen sie nebeneinander her. Heloisa wagte kaum, ihn von der Seite anzublicken, so abweisend war sein Gesicht, sein Körper. Die Hände hielt er in seiner Kutte verborgen. Es war nur allzu deutlich, er war nicht bereit, über ihr gemeinsames Schicksal zu sprechen.

Was tut er mir an, wie sehr verletzt er mich, verzweifelte sie.

Als die den Wald erreichten, erklärte Abaelard mit Bitterkeit in der Stimme: »Du musst wissen, bei mir ist in der letzten Zeit so viel geschehen, vor allem Unangenehmes. Von der Verwundung will ich gar nicht reden. Die Arztkosten waren beträchtlich. Aber lassen wir das beiseite. Erbost bin ich, dass das erste Urteil, nach dem sämtliche Güter Fulberts konfisziert werden sollten, wieder aufgehoben wurde. Ich sage dir, ich werde Bischof Gilbert und die Kanoniker nach Kräften beunruhigen, weil sie das erste Urteil gegen deinen Oheim«, Heloisa wurde rot und schämte sich, »der mich so schlecht behandelt hat, durch Revision hintertrieben haben. Fulbert leugnet selbstredend jegliche Tatbeteiligung. Trotzdem, auch wenn er schwer zu überführen ist, werde ich mich an den Papst wenden und mich wegen des ungünstigen Prozessverlaufs dem Urteil widersetzen.

Das aber ist noch nicht alles. Zu diesem Punkt habe ich ein widerwärtiges Schreiben von Fulco von Deuil erhalten, du weißt, den kenne ich noch aus meiner Zeit in der Bretagne. Er riet mir dringend von einem solchen Einspruch ab, weil ich zu arm sei, um den ganzen Vatikan samt Papst bestechen zu können. Das Argument mag stimmen. Aber aufs Scheußlichste war, er machte sich über meine Verstümmelung lustig, die Damen von Paris wären zutiefst traurig darob. Von dir weiß er offenbar nichts, deinen Namen nannte er nicht.«

Heloisa blieb die Luft weg, ahnte Abaelard denn gar nichts von ihrem Unglück? Sah er nur seine Verbitterung?

Sie waren bei einem See angelangt, hinter ihnen der Waldessaum, groß und silbern spiegelte sich der Mond im schwarzen Wasser. Sie setzten sich auf einen Bootssteg. Ohne sie anzusehen, fragte er: »Du, wie ist es dir ergangen seit deiner Profess? Schön sahst du aus. Ich vermute, bei deiner Klugheit ist es dir nicht schwergefallen, dich wieder in das Klosterleben einzugewöhnen. Wahrscheinlich hast du eine Aufgabe übertragen bekommen.«

»Ich unterrichte die Novizinnen und die Schülerinnen, die im Kloster erzogen werden«, antwortete Heloisa folgsam. Ahnte Abaelard nichts von ihrer Qual, ohne ihn für immer leben zu müssen. Aber warum war sie überhaupt zu ihm gekommen? Was erwartete sie von ihm? Was durfte sie erwarten, da sie beide ohne Möglichkeit der Umkehr sich Gott geweiht hatten? Warum war sie überhaupt hier?

»Gut«, sagte er, »dann haben wir beide ähnliche Aufgaben. Ich locke die Schüler durch philosophischen Duft, die Philosophie, sie ist der Köder, weswegen Schüler sich hierher aufmachen. Indem ich hier lehre, bringe ich die Schüler zur Lektüre der wahren Philosophie, wie es bereits Origenes, der größte christliche Philosoph, ähnlich gemacht hat. Und dann«, Abaelard lachte. »Wie ich dir damals erzählt habe an dem Abend, als dein Oheim uns überraschte ...«

In Heloisa stieg einen Augenblick die Hoffnung auf, Abaelard würde sich an ihre gemeinsame Zeit erinnern. »Da habe ich dir von dem Buch über die Trinität erzählt, das ich beabsichtigte zu schreiben. Nun bin ich am Arbeiten. Meine Schüler begehren eine verständliche philosophische Beweisführung und wollen Begreifbares hören, nicht bloß Worte. Die vielen Worte, bei denen man sich nichts denken kann, sind überflüssig. Man kann erst etwas glauben, wenn man es vorher begriffen hat. Die Logik als die Kunst jedes vernünftigen Denkens und Sprechens muss auch auf das Sprechen von Gott anwendbar sein. Selbstverständlich ist mir bewusst, dass Gott unbegreiflich ist wie auch die Trinität ein Geheimnis darstellt, gleichwohl muss das Sprechen über Gott und Göttliches verstehbar sein. Deswegen nenne ich mein Werk Theologia, das Sprechen vom Göttlichen mittels der Logik. Im Unterscheid zur scientia sacra, in der Unklarheiten mit Zitaten von Kirchenvätern nicht beseitigt werden, ist es ein neues wissenschaftliches Vorgehen.«

Heloisa hörte still zu, sie verstand sein großartiges, schöpferisches Anliegen und gab zu bedenken: »Dann müsste das Verstehen des Göttlichen nach den Regeln der Dialektik, also des vernünftigen Redens, auch auf das Judentum, den Islam anwendbar sein.«

»Genau. Theologia meint die Lehre vom Göttlichen überhaupt. Um sicherzustellen, dass ich den christlichen Glauben meine, habe ich mein Werk Theologia Summi boni mit dem Untertitel: Abhandlung über die göttliche Einheit und Dreieinigkeit genannt.«

Heloisa fühlte sich erhoben durch ihr gemeinsames Interesse und zugleich in die Tiefe geworfen. In Abaelards Begeisterung wäre auch weiterhin kein Platz für sie. Er entwickelte seine Theologie ohne sie. Sie kam nicht vor, sie war für Abaelard ein Nichts. Zum Zerreißen gedemütigt, musste sie es sich eingestehen, Abaelard dachte wirklich nicht an sie. Nicht aus Bosheit, sondern weil er nicht an sie dachte, seine Gedanken vollkommen von anderem in Anspruch genommen waren.

»Wann reist du wieder ab?«, fragte er abrupt.

»Morgen«, antwortete sie.

»Du kannst im Gästehaus schlafen. Einen Platz haben wir für Pilger oder hohe Persönlichkeiten reserviert, sonst ist ja alles durch meine Schüler belegt.«

»Ist gut«, sagte sie. »Danke.«

»Dann gehen wir zurück. Es ist schon längst nach der Komplet, also Schweigegebot.«

»Keine Sorge. Ich weiß, dass ich zu schweigen habe.«

Sie erhoben sich. Kalt war es am See geworden.

Wortlos öffnete Abaelard die Tür zur Kammer, in der Heloisa nächtigen könnte. Wortlos stellte er ihr eine

Lampe auf den Tisch, brachte ihr Brot, Käse und Wein und verließ den Raum, indem er leicht das Haupt vor ihr neigte, die Hände in der Kutte verborgen.

In der Nacht überkam Heloisa die Angst der gänzlichen Vereinsamung auf dieser Welt. Sie stand von ihrem Lager auf, verließ die enge Kammer des Gästehauses. Der Mond war verschwunden, um sie tiefe Nacht. Bisweilen den Weg erfühlend, ertastend, erreichte Heloisa den See.

Sterben, wünschte sie. Sich hier an dieser tiefen Stelle hineinwerfen, ertrinken. Keine Todesart, keine Qual war schlimmer als in den Gedanken Abaelards Nichts zu sein. Weniger als Nichts, denn das Nichts war immerhin noch etwas, wenn auch das Nichts. Sie jedoch gab es in seinen Gedanken nicht.

Sterben. Sich selbst zu töten, darauf folgte unweigerlich die ewige Verdammnis. Die war ihr gleichgültig, mit Schrecken stellte Heloisa es fest. Keine Höllenqual konnte furchtbarer sein als Abaelards Gleichgültigkeit, Teilnahmslosigkeit. Es gab keinen Ausdruck dafür. Wie er selbst sagte, auch eine leere Kiste ist nicht leer. Doch sein Gefühl für sie war leer, genommen mit dem furchtbaren Schnitt. Er aber hatte es zugelassen, dass der Schnitt sie trennte.

Also sterben, weil ihr Opfer für ihn umsonst war.

Heloisa beugte sich tief über den Steg, hörte das Gurgeln des schwarzen Wassers, ein Strudel würde sie in die Tiefe ziehen – und schreckte hoch.

Niemals würde sie sich selbst töten, denn wenn sie es tat, dann fiele die Schande auf Abaelard. Ihn würde man bezichtigen, seine Frau so vernachlässigt zu haben, dass sie selbst Hand an sich legte.

Nein, beschloss Heloisa. Im Gegenteil, selbst wenn sie 30 oder 40 Jahre dieses Elend erleiden müsste, würde sie,

Abaelard zur Ehre, für die Welt eine untadelige, eine vorbildliche Nonne sein.

Die Eintönigkeit und Gleichmäßigkeit des Tages-, des Jahresablaufs nahm Heloisa gleich einer mechanischen Puppe hin, wie eine solche, die der olympische Gott Hephaistos nach der griechischen Mythologie hergestellt haben soll. Verwirrend war dieser Vergleich, so gestand sich Heloisa ein, denn nach Homer war der hinkende, missgebildete Hephaistos eben jener Schmied, der seine Gattin Aphrodite und Ares, den Gott des Krieges, mit einem unsichtbaren Band aus Blitzen aneinander gekettet hatte, wie dies die Römer von Mars und Venus erzählten, denen von Vulcan ein Gleiches widerfuhr. Die Götter aber stimmten ein olympisches unauslöschliches Gelächter an und es war nicht deutlich, über wen: Ares oder Hephaistos – Mars oder Vulcan, doch eher den letzteren, den Versehrten. Das unauslöschliche Gelächter, Abaelards Scham, seine Schande hatten sie beide ins Kloster getrieben, und sie, Heloisa, war es, die nun gezwungen, aber freiwillig, die Strafe ertrug: Tag für Tag, Monat für Monat, Jahr für Jahr derselbe Ablauf: Nächtlicher Tagesbeginn, Wecken und Vigilien, erneute Nachtruhe, Laudes, persönliches Lesen oder Meditation, Prim, Versammlung im Kapitelsaal, Verteilung der Arbeit, Verhandlung der Disziplinarfälle, Arbeit, Terz und gesungene Messe, Arbeit, Sext, dann zur Mittagszeit Essen im Refektorium, Ruhepause, Arbeit, Non, Arbeit, dann die Abendandacht, Abendessen, persönliche Andacht, Komplet, Nachtruhe.

Die Zukunft erschien Heloisa wie ein sie verschlingender Moloch, sie als Menschenopfer fordernd, und die Vergangenheit bedrängte und marterte sie durch die Erinnerungen, die wirklicher waren als die Gegenwart: die Geburt Astralabius' vor einem, vor zwei Jahren, die elende Hochzeit, die Nacht im Refektorium, das Verbrechen an Abaelard. Das war der Schnitt. Und es begann die Wiederholung, die erste Nacht mit Abaelard vor drei Jahren. Ein Kreislauf, der Heloisa in den Wahnsinn trieb – und dennoch wurde sie nicht wahnsinnig, sondern verhielt sich liebenswert, freundlich, sanftmütig, demütig, klug, fromm. Alle Schwestern stellten es mit Bewunderung oder mit bewunderndem Neid fest, sie war ein Muster an Tugend. Heuchlerin prangerte Heloisa sich selbst an, denn während die anderen Wünsche hatten, auf deren Erfüllung sie hofften, so war ihr alles im Kloster gleichgültig. Sie hatte nur einen Wunsch, ein Ziel, Abaelard, und der war für sie verloren. Was sollte sie sich aufregen, ärgern, zu spät kommen, ihre Arbeit schlecht verrichten, schwatzen, wo Schweigen geboten war, lachen? Gesang, Gebet, die Liturgie, die Messfeier, sie bedeuteten ihr nichts. Sich selbst klagte sie an: Vor der Äbtissin, den Schwestern habe ich einige Ehre, vor Gott verdiene ich keine.

Wieder einmal an einem regnerischen Apriltag mit diesen trostlosen Gedanken beschäftigt, dass ihr äußeres Leben ganz von ihrem inneren aufwühlenden Begehren, ihrer Liebe abwich, dass beides unüberbrückbar auseinanderklafften, wurde sie aus ihren Vorstellungen gerissen, als die Äbtissin Heloisa im Kreuzgang aufforderte, sie in die Äbtissinnenwohnung zu begleiten.

Mit ernster Miene nahm die Äbtissin auf einem mit Leder bezogenen Armfaltstuhl Platz und forderte auch Heloisa auf, sich zu setzen.

»Meine Tochter Heloisa, ich muss dir mitteilen, Abaelard hat eine Vorladung vor das Konzil in Soissons wegen Häresie erhalten. Ein Ketzerprozess also. Soissons, der Ort hat ein ungutes Omen. Vielleicht hast du davon erfahren, dass vor einigen Jahren der Ketzerei Verdächtige in Soissons erschlagen wurden. Wir wollen nicht abergläubisch sein.«

Sie machte eine Pause und schluckte hörbar. »Jedenfalls, das Konzil hat schon begonnen und ich habe gehört, dass Abaelard mit seinen wenigen Begleitern bei seinem Eintreffen von der aufgehetzten Bevölkerung fast gesteinigt wurde.«

»Worum geht es denn? Was wirft man Abaelard vor?«, fragte Heloisa.

»Es geht um Abaelards theologisches Werk über die Trinität. Und damit kommen wir zu einem Punkt, der unseren Konvent in ein ungünstiges Licht setzt, denn dieses Konzil hat ein Vorspiel. Abaelards früherer Lehrer Roscelin hat wohl sehr früh eine Abschrift von Abaelards Werk erhalten und wollte Abaelard verklagen, er lehre nicht einen Gott, sondern drei Götter, was geradezu grotesk ist, denn genau deswegen ist er selbst, Roscelin, damals in Soissons angeklagt worden. Es kam zu einer Auseinandersetzung zwischen Roscelin und Abaelard, deren genauer Ablauf tut hier nichts zur Sache. Jedenfalls im Zuge dieses Gelehrtenstreits, in den Bischof Gilbert involviert war, beschimpfte und beleidigte Roscelin aufs Unflätigste Abaelard, er sei ein ›Quasi-Mönch‹, weil er weiterhin Weltliches lehre, und er wisse nicht, wie er ihn nach dem Unglück nennen solle, etwa ›unvollständiger Petrus‹?«

Mit herunterhängenden Schultern und schamrot mochte Heloisa kaum aufblicken. Dennoch raffte sie sich auf und fragte heiser:

»Was hat das mit unserem Konvent zu tun?«

»In diesem Schreiben behauptete Roscelin, die Erträge seiner Lehrtätigkeit bringe Abaelard seiner Hure Heloisa. Höre Heloisa! Hure! Und das in einem öffentlichen Schreiben! Ich wette, jeder Bischof, Abt, jedes Domkapitel weiß davon. Auch wenn unserem Kloster kein unmittelbarer Schaden entsteht, so haben diese hohen Geistlichen ein langes Gedächtnis.«

Die Äbtissin holte tief Luft. »Wie darauf reagieren? Wir alle hier im Konvent wissen, du verkörperst das Idealbild einer Nonne.«

Nein, dachte Heloisa betrübt. Niemand ist weiter entfernt davon als ich. Nicht um Gottes, sondern einzig um Abaelards willen verhalte ich mich tadellos.

»Aber die Welt draußen weiß es nicht. Deswegen habe ich beschlossen, die Flucht nach vorn anzutreten. Ich werde dem Konvent unterbreiten, dich als Priorin zu wählen.«

Heloisa schüttelte den Kopf: »Das ist zu viel der Ehre.«

»Nein, das ist es nicht. Entweder wird man unseren Konvent aufgrund der Wahl für sittenlos halten oder aber erkennen, dass wir den Gerüchten die Stirn bieten und uns für deine Reinheit verbürgen.«

»Habt Dank, Mutter Mathilde«, antwortete Heloisa tonlos.

Die Äbtissin sagte besorgt: »Jede andere wäre überglücklich. Aber ich kenne dich zu lange und zu genau, um nicht zu wissen, dass du nur um Abaelard zitterst. Das ist nicht gut für dich. Trotzdem, ich will dich nicht auf die Folter spannen. Frage nur, ich will dir antworten, soweit ich es kann.«

»Wer sind die Ankläger?«

»Die Hauptankläger sind Alberich von Reims und Lotulf von Novarra, die ehemaligen Lieblingsschüler Anselms von Laon. Dessen Lehrmethode hat Abaelard, wie man sich erzählt, vor Jahren mit viel Rauch ohne Feuer verglichen. Es ist klar, sie rächen sich. Neid war schon immer eine wirksame Antriebsfeder. Den Erzbischof von Reims haben sie gegen Abaelard aufgehetzt. Dann nimmt noch Abaelards Abt Adam daran teil sowie der Abt von Saint-Médard ...«

»Was?«, rief Heloisa entsetzt, »der Abt des Gefängnisses für Mönche? Da werden die Mönche durch Durst, Hunger, Schläge gepeinigt.«

»Heloisa, beruhige dich. Noch ist der Prozess nicht entschieden. Erst am letzten Tag des Konzils soll die Verhandlung stattfinden.«

»Wenn ein Ketzerprozess einberufen wird, dann ist der Angeklagte schon verurteilt.«

»Sei nicht ungerecht.«

»Also gut. Wer führt den Vorsitz?«

»Der Legat des Papstes für das Regnum Teutonicum und für Frankreich, Kardinalbischof Kuno von Praeneste«, antwortete die Äbtissin nicht ganz glücklich.

»Der großen mächtigen Kirche steht Abaelard allein gegenüber. Kuno von Praeneste, über ihn weiß ich, dass er vor allem exkommuniziert und Hass predigt.

Doch doch, so ist es. Als vor zehn Jahren Papst Paschalis dem König des Regnum Romanorum, Heinrich V., sein Wort gab, ihn niemals zu exkommunizieren, hat schon wenige Monate später Kardinalbischof Kuno ihn in Jerusalem exkommuniziert, und danach immer wieder.«

»Das sind die Verhältnisse im Regnum Teutonicum, nicht hier.«

»Nein, er wird nur Ketzerrufe hören und das Buch von Abaelard nicht prüfen, falls er dazu überhaupt in der Lage ist. Es heißt, er sei nicht sehr gebildet.«

»Das mag schon zutreffen. Ich muss zugeben, ich habe erfahren, dass Abaelard sein Werk gleich am ersten Tag Kuno von Praeneste überreichen wollte, der es aber abgelehnt hat, es zu lesen, obgleich er als Legat es hätte prüfen müssen. Stattdessen hat er Abaelard befohlen, das Buch dem Erzbischof von Reims zu bringen.«

»Dann sollen gerade diejenigen Abaelards Werk beurteilen, die ihn anklagen und das Urteil sprechen!«, rief

Heloisa entsetzt. »Damit erfüllt sich der Satz: ›Unsere Feinde sind unsere Richter‹.«

»Sie werden nichts in Abaelards Werk finden, des bin ich gewiss«, versuchte die Äbtissin Heloisa zu beruhigen. »Damit du dich überzeugen kannst, dass kein Grund zur Sorge besteht, weil Abaelard nichts dem katholischen Glauben Widersprechendes geschrieben hat, um meiner Fürsorge als Äbtissin für dich nachzukommen, habe ich eine Abschrift des Buches für dich besorgt. Lies, und du wirst sehen, sie werden nichts finden.«

Abaelards Buch über die Trinität fest an die Brust drückend, eilte Heloisa in die Bibliothek, wo zwei Schwestern, in ihre Lektüre vertieft, kaum aufsahen. Dennoch wählte Heloisa einen weit entfernten Platz in einer Ecke. Sie wollte mit Abaelard allein sein. Wenn es auch nicht seine Hand war, so waren es seine Worte, die zu ihr sprachen:

Den Inbegriff des höchsten Gutes, das Gott ist, unterschied Christus der Herr, indem er ihn bewusst mit drei Namen bezeichnete, als zuinnerst unteilbare und einfache göttliche Substanz aus dreierlei Gründen ›Vater‹, ›Sohn‹ und ›Heiliger Geist‹ nannte.

Gut, dachte Heloisa erleichtert und strich sich über die Stirn, Abaelard beruft sich zuallererst auf die höchst mögliche Instanz, auf Jesus Christus selbst. Da wird er keinen Widerspruch ernten. Begierig las sie weiter: *Endlich nannte er die Substanz Heiliger Geist gemäß der Gnade ihrer Güte, dadurch nämlich Gott für niemanden Übles ersinnt, sondern bereit ist, alle zu retten; ohne die Verdienste unserer Verkehrtheit in Rechnung zu stellen, teilt er uns nämlich seine Gnadengaben zu, und wen nicht die Gerechtigkeit retten kann, rettet die Barmherzigkeit.*

Und weiter unten: *Die göttliche Substanz ist selber die Macht, die Weisheit, die Güte.*

Benignitas, Güte? Heloisa schüttelte zweifelnd den Kopf. War Gott gütig? Fühlte sich Abaelard wirklich von Gottes Güte getragen, geborgen und aufgehoben nach dem, was ihm widerfahren war, oder kämpfte er darum, seine Verwundung als Güte und Gnade auffassen zu können?

War nicht Gott, wie Abaelard selbst die Macht als solche beschrieb, todbringend, ruinös? Handelte Gott vernunftgemäß? Nein, er tat es nicht. Hatte er nicht ihr Leben zerstört und ihnen das tiefste Elend bereitet, seine ganze Strenge gegen sie angewandt, gerade als sie an Stelle der verbotenen Liebe die erlaubte setzten durch ein ehrbares Ehebündnis?

Beruhige dich, ermahnte sich Heloisa. Abaelards Buch handelt von der Trinität und nicht vom Zerbrechen unserer Liebe.

Also, lies weiter: *Einst wurden den Lügen der Feinde Christi durch Wunder ein Riegel vorgeschoben. Die Zeiten der Wunder sind verflossen, und die Bosheit nahm zu. Und so bleibt jetzt nur das eine übrig, dass wir mit Worten kämpfen.*

Heloisa hielt sich vor Schrecken den Mund zu. Wie gefährlich war es zu leugnen, dass noch Wunder geschahen. Tausende und abertausende Pilger wanderten zu den Reliquien in der Hoffnung, durch sie möge sich ein Wunder ereignen. Und gar Bernhard von Clairvaux, der im Vertrauen auf Gott, wie er behauptete, öffentlich Wunder gestaltete, die wohl ihm als Beweis seiner eigenen von Gott gegebenen Heiligkeit galten! Lügenapostel titulierte Abaelard ihn denn auch. Statt also auf wie immer inszenierte Wunder zu hoffen, vertraute Abaelard allein auf die Macht der Sprache, der Logik – ein gefährliches Unterfangen.

Heloisa hörte geradezu Abaelards Stimme, als sie weiterblätterte: *Nimmer geben wir zu, dass irgendeine Wissenschaft von Übel ist, auch nicht jene, die das Übel abhandelt. Denn Wissenschaft ist Erfassung der Wahrheit der Dinge. Keine Wissen-*

schaft ist schlecht, mag ihr Gebrauch auch noch so schlecht sein. Wie nun auch das Wissen vom Bösen gut ist und unerlässlich zur Vermeidung des Bösen, gilt: Sogar die Macht zum Bösen ist gut und um der Verdienstlichkeit notwendig. Wenn wir nämlich nicht sündigen könnten, machten wir uns dadurch, dass wir nicht sündigen, in keiner Weise verdient. Demjenigen, der kein freies Entscheidungsvermögen hat, gebührt keine Belohnung für das, was er unter Zwang ausführt.

Entscheidungsfreiheit, Willensfreiheit. Sie hatte das Wort schon eben gerade gelesen: *libertas arbitrii*, ja dort: *Obwohl Gott von Ewigkeit das Ganze voraussah und keinesfalls in seiner Voraussicht getäuscht werden kann, ereignet sich dennoch nicht alles aus Notwendigkeit, so dass die menschliche Entscheidungsfreiheit verloren ginge.*

Heloisa sah auf und es war ihr nur zu deutlich: Diese Sicht der menschlichen Freiheit mochte dem Legaten des Papstes suspekt erscheinen, forderte der Papst doch von allen, sogar von den Königen, Gehorsam. Höchstwahrscheinlich wehte in Abaelards Schrift nach Geschmack seiner Ankläger zu sehr der Atem der Freiheit und der Achtung. Denn mit Freude und Bestürzung las Heloisa, wie Abaelard die Philosophen, die Propheten und Kirchenlehrer gleichwertig nebeneinanderstellte, und zwar, sie wusste nicht, ob sie lachen oder weinen sollte, und zwar mit ihren eigenen gegen die Ehe vorgetragenen Einwänden! Sie fand ihre Argumente in seinem wissenschaftlichen Werk wieder!

Huch! Heloisa atmete tief durch. Das hatte sie nicht erwartet, dass Abaelard ihre Gedanken übernehmen würde. So kompromisslos hatte sie es ja auch gar nicht gemeint. Sicher, sie vertrat tatsächlich die Auffassung, ein Philosoph sollte ein weltabgewandtes, tugendhaftes Leben führen. Doch zugleich wollte sie seine Geliebte sein und für immer bleiben.

Widerstrebend stand Heloisa auf, die Glocke läutete zur Messe. Sie würde später weiterlesen.

Unterbrochen von Arbeit und Gottesdiensten, wandte sich Heloisa fiebernd wieder der Schrift Abaelards zu: *Denn auch nach der Verstümmelung der Hand bleibt dasjenige, das auch vor der Verstümmelung ein Mensch war, ein Mensch. Analog wenn später ein Fuß amputiert wird, ist das Verbleibende ein Mensch, weil es sich auch vor der Amputation um einen Menschen handelte. Hatte er doch auch damals die Definition von einem Menschen und war ein Lebewesen, das beseelt, empfindungsfähig und auf dieselbe Weise vernünftig und sterblich war wie jetzt!*

Heloisa japste nach Luft. Die Kerze flackerte. Wie verzweifelt kämpfte Abaelard nach seiner Entmannung darum, in den Augen seiner Mitmenschen ein Mann zu sein. Wie unvorsichtig stellte er sich mit dieser Analogie bloß, er wies ja geradezu auf das ihm fehlende Körperteil! Schuldlos schuldig. Und kein Gott der Gnade, der ihn von diesem Makel befreite. Und nun sollte er auch noch als Wissenschaftler verfemt werden!

Heloisa hatte den letzten Abschnitt des Buches erreicht: *Alle Menschen haben von Natur aus einen Glauben an die Trinität.* Alle Menschen, schrieb Abaelard, ohne Abstufung von Oben und Unten, von Juden, Muslimen und Christen. Ein Buch aber, das für alle geschrieben war, gefiel dem Legaten des Papstes gewiss nicht, schon gar nicht, da er in Jerusalem gelebt hatte, wo die Franken die Oberherrschaft hatten über alle Völker, die dort lebten, und es dort, wie auch im Abendland, Sklaven gab. Hastig blätterte Heloisa zurück: *definitionem hominis* stand dort, nicht Ansicht, These, Vermutung, nein, Definition von einem Menschen und damit von jedem Menschen, sei er Mann oder Frau, Adeliger oder Leibeigener, Jude, Christ oder Heide, exkommuniziert oder

Heiliger: jeder Mensch ist beseelt, empfindungsfähig und vernünftig und sterblich.

Heloisa erzitterte, eine solche, jedem Menschen Entscheidungsfreiheit und Würde zusprechende Sichtweise musste zu Abaelards Verurteilung führen.

Es war ihr fürchterlich zu denken, Abaelard würde als Ketzer verdammt, sie aber zur Priorin erhöht.

Mit zwiespältigem Gefühl stand Heloisa im Kapitelsaal und nahm die guten Wünsche ihrer Mitschwestern entgegen, die sie gerade zu ihrer Priorin gewählte hatten. Während sie trotz oder gerade aufgrund der öffentlichen Beleidigung das zweithöchste Amt im Kloster übertragen bekommen hatte, musste sie unentwegt an Abaelard denken, der in der Kathedrale von Soissons verurteilt werden würde oder es gar schon war. Keineswegs beruhigte sie die von Äbtissin Mathilde leise gesprochene Bitte, nach der Versammlung noch im Kapitelsaal zu bleiben. Wie mochte es Abaelard ergehen? Es war zu ihr nur das Gerücht von einem Disput zwischen Abaelard und seinem ihn anklagenden früheren Mitschüler Alberich gedrungen, der für letzteren blamabel ausgegangen war und seinen Neid und seinen Hass auf Abaelard sicher ins Unermessliche gesteigert hatte. Es wurde erzählt, einige Tage vor dem Ketzerprozess sei Alberich mit seinen Schülern zu Abaelard gekommen, um ihm eine Falle zu stellen. Er habe in Abaelards Buch eine Stelle über Gott gefunden, die ihn sehr verwundert habe. Abaelard habe darauf Alberich angeboten, diese Stelle zu begründen, was Alberich ablehnte, er wolle keine menschlichen Begründungen hören, es gälten einzig allein die Worte einer Autorität. Kurzerhand habe Abaelard seinen Kontrahenten aufgefordert, die passende Seite des Buches aufzuschlagen. Da werde er die Autorität finden. Alberichs Schülern seien die Augen übergegangen vor Scham. Alberich jedoch versuchte sich zu retten, indem er sagte, die Stelle bei Augustin müsse erst gründlich bedacht werden. Darauf Abaelard, das sei nichts Neues. Ihm, Alberich, ginge es ja schließlich nur um Worte, nicht um den Sinn. Er aber, Abaelard, sei gerne bereit, Alberich zu demonstrieren, dass dieser eine häretische Auffassung vertrete. Darauf sei Alberich mit seinen Schülern, Verwünschungen ausstoßend, abgezogen. Laut habe er Abaelard gedroht, ihm würden seine Autoritätenzitate bei dem Prozess nicht helfen.

Oh Himmel, dachte Heloisa gequält zum wiederholten Male, da hat Abaelard einen Pyrrhussieg erstritten, in dem er zwar für den Augenblick über Alberich triumphiert, jedoch tatsächlich seine Position geschwächt, ja den Kampf verloren hatte. Und nun wollte auch noch die Äbtissin mit ihr unter vier Augen reden! Heloisa kam ins Schwitzen. Die Haare juckten. Am liebsten hätte sie sich Kopfgebinde und Schleier heruntergerissen. Geduld, Geduld, ermahnte sie sich.

Endlich hatte auch die letzte Schwester den Kapitelsaal verlassen. Die Äbtissin nahm auf einer schweren Bank aus Kirschenholz am Fenster Platz, Heloisa setzte sich daneben.

»Du weißt, warum ich dich sprechen möchte«, begann Äbtissin Mathilde.

»Ich kann es mir denken. Abaelard hat den Prozess verloren und ist als Ketzer verdammt.«

Heloisa sah auf und blickte der Äbtissin ins Gesicht: »Zu welcher Strafe ist er verurteilt?«

»Zu lebenslänglicher Haft in einem Gefängniskloster.«

»Nein! Nein! Nein«, klagte Heloisa und schlug mit den Fäusten auf ihre Knie.

Die Äbtissin blieb ruhig neben Heloisa sitzen. Obgleich sie Heloisa zur Mäßigkeit ermahnen müsste, konnte sie sich nicht überwinden und überließ Heloisa ihrem Schmerz. Die Tränen flossen, Heloisa weinte bitterlich. Endlich schnäuzte sie sich und wischte sich mit dem Handrücken den Schnodder aus dem Gesicht.

»Hat denn niemand ihn verteidigt?«

»Doch, der Bischof Gottfried von Chartres. Aber Abaelards Abt Adam, der Abaelard als Mönch seines Klosters hätte verteidigen müssen, hat keine Hand für ihn gerührt.«

»Und weswegen hat man Abaelard verurteilt? Was hat man in dem Buch gefunden, was häretisch wäre?«

»Nichts hat man gefunden. Die Ankläger haben sich große Mühe gegeben, Ketzerisches zu entdecken. Aber es ist ihnen nicht gelungen. Deswegen haben sie die Anklage nicht gerade fallen lassen, aber unter den Tisch gekehrt. Abaelard wurde verurteilt, weil er sein Buch ohne maßgebliche Genehmigung des Papstes oder der Kirche veröffentlicht hat.«

»Was?!«, schrie Heloisa, »weil er es nicht vorher hat genehmigen lassen – dafür lebenslang in einem Foltergefängnis eingesperrt?«

»Foltergefängnis, das Wort sollten wir meiden. Aber schließlich, es verhält sich so, leider. Dabei ist es unüblich, seine Schriften zuvor einer kirchlichen Instanz zur Genehmigung vorzulegen.«

»Ja, dieser Roscelin wäre niemals als Ketzer verurteilt worden, wenn er seine Schriften zuvor hätte bewilligen lassen müssen«, bemerkte Heloisa und fing wieder an zu weinen.

»Hat man Abaelard schon abgeführt?«

»Ja, doch davor gab es eine groteske Szene. Abaelard musste sein Buch selbst mit eigenen Händen ins Feuer werfen und dazu das Glaubensbekenntnis des Athanasius sprechen. Und um Abaelard noch weiter zu verhöhnen, musste er es ablesen, obgleich jedes Kind es aufsagen kann. Danach wurde er dem Abt von Saint-Médard übergeben und ins Gefängnis geführt.«

»Gibt es denn gar keine Hoffnung?«

»Doch, beruhige dich, mein Kind. Abaelard hat mächtige Freunde. Schließlich ist der mächtigste Mann nach dem König, Stephan von Garlande, Abaelards Gönner.«

Wie geht es Abaelard? Wie geht es Abaelard?, dachte Heloisa voller Besorgnis jeden Tag von neuem beim nächtlichen Wecken, während des Tages und beim Einschlafen. Nimm dich zusammen, ermahnte sie sich. Erfülle mit Verständnis, Geduld, Sanftmut und gleichzeitig fester Hand deine Pflichten als Priorin, so dass die Schwestern ihre Sorgen, Versäumnisse, Sünden gerne vor dir ausbreiten. Dabei bedürfte keine so des Zuspruchs wie sie. Kein Wort von Abaelard – keines seit dieser trostlosen Begegnung im Priorat Sainte-Marguerite. Dabei ständig die Sorge um ihn, eine Sorge, die so erdrückend war, als lebten sie zusammen. Wie erging es Abaelard, nachdem er nach kurzer Gefängnishaft wieder nach Saint-Denis zurückkehren durfte? Keiner von seinen Anklägern wollte für die Verurteilung verantwortlich gewesen sein, und auch der Legat des Papstes schimpfte öffentlich über die gegenseitige Missgunst der Franzosen. Doch genau vor dieser Missgunst fürchtete Heloisa sich für ihn, schließlich war er in Saint-Denis nicht wohl gelitten.

Mit Angespanntheit und unangenehmer Aufregung erwartete sie ihren Oheim Fulbert, der sich, wie jedes Mal bei seinen seltenen Besuchen, unangenehm überheblich am Tisch seiner Nichte gegenübersetzte. Diesmal aber schien er besonders zu triumphieren:

»Dein Abaelard ist der größte, der verabscheuungswürdigste Feind des französischen Königtums, was sage ich, unseres Vaterlandes!«

Höchst erstaunt kräuselte Heloisa die Stirn und sagte: »Oheim, das kann nicht sein. Abaelard ist Philosoph und interessiert sich für Logik, für das Denken, nicht für Politik.«

»Das ist es ja gerade, was ihn zum Verräter macht. Hast du dir oder dein geliebter Ehemann jemals Gedanken gemacht, in welch verzweifelter Lage sich der französische König befindet? Der englische König beansprucht die Normandie, seine Tochter Mathilde ist mit Heinrich V., dem Kaiser des Regnum Teutonicum verheiratet, oh diese gottlosen Deutschen, diese unreinen Hunde, diese misera Germania, wie sie schon Bischof Hildebert genannt hat. Eingekesselt ist Frankien von beiden Seiten und es heißt, Heinrich V. werde von seinem englischen Schwiegervater zum Krieg gegen den französischen König aufgewiegelt. Und erst recht die französischen Grafen und Herzöge, jeder denkt nur an seine eigene Macht und der König muss sie mit Waffen bekämpfen und ihre Burgen einnehmen.

Dann aber erstand wie der Phönix aus der Asche die Idee, und diese Idee heißt Frankreich, patria, la gloire, der Ruhm des Vaterlandes. Und wo ist diese alle rivalisierenden Fürsten in Schach haltende Idee geboren? In Saint-Denis, in Saint-Denis, sage ich.

Nirgendwo anders als in diesem Heiligtum der Grablege der französischen Könige ist der ewige Bund des Königtums mit dem Papst geschlossen worden. Und wer ist Garant, unter welchem Schutz steht das Königtum, das Vaterland? Unter dem des heiligen Dionysius von Areopagita, den Paulus selbst in Athen zum Christentum bekehrt hat, der danach der erste Bischof von Athen wurde und der hier in Paris auf dem Montmarte den Märtyrertod fand.«

Abaelard? So überlegte Heloisa angestrengt, was hatte er mit diesem Heiligen des Königtums zu tun? Dessen Reliquie, deren Verehrung und die damit verbundene Machtzunahme des Königsklosters und des Königreiches war ihm sicher vollkommen gleichgültig.

»Und nun kommt dein Abaelard daher. Sitzt als Unschuldslamm in der Bibliothek von Saint-Denis, wo er sich ja seit einigen Monaten wieder aufhalten darf, und findet zufällig beim Lesen eine Stelle in Bedas Auslegung der Apostelgeschichte, worin die Ansicht ausgesprochen ist, Dionysius Areopagita sei Bischof von Korinth gewesen. Was heißt das?«, schrie Fulbert.

»Das heißt«, antwortete Heloisa mit ruhiger Stimme, »der Zeitzeuge des Paulus, der heilige Dionysius Areopagita, ist niemals in Paris gewesen, die in Saint-Denis verehrte Reliquie ist nicht echt!«

»Richtig, meine Nichte. Warst schon immer ein kluges Kind. Was tut aber dein Abaelard? Statt die Erkenntnis still für sich zu behalten, zeigt er amüsiert und halb im Scherz diese Stelle bei Beda den umherstehen Brüdern. Zu Recht, sage ich, sind diese zutiefst entrüstet, beschimpfen den Beda als Erzlügner, denn schließlich habe der Abt von Saint-Denis Hilduin schon vor 300 Jahren nachgewiesen, dass wirklich die Gebeine des Apostelanhängers in Saint-Denis verehrt werden. Abaelard aber, dein unschuldiger Philosoph, wurde zum Verräter am ganzen Land, indem er es seines höchsten Ruhmestitels beraubte.«

Ein höhnisches Grinsen zog über Fulberts verkniffenen Mund. »Kurz und gut, die Sache kam, wie du dir denken kannst, vor den Abt. Auf die Frage, wem er mehr glaube, dem Beda oder dem früheren Abt von Saint-Denis Hilduin, hatte Abaelard die Frechheit zu antworten, dass Bedas Auffassung gewichtiger sei. Und zwar nicht nur deshalb, weil er bei der ganzen abendländischen Kirche in hohem Ansehen stehe, sondern vor allem weil nach den Regeln der Vernunft ihm der Vorzug zu geben sei. Denn Beda habe als Historiker ausschließlich ein Interesse an der Wahrheit gehabt, Abt Hilduin aber daran, dass Saint-Denis die Reliquie des

Aposteljüngers besitze und damit einen unglaublichen Ansehens- und Machtzuwachs erhalte.

Na, Heloisa, was sagst du zu deinem ehrwürdigen Philosophen und Gatten?«

»Ich sage, Abaelard hat recht daran getan, an der Wahrheit festzuhalten.«

»Ja, wirklich? Auch wenn er vor das Königsgericht gestellt und abgeurteilt wird. Glaube mir, da kann kein Stephan Garlande ihm noch helfen, deinem Märtyrer für die Vernunft und das logische Denken.«

»Ist er schon wieder verurteilt?«, fragte Heloisa in größter Angst.

Fulbert lehnte sich auf seinem Stuhl zurück und lachte schallend: »Wie besorgt du bist. Liebst ihn noch immer, meine teuerste Priorin. Du kommst in die Hölle für deinen Frevel, das schwöre ich.«

»Versündige dich nicht«, antwortete Heloisa möglichst würdevoll. »Mein ist die Rache, spricht der Herr.«

»Gut. Also dein Abaelard wurde unter strenge Aufsicht gestellt. Doch dieser Kerl hatte, obwohl er allen im Kloster verhasst ist, offenbar Brüder, die Mitleid mit ihm hatten. Jedenfalls befreiten sie ihn in der Nacht aus dem Kerker des Klosters, in dem er eingeschlossen war, halfen ihm unbemerkt aus Saint-Denis zu entweichen. Draußen hatten Abaelards Schüler schon ein Pferd für ihn bereit und so flüchtete er mitten in der Nacht.«

Darauf schwieg Fulbert, machte ein bedenkliches, vielsagendes Gesicht.

In Heloisa stieg die Angst auf. So leicht war es nicht, mitten in der Nacht aus Paris zu verschwinden. Ganz deutlich stand ihr die Nacht vor Augen, in der Abaelard sie entführte.

»Gelang die Flucht?«, fragte sie zögernd und wurde rot, so schämte sie sich, ausgerechnet ihren Oheim, der ihr Leben zerstört hatte, nach Abaelard zu fragen.

»Bist noch immer seine Hure. Ja, er entkam.«

»Wohin floh er?«

»Hast du gehört. Ich habe dich beschimpft. Ist dir alles gleichgültig, wenn du nur weißt, wo dein Gatte sich aufhält? Schon merkwürdig. Kannst ja doch nicht zu ihm. Naja, ich will mal so gnädig sein und es dir sagen. Er flüchtete in das angrenzende Gebiet des überaus mächtigen Grafen Theobald, der, mal als offener, mal als verdeckter Widersacher des Königs Abaelard mit Freuden aufnahm. Damit war die Angelegenheit natürlich nicht beendet. Abt Adam befahl Abaelard unter Androhung der Exkommunikation, sich wieder nach Saint-Denis zu begeben und sich dem Tribunal des Königs zu stellen. Aber dein Abaelard hatte Glück. Abt Adam starb kurz darauf und mit dem neuen Abt Suger kam es auf Vermittlung von Garlande zu einer Einigung, die auch der französische König wünschte.«

»Wie das?«, fragte Heloisa. »Schließlich sollte Abaelard ja von seinem Gericht verurteilt werden wegen Hochverrats.«

»Tja«, lachte der Oheim. »Politik. Meinst du, jemandem ist das Schicksal eines Philosophen wichtig? Pah. Ich sagte ja, Abaelard ist auf das Gebiet des Grafen Theobald geflohen. Theobald ist jedoch der Enkel Wilhelm des Eroberers und könnte nach dem Tod des jetzt regierenden Königs Heinrich durchaus den Thron erben. Über 20 Bastarde hat der englische König gezeugt, aber nur einen legitimen Erben, und der ist, wie du weißt, beim Überqueren des Ärmelkanals auf mysteriöse Weise ertrunken. Das aber bedeutet, dass Graf Theobald nach dem Tode des englischen Königs Heinrich wahrscheinlich König von England wird – und mit dem sollte sich der französische König wegen eines Philosophen überwerfen?

Da ist es besser, dass das Geschrei verstummt und es keinen Prozess gibt, Abaelards Erkenntnis, die Reliquie des heiligen Dionysius sei nicht echt, schlicht und ergreifend vergessen wird.

So ist Abaelard quasi aus der Welt verschwunden, hat sich in einer einsamen Gegend bei Troyes verkrochen. Leute haben ihm ein Stück Land geschenkt, mitten im Urwald, da wo Räuber wohnen und wilde Tiere hausen und keine menschliche Seele ist. Da soll er fast verhungert sein. Hä, da erschrickst du wieder. Du bist ertappt.

Aber ich kann dich beruhigen. Kaum ist die Kunde davon nach Paris gedrungen, haben sich schon seine Schüler dahin aufgemacht. Die Pariser Schulen sind mal wieder leer. Wo immer dieser Gotteslästerer lehrt, dahin folgen ihm die jungen Männer, und sei es in die größte Einöde. Da haben sie sich Hütten gebaut und da lehrt er nun. Er hat sogar mit Einwilligung des Bischofs eine Kapelle gebaut. Und welchen Namen hat er seinem Kirchlein gegeben? Natürlich durfte es kein üblicher sein. Nach dem Heiligen Geist hat der Verwünschte sein Oratorium benannt, Paraklet, Tröster. Was aber ist sein Trost? Nichts Geistliches, so erzählt man sich, sondern schlicht und ergreifend, dass seine Schüler ihn mit Essen versorgen und ihn vorm Betteln oder gar dem Hungertod bewahrt haben.«

Heloisa schloss die Augen. Mit einem Male war ihr Abaelard nahe. Seinen Traum vom philosophischen Dasein verwirklichte er. Abseits von der Welt, keinen kirchlichen oder königlichen Machtansprüchen unterworfen, lehrte, diskutierte er in einer Gemeinschaft, in der er Kontemplation mit wissenschaftlichem Disput und Erkenntnis verbinden konnte. Sie wünschte ihm, dieses in den Augen der Mächtigen anstößige Unterfangen möge lange Zeit fortwähren. Doch dann überkam Heloisa wieder das Gefühl der Verbitterung. Sie war ausgeschlossen. Wahrscheinlich dachte Abaelard niemals mehr an sie, seine Heloisa.

Sie schluckte ihre Trübsal hinunter, setzte eine heitere Miene auf und war erleichtert, als der Oheim endlich ging.

Doch was war gewonnen, dass sie von diesem üblen Verräter über das Leben Abaelards Nachricht erhielt?

Ohne Abaelard, ohne irgendeine Verbindung zu ihm, so würde es ihr ganzes Leben weitergehen. Die Verletzung, die Sinnlosigkeit ihres Opfers, die Qual, sie würden niemals ein Ende nehmen.

Heloisa zwang sich jeden Tag von neuem, ihren Gram zurückzudrängen und mit freundlicher Miene ihren Pflichten nachzukommen. Mit Beklemmung und Entsetzen stellte sie fest, das fiel ihr mit den zähflüssig dahinschleichenden Jahren immer schwerer. Wie sollte sie dieses unglückliche Dahinleben nur die nächsten Jahre aushalten? Wie die Jahre bis zu ihrem Tod?

Heloisa machte sich auf einen Tag mit harten Verhandlungen um Wegerechte gefasst, als sie gleich nach den frühmorgendlichen Laudes mit Äbtissin Mathilda aufbrach. Langsam ritten sie über den weiten, von der Klostermauer eingefriedeten Hof, wo eine Schar von Pilgern müßig zum Abmarsch bereitstand, jedoch noch auf Nachzügler zu warten schien. Während sie grüßend an den Männern, Frauen, Kindern vorberitten, hefteten sich Heloisas Augen auf zwei Jungen von wohl zehn Jahren, die mit Anlauf barfuß über eine große Pfütze sprangen. Andere Kinder stießen sich an, machten dazu Bemerkungen und versuchten es ihnen gleichzutun.

Die Äbtissin bemerkte Heloisas nachdenklichen, traurigen Blick und sagte tröstend: »Du denkst an deinen Sohn Astralabius. Er genießt sicher eine gute Erziehung bei

Abaelards Schwester. Es müsste dich statt mit Wehmut mit Stolz erfüllen, wie segensreich du für deine Schwestern, ich möchte beinahe sagen, für deine Töchter sorgst. Manche hängen sich geradezu an dich, rechnen mit deiner Güte und vertrauen darauf, dass du jederzeit mit Rat und Tat ihnen zur Seite stehst. Darum hadere nicht, lass dich nicht von deinen Gefühlen zur Sünde verleiten, dein Platz ist bei uns, Gott hat dich hierhin gestellt.«

Heloisa erwiderte nichts darauf, wurde auch den Tag über abgelenkt, denn Äbtissin Mathilde überließ ihr nur allzu gerne die Verhandlung mit dem Grafen. Bewundernd musste die Äbtissin wieder einmal anerkennen, mit welcher Liebenswürdigkeit, mit wie großem Geschick und letztlich Unnachgiebigkeit Heloisa die Ansprüche des Klosters vertrat, so dass der Graf, zwar anfangs widerstrebend, letztlich jedoch von Heloisas Charme eingenommen, in allen Punkten bereitwillig nachgab.

Es dämmerte schon, als Heloisa und die Äbtissin müde an der Seine entlangritten, die reißend schnell dahinfloss. Sie sprachen nicht, bemerkten höchstens einmal, dass es in diesen ersten Frühlingstagen stark geregnet hatte und die Seine viel Treibholz mit sich führte. Dunkel tauchte in der Ferne das Kloster vor ihnen auf. Kaum hatten sie es erreicht, als schon die Pförtnerin herauseilte, einen Brief über dem Kopf schwenkend, und ihn Heloisa in die Hand drückte.

Heloisa erbat sich Dispens für den Rest des Abends und eilte in die Bibliothek, wo um diese Zeit sich niemand aufhalten durfte. Hastig erbrach sie das Siegel, löste die Bänder aus den Ösen. Was würde Dionysia von Astralabius berichten?

Bestürzt und freudig zugleich entnahm sie dem Brief einen zweiten:

Priorin Heloisa des Klosters Sainte-Marie d'Argenteuil, mater – Petrus Astralabius filius

Die Gnade Gottes voraus

Tante Dionysia erzählt mir oft, wie gelehrt Ihr seid. Auch ich möchte eines Tages so gelehrt werden und darum lerne ich fleißig. Genauso wie mein Vater habe ich Unterricht bei dem Prior von Saint-Etienne, Thaddäus heißt der meine.

Ich bin glücklich, dass ich meinen Vater vor ein paar Tagen bei meinem Oheim Porcarius in Nantes gesehen habe. Oheim Porcarius sagte, ich könne stolz auf meinen Vater sein, weil er Abt des Klosters Saint-Gildas-en-Rhuys ist. Das Kloster liegt am tobenden Meer und ich stelle es mir unheimlich vor. Mein Vater sagte, es liege am Ende der Welt.

Mein Vater und ich haben zusammen gebetet und im Johannes-Evangelium gelesen.

Jetzt bin ich wieder bei Tante Dionysia in Le Pallet. Die Tante hat mir zwei Kaninchen geschenkt, ein braunes und ein schwarzes, und sie hat mir versprochen, dass sie nicht geschlachtet werden. Wenn es im Frühling warm wird und es schönes Wetter ist, dann setze ich sie auf eine Wiese und sie laufen mir nicht davon.

Unbändige Wut auf Abaelard packte Heloisa. Warum hatte er auf der unseligen Heirat bestanden, warum hatte sie ihm nachgegeben?! Oh, sie wusste es, sie hatte sich immer mehr davor gescheut, Abaelard zu beleidigen als Gott. Ihm wollte sie gefallen, nur auf der ganzen Welt ihm, und darum hatte sie ihm in allem gehorcht. Jetzt aber dieser Brief, von diesem Kind, diesem zehnjährigen Jungen, von ihrem eigenen Sohn. Gewiss hatte Dionysia ihn aufgefordert, zu dem ihren auch einen eigenen Brief an seine Mutter beilzulegen. Und da hatte sich Astralabius gequält und hatte nicht gewusst, was er dieser fremden Frau schreiben sollte, die seine Mutter war. Diese verdammte Hochzeit, die sie vom höchsten Glück, von den Wonnen der Liebe, von der Freude über ihr

Kind ins größte Elend gestürzt hatte! Mit Fäusten hätte sie auf Abaelard einhämmern mögen. Absurd, dachte sie. Da hatte sie seit zehn Jahren nichts mehr von ihm gehört, und der Zorn packte sie, als stände er vor ihr.

Laut atmete sie aus, dass die Kerze erlosch. Heloisa tapste durch die dunkle Bibliothek zur Tür und entzündete im Gang ihre Kerze an einer Fackel.

Ruhiger geworden, hielt sie Dionysias Schreiben dicht unter das Licht.

Nach den förmlichen Einleitungsworten schrieb die Schwägerin:

Wie Dir sicher Astralabius geschrieben hat, haben wir neulich meinen Bruder Porcarius besucht. Abaelard war ebenfalls in Nantes, um dem kranken Grafen geistlich beizustehen. Außerdem gibt es wohl finanzielle Fragen zu klären. Abaelard hat, das möchte ich nicht unerwähnt lassen, die ganzen Jahre immer Kostgeld für Astralabius geschickt.

Ja, Abaelard ist nun Abt. Froh macht ihn das nicht. Ich habe den Eindruck, dass er es zutiefst bedauert, seine Schüler und seine Lehrtätigkeit in der Einöde, in die sie ihm gefolgt waren, aufgegeben zu haben. Einige Jahre hat mein Bruder im Paraklet, wie er diese Einöde mit seinem Oratorium nannte, gelehrt, hatte einen unglaublichen Zulauf an Schülern. Er verfasste dort eine Schrift ›Sic et non‹. Davon hast du vielleicht gehört, sie hat ihm große Bewunderung und viele Feinde eingebracht, weil Abaelard die höchsten Autoritäten nicht nur, wie er sagt, nachblökend zitiert, sondern sie wissenschaftlich untersucht. Abaelard hat es mir auch erklärt. Ich habe genau zugehört, damit ich es Dir auch erklären kann. Ich weiß doch genau, wie Du Dich fühlst und ihn noch immer liebst. Es muss schrecklich für Dich sein, dass er Dir nicht schreibt und nicht zu Dir kommt. Ich habe ihn auch vorsichtig darauf angesprochen, aber nur eine abweisende Antwort erhalten, das heißt, gar keine.

Also. Er sammelt zunächst umfassend alle diskussionsfähigen Textstellen des Alten und Neuen Testaments und von Heiligen und Kirchenlehrern, leitet dann eine Fragestellung ab. Verblüffend ist es, wie sich diese höchsten Autoritäten gegenseitig widersprechen, sogar sich selbst widersprechen. Diese, ich möchte es so nennen, Ungereimtheiten hat Abaelard kommentarlos einander gegenübergestellt, so zum Beispiel, verzeih, aber ausgerechnet das habe ich mir gemerkt, ›dass es erlaubt ist eine Konkubine zu haben und das Gegenteil‹. Mit seinen Schülern hat er dann diskutiert und erforscht, welcher Aussage der größte Wahrheitsgehalt zukomme.

Ein dermaßen freier und unehrerbietiger Umgang mit den höchsten Autoritäten hat seine Kritiker, seine Feinde gegen ihn aufgebracht, allen voran Bernhard von Clairvaux, der bekanntlich von wissenschaftlicher Gotteserkenntnis, soweit diese möglich ist, gar nichts hält, stattdessen ernstlich für sich beansprucht, durch Kontemplation zu einer Gottesschau zu gelangen, zu einer Vereinigung seiner Seele mit Gott. Abaelard findet das ganz entsetzlich und hat sich ziemlich aufgeregt, als er uns davon erzählte. Für Abaelard ist dies Blasphemie, für ihn ist die Grenze Mensch – Gott unüberwindbar. Er beansprucht im Unterschied zu Bernhard von Clairvaux nicht die Glorie, die Geheimnisse Gottes erkennen zu können. Er will sich ihnen nur durch wissenschaftliches Denken und durch Vernunft nähern. Abaelard hat das alles erklärt, ich bin ja nicht so gebildet, aber ich wollte es dir doch mitteilen, wie ich es verstanden habe. Das weißt du alles besser als ich, die du mit Abaelard zusammengearbeitet hast.

Der Unterschied zwischen Bernhard von Clairvaux und meinem Bruder wäre nur halb so schlimm, wenn Bernhard nicht der mächtigste Mann des Abendlandes wäre. Sogar Fürsten und Könige fürchten sich vor ihm und beugen sich seinem Willen. Selbst der Papst soll Angst vor ihm haben, sodass er die Frage, ob dieser neue Orden im Heiligen Land, die Templer, rechtmäßig ist, Bernhard von Clairvaux entscheiden ließ. Der Papst war sich unsicher, da doch eigentlich Mönche nicht mit dem Schwert kämpfen dürfen. Erst als Bernhard mit glühenden Worten beschwor, es sei für einen Mönch, für einen Ritter Christi keine Sünde, die Feinde Christi zu erschlagen, vielmehr verdiene er den größten Ruhm, da hat auch der Papst den neuen Orden anerkannt.

Ja, und dann Abaelard mit seinen Schülern in den Hütten in der Einöde, alles junge Männer voller Wissensdurst, Phantasie und Lebenslust. Das war mehr als verdächtig. Abaelard erzählte, wann immer er hörte, dass irgendwo eine Versammlung von Kirchenmännern zusammengetroffen sei, habe er gefürchtet, er werde wieder verhaftet und ins Gefängnis geworfen. Er habe sogar ernsthaft überlegt, zu den Heiden überzulaufen, um, wie er sich ausdrückte, bei den Feinden Christi christlich zu leben.

Da bot sich, wie er hoffte, ein Ausweg. Die Mönche vom Kloster Saint-Gildas haben ihn einstimmig zum Abt gewählt. Suger, der Abt von Saint-Denis, erklärte sich damit einverstanden. Aber es ist schrecklich. Abaelard erzählte entsetzt, die Mönche seien roh und sittenlos. Er verstehe die Landessprache nicht und es herrsche die Barbarei. Die Mönche leben mit ihren Konkubinen und Kindern, jeder wirtschaftet in die eigene Tasche, sie bestehlen sich sogar untereinander. Glaube mir, Heloisa, Abaelard ist sich in seinem ganzen Leben noch nie so unsagbar nutzlos vorgekommen wie bei diesen zügellosen, verruchten Mönchen, die seine Söhne sein sollen.

Darum, auch wenn Du Dich manchmal verlassen und einsam fühlst und unglücklich, dass alles so gekommen ist, sei froh über Dein Schicksal, in einem reichen und ehrwürdigen Kloster Priorin zu sein.

Ich möchte Dir aber noch von etwas ganz anderem berichten. Ich habe überlegt, ob ich es tun soll oder nicht. Also, Du hast in unserer Gegend einen geradezu unauslöschlichen Eindruck hinterlassen, so kurze Zeit Du auch bei uns warst. Die Leute erzäh-

len sich, Du habest in der Grotte bei Clisson über Dein Unglück geweint, dass Du Deinen Sohn verlassen musst. Das ist das eine, das andere ist ein Lied über Dich und über Abaelard. Es geht darum, dass Du, natürlich nicht Du, aber im Lied sollst Du das sein, erst zwölf Jahre alt warst, als Du Deinem Kleriker Abaelard folgtest. Dann werden Deine Sprachkenntnisse bewundernd gepriesen, das trifft ja auch zu. Aber in den meisten Strophen besitzt die Person, die Du sein sollst, übernatürliche, auch böse Kräfte. Sie ist eine Hexe.

Ich mag es gar nicht aussprechen, es heißt von dieser Frau, sie habe drei Drachen, die sie mit dem Blut Unschuldiger füttere.

Was schreibe ich da, die Menschen hier können einfach nicht begreifen, dass eine Frau gebildeter ist als alle Männer zusammen.

Der Schluss des Gedichts ist sonderbar und hat irgendwie meine Seele angesprochen. Er geht nämlich so, dass, wenn Du auf der Erde bleibst und Dein Licht, Dein Abaelard ebenso, wenn Ihr noch zwei oder drei Jahre auf dieser Welt bleiben könntet, dann würdet Ihr die Welt völlig in Unordnung stürzen.

In der letzten Zeile wird Dein Name sogar genannt:

›Gib acht, Heloisa, gib Acht auf deine Seele, wenn dies deine Welt ist, bedenke, die andere Welt gehört Gott.‹

Jetzt habe ich es Dir erzählt. Immer wenn mir dieses Lied zu Ohren kommt, dann zittere ich für Dich und bin froh und erleichtert, dass Du in Sicherheit in dem der Heiligen Mutter Gottes geweihten Kloster in Argenteuil lebst und dort sogar Priorin bist.

Sicherheit? Wie ein großer schwarzer Rabe mit weit ausbreiteten Schwingen flatterte die Äbtissin in die Bibliothek und scheuchte Heloisa und die bei ihr sitzenden lernenden Novizinnen auf.

»Schnell«, rief sie aufgeregt: »Heloisa, hole alle, ich sage, alle Nonnen herbei. Alle müssen sofort alles stehen und liegen lassen und im Kapitelsaal erscheinen. Ihr kommt«, wandte sie sich den Novizinnen zu, »mit mir mit.«

Was ist denn los? Was gibt es?, lag es Heloisa auf der Zunge zu fragen. Aber sie wusste, sie würde es erst erfahren, wenn sich alle Nonnen im Kapitelsaal eingefunden hätten. So eilte sie los und rief den Befehl der Äbtissin noch im Laufen den Schwestern zu, die auf den warmen Steinbänken im Kreuzgang saßen und sich an der Frühlingssonne labten.

»Was ist denn? Warum denn?«, kreischten sie verstört.

»Weiß nicht«, rief Heloisa zurück, während sie weiter zur Klosterpforte hetzte.

»Ja, wieso denn? Ich kann die Pforte nicht unbeaufsichtigt lassen. Wer vertritt mich denn?«

»Niemand«, antwortete Heloisa und lief zur Küche, wo eine Schwester mit einem langen Holzlöffel in einem großen Eisentopf rührte, der über dem Feuer hing.

»Ich kann doch nicht fort«, zeterte die Nonne, »die Linsen brennen mir sonst an.«

»Nimm den Topf vom Feuer«, forderte Heloisa sie auf, ließ sie vor sich hin schimpfen und rannte weiter in die Krankenstube.

»Alle sollen kommen? Wir auch?«

»Ja, kannst du aufstehen?«

»Ich versuche es. Es geht schon. Danke.«

»Maria, ich helfe dir. Du kannst dich bei mir abstützen.«

»Meine Gicht, meine Füße.«

»Langsam, einen Schritt vor den anderen. Halt dich gut an mir fest.«

»Ist es denn wirklich notwendig? Ich bin alt. Und so etwas ist in über 60 Jahren noch nie vorgekommen.«

Eben das Gleiche dachten Heloisa und alle Nonnen, die sich im Kapitelsaal versammelten und ängstlich, bewegt, aufgebracht, verunsichert sich auf ihre Plätze setzten. Stumm und gespannt blickten sie ihre Äbtissin an.

Diese erhob sich.

»Meine Töchter in Jesu Christo«, begann Äbtissin Mathilde. »Ich danke euch, dass ihr meiner Aufforderung gefolgt seid und euch unverzüglich hier eingefunden habt. Euren Gesichtern sehe ich an, wie verwundert ihr über diese außerordentliche Zusammenkunft seid, die ganz und gar den Regeln und Gewohnheiten unseres klösterlichen Zusammenlebens widerspricht.«

Heloisa, der neben der Äbtissin der Platz gebührte, sah, wie Mathilde wankte und sich mit knöchrigen weißen Fingern an der Tischkante festhielt.

»Um es kurz und gut, genauer, um es kurz und schlecht zu sagen: Unser Konvent ist aufgelöst. Unser Kloster gehört ab sofort dem Männerkloster Saint-Denis und wir alle haben unser Kloster Sainte-Marie d'Argenteuil zu verlassen. Dies ist der Beschluss König Ludwigs VI. und seines designierten Thronerben Philip. Kraft des Apostolischen Siegels«, die Äbtissin wurde bleich, schwankte nach hinten, Heloisa fing sie auf, bis sie wieder zu sich kam. »Also kraft der Bestätigung der Rechtmäßigkeit der Auflösung unseres Konvents durch den Papst, der kraft seines apostolischen Siegels dies für ewig und immer bestätigt hat, gibt es für uns keine Möglichkeit des Einspruchs.«

Wieder schien Äbtissin Mathilde umzukippen, Heloisa hielt sie am Arm fest.

»Ihr, meine Töchter, sollt erfahren, wie es zu so einer Entscheidung gekommen ist. Anfang April tagte im Kloster-Saint-Germain-des Près ein Konzil in Gegenwart König Ludwigs VI. Geleitet wurde das Konzil vom päpstlichen Legaten Matthias, anwesend waren die Bischöfe von Paris, Soissons und Chartres sowie viele hohe geistliche Würdenträger und Äbte, und insbesondere Abt Suger vom Kloster

Saint-Denis und sein Neffe Simon, der Kanzler des Königs ist, seitdem Stephan von Garlande in Ungnade fiel. Es ging, ich sage, scheinbar, auch wenn ich nicht werten darf, um die Reform des klösterlichen Lebens, tatsächlich, so behaupte ich, nur um uns. Denn mitten in den Verhandlungen erhob sich ein Geschrei über unseren angeblich unsittlichen, ja verruchten Lebenswandel. Der üble Ruf einiger Nonnen sei eine Schande für den Benediktinerorden.«

Entsetzte Gesichter.

Heloisa erschrak, gemeint bin ich. Öffentlich als Hure beschimpft, dazu die Ehefrau Abaelards, sie musste ein Dorn im Auge Abt Sugers sein.

»Ich weiß, es verhält sich nicht so, aber es wurde uns vorgeworfen, dass einige unserer Nonnen außerhalb des Klosters zur Unehre unseres Standes mit einer schmutzigen und verdorbenen Lebensweise unsere Nachbarschaft beflecken.«

Lautes Durcheinanderrufen: »Das ist nicht wahr.«

»Ich bitte um Ruhe«, ermahnte die Äbtissin. »Natürlich ist es nicht wahr. Das weiß Abt Suger wie auch der König und der Bischof von Paris. Darum wurden wir auch nicht angehört. Bis heute wusste ich nichts von unserer Vertreibung.

Aber vernehmt, wie es bei dem Konzil weiterging. Kaum hatte sich die Empörung über unseren angeblichen Lebenswandel gelegt, da zog Abt Suger eine Urkunde aus dem Jahre 828 hervor, nach der Kaiser Ludwig der Fromme und sein Sohn Lothar bestimmen, dass nach dem Tode oder dem Ausscheiden der Äbtissin Theodrada, der Tochter Kaiser Karls des Großen, unser Kloster an Saint-Denis zurückzugeben sei. Wobei der Ausdruck ›zurückzugeben‹ falsch ist, denn Argenteuil war von Anfang an, also seit seiner Gründung durch König Chlothar III. vor fast 500 Jahren, ein Kloster für Frauen. Wie ihr alle wisst, wurde unser Kloster Sainte-Marie d'Argenteuil von den Normannen zerstört, Königin Adele hat es vor 200 Jahren neu gegründet, die Urkunde wurde in Saint-Denis ausgestellt, jedoch fehlt jede Bemerkung über einen Besitzanspruch von Saint-Denis auf unser Kloster. Der damalige Abt hat die Gründungsurkunde nicht einmal mit unterzeichnet.

Was soll ich sagen. Unser Kloster ist reich. Mit unseren Zinseinnahmen verdoppeln sich die Zinseinnahmen von Saint-Denis, ja sogar darüber hinaus. Es heißt, Abt Suger braucht Geld, weil er erhebliche Baumaßnahmen an seinem Kloster vornehmen will. Ich habe gehört, seit seiner Jugend, die er in Saint-Denis verbracht hat, habe er davon geträumt, die Abteikirche über und über mit kostbaren Farben und Gold zu schmücken. Weite hohe Fenster sollen farbiges Glas erhalten, so dass ein lux continua, ein ununterbrochenes strömendes Licht durch die Kathedrale flutet. Aus ganz Frankreich sollen die besten Handwerker seine Vorstellungen verwirklichen. Abt Suger rühmt sich gar, eine göttliche Inspiration für einen Neubau seiner Abteikirche erhalten zu haben. Saint-Denis soll neben dem heiligen Dionysius durch seine Bauten *das* religiöse und politische Zentrum Frankreichs werden. Und dazu braucht Abt Suger Geld, unser Geld.«

Damit setzte sich Äbtissin Mathilde, erschöpft, Falten im Gesicht, um Jahre gealtert.

Fast alle Nonnen gaben das Handzeichen, sprechen zu dürfen, dabei gab es nur eine Frage: »Was soll aus uns werden?«

»Obgleich unser Konvent der Unzucht bezichtigt ist, bleiben wir alle in unserem Rang als Nonne oder«, sie wandte sich an Heloisa, »als Priorin. Der Papst hat sich in seiner Urkunde zurückhaltend zu diesem Vorwurf geäußert. Er bezeugt allerdings, dass die von Abt Suger beanspruchten Privilegien absolut ihre Richtigkeit hätten. Das Dokument also keine Fälschung ist.«

Die Äbtissin räusperte sich und die Nonnen sahen einander vielsagend an.

»Doch kommen wir zurück zu eurer Frage. Spätestens bis November müssen alle Nonnen das Kloster Sainte-Marie d'Argenteuil verlassen haben. Es bietet sich an, dass wir Unterschlupf bei befreundeten Konventen suchen, in der Abtei Yerre oder im Konvent Sainte-Marie de Fortel an der Marne. Ich schlage vor, dass wir nicht bis November in Trauer hier ausharren, sondern, weil nichts zu ändern ist, unser Kloster, Pardon, das Kloster Abt Sugers sofort verlassen.«

In das allgemeine aufgeregte Gemurmel erhob sich Heloisa und sprach: »Ich bleibe. Auch dann, wenn mich die Kriegsknechte Abt Sugers mit Gewalt aus diesem Kloster treiben. Von niemandem, auch nicht vom Papst, lasse ich mich hinter den Mauern irgendeines anderen Klosters zu ewigem Schweigen verdammen. Dadurch dass ich mich nicht füge und hier ausharre, zeige ich, dass uns Unrecht geschieht und dass die Anklagen gegen uns Verleumdungen sind und gegen das 8. Gebot verstoßen: Du sollst nicht falsch Zeugnis reden wider deinen Nächsten.«

Verdutzt sahen die Nonnen Heloisa an. Da stand auch die Pförtnerin auf und erklärte entschieden: »Recht hast du. Ich bleibe bei meiner Proirin.«

»Ich auch«, riefen einige Nonnen aufgeregt.

»Weißt du, was du da tust?«, fragte die Äbtissin besorgt. »Du bist für die Nonnen verantwortlich. Es werden die Kriegsknechte Abt Sugers hier ins Kloster mit Waffen eindringen. Was willst du dann machen? Überhaupt, was soll aus euch werden?«

Heloisa zuckte die Achseln. »Ich weiß es nicht.«

Nur einige Tage darauf stand Heloisa zusammen mit ihren fünf Anhängerinnen, die genauso empört über das ihnen angetane Unrecht waren, am Eingang des Klosters und sah zu, wie Äbtissin Mathilde und die anderen Schwestern des Konvents auf Leiterwagen verfrachtet wurden. Die beiden bettlägerigen Schwestern wurden auf Bahren von den Kriegsknechten Abt Sugers aus dem Kloster herausgetragen und auf den offenen Wagen gehoben. Die das Geschehen beaufsichtigenden Ritter gaben das Zeichen zur Abfahrt. Schluchzend beugte sich die Äbtissin aus dem holpernden Wagen und rief Heloisa und ihren Gefährtinnen als letztes Wort zu: »Gott segne Euch.«

Eskortiert von den Rittern verschwanden die Wagen hinter einer Wegbiegung.

»Und nun?«, fragten Heloisas standhafte Begleiterinnen. »Was machen wir nun?«

»Wir folgen unserem vom heiligen Benedikt vorgeschriebenen Tagesablauf wie bisher so gut, wie wir es können«, antwortete Heloisa sicherer als ihr zumute war.

Verloren, beklommen fühlten sie sich in dem großen Kloster, ratlos bei ihren Zusammenkünften im Kapitelsaal, entmutigt bei den Mahlzeiten in dem der Mutter Gottes geweihten Refektorium. Warum blieb die Gebenedeite stumm und majestätisch an der Wand und stand ihren Schwestern in der Not nicht bei? Sinnlos erschien es, im Garten die Setzlinge zu gießen. Unheimlich war es, nur zu sechst im Dormitorium zu schlafen, nächtlich aufzustehen und sich bang zu fragen, ob wohl am frühen Morgen die Kriegsknechte des Klosters Saint-Denis kämen.

Schauerlich war es Heloisa und ihren paar Getreuen zumute, wenn sie im vereinsamten Chor der Abteikirche Hymnen sangen, den Psalter beteten. Es erschien ihr, als würde das verwaiste Chorgestühl sie aus schwarzen Höhlen anstarren. Grausig war das. Heloisa wandte dann bisweilen ihren Blick zum Kirchenschiff, das in einem Halbdunkel wie verschluckt war. Nur hoch oben fiel durch die schmalen Rundbogenfenster Licht, so dass der Staub im Gewölbe wirbelnd zu tanzen schien. Weiter glitt ihr Blick zum Eingangsportal, durch das die Kriegsknechte des Klosters Saint-Denis hereinbrechen würden. Wann wäre es so weit? Den Psalter hatten sie einmal durchgesungen, also war bereits eine Woche vergangen, seitdem die anderen Schwestern das Kloster hatten verlassen müssen. Wie viel Zeit bliebe ihnen noch? Nur standhaft weiter, zur Ehre Gottes. Zur Ehre Abaelards. Niemals wollte sie sich von ihm den Vorwurf machen lassen, sie hätte ihre Pflicht nicht erfüllt, sei in ihrem Dienst nachlässig geworden, weil ohnehin alles verloren war.

Mit klarer Stimme sang Heloisa, sangen die Schwestern: *Ich will dich preisen, Herr, mit meinem ganzen Herzen, will erzählen all deine Wundertaten.*

Angestrengt horchte sie nach draußen. Waren da nicht Pferdehufen, Männerstimmen zu hören?

»Sie kommen«, flüsterte Adelaidis atemlos.

Heloisa nickte, die Befürchtung der jungen Nonne bestätigend. Gemeinsam sangen sie weiter – engelsgleich: *Der Herr hat seinen Thron aufgestellt zum Gericht. Und er wird richten die Welt in Gerechtigkeit.*

Jetzt ganz nahe eine brutale Stimme: »Wo sind die Huren?«

Das Portal wurde aufgerissen. Adelaidis schrie auf, bei dem Anblick der Kriegsknechte stockte Heloisa der Atem, Männer in Kettenhemden, bewaffnet mit Lanzen und Schwertern drangen wie Bestien in das Kirchenschiff.

»Weitersingen«, befahl sie.

Doch dem Bedrängten ist der Herr eine hohe Feste, eine hohe Feste in Zeiten der Not.

Die Männer hatten die Chorschranke erreicht.

»Halt«, rief Heloisa gebieterisch. »Der Chor ist ein geheiligter Raum.«

Die Männer stutzten, brüllten vor Lachen.

»Seht euch diese Metze an. Die ist die sündigste von allen. Macht die Beine breit für jeden und tut auf fromm.«

Mit einem Satz waren Kriegsknechte die Stufen hinauf. Ein vollbärtiger Koloss packte Heloisa, ein anderer riss ihre Arme nach hinten und fesselte ihre Hände. Den Knauf seines Schwertes drückte er in ihren Rücken und stieß sie die Stufen hinab. Grinsend, mit unnachgiebiger Hand fasste ein Krieger mit vernarbtem Gesicht Heloisa am Nacken, nahm sie fest in den Griff und trieb sie aus dem Kloster. Ängstlich, hilflos, jammernd folgten die Schwestern. Heloisa bezwang sich, ihre Peiniger nicht zu beschimpfen.

Bei der Pforte warteten noch mehr Bewaffnete, dazu Schaulustige aus der Umgebung, die es sich nicht entgehen lassen wollten, wie die adeligen Nonnen, deren Hörige sie bisher waren, vertrieben wurden. Weiter am Wegesrand standen Bäuerinnen mit ihren Kindern an der Hand, einige weinten, eine betete.

Die Kriegsknechte hatten mit ihren Gefangenen die Uferböschung an der Seine erreicht. Heloisa fühlte einen harten Stoß im Rücken, taumelte, fiel und prallte hart im Sand auf.

Vor Entsetzen wild mit den Händen gestikulierend, eilten ihre Schwestern den Abhang hinunter.

»Jesus Jesus«, jammerte die Pförtnerin, während sie die Fesseln löste. »Dass uns schwachen, armen, hilfsbedürftigen Frauen ein solches Unrecht geschehen muss.«

»Das sind die apokalyptischen Reiter«, rief erregt Adelaidis. »Und es zog ein feuerrotes Pferd aus; und dem, der darauf saß, diesem wurde gegeben, dass die Menschen einander abschlachten und verfolgen.«

»Nun setz dich erst einmal, Heloisa. Tut dir was weh?«, fragte besorgt die Pförtnerin.

»Hab Dank, Elisabeth. Nein, nur der Griff in den Nacken. Wie eine Kralle«, erwiderte sie und rieb sich den Hals.

»Eine Teufelskralle«, stieß Adelaidis mit weit aufgerissenen Augen und glühenden Wangen aus. »Das Reich des Satans hat begonnen, wenn fromme Nonnen misshandelt werden.«

Mit wildem, ekstatischem Gesichtsausdruck fuhr sie fort: »Aber ich hörte eine andere Stimme aus dem Himmel: Geht hinaus, mein Volk, damit ihr nicht an ihren Sünden teilhabt. Denn ihre Sünden sind angehäuft und Gott hat ihrer Ungerechtigkeit gedacht!«

»Adelaidis, beruhige dich. Komm zu uns. Das Gras ist gar nicht nass«, mahnte die Pförtnerin.

»Hat es dergleichen schon einmal gegeben. Nonnen, die von Christenmenschen vertrieben sind und hungrig und heimatlos an der Seine sitzen. Nie hätte ich gedacht, dass mir alten Frau, die ich treu an der Pforte jahrelang die Aufsicht über unser Kloster geführt habe, dergleichen widerfahren würde«, klagte Elisabeth und schüttelte ungläubig den Kopf. »Wie soll es nur mit uns weitergehen?«

»Ich habe Abaelard geschrieben«, rückte Heloisa mit der Sprache heraus.

»Deinem Ehemann?«, fragte Adelaidis entsetzt.

»Ja. Wir sind durch das heilige Band der Ehe miteinander verbunden.«

»Ach, Kindchen«, brachte die Pförtnerin verlegen vor. »Abaelard. Niemals hätte ich im Kloster dergleichen geäußert. Nun aber, da wir aus unserer Lebensbahn geworfen sind und hier am Fluss zusammenhocken, da spreche ich aus, was jeder argwöhnt. Begierde war es, Glut der Sinneslust, nicht Freundschaft und Liebe, was ihn an dich band. Das, so glaube mir, ist nicht nur meine Meinung, sondern eine öffentliche. Vor allem denkst du es selbst, jeden Tag, seit Jahren. Niemand weiß wie ich, wie flehentlich du auf eine Zeile von ihm gewartet hast, wie sich die Enttäuschung, die Betrübnis, der Gram, das Herzeleid in deine Seele gegraben hat – und nun erwartest du nach so vielen Jahren, dass er wie ein Ritter herbeieilt und uns rettet. Wo lebt Abaelard überhaupt?«

»Im Kloster Saint-Gildas-en-Rhuys. Er ist dort Abt.«

»Wie soll ein Abt eines Männerklosters uns helfen können?«, überlegte Erimburgis. »Das Kloster liegt meines Wissens weit weg, in der Bretagne am Meer. Die Verwandten meines verstorbenen Mannes, Gott habe ihn selig, wohnen dort. Es ist eine raue Gegend. Das Meer braust unaufhörlich gegen die Klippen.«

»Das Meer ist das Chaos«, ereiferte sich Adelaidis. »Und ich sah aus dem Meer ein Tier steigen, das hatte zehn Hörner und sieben Köpfe, und auf seinen Hörnern zehn Diademe und auf seinen Köpfen Namen der Lästerung.«

»Nein«, entgegnete Heloisa. »Das Meer symbolisiert nicht zwangsläufig das Chaos. Der große Kirchenlehrer und Märtyrer Justin hat sich nicht in den ehrwürdigen Wandelhallen der Philosophen zum Christentum bekannt, sondern in der Einöde am Meer.«

»Wann hast du Abaelard geschrieben?«, fragte Erimburgis trocken.

»Gleich am Tage, als wir von unserer Vertreibung erfuhren. Also vor drei Wochen.«

»Bis in die Bretagne dauert es vierzehn Tage. Wenn man ein gutes Pferd hat, schafft man es vielleicht in zehn Tagen«, äußerte sich Erimburgis kundig. »Das heißt Abaelard könnte frühestens in einer Woche hier eintreffen, sofern dein Bote ihn erreicht hat, denn als Abt muss er sich ja nicht unbedingt in seinem Kloster aufhalten.«

»Hoffen wir einmal«, fügte Adelaidis hinzu.

»Genug geredet«, sagte Heloisa in entschiedenem Ton. »Es gefällt mir überhaupt nicht, wie ihr über Abaelard sprecht. In der Tat, er ist unsere einzige Hoffnung. Ich entscheide deshalb, wir verstreuen uns nicht, bleiben hier in der Nähe des Klosters, damit er uns antreffen kann, und bemühen uns vor allem, Decken und Nahrung zu erhalten. Die Bauern fürchten sicher, von Abt Suger bestraft zu werden, wenn bekannt wird, dass sie als seine Hörigen uns widerspenstige Frauen unterstützen. Also müssen wir mit Klugheit vorgehen. Es ist richtig, in einer Woche kann Abaelard frühestens hier eintreffen.«

Paraklet

Die Warterei verging quälend. Auch wenn die Schwestern nichts sagten, spürte Heloisa, dass mit jedem Tag und mit jeder am feuchten kühlen Flussufer verbrachten Nacht ihr Zweifel wuchs.

Gegen Mittag des siebenten Tages endlich rief Adelaidis aufgeregt ihren Schwestern zu: »Ich sehe einen einzelnen Reiter auf einem schwarzen Pferd. Kommt rauf, es ist ein Mönch!«

In Windeseile kraxelten sie die Böschung hinauf und stellten sich mitten auf den Weg.

Der Reiter kam näher.

Es war ER, nach Jahren ER, Abaelard.

Heloisa wünschte, sie wäre allein oder im Gegenteil, könnte sich hinter den Schwestern verbergen, so fürchtete sie sich vor dieser Begegnung. Doch das ging nicht an. Sie war die Priorin und so stellte sie sich aufrecht vor die Nonnen.

Angst und Schuldgefühl erfassten Heloisa. Hatte sich Abaelards Erscheinung durch die Entmannung verändert? Mit einem Blick gewahrte sie, es war noch immer das hochmütige Gesicht, Falten auf der Stirn, grau, das Haar war ergraut.

»Gelobt sei Jesus Christus«, grüßte Abaelard und stieg vom Pferd.

Freude glänzte in seinen Augen.

»In Ewigkeit. Amen«, respondierten Heloisa und die Schwestern.

Abaelard stand nun mitten unter ihnen. Begierig drängten sich die Schwestern um ihn.

»Seid gegrüßt Ihr Dienerinnen unseres Herrn Jesus Christus.«

»Seid Ihr gegrüßt im Namen Jesu Christi.«

Mit ernstem Gesicht wandte er sich Heloisa zu. Er stand dicht vor ihr und berührte sie nicht.

»Sei gegrüßt, Heloisa, meine Schwester in Jesu Christo.«

Heloisa dachte, wie kann er mir eine solche Begrüßung antun. Wer ist Abaelard? Hat er sich denn wirklich Gott ganz anheimgegeben? Sieht er mich denn nur als Nonne, nicht als Geliebte, als Freundin, als seine Frau?

Ihren Kummer zurückdrängend, antwortete Heloisa und blickte dabei Abaelard in die Augen, lächelte gar: »Ich grüße dich, Abaelard.«

Er schluckte. »Auf dein Schreiben bin ich sofort herbeigeeilt. Vor Jahren habe ich in einer einsamen Gegen im Gebiet von Troyes am Ufer des Flusses Arduzon ein Oratorium aus Holz und Binsen errichtet, später musste es vergrößert werden, meine Schüler bauten eine Kapelle aus Holz und Stein. Als ich hörte, in welcher Not ihr euch befindet, erkannte ich, der Herr gibt mir selbst Gelegenheit, für mein Oratorium zu sorgen, und darum möchte ich dich mit deinen Töchtern einladen, mir zum Paraklet zu folgen, wie ich mein Oratorium genannt habe.«

»Dann lass uns sofort aufbrechen«, entschied Heloisa und dachte für sich, warum mag er nicht einfach sagen, er wollte uns beistehen, warum das Oratorium vorschieben. Oder ging es ihm tatsächlich um seine Kapelle? Wie auch immer.

Die Decken und wenigen Lebensmittel waren rasch geholt. Abaelard ging voran und führte sein Pferd, auf dem sich zitternd die Pförtnerin festhielt, die sich ein Fieber zugezogen hatte. Heloisa folgte mit den Schwestern, sah Abaelard vor sich hergehen, sah seinen Rücken, seine Gestalt. Bisweilen war sie überglücklich, ihn wieder in ihrer Nähe zu wissen, bisweilen todtraurig, das Vergangene nicht zurückholen zu können. Zu sagen gab es nichts oder so vieles, dass das Herz darüber übergehen musste. So schwiegen sie bis auf die Gebetsstunden.

Nachts, wenn Heloisa in ihre Decke gehüllt bei ihren Schwestern lag, hatte sie ein unbändiges Bedürfnis, sich zu Abaelard zu schleichen, der sich in ziemlichem Abstand zur Ruhe gelegt hatte. An keiner Geste war zu erkennen, dass er diese Trennung bedauerte. War es denn nur Caritas, nichts als christliche Nächstenliebe, Wohltätigkeit, nicht einmal Agape, geschweige denn Eros, die ihn veranlasst hatte, sich sofort auf den weiten Weg von der Bretagne bis nach Argenteuil zu machen, nicht Sehnsucht nach ihr, der ehemals Geliebten.

So wanderten sie tagelang stumm dahin. Die Landschaft wurde immer öder, verlassener. Nur wenige Gehöfte waren von weitem auszumachen. Je näher sie an den Fluss Arduzon kamen, desto mehr verschwanden die Felder, durch dichten Buschwald bahnten sie sich ihren Weg. Sie mussten Acht geben, dass ihnen die Äste nicht ins Gesicht schlugen. Aus Tümpeln stoben Graugänse schnatternd auf.

Bisweilen blickte sich Heloisa um, ob der Wolf ihnen noch folgte. Die kranke Pförtnerin mochte ihn angelockt haben. Bären gab es in diesem verlassenen Walddickicht gewiss auch. Ihr Messer hatte sie griffbereit.

Abaelard hatte es immer eiliger, begann von seinen Schülern zu erzählen, die ihm in diese Wildnis gefolgt waren, bis er plötzlich stehen blieb.

Vor ihnen lag eine Lichtung, mit Gräsern bewachsen, so dicht und so hoch, dass die vielen Holzbänke dazwischen fast überdeckt wurden. Dünne Bäumchen wuchsen zwischen Binsenhütten, eine Eidechse huschte vor Heloisas Füßen entlang und verschwand im Dickicht. Abaelard wies stolz auf das Oratorium am Fluss, aus Stein und Holz errichtet, auf die zahlreichen verfallenen Hütten seiner Schüler, die verwilderten von ihnen angelegten Beete.

Mit einer weitausladenden Geste sagte er:

»Ich schenke dir, der Braut Christi, das Oratorium und alles, was dazu gehört.«

Sie schaute umher und antwortete.

»Habe Dank.« Nach einer Pause: »Es gibt viel zu tun.«

»Heloisa, ich schenke dir alles, was ich besitze.«

Nachdenklich, bewegt starrte Heloisa auf den Boden, sah den Saum ihres verdreckten schwarzen Gewandes, tippte mit der Fußspitze ins Gras.

Abaelard hatte geschrieben, gar definiert, der Mensch sei wesensmäßig empfindsam. Was empfand er? Erwartete er Dankbarkeit, obwohl er zehn Jahre kein Wort von sich hatte hören lassen? Oder im Gegenteil, fühlte er sich schuldig, weil er sie ins Kloster gezwungen hatte? Freute er sich, seiner ehemals geliebten Heloisa alles, was er hatte, zu Füßen zu legen? Oder dankte er Gott, der ihm die Gelegenheit gab, dass sein Oratorium wieder mit Gebet erfüllt werde. Sie blickte Abaelard von der Seite an, sah sein ernstes Gesicht, ein Gesicht, das sie bisher nicht an ihm gekannt hatte, oder vielleicht nur einmal, auf ihrer Flucht vor dem Oheim am Grab ihrer Mutter in Fontevraud. Damals hatte sie sich erschrocken. Auch jetzt erschrak sie. War Abaelard wirklich mit seiner Seele Mönch geworden? Oder vielleicht nicht einmal das. Hatte er sich zu Gott aus tiefster Seele bekehrt?

»Wo hast du gewohnt?«, fragte sie heiser.

»Dort«, sagte er nicht ohne Freude und wies auf ein fest gebautes, mit Reet gedecktes Holzhaus.

»Lasst uns gemeinsam beten und danken«, forderte Abaelard sie und die Schwestern auf.

Stolz führte er Heloisa mit ihren Begleiterinnen zu seinem von Weinranken überwucherten Oratorium. Abaelard öffnete die knarrende Tür, ließ Heloisa den Vortritt, mit der Hand befreite sie ihr Gesicht von Spinnweben, es roch modrig. Sie versammelten sich im Halbkreis und sangen das *Te Deum*, Abaelard sprach von Jesus Christus, der seinen nach seinem Tode verwaisten Anhängern den Tröster zugesagt hatte, und er wünschte den Schwestern in Christo Gottes Segen. Er sah Heloisa eindringlich an und bat, sie möge hier im Paraklet getröstet werden.

Danach begutachteten sie die Hütten, um festzustellen, welche am wenigsten verfallen war, um sich dort vorläufig ein Quartier bereiten zu können. Heloisa lag es auf der Zunge, Abaelard zu bitten, ihr seinen Arbeitsplatz zu zeigen, an dem er *Sic et non* geschrieben hatte, unterließ es aber, da sie befürchtete, Abaelard werde ihren Wunsch ausschlagen. So machte sie sich sofort mit den Schwestern an die Arbeit, sie befreiten ihre Hütte von Spinnweben, lüfteten, flochten Lagerstätten aus Binsen, Adelaidis schnitt für die kranke Pförtnerin Weidentriebe zum Sudkochen gegen das Fieber. Heloisa sammelte Feuerholz, im Dickicht raschelte es und sie sah sich um, ob der Wolf ihnen bis in den Paraklet gefolgt wäre. Rasch bahnte sie sich ihren Weg durch das dichte Unterholz zurück.

»Rapunzeln, Rapunzeln«, rief Erimburgis hocherfreut ihr entgegen und hielt die grünen Blättchen hoch. »Rapunikum«, dachte Heloisa erstaunt. Hat es hier etwa schwangere Frauen gegeben? Was hatte Abaelard erzählt? Die Gerüchte über das Leben im Paraklet und seine Schüler seien so vernichtend gewesen, dass selbst seine besten Freunde daran geglaubt und ihn im Stich gelassen hätten. Abaelard schien dergleichen Gedanken nicht zu hegen, er belehrte: »Mit dem Wasser aus dem Fluss könnt ihr eure Mahlzeiten zubereiten. Es ist gutes Trinkwasser. Die wichtigste Voraussetzung für ein Kloster.«

Die Schwestern nickten und starrten in den Topf. Vor Hunger konnten sie es kaum abwarten, bis die mitgebrachte Hirse über dem Feuer aufgequollen war. Sie häuften den Brei aus dem Eisentopf auf ein Holzbrett. Heloisa sah sich nach Abaelard um, er war nirgends zu erblicken. Sie war betrübt und sagte sich, er wolle nicht mit ihnen, sondern alleine essen. Heloisa bat Erimburgis, Abaelard in einer Schüssel den Brei und Trinkwasser zu bringen. Sie befürchtete gar, sie werde ihn an diesem Tag nicht mehr sehen. Durch das Fensterloch beobachtete Heloisa, wie die Dämmerung sich über dem Wald ausbreitete. Seufzend stellte sie fest, es war Zeit für die Komplet. Gemeinsam sangen sie die Psalmen zur Nacht, in denen sie um Gottes Beistand baten, beteten mit Inbrunst: *»In manus tuas domine commendo spiritum meum.* Während des Gebetes spähte Heloisa hinaus, ob nicht doch Abaelard sich blicken ließe. Heuchlerin, ertappte sie sich. Nicht in Gottes Hände, sondern in Abaelards Hände legte sie ihren Geist. Mit beruhigender Stimme erteilte sie den Segen: *Noctem quietam et finem perfectum concedat nobis Dominus omnipotens,* worauf die Schwestern vertrauensvoll mit *Amen* antworteten und sich schweigend zur Ruhe legten. Stille. Die Pförtnerin röchelte, Heloisa flößte ihr mit einem Holzlöffel von dem Heilsud ein, nickte ihr zu und schlich sich zur Tür, die sie leise öffnete.

Abaelard. Er wartete auf der Wiese und blickte zu ihrer Hütte.

Nimm dich zusammen, forderte sich Heloisa auf, gehe erhobenen Hauptes auf ihn zu. Einen Augenblick standen sie sich gegenüber, ohne sich zu berühren. Schmerzlich war das, noch kein Mal hatte Abaelard auch nur im Entferntesten die leistete Zärtlichkeit angedeutet. Abaelard machte das Handzeichen, das sie vom Schweigebot entband.

Beim Schein einer Fackel schoben sie zwei morsche Bänke zusammen, setzten sich einander gegenüber. Das hoch wuchernde Gras wurde schon feucht und Heloisa fühlte die Nässe durch das Loch in ihrem Schuh. Gerne hätte sie ihre Beine angewinkelt auf die Bank gestellt. Das ging als Nonne nicht, dachte sie betrübt, wie so viele Bewegungen und Ausdrucksformen von Natürlichkeit und Zärtlichkeit untersagt waren.

»Es ist nötig, ein Konzept für den Paraklet zu entwickeln«, begann Abaelard, »auch wenn ihr erst so wenige seid und es nur ein paar Hütten und das Oratorium gibt. Wir haben nur noch für zwei Tage Nahrungsmittel, wenn wir so hungern wie heute. Sicher hast du dir als Priorin und Gründerin des Klosters Gedanken gemacht, wie es jetzt mit dem Paraklet weitergehen soll.«

»Ich? Die Gründerin dieses Klosters?«, rief Heloisa heftiger als sie es wollte. »Wenn nicht du es bist, dann gibt es nichts, was dich an mich bindet. Du bist es, du ganz allein. Du hast mit deinen Schülern diese Hütten errichtet und dein Oratorium dem Paraklet geweiht. Es ist ein Ort der Freiheit, umgeben von einer Welt der Zwänge. Darum lass mich nicht allein. Nun sag etwas darauf.«

Wieso stimmte er ihr nicht zu, saß aufrecht vor ihr, ein Abt vor einer Priorin.

»Du schweigst, aber du lächelst«, behauptete Heloisa, obgleich ihr nicht ganz wohl dabei war. »Dein Lächeln werte ich als Zustimmung.«

Abaelard erwiderte nichts darauf.

»Gut«, Heloisa atmete tief durch, »ich habe mir Gedanken gemacht. Ich sage ein Stichwort: Freiheit und darum kein zweites Fontevraud. Kein Kloster des Hochadels. Kein Kloster für verwöhnte Damen, die mit ihren Dienerinnen oder gar männlichen Bediensteten einziehen. Die auf ihren Luxus nicht verzichten mögen. Das mag zwar anmaßend erscheinen angesichts der Armut, in der wir uns befinden. Du stimmst mir zu?«

»Durchaus. In Anbetracht unserer geradezu erbärmlichen Lage wäre es eine einfache Lösung, Graf Theobald um eine generöse Unterstützung zu bitten. Allein schon um König Ludwig zu ärgern, würde er in kürzester Zeit von seinen Grundholden ein stattliches Kloster aus Stein errichten lassen. Nur damit würden wir uns von ihm abhängig machen, damit verlieren wir unsere Freiheit. Wer zahlt, der nimmt sich das Recht zu bestimmen. Nicht dass wir gänzlich auf seine Zuwendung verzichten wollen, aber er darf nicht alles geben und damit sozusagen ein Eigenkloster gründen. Darum schlage ich vor, wir wenden uns an Milo von Nogent und den niederen Adel der Umgebung und ersuchen dessen Unterstützung. Ich kenne sie alle und kann dir behilflich sein, dich mit ihnen bekannt zu machen. Aber verhandeln tust du. Deine Klugheit erweckt ihre Bewunderung, deine Armut ihr Mitleid, deine Schönheit ihr Vertrauen.«

»Schönheit, sagst du?«

»Ja, Schönheit in der sachlichen, faktischen Bedeutung des Wortes«, erwiderte er und lächelte dabei nicht im Geringsten.

Heloisa fasste sich an den Hals, hatte das Gefühl, als würde sie erwürgt. Eben zeigte sich hinter den Baumwipfeln ein großer, weicher Mond. In einer Frühlingsnacht wie dieser, wie hätte Abaelard sie geliebt. Auf ihren Brüsten, auf ihrem Bauch hätte er Liebeslieder ersonnen, mit seinen Fingern Buchstaben für Buchstaben auf ihrer Haut geschrieben und mit Küssen besiegelt. Empfand er denn gar nichts mehr? Hatte er kein Bedürfnis nach Nähe, nach Zärtlichkeit?

»Dazu kommt«, fuhr Abaelard nüchtern fort, »einem Kloster wie Fontevraud Rechte, Land und Hörige zu schenken ist sicher ein Verdienst vor Gott. Doch umso erbarmungswürdiger die Not, desto größer der Lohn im Himmel.«

Heloisa nahm sich zusammen, setzte sich ebenso aufrecht wie Abaelard und gab zu bedenken:

»Es gibt noch etwas anderes, was mich von einem Kloster wie Fontevraud abschreckt. Es ist nicht nur die unüberschaubare Größe, an die tausend Menschen, die einander gar nicht genug kennen, um miteinander liebevoll leben und Gott preisen zu können. Es ist vielmehr das Ungeistige, das ich zu bemerken glaube. Vor Jahren ging die Totenrotel für den verstorbenen Abt Vitalis von Savigny von Kloster zu Kloster. Die Rolle mit den befestigten Pergamentschriften gelangte nach ungefähr einem Jahr zu uns nach Sainte-Marie d'Argenteuil. Im Kapitelsaal wurden alle Nachrufe für den Verstorbenen vorgelesen, das heißt, ich habe sie vorgelesen und ich war erstaunt, wie unbeholfen das vom Kloster Fontevraud verfasste Gedicht war, dazu noch voller Rechtschreibfehler. Nun lassen wir die beiseite. Was jedoch deutlich fehlt, ist die geistige Führung. Darum lass uns schwache Frauen nicht allein. Du bist Abaelard. Niemand auf der Welt könnte uns mit geistlichem Trost so ermutigen wie du.«

Abaelard schüttelte leicht den Kopf: »Du übersiehst deine Klugheit. Auch ich habe die Totenrotel für Abt Vitalis gelesen. Es war deutlich zu erkennen, wer den Nachruf für das Kloster Sainte-Marie d'Argenteuil verfasst hat: Du. Es war deine Schrift, niemand außer dir hätte Christus als Akronym mit den griechischen Anfangsbuchstaben Xp geschrieben. Wohltuend wirkte statt aller übertriebenen Lobeshymnen dein nüchtern gesetzter Unterton.«

»Ist es dir denn gar nicht nahegegangen, ein Zeichen von mir in der Hand zu haben?«

»Sicher ist es das. Doch aus den Worten erkannte ich deine Vernunft, du gebrauchtest sogar meinen Begriff ›vis vitalis‹, du schriebst, es sei angesichts des Kummers und Schmerzes fromm, Freude zu empfinden, wenn die Kraft der Vernunft die Kräfte der Traurigkeit aufzuwiegen vermag. Heloisa, auf deine Klugheit vertraue ich.«

Er erhob sich, nahm die Fackel und auch Heloisa stand auf. Sie merkte, wie ihre Beine zitterten. Ihre Füße waren nass und eiskalt. Sie ließ den Kopf hängen. Das Gebinde mit dem Schleier war ihr unerträglich. Kummervoll strich sie mit der Hand über ihren Oberarm und wünschte sehnlichst, Abaelard würde sie zumindest in seelsorgerlicher Absicht tröstend streicheln.

Nichts.

»Es ist spät«, bemerkte Heloisa, um etwas zu sagen, während sie sich langsam ihrer Hütte näherten, »Morgen beginnen wir mit den nächtlichen Vigilien.«

»Gott beschütze dich«, wünschte Abaelard, als sie vor ihrer Tür angekommen waren. Heloisa sah, wie er zögerte, hoffte flehentlich auf ein inniges Wort. Stattdessen sprach Abaelard die vorgeschriebenen Worte zur Nacht: *»Herr, stell eine Wache vor meinen Mund, eine Wehr* vor *das Tor meiner Lippen«*, wandte sich um und ging gemessenen Schrittes zu seiner Hütte.

Heloisa hätte ihm nachlaufen und mit den Fäusten gegen seinen Rücken trommeln mögen. Wie konnte Abaelard ihr das antun, sie mit diesen Worten zu verabschieden: ›Stell eine Wache vor meinen Mund, eine Wehr vor meine Lippen.‹ Heloisa biss sich auf die Lippen, um nicht laut aufzuschluchzen. Was hatte sie denn die ganzen Jahre, die ganzen zehn Jahre anderes getan, als eine Wache aufgestellt vor ihren Mund, den Schmerz, die Verwundung in sich wie einen Feuerball eingekerkert?

Sie atmete tief durch, öffnete vorsichtig die Tür. Die Schwestern schliefen sanft und fest. Sich hinlegen, jetzt, so aufgewühlt? – unmöglich. Beim Schein der Talgkerze schlich sie so leise, wie es die knarrenden Holzlatten zuließen, durch den Raum. Aus einem Tonkrug schenkte sie sich Wasser in einen Holzbecher. ›Gutes Wasser‹, wie Abaelard doziert hatte. Aus einem Krug in einen Becher, den seine Schüler zurückgelassen hatten. Seine Schüler, dachte sie bitter. Während ihm hier in der Wildnis die Symbiose von freier Lehre und gemeinschaftlichem Leben einige Jahre geglückt war, während Abaelard hier lehrte und die Schüler, obgleich er kein Amt innehatte, scharenweise zu ihm strömten, ihn sogar für seine Lehre mit Nahrung, Kleidung bezahlten, das Feld bebauten, da war sie selbst eingeschlossen in dem finsteren Kloster, beinahe fortwährend schweigend, Tag für Tag. Und jeder Tag endete mit der gleichen Enttäuschung, kein Wort, kein Lebenszeichen von Abaelard. Es tat ihr so weh, wie sie sich selbst stehen sah mit dem Becher in der Hand. Gewiss, tröstete sie sich, Abaelard ist sofort gekommen. Auf ihre Bitte, auf ihren Hilferuf, hat er sich augenblicklich auf den Weg gemacht und ist den weiten Weg von der Bretagne bis nach Argenteuil geritten. Dennoch, nicht ein einziges nur ihr zugehöriges Wort hatte er an sie, seine Geliebte, seine Ehefrau gerichtet. ›Schönheit‹, dachte sie bitter. Von Schönheit hat Abaelard gesprochen, das klang mehr nach den Universalien oder nach dem aus der Schönheit erwachsenen Nutzen als nach Liebe. Nichts in seinen Worten, in seinem Blick deutete darauf hin, ließ sie hoffen, Abaelard fände sie schön. Schmerzhaft war das. Heloisa trank noch einen Schluck, das Wasser schmeckte tatsächlich gut, setzte sich auf ihre Bettstatt und löste ihr Haargebinde, nahm den Schleier ab und fing an, ihr volles Haar zu entflechten.

Entsetzt hielt Heloisa inne. Es war ihr, als sei sie wie früher in ihrer Kammer.

Ein Frühlingstag. Sie schaute hinaus in den Garten und horchte, ob sie seinen Schritt auf der Stiege hörte. Sie vernahm, wie Abelard die Tür öffnete. Freudig wollte sie sich zu ihm umwenden, wurde aber von ihm abgehalten: ›Bleib so stehen!‹, gebot er. Folgsam sah sie wieder in den Garten, dabei bis in die Zehenspitzen gespannt. Leise trat Abaelard ganz dicht an sie heran, fuhr mit seinen Händen über ihr Haar, flocht ihren dicken Zopf auseinander und drehte sie sanft zu sich. Er blickte sie an und lächelte. Abaelard lächelte! Behutsam nahm er ihre Hände und zog sie zu sich heran. Aufhören, wünschte Heloisa. Das Trugbild möge sich in Luft auflösen. Sie spürte, wie Abaelard ihre Brüste küsste, sie roch ihn. Wie furchtbar. Wie konnte es nur sein, dass sie sich an seinen Geruch erinnerte? Sie hatte sich nicht satt riechen mögen. Ob Abaelard auch heute noch diesen Duft hatte oder war er mit dem Schnitt verloren gegangen? In diesen Tagen mit ihm hatte sie sich kein Mal ihm so nähern können, dass sie es wüsste. Heloisa roch an sich selbst. Sie stank, wie jede der Schwestern. Oh, Gott, das brennende Gefühl in der Scham wollte nicht nachlassen. Wie sollte sie dabei einschlafen. Sie musste schlafen. Stattdessen wiederholte sich die Szene in ihrer Kammer. Sie musste morgen ausgeruht sein, forderte sie sich auf, denn alles kam darauf an, dass die Adeligen, die sie aufsuchen würden, ihr vertrauten, trotz des Rufes, der ihr sicher vorauseilte.

Es geht ums Überleben, ermahnte Heloisa sich. Es geht um das Notwendigste, um Nahrungsmittel, um Baumaterial, Stein und Holz, und dann natürlich um Schenkungen, Land, Hörige, die es bearbeiten, Wegerechte, Zölle. Ihr wurde es heiß, wie sie die Schwestern vor sich hinschlafen hörte. Müde und erschöpft von der anstrengenden Wanderung, erleichtert, eine Heimat gefunden zu haben, auch wenn sie erst aus einigen Hütten bestand, vertrauensvoll, dass Heloisa und Abaelard, die Gründer des Klosters, schon alles richten werden. Sie aber, Heloisa, lag stocksteif, geplagt, gepeinigt von den unerfüllbaren Bildern ihrer Lust.

Schlafen, redete sie sich zu, schlafen ...

Bis sie hochschreckte. Auch ohne Mesnerin, die die Zeit ansagte, erhoben sich die Schwestern zu den Vigilien. Schweigend verließen sie ihre Hütte, sogar die Pförtnerin rappelte sich auf. Abaelard erwartete sie bereits vor dem Oratorium, nicht verdreckt wie sie alle, sondern in einer sauberen Kutte aus festem Tuch. Heloisa versuchte herauszufinden, ob er noch nach sich selber duftete, aber es war nicht festzustellen. Was denke ich da?, tadelte sie sich und fühlte sich kläglich.

Bedenke nur eines, ermahnte sie sich während des Gottesdienstes: Überzeuge die Adeligen, dass sie ein Werk vollbringen, das Gott gnädig stimmen wird, indem sie uns armen Frauen in unserer übergroßen Not beistehen und vor dem Hungerstod bewahren.

Als Heloisa nach den Laudes zusammen mit Abaelard und Erimburgis zu den Adeligen der Umgebung aufbrach, rief sie sich fest ihre eigenen Worte ins Gedächtnis: ›Fromm ist es, Freude zu empfinden, wenn die Kraft der Vernunft die Kräfte der Traurigkeit aufzuwiegen vermag.‹ Verwirrend war es, neben Abaelard nach so vielen Jahren des Schweigens wie selbstverständlich zu gehen. War es nicht ein Wunder, dass sie jemals wieder mit ihm zusammen unterwegs war, ein Ziel verfolgte? Mit einem Mal durchströmte Heloisa Glück, Liebe, die auf die adeligen Herren und ihre Gattinnen wohltuend ausstrahlte, so dass nicht nur ein Knecht mit einer Kiepe gefüllt mit Lebensmitteln zum Paraklet geschickt wurde, sondern am Abend, als sie zurückkehrten, gar ein Wagen mit Baumaterial vor dem Oratorium stand.

Abaelard lachte vor Freude: »Siehst, du, Heloisa. Der Paraklet, der Tröster. Nicht nur mich hat er vorm Verhungern bewahrt, sondern sicher um vieles mehr dich und deine Töchter. Dein Benehmen, deine Frömmigkeit hat jetzt schon die Menschen der Umgebung angesprochen und wird sie zu Barmherzigkeit und Mildtätigkeit bewegen. Milo von Nogent hat dir auf Anhieb die Fischrechte im Arduzon gewährt.«

»Sie tun es nicht umsonst, nicht ohne Hoffnung für sich selbst. Die Menschen erwarten von uns Nonnen, dass wir durch unsere Demut, Tugend und Sanftmut, durch unsere Fürbitten ihnen beim Weltgericht helfen, um nicht wie die Seelen der Verdammten vom Engel mit dem Schwert in die Hölle verwiesen zu werden. So erweisen sie uns Mildtätigkeit und unterstützen uns, wie schon dieser erste Tag gezeigt hat.«

Heloisa blieb bei dem mit Holz beladenen Wagen stehen und legte die Hand auf einen herausragenden Balken. »Auch du bist von den Gönnern ausdrücklich aufgefordert, uns beizustehen. Du könntest für unsere Bedürfnisse sorgen durch deine Predigt. Das sei doch ein leichtes Mittel für dich, unsere geistliche Not zu wenden.«

»Heloisa, du übersiehst eines: Ich bin Abt des Klosters Saint-Gildas«, erwiderte er ernst. »Auch wenn ich meinen Söhnen verhasst bin, muss ich zurück. Sie hatten anderes von mir erwartet als Sittenstrenge, als sie mich einstimmig zum Abt wählten. Meine Liebesgeschichte mit dir«, sagte er tonlos, als ginge es um nichts, »das freie Leben hier im Paraklet, wobei sie wissenschaftliche Begeisterung mit Sittenlosigkeit verwechselten, ließen sie vermuten, ich nähme das Mönchsgelübde: Armut, Keuschheit, Gehorsam nicht ernst. Jetzt, da ich versuche, die finanzielle Unordnung des Klosters in Ordnung zu bringen – jeder Mönch nimmt sich, was er für sich, seine Konkubine und seine Kinder braucht –, da ich sie ermahne und von ihrem unwürdigen Lebenswandel abzubringen mich bemühe, fürchte ich nicht nur ihren Hass, sondern ihre rohe Gewalt. Trotzdem, ich bin als Abt vor Gott für meine ungehorsamen Söhne verantwortlich und muss deswegen zurück, wie bedauerlich ich das auch selber finde.«

»Was bedeutet das für mich und meine Töchter?«, fragte Heloisa bang.

Abaelard schwieg, so dass Heloisa zu fürchten begann, Abaelard werde nicht zum Paraklet zurückkehren.

»Es bedeutet«, sagte er nachdenklich, »dass ich so oft zu dir und deinen Töchtern komme, wie ich es einrichten und verantworten kann.«

Abaelard hielt zu Heloisas Freude Wort. Als er, wie so oft, diesmal durchnässt von seinem Pferd stieg, hatte er sich bewundernd überall umgeschaut und sie freudestrahlend gelobt: »Du bist in einem Jahr reicher an irdischem Besitz geworden, als ich es in hundert Jahren wäre.«

Bis zur Vesper würde Abaelard sich in seiner Hütte zurückziehen, so dass Heloisa die Zeit nutzen wollte, um Astralabius zu schreiben. Nachdenklich ging sie vom Kapitelsaal durch eine niedrige Tür mit einem Rundbogen in den angrenzenden kleinen Saal, blieb vor einem schmalen Fenster stehen und blickte hinaus auf den Kreuzgang, von dessen schrägem Dach der Regen herunterschüttete.

Es ist, gab sie vor sich zu, jedes Mal ein Angang. Es war schwierig, den richtigen Ton zu finden, sie kannte ihren Sohn doch gar nicht von Angesicht zu Angesicht, sondern nur aus seinen seltenen Briefen und den Erzählungen Abaelards.

Heloisa fröstelte, zog das Wolltuch fest um die Schultern, gab sich einen Ruck, setzte sich an den schmalen Tisch aus Eichenholz, spitzte die Feder und begann:

Deine Mutter, Heloisa / Unserem geliebten Sohn, Astralabius

Gottes Ehre und meine Liebe zuvor

Astralabius, Du wartest sicher schon auf eine Nachricht. Ich schreibe Dir deswegen sofort nach der Ankunft Deines Vaters, damit Du die Gewissheit hast, dass er gesund und ohne einen weiteren Überfall hier im Paraklet eingetroffen ist. So mache Dir, ich bitte Dich, keine Sorgen um Deinen Vater und tröste auch als großer Junge, der Du schon bist, Deine Base Agnes, die, wie mir Abaelard sagte, am ganzen Leib gezittert und laut geschrien hat.

Das Entsetzen sitzt uns allen in den Knochen, dass ausgerechnet im Hause Deines Oheims Porcarius in Nantes ein Mordanschlag auf Deinen Vater verübt wurde. Abaelard erzählte mir, dass er nach einem Krankenbesuch beim Grafen spät nach Hause gekommen sei, das für ihn bereitgestellte Essen zwar gesehen, aber keinen rechten Hunger gehabt habe und es deswegen bereitwillig dem ihn begleitenden Mönch angeboten habe, der begehrlich auf die mit orientalischen Gewürzen zubereitete Ente gespäht habe. Doch kaum hätte er einige Bissen zu sich genommen, da brach er tot zusammen. Ein Diener aus dem Gefolge deines Vaters hat das Essen vergiftet! Und anders als bei dem Anschlag damals entkam der Mordbube.

Für Dich muss es ein unaussprechlicher Schrecken gewesen sein. Du hattest sicher schon geschlafen, als das ganze Haus zusammenlief und den Mord sah.

Gott hat Deinen Vater bewahrt, so wollen wir ihm danken und für die Seele des jungen Mönchs beten. So bete ich auch, dass Du trotz dieser ruchlosen Tat wieder fröhlich werden mögest. Gott ist mein Zeuge, ich bete jeden Tag für Dich, damit es Dir wohl ergeht. Ich habe Dich geliebt von Anbeginn an, Dich, unseren Sohn Astralabius.

Dein Vater und ich hoffen auf einen Ausweg aus dieser niederdrückenden, beängstigenden Lage, auch wenn wir uns es nicht vorstellen können, wie sie zu beenden ist. Denn schließlich ist

Dein Vater Abt bei diesen verdorbenen Mönchen, die er seine Söhne heißen muss. Und auch im Paraklet ist an eine Lösung bisher nicht zu denken. Noch stehen wir hier in den Anfängen, der Kreuzgang, das Refektorium, der Kapitelsaal – er ist sehr schön geworden und hat sogar zwölf Fenster, die auf den Kreuzgang hinauszeigen –, die Küche sind bereits fertig gestellt, die Klostermauer wird gerade erbaut wie auch die Wirtschaftsgebäude. Wir sind erst wenige, zu den Töchtern, die sich mir nach unserer Vertreibung aus Argenteuil angeschlossen hatten, sind vier Nonnen gekommen, die ihren Profess hier abgelegt haben, und zwölf weitere Frauen wollen den Schleier nach dem Noviziat nehmen. Aber dies ist erst ein Anfang.

Unser, Deines Vaters und mein Ziel ist es, ein Doppelkloster unter der Leitung eines Abtes zu gründen, der Dein Vater wäre. Wie und ob ein Doppelkloster sich verwirklichen lässt, ob Dein Vater jemals in einer Lebenslage sein wird, hier im Paraklet Abt zu werden, das steht allein bei Gott. Ich bete darum.

Um eines werde ich Deinen Vater bitten, damit Du und Tante Dionysia und all unsere Verwandten nicht ständig in Sorge um das Leben Deines Vaters sind, dass er noch öfter als bisher zum Paraklet kommt.

»Abaelard?«, horchte Heloisa und setzte sich lauschend in ihrem Bett auf. Wieder hörte sie deutlich Pferdehufe und Wiehern. Abaelard, er war es, denn kein Mann außer ihm durfte ohne ihre Erlaubnis den Hof des Klaustrums betreten, so hatten Abaelard und sie es vereinbart. Wieso kam er am späten Abend?

Leise, um ihre Töchter nicht zu wecken und zu beunruhigen, erhob Heloisa sich, rasch warf sie sich ihr Obergewand über ihr Hemd, schlüpfte in ihre Schuhe, band sich in fliehender Hast ihr Haargebinde um, legte, während sie schon die Stufen vom Dormitorium zum Kreuzgang hinuntereilte, den Schleier an. In der Glut entzündete sie eine Fackel und hetzte auf den von einer Mauer umgebenen Hof.

Bei seinem Anblick erschrak sie. Abaelard schien sich an seinem Pferd festzuhalten. Jammernd davor stand die Pförtnerin.

»Gelobt sei Jesus Christus, Gott sei Dank, dass du mich gehört hast«, grüßte Abaelard, ohne die Schweigepflicht zu beachten.

Er sieht aus wie sein eigener Schatten, erschrak Heloisa, krank und elend.

»Ich bin vom Pferd gestürzt«, erklärte er. »Ich konnte danach nicht mehr schnell reiten. Darum die späte Stunde. Gelobt sei Gott, dass ich es bis zum Paraklet geschafft habe.«

»Möchtest du, dass ich dich stütze?«

Er machte eine abwehrende Handbewegung.

Nicht einmal das, wenn er verletzt ist, dachte sie traurig.

Heloisa deutete der Pförtnerin mit Handzeichen, sie möge Abaelard etwas zu essen bringen.

Mit der Fackel in der Hand ging sie voran und Abaelard schleppte sich hinterher.

Im kleinen Saal steckte sie kummervoll die Fackel in die Halterung und setzte sich abwartend Abaelard gegenüber.

»Eine Rotte Wildschweine ist aus dem Dickicht des Waldes auf den Weg herausgebrochen. Mein Pferd hat sich aufgebäumt, mit den Vorderhufen geschlagen und ich – ich bin heruntergefallen und habe mir vermutlich den Halswirbel verstaucht. Es schmerzt furchtbar, viel mehr als die Wunde damals«, erklärte er und fuhr sich über den Nacken, wobei sich sein Gesicht qualvoll verzog.

Bei dem Wort Wunde zuckte Heloisa zusammen. Möglichst ruhig antwortete sie: »Vielleicht kann ich Hilfe beschaffen. In Troyes gibt es einen hoch gelobten Knochenbrecher. Es heißt von ihm, dass er genauso gekonnt, wie er dem armen Menschen, der zum Tod auf dem Rad verurteilt ist, die Knochen bricht, Knochen auch wieder richten kann. Ich werde morgen einen Hörigen zu ihm schicken.«

»Aber«, sie kräuselte die Stirn und mochte die Frage nicht aussprechen, um Abaelard nicht zu kränken.

»Natürlich, du verstehst nicht, wieso ich die Wildschweine nicht bemerkt habe. Es war, um es mit Bernhard von Clairvaux auszudrücken«, antwortete er und lächelte bitter, »als hätte ich einen raptus gehabt, ein raubartiges Entrissensein, als sei die Seele verzückt und von den leiblichen Sinnen abgeschnitten. Letzteres trifft zu, nur dass meine Seele nicht verzückt war, sondern im Gegenteil, mutlos, zutiefst niedergedrückt, weswegen mich der Herr schwer straft.«

Abaelard blickte Heloisa an, fasste nach ihrer Hand und zog, bevor er sie berührt hatte, die seine schnell zurück.

»Heloisa, ich kann nicht mehr zu dir, ich kann nicht mehr zu dir und deinen Töchtern kommen. Das ist mir heute endgültig bewusst geworden und das hat mich in diese abgrundtiefe Verzweiflung gestürzt. Ich hatte gehofft, mich vor den Verfolgungen durch meine sogenannten Söhne zu dir wie in einen stillen Hafen flüchten zu können, um ein wenig Atem zu schöpfen ... Du sagst nichts?«

»Horch, da kommt die Pförtnerin«.

Schweigend wurden Brot, eine Schüssel mit heißer Hühnersuppe und Wein vor Abaelard auf den Tisch gestellt. Heloisa sah der Pförtnerin nach, bis diese die Tür geschlossen hatte.

»Warum kannst du nicht mehr zu uns kommen?«, fragte sie sodann. »Was kann so zwingend sein, dass es dich zu so einem Entschluss bewegt? Lehrst nicht du selbst die Verantwortung vor sich selbst und vor Gott, nicht aber, dass wir uns äußeren Zwängen beugen sollen?«

»Es ist meine Verantwortung vor Gott, die mich zwingt. Diese zarte Pflanzung Paraklet geht zugrunde, wenn ich weiterhin meinen selbstsüchtigen Wünschen folge und euch aufsuche.«

Heloisa erschrak, ihr schwindelte. Es dauerte einen Augenblick, bis sie die Sprache wiederfand: »Du unterstützt uns mit deinen Predigten. Wie häufig haben die Nachbarn unseres Klosters dich sogar beschuldigt, du würdest für unsere Bedürfnisse nicht in dem Grade sorgen, wie du es könntest und müsstest.«

»Tja. Das ist die eine Seite ihrer Ansichten, die andere aber ist es, dass dieses Kloster nicht auf Dauer eine wilde Pflanzung darstellen darf, sondern rechtlich abgesichert, vom Papst für alle Zeiten durch ein Privilegium bestätigt werden muss. Der Weg aber zum Papst ist verstellt durch eine Person, Bernhard von Clairvaux, wenn die ruchlosen Verleumdungen über mich nicht aufhören. Mein Ruhm ist ohnehin schon dahin, seitdem ich mein Buch über die Trinität eigenhändig ins Feuer werfen musste. Ganz Entsetzliches wurde dann später über das Treiben meiner Schüler hier im Paraklet geredet, das ich geduldet hätte. Clairvaux liegt gerade eine gute Tagesreise von hier entfernt. Es ist aber nicht ein Kloster wie andere, in denen nach der Regel des heiligen Benedikt die Mönche fromm ein weltabgewandtes Leben führen, es ist vielmehr ein Machtzentrum ohne seinesgleichen. Bernhard sammelt Freunde, Nachrichtenzubringer, in Clairvaux werden die Mitteilungen zusammengetragen, schriftlich festgehalten, im Archiv aufbewahrt, es werden Briefe geschrieben, Boten ausgesandt. Weißt du, dass Bernhard von Clairvaux den dir von deiner eigenen Verfolgung so bekannten Abt Suger gegen Kanzler Garlande aufgehetzt hat? Und schon im selben Jahr fiel Garlande in Ungnade. So mächtig ist Bernhard von Clairvaux.

Jetzt auch noch das Gerede über uns. Es heißt, ich könne mich von deinem Banne nicht befreien, ich könne deinen Verlust nur schwer oder überhaupt nicht verschmerzen. Obwohl ich doch, wie alle Welt weiß, zu einer unsittlichen Handlung nicht mehr fähig bin, werde ich mit Verdächtigungen überschüttet, die wiederum bei Bernhard auf offene Ohren stoßen. Von ihm ist bekannt, dass er ohne genauere Prüfung ihm zugetragene Nachrichten für wahr hält, besonders was mich anbelangt.«

Abaelard machte eine Pause und schob den Teller mit der Suppe beiseite: »Mir ist übel. Ich glaub, ich kann nichts essen. Meinst du, der Knochenbrecher kann das richten?«

»Ich bin mir ziemlich sicher. Maria hat sich bei der Apfelernte das Bein gebrochen. Sie kann wieder laufen, als wäre nichts gewesen.«

Abaelard zog zweifelnd die Stirnfalten zusammen und seufzte: »Die üble Nachrede und das Misstrauen Bernhards wäre noch zu verschmerzen, wenn er nicht der einflussreichste Mann des Abendlandes wäre, oder anders gesagt, wenn nicht Papst Innozenz II. von ihm abhängig wäre. Seitdem in Rom unmittelbar nach dem Tod Papst Honorius' zwei Päpste gewählt wurden, von denen keiner weiß, welcher der richtige ist, Anaklet oder Innozenz, ist es Bernhard, der bestimmt, wer Papst ist. Sein Votum hat er Innozenz gegeben. Anaklet legt er seine jüdische Herkunft zur Last.«

Was ist zwischen Abaelard und Bernhard von Clairvaux vorgefallen?, überlegte Heloisa angestrengt. Es kribbelte sie von Kopf bis Fuß und nur mit Mühe unterdrückte sie die Frage: Was war so Schreckliches passiert, dass Abaelard es nicht freiheraus aussprechen mochte?

Ohne ihre Anspannung zu bemerken, fuhr Abaelard fort:

»Vielleicht hast du davon gehört, im letzten Herbst versammelte König Ludwig seine weltlichen und geistlichen Würdenträger in Étampes, um eine Entscheidung herbeizuführen, welcher Papst der richtige sei. Es heißt, Bernhard sei vom König, den Kirchenfürsten und Feudalherren das Recht übertragen worden, für alle zu entscheiden. Selbst wenn es sich nicht ganz so eindeutig zugetragen haben sollte, so hätte sicher niemand für Innozenz gestimmt, wenn Bernhard sich für Anaklet ausgesprochen hätte. Ein paar Tage später hat sich denn auch der englische König Heinrich nach einem langen vertraulichen Gespräch mit Bernhard für Innozenz entschieden. Bernhard hat dem englischen König zugesagt, er werde die Schuld vor Gott auf sich nehmen, falls der König mit Innozenz die falsche Wahl getroffen hätte.«

»Welche Selbstanmaßung«, rügte Heloisa, »dabei spricht er immerzu von Demut. Das ist wohl die Tugend der anderen.«

»Deine Tugend.«

»Nein, nicht meine. Ich scheine nur so, als wäre ich es. Ich bin nur tugendhaft um deinetwillen«, sagte Heloisa und hoffte, Abaelard würde darauf eingehen und nachfragen.

Er fuhr jedoch fort: »Der deutsche König Lothar hat sich dem angeschlossen, da Bernhard eigens im Frühjahr ins Regnum Teutonicum gereist ist, um den künftigen Kaiser zu einer demonstrativen Anerkennung Innozenz' zu bewegen.«

Heloisa bezwang sich, ihre Unruhe zu verbergen. Was war hier vorgefallen?

»Es ist zum Verzweifeln«, fuhr er fort. »Der Papst ist vollkommen von Bernhard abhängig und weicht nicht von seiner Seite. Was das für den Paraklet bedeutet, das ist nur allzu klar ersichtlich: Eine Anerkennung durch den Papst erhältst du als Priorin für den Paraklet nur, wenn Bernhard von Clairvaux zustimmt.«

Heloisa seufzte bekümmert: »Ich weiß, wenn der Papst dieses Privileg verweigern sollte, fallen die Spenden und Schenkungen, die Übertragung von Nutzungsrechten für unser Kloster aus, die Adeligen wenden sich von uns ab, und wir müssen, um es genau zu sagen, verhungern. Der letzte Winter war ohnehin schon hart und noch immer leben wir in großer Armut.«

»Ich wusste schon immer, dass du eine überaus kluge und verständige Frau bist, die Schlüsse zieht und eigene Bedürfnisse zurückstellen kann, wenn es um unser Kloster geht.«

»Du wertest meine Feststellung als Zustimmung, dass du nicht mehr zu mir, zu uns kommst?«

Er antwortete darauf nicht, sondern sagte bitter: »Ich habe für unser Kloster getan, was in meiner Macht stand. Als am 20. Januar Papst Innozenz, selbstverständlich in Begleitung von Bernhard von Clairvaux, die Weihe des Laurentius-Altars in Morigny vorgenommen hat, gehörte ich ja zu den Zeugen, die die Urkunde unterfertigten. Wie wir besprochen hatten, habe ich mich bei dieser Gelegenheit bei Papst Innozenz um die Bestätigung des Paraklet-Klosters eingesetzt. Mir war klar, das konnte ich nur als Abt des Klosters von Saint-Gildas, nicht als Gründer des Klosters meiner Ehefrau. Und noch viel weniger als ihr ständiger Gefährte. Ich habe sogar versucht, den Papst und Bernhard von jedem Verdacht abzulenken. Ich habe den Papst gebeten, mir wegen meiner ungehorsamen Söhne einen Legaten mit einer Vollmacht mitzugeben, damit sie unter Zeugen mir ihren Gehorsam in die Hand versprechen.«

Um Himmels willen, erzitterte Heloisa, welch eine Demütigung hat Abaelard für mich auf sich genommen. Bernhard gründet ein Kloster nach dem anderen und Abaelard bedarf der päpstlichen Unterstützung, um die Mönche eines einzigen Klosters zu disziplinieren.

Sie senkte den Kopf, Tränen liefen ihr über das Gesicht. Leise klagte sie:

»Und nun auch noch diese elende Visitation unseres Klosters durch Bernhard von Clairvaux.«

»So ist es«, pflichtete Abaelard ihr bei. »Der Papst kennt sich in französischen Verhältnissen überhaupt nicht aus und hatte deswegen keine Vorstellung, ob er das Privileg für den Paraklet erteilen soll. Mir wurde ganz übel, als er Bernhard von Clairvaux beauftragte, eine Visitation in unserem Kloster vorzunehmen. Dann tröstete ich mich und dachte, du wirst schon alles richtig machen. Was du auch hast.«

»Bis auf das Vaterunser, das wir nicht wie üblich nach Lukas, sondern nach Matthäus sprechen.«

»Deswegen habe ich ihm geschrieben. Fachlich kann er nichts einwenden, aber sonst ...«

»Was meinst du damit?«

»Ich habe ihm geschrieben, dass ich in einer dringenden Angelegenheit im Paraklet zu tun gehabt hätte.«

»Ja und?«, fragte Heloisa und ihr wurde ganz heiß bei der Vorstellung, Abaelard habe es gegenüber Bernhard von Clairvaux eingestanden, persönlich im Paraklet gewesen zu sein.

»Das ging ja noch an. Aber ich habe ihm auch mitgeteilt, dass du mich unter vier Augen von seiner Kritik unterrichtet hast.«

Heloisa unterdrückte ein lautes Stöhnen.

»Darum kann ich nicht mehr hierher kommen. Bernhards Spitzeln wird ein weiterer Besuch meinerseits im Paraklet nicht entgehen. Wie schon eingangs gesagt, dann wird es heißen, ich könne ohne dich nicht leben. Das wäre das Ende unseres Klosters. Die Aussicht, dass der Papst dir das Privilegium erteilt, wäre dahin.«

Sie schwiegen. Heloisa dachte verzweifelt. Schon wieder getrennt! Dabei haben wir noch kein Mal über uns gesprochen.

»Wann willst, wann musst du gehen?«, fragte sie beherrscht mit der Stimme einer Priorin.

»Sobald die Schmerzen so erträglich sind, dass ich dir und deinen Töchtern eine letzte Predigt im Oratorium halten kann.«

Es gab nichts, kein Bild, keine Bildhauerarbeiten, keine goldenen oder silbernen Gefäße im Oratorium, die Heloisa von ihrer Erschütterung ablenken konnten, dass Abaelard zum letzten Mal für lange Zeit, vielleicht sogar für immer, hier zu ihr predigen würde. Der Altar deuchte ihr wie ein Opferstein, auf dem sie ihr Leben ein weiteres Mal verlieren musste, und das Holzkreuz darüber gab keinen Trost, wie auch nicht das in eine Säule eingelassene Tabernakel, das Abaelard selbst im Chor aufgestellt hatte. Beim Singen der Psalmen, bei der liturgischen Handlung sog sie die Gegenwart Abaelards ein, prägte sich seine Stimme, sein Haupt, seinen Körper ein, um den geliebten Mann jederzeit zu vergegenwärtigen. Ganz nah war er ihr in dem kleinen Chorraum, und gleichzeitig weit entfernt von ihr und ihren Töchtern, wie er mit dem Rücken zu ihnen vor dem Altar die heilige Handlung zelebrierte. Warum, grübelte Heloisa, wollte Abaelard unbedingt vor seinem Fortgehen eine Predigt halten? Was wollte er IHR sagen?

Abaelard wandte sich zu ihnen um, betete kurz mit geschlossenen Augen und blickte die Nonnen an, wie sie links und rechts von ihm auf ihrer Holzbank saßen.

Geliebte Schwestern in Christo!

Du sollst nicht falsch Zeugnis reden wider deinen Nächsten. Jedem Kind ist dieses Gebot bekannt. Und doch scheint es mir, dass kein Gebot Gottes die menschliche Bosheit so lüstern hervorlockt, dass auch höchste kirchliche Würdenträger es schamlos frevlerisch übertreten.

Euch ist nur zu bekannt, dass mir dergleichen widerfahren ist, die Verdächtigungen, Verleumdungen, Beschuldigungen kein Ende nehmen. Anfangs habe ich mir zugeredet und Mut gemacht, selbst der heilige Hieronymus wurde der Nähe zu Frauen bezichtigt, so dass er schrieb: Nichts macht man mir zum Vorwurf als mein Geschlecht und auch das nur, seitdem ich mit Paula nach Jerusalem gegangen bin.

Aber würden diese Leute, die mich bezichtigen, mit ihren bösen Zungen etwa die Propheten, die Apostel, die heiligen Väter, ja, Christus selbst verschont haben, wenn sie zu deren Zeit gelebt und mit angesehen hätten, wie Frauen die unzertrennlichen Begleiterinnen der Apostel und Jesu Christi waren. Wie der heilige Augustinus in seinem Buch ›Das Werk der Mönche‹ schreibt, befanden sich in ihrem Gefolge gläubige Frauen, die mit den Gütern dieser Welt gesegnet waren, die von ihrem Überfluss den Männern das Lebensnotwendige abgaben.

Mir jedoch unsittliches Begehren vorzuwerfen, wie absurd das ist, das muss ich nicht weiter ausführen. Nur ein Wort, es sind Eunuchen, die für die Aufsicht über Frauen als geeignet gelten. Warum also, so klage ich, gegen mich diese niederträchtigen Verleumdungen?

Mein Klagen nützt nichts.

Da ich fort muss, möchte ich Eure zarte Pflanzung mit meinen Gedanken stärken.

Noch seid Ihr arm. Noch gehört Ihr zu den Armen, dem weitaus größten Teil der Menschen in diesem Land, für die Kargheit, Hunger zum Leben dazugehören, als sei es von Gott gegeben. Eine Missernte bedeutet den Tod.

Doch die Beispiele von Klöstern zeigen, Eure Armut könnte sich in kürzester Zeit beheben. Nur in unglaublich wenigen Jahren könnte sich Euer Kloster von einer Heimstatt der Armen in ein Kloster des Hochadels verwandeln, der auf keine ausgefallene Delikatesse, auf keine Bequemlichkeit, auf keinen Luxus verzichten will.

Als der heilige Benedikt von den Mönchen Armut forderte, da konnte er nicht voraussehen, dass zwar jeder Mönch persönlich keinen Besitz hat, die Klöster aber unfassbar reich würden. Umgeben von Entbehrung, Hunger, bitterster Armut sind viele Klöster zu Orten der Schwelgerei, des Überflusses, des Prunks geworden.

Reichtum, Luxus aber bedeuten gleichzeitig, dass den Armen ihr Gut genommen wird, der Reichtum der einen heißt Raub an den Armen. Gott hat uns, und damit meine ich allen Menschen, die Erde gegeben, damit wir als gute Haushalter sein Schöpfungswerk bebauen und bewahren. Die Erde ist allen Menschen gemein und darum bringt sie Nahrungsmittel für alle Menschen gemeinsam hervor. Wer mehr besitzt, als er zum Leben benötigt, der raubt es den Armen. Wer sich für unschuldig hält, weil er nicht wie ein Verbrecher des Nachts im Wald Menschen überfällt, der irrt, weil er sich anmaßt, Gottes Eigentum zu besitzen. Wenn er nicht austeilt und zurückgibt, was ihm zugefallen ist, dann legt er es darauf an, den Nächsten zu morden. Glaubt nicht, es sei Barmherzigkeit, wenn Ihr den Armen gebt, es ist nicht Barmherzigkeit, sondern Gerechtigkeit!

Was hat die Kirche so reich gemacht? Die Habgier der Priester ist nicht geringer als die des Volkes. Den Sterbenden wird grundlose Sicherheit versprochen, wenn sie das, was sie haben, als Opfergaben bringen und Messen kaufen, die sie auf keinen Fall umsonst erhalten können. Dafür gibt es festgeschriebene Preise: Einen Denar für eine Messe, fünf Solidi für Messen und alle Stundengebete 30 Tage lang, 60 Solidi für ein ganzes Jahr. Es wird nicht geraten, das Diebesgut zurückzugeben, sondern für Messen zu opfern, obwohl es ganz deutlich geschrieben steht: Wer ein Opfer darbringt vom Gut der Armen, der schlachtet den Sohn vor den Augen des Vaters.

Nicht nur die Priester, auch die Bischöfe verzehren sich vor Habgier. Vom Volk nehmen sie bei Kirchenstiftungen, Altarweihen, Friedhofssegnungen oder sonstigen Festlichkeiten reiche Spenden und geben dafür verschwenderisch Milderungen der Bußleistungen.

Liebe Schwestern in Christo, ich sage dies nicht zu Euch, weil ich Euch dergleichen zutraue, sondern vorbeugend, damit Ihr Euch, auch wenn Ihr die größte Armut überwunden habt, bewusst macht, dass alles, was Ihr über das Lebensnotwendige hinaus für Euch zurückbehaltet, Eigentum der Armen ist, das Ihr ihnen zurückerstatten sollt. Überschlagt, was Ihr zum Leben braucht, und gebt den Überschuss den Armen zurück, denn der Überfluss der Reichen ist der Tod der Armen.

Darum betet Ihr auf mein Geheiß nicht nach Lukas: ›Unser täglich Brot gib uns heute‹, sondern vielmehr nach Matthäus ›Unser himmlisches Brot gib uns heute‹.

Zwar verhält es sich so, dass alle unsere Gaben von Gott kommen, aber der Ausdruck ›unser tägliches Brot‹ erweckt die Vorstellung, als sei es Gott, der uns täglich gibt, den wir darum bitten müssen, uns nicht verhungern zu lassen. Stattdessen sind es die Reichen, die als Räuber mit Gewalt ihre Hand auf das Eigentum der Armen legen. Sie sind es, die vor Gott zur Verantwortung gezogen werden, dass die Armen verhungern.

Des himmlischen Brotes aber bedürfen wir dringend, um keine peccatum, keine Sünde zu begehen, denn diese ist die Verwundung der Seele.

Was bedeutet das Wort peccatum? Es kann auf verschiedene Weise verstanden werden. Als peccatum bezeichnen wir das Opfer für eine Verfehlung. Auch die Strafe für ein Vergehen wird peccatum genannt, so wie unser Herr Jesus Christus unsere peccata trug.

Heloisa zuckte zusammen. Opfer, Strafe für eine Verfehlung? Bedachte er denn nicht, dass sie ihr Leben ihm als Opfer hingegeben hatte?

Üblicherweise verbinden wir mit dem Begriff Sünde eine Tat, die aus einem bösen Willen entspringt. Betrachten wir den Fall genauer: Denken wir uns einen unschuldigen Diener, gegen den sein Herr so in Wut geraten ist, dass er ihn mit dem Schwert töten will. Der Diener versucht zu fliehen und vermeidet so gut er kann, sich töten zu lassen. Schließlich tötet der Diener den Herrn.

Diener. Heloisa schwindelte es, schon die Erwähnung des Dieners ließ sie Antoine so deutlich vor ihre Augen treten, als sähe sie ihn. In vollem Wissen, welches Verbrechen an Abaelard begangen werden sollte, öffnet er den Handlangern ihrer eigenen Verwandten die Tür.

Wo ist hier der böse Wille des Dieners? Der Diener wollte seinen Herrn nicht töten, er tat es aus Zwang. Er nahm es in Kauf, zu töten statt getötet zu werden. Obgleich der Diener seinen Herrn nicht töten wollte, gab er seine Zustimmung, ihn zu töten, es war also eine moralische Verfehlung, die dem Töten vorausging, denn er hätte sich auch töten lassen können.

Betrachten wir den Fall noch von einem anderen Standpunkt. Fest steht, der Herr ist vom Diener getötet worden oder deutlicher, der Diener hat den Herrn getötet. Dennoch können wir die Tat, wenn wir nur dieses wissen, nicht von einem moralischen Standpunkt aus beurteilen. Ein und dieselbe Tat oder genauer, ein und dasselbe Ergebnis einer Tat, kann ganz unterschiedliche Ursachen haben.

Nehmen wir einen Richter, der einen Mann zum Tode verurteilt. Dies kann ein Akt der Gerechtigkeit wie auch ein Akt persönlicher Rache sein.

Oder wählen wir zwei Beispiele für Ehebruch. Beide Male besteht die Tat darin, dass der Mann mit einer verheirateten Frau schläft: Nun kann es sein, dass der Mann diese Frau von ganzem Herzen begehrt, es bedauert, dass sie verheiratet ist, und sein Tun für Sünde hält. Dennoch ist sein Verlangen nach dieser Frau so groß, dass er mit ihr Geschlechtsverkehr hat, obwohl sie verheiratet ist.

Es kann aber auch sein, dass der Mann die Frau gar nicht beachten würde, wäre sie nicht verheiratet. Ihr Ehemann ist nämlich ein mächtiger, hoch geehrter Herr, und der Ehebrecher verspricht sich großen Ruhm, diesen Mann zu demütigen und über ihn zu triumphieren. Ich überlasse es Euch, zu urteilen, welche Intention moralisch mehr zu verurteilen ist.

Ihr könntet einwenden, die böse Tat sei die Folge von bösen Begierden.

Nehmen wir ein Beispiel: Ein Mann sieht eine Frau und verfällt in Gier nach ihr und sein Denken wird zur Fleischeslust angestachelt. Es beginnt somit mit der Suggestion, dem Verlangen, das wir auch Versuchung nennen können, gefolgt von der Lust, zu der der Mann seine Zustimmung gibt und darauf nach Wegen sucht, seine Fleischeslust zu befriedigen.

Was sagt Abaelard da? Himmel, er beschreibt, wie er ins Haus Fulberts gekommen ist!

Wählen wir ein anderes Beispiel: Ein Mönch wird fesselt und dadurch gezwungen zwischen mehreren Frauen zu liegen. Wenn nun dieser Mönch das weiche Bett und die ihn umgebenden Frauen und die Lust spürt, so ist das Verspüren der Lust keine Schuld, solange der Mönch nicht seine Einwilligung in diese Lust gibt. Nicht das unverschämte Verlangen ist eine moralische Verfehlung, denn dieses kann nicht ausgelöscht werden. Ich sage: Die Begierden sind an sich nicht böse, sondern nur das Verhalten des Menschen zu seinen Begierden. Sie können nur durch die Tugend gebremst werden, so dass der Mensch in einem Wettkampf ausharrt. Was tun wir denn Großes für Gott, wenn wir nicht gegen uns selbst ankämpfen? Wenn es sich um einen Kampf handelt, so muss es einen wirklichen Gegner geben. Die Begierden können niemals so besiegt werden, dass sie ausgelöscht werden, sondern nur darin, den Siegespreis über die Begierden zu erlangen. Keine Begierden zu haben ist unmöglich. Also nicht eine Frau oder einen Mann zu begehren, sondern diesem Begehren zuzustimmen, ist moralisch falsch, und nicht der Wunsch nach Geschlechtsverkehr, sondern das Einverständnis in den Wunsch ist zu verurteilen. Nicht die ausgeführte Tat ist die Sünde vor Gott, sondern die Zustimmung zur Sünde. Die Tat selbst ist für die moralische Beurteilung unerheblich, ist sie doch eine Frage der äußeren Gelegenheit und nicht des Gewissens.

Es zuckte Heloisa in den Füßen, sie hätte aufspringen mögen. Wie konnte Abaelard, der doch dieses Verlangen in ihr erst entzündet und immer weiter angefacht hatte, von ihr fordern, sie könnte es verdammen.

Nichts befleckt die Seele außer dem, was zu ihr gehört, nämlich die Einwilligung.

Dabei spricht das eigene Gewissen allerdings eine andere Sprache als die öffentliche Meinung. Nehmen wir den Fall an, ein Mann hätte in einer Kirche eine Frau vergewaltigt.

Augenblicklich tauchte das Bild, Abaelards Stimme im Refektorium vor ihr auf: ›Bück dich‹, hatte er befohlen, und sie hatte gehorcht.

Wird dieses Vergehen öffentlich und kommt an die Ohren des Volkes, so gilt die Entrüstung der Entweihung des Tempels aus Stein, obgleich es eine größere Sünde ist, eine Frau, die der Tempel Gottes ist, auszunützen, als einem Ort Unrecht zuzufügen.

Himmel, dachte sie, klagte er sich an, sie im Refektorium vergewaltigt zu haben? Selbst wenn es anfangs so aussah, so hatte sie doch ihre Zustimmung gegeben. Wieder überkam Heloisa der zwingende Wille, sie würde, wenn sie sich noch einmal Abaelard hingeben könnte, ihr ganzes weiteres Leben dafür wegwerfen.

Was also ist Sünde?, fragte Abaelard mit ernster Stimme.

Sünde ist die Zustimmung in das, was nicht recht ist. Was ist aber dies anderes als die Geringschätzung Gottes oder die Einwil-

ligung in das, von dem wir glauben, dass es Gott nicht gefällt. Also besteht unsere Sünde, unsere Schuld darin, den Schöpfer zu verachten, das heißt, etwas zu unterlassen, was wir seinetwegen tun sollten, oder etwas zu tun, was wir seinetwegen unterlassen sollten.

Doch wir fürchten zumeist Gott weniger als die Menschen. Verborgene Winkel suchen wir auf, wenn wir uns der Hurerei hingeben. Wir erröten vor Scham, wenn uns nur ein einziges Menschelein dabei ertappt.

Heloisa schwirrte der Kopf: ›Ha, wen haben wir denn da hinter der Bude? Wer fickt denn da wie Mars und Venus? Abaelard und Heloisa! Leute, kommt herbei und seht es euch an!‹

Stattdessen sollten wir zerknirscht sein, dass wir von Gott und der ganzen Himmelsversammlung dabei beobachtet werden. Gott, der Herz und Nieren erforscht, ihm bleibt nichts verborgen. Dennoch – für Gott, dem wir alles verdanken, tun wir weniger, ertragen wir weniger als für unsere Ehefrau oder für eine Hure. Mit welcher Strafe, so frage ich Euch, soll Gott dieses Unrecht ahnden, wenn wir ihm eine Hure vorziehen?

Heloisa hätte im Erdboden versinken mögen, während ihre Töchter mit offenem Mund und glänzenden Augen zuhörten. Deutlich hatte sie ihre eigenen Worte im Ohr, sie wollte lieber seine Hure als seine Ehefrau sein.

Wie aber können wir Gott versöhnen? Durch unsere Reue, sagte Abaelard und blickte Heloisa an, die seinem Blick standhielt.

Zunächst einmal, ungeschehen, rückgängig machen können wir eine Sünde nicht. Die Sünde aber ist keine bestimmte *Handlung, keine zu definierende Tat, sondern unsere Intention, für die wir vor Gott Rede und Antwort stehen müssen.*

Wir können unsere Sünde lediglich bereuen. Menschen, die heilsam bereuen, werden weniger aus Furcht vor Gottes Strafe, vielmehr werden sie durch die Liebe zu Gott zur Zerknirschung bewegt. Genau darin besteht die fruchtbare Reue, dass wir unsere Schuld erkennen. Indem der Schmerz und die Zerknirschung der Seele mehr aus Liebe zu Gott als aus Furcht vor Bestrafung ergeht, beachten wir die unerschöpfliche und überbordende Freundlichkeit seiner weitherzigen Liebe und Geduld. Wir erkennen, wie lange er geduldig unserem frevlerischen Tun zugesehen hat. Mit dem Seufzen und der Herzenszerknirschung hat die Sünde keinen Bestand mehr. In dem Moment, wo der Sünder weint, richtige salzige Tränen weint, wird er würdig für sein persönliches Heil. Wo also wahrhaftige Reue ist, da erwächst sie aus Liebe zu Gott. Der Sünder verändert sich durch die Reue so, dass er es nicht mehr verdient, von Gott auf ewig bestraft zu werden. Die ewige Strafe ist ihm erlassen.

Seid getrost, Ihr lieben Bräute Christi, wenn Ihr nach Sündlosigkeit, nach Vollkommenheit trachtet und ringt, so bedenkt«, Abaelard machte eine Pause und sah Heloisa durchdringend an, *»bedenkt, der Herr sorgt sich um unsere Schwachheit und erlaubt es nicht, dass sie über unsere Kraft hinaus versucht werde.*

Amen!

Abaelard wandte sich wieder dem Altar zu, wo er die heilige Handlung vollendete.

Innerlich zutiefst aufgewühlt, verließ Heloisa mit ihren Töchtern den Chor, eilte von dort sofort auf den Vorplatz, wo Abaelards Pferd schon bereitstand. Er selbst kam etwas später in seinen Reisekleidern aus festerem Tuch nach. Seinem Gesicht sah sie an, er wollte unverzüglich aufbrechen.

»Ahnst du, wie unermesslich ich dich liebe«, flehte Heloisa und hielt dabei seine Zügel. »In welche Verzweiflung hast du mich durch deine Predigt gestürzt zu dem Unglück, das ich ohnehin durch dein Fortgehen erleide.

Sieh zu, ich bitte dich, dass du das wiedergutmachst. Gib mir ein Wort der Tröstung.«

Damit drehte sich Heloisa um und ging aufschluchzend und weinend zurück in den Kreuzgang. Unter dem großen Bogen vor dem Kruzifix blieb sie stehen. Abaelard hat es für mich anbringen lassen, dachte sie wehmütig. Die Tränen rannen ihr über die Wangen und in das Gebinde unter dem Hals.

Dann, mit einem Ruck, schüttelte Heloisa den Kopf, ging entschlossenen Schrittes zur täglichen Besprechung in den angrenzenden Kapitelsaal und nahm auf ihrem erhöhten Stuhl Platz, den sie als Priorin innehatte. Für die Schwestern unsichtbar, krampften sich ihre Muskeln zusammen, der Rücken tat ihr weh und Heloisa fragte sich bang, wie lange Abaelard sich wieder in Schweigen hüllen würde.

»Huch, hier bist du«, stieß Isabella aus und ließ sich plumpsend auf der Bank im kleinen Saal nieder. »Und wie du aussiehst! Ich wusste zwar, dass du Nonne bist, aber trotzdem. Du wolltest ja niemals Nonne werden und nun bist du Priorin in deinem eigenen Kloster, das dir dein Ehemann geschenkt hat. Ihr seid schon ein ulkiges Paar. Oh, nun habe ich schon wieder etwas Unpassendes gesagt«, rügte sich Isabella in gespielter Verlegenheit und hielt sich die Hand vor den Mund. »Aber erzähl mal«, fuhr sie unbekümmert fort, »es heißt, Bernhard von Clairvaux war hier in deinem Kloster. Ich meine, Bernhard von Clairvaux wird doch wie ein lebender Heiliger verehrt. War er wirklich hier in diesem Raum?«, fragte Isabella und sah sich ehrfurchtsvoll um. »Hast du ihn denn eingeladen und ist er dann tatsächlich zu dir gekommen?«

»Ganz so verhält es sich nicht. Anlässlich der Weihe des Laurentius Altars in Morigny im Januar bat Abaelard den Papst um die Anerkennung des Paraklet. Papst Innozenz hatte keine Ahnung, ob er diesem Wunsch zustimmen sollte oder nicht, und fragte deswegen seinen ständigen Begleiter Bernhard von Clairvaux, von dem er ja überdies völlig abhängig ist, da er ihm seine Ovationen durch die Könige zu verdanken hat. Bernhard mag Abaelard nicht, mein Ruf ist auch nicht der beste, wenn man meine Vergangenheit in Betracht zieht. Jetzt genieße ich sogar die Achtung der Bischöfe. Trotzdem, Abaelard bat in den Augen Bernhards für seine Ehefrau und überhaupt für eine Frau, was schon anstößig genug ist. Denn Bernhard verabscheut Frauen. Er billigt es, dass seine Schwester Humberline, als sie in standesgemäßer Kleidung sein Kloster Clairvaux aufsuchen wollte, von einem Mönch als *stercus involutum*, bedenke, als eingewickelter Dreck beschimpft wird. Er und seine Brüder haben Humberline gedroht, jegliche familiäre Bande abzubrechen, wenn sie sich weiter von ihrem Ehemann berühren lasse. Von ihrem Ehemann – wohlgemerkt. Abaelard lehrt, dass die Liebe, die Lust zwischen Eheleuten keine Sünde sei und, wenn es dann kommt, die Befriedigung auch nicht. Nun werde jetzt nicht rot, Isabella. Du machst ja ein Gesicht, als hättest du keine acht Kinder zur Welt gebracht. Aber, wenn du schon rot wirst, dann erkennst du, wie heikel es für Abaelard ist, für mich den Papst und damit in Wirklichkeit Bernhard von Clairvaux um die Anerkennung des Paraklet zu bitten. Einfach abschlagen konnte der Papst Abaelards Anliegen nicht, denn es waren einige bedeutende, Abaelard wohlgesonnene Bischöfe anwesend. Vor allem wurde notiert, dass Bernhard, der hervorragendste Prediger des Wortes Gottes, und Abaelard, der Leiter der berühmtesten Schulen, zu denen die Schüler aus der Lateinisch sprechenden Welt zusammenströmen, der Weihe eine außerordentliche Bedeutung verliehen hätten.

Lange Rede, kurzer Sinn: Papst Innozenz beauftragte Bernhard von Clairvaux, eine Visitation im Paraklet vorzunehmen, um aufgrund seines Urteils zu entscheiden.«

»Eine Visitation dürfte schwierig für euch gewesen sein«, bemerkte Isabella. »Bernhard von Clairvaux gilt als der Asket aller Asketen. Schon während seines Noviziats soll er sich fast zu Tode gehungert haben und alles Schöne soll ihm zuwider sein. Wenn ich mich hier im Saal umblicke, sieht zwar alles karg aus, aber der Raum vermittelt einen angenehmen Eindruck, sogar späte Rosen und Mistelzweige in einem hübschen Krug habt ihr auf dem Tisch stehen.«

»Du kannst es dir nicht vorstellen, wie viele Stunden wir Nonnen im Kapitelsaal darüber beratschlagt haben, wie wir alles Angenehme verbannen. Insbesondere wussten wir nicht, wohin mit den drei wertvollen Matratzen, die wir für die gebrechlichen Schwestern von den Nachbarn geschenkt bekommen haben. Schließlich haben wir sie in einer von Abaelards Hütten verstaut in der Hoffnung, Bernhard werde die nicht betreten wollen.«

»Wieso denn das? Ins Dormitorium darf er als Mann überhaupt nicht«, wandte Isabella ein.

»Schon richtig, aber er könnte ja vielleicht gar nicht bemerken, dass er sich im Dormitorium aufhält. Schließlich ist Bernhard von Clairvaux einmal einen ganzen Tag an einem See spazieren gegangen und am Abend hat er gefragt, wo denn der See sei. Ich bin mir allerdings sicher, dass er die Matratzen gewiss bemerkt hätte. Und wenn er gar wüsste, dass ich gerne für jede Nonne eine eigene Matratze hätte …«

Isabella lachte, setzte sich bequem hin, indem sie die Arme auf dem Tisch aufstütze, und nickte verständnisvoll.

»Auch was wir Bernhard zu Essen vorsetzen sollten, hat uns ziemliches Kopfzerbrechen bereitet. Seiner Auffassung nach seien die Glieder des Leibes abzutöten. Der Nutzen des irdischen Leibes bestehe darin, uns die Möglichkeiten zu Bußleistungen zu geben, gleichzeitig der Folterer und der Gefolterte zu sein. Dadurch werde die Seele für den Aufstieg zu Gott bereitet.

Also, kommen wir zurück zum Essen. Bernhard rühmt sich, äußere Reize vollkommen ausschalten zu können, sogar nicht einmal zu bemerken, *was* er isst.«

»Was schmunzelst du denn so dabei. Irgendwie bist du als Priorin die Heloisa, die du schon immer warst.«

»Weswegen ich auch meinen Namen nicht geändert habe, als ich Nonne geworden bin.

Also, ich schmunzele, weil ich Lust gehabt hätte, Bernhard in den Eintopf ganz fein geschnittenes Lammfleisch hineinzugeben, nur um herauszufinden, ob er wirklich nichts schmeckt.«

»Das ist doch verboten. Das dürft ihr Nonnen und Mönche gar nicht essen. Oder gibt es etwa in deinem Kloster Fleisch?«

»Hin und wieder schon. Schließlich hat, wie die Evangelien berichten, unser Herr Jesus Christus Lammfleisch zu sich genommen. Aber ich habe, um es mit Abaelard zu sagen, nicht meine Zustimmung zu meinem Einfall gegeben, denn das wäre, sofern Bernhard es bemerkt hätte, das Ende unseres Klosters gewesen.

Aber vom Fleisch mal abgesehen, was in der Tat ein irrwitziger Einfall war. Jedenfalls ist es nach Bernhard ruhmreich, die Geschmacksnerven absterben zu lassen, um die Seele zu retten. Abaelard hingegen betrachtet es keineswegs als Sünde, wenn ich mir das Obst aus meinem eigenen Garten schmecken lasse. Ich persönlich halte die Ausschaltung der Sinnesorgane für Blasphemie. Stellen wir uns einmal vor, Bernhard von Clairvaux wäre einer der 4000 oder 5000 gewesen, für deren Speisung unser Herr Jesus Christus das Wunder der Brotvermehrung vollbracht hat. Wäre es nicht Sünde gewesen, wenn er sich das Brot und den Fisch nicht hätte schmecken lassen?«

»Und was gab es nun?«, fragte Isabella ungeduldig:

»Zu Mittag Linsen, ohne jegliche Gewürze. Nicht einmal Salz. Und zum Abend Hirsebrei in Wasser gekocht. Dazu grobes Roggenbrot.«

»Und hat es ihm geschmeckt?«

»Er hat es nicht beanstandet. Allerdings konnte er das Roggenbrot nicht essen, weil er sich durch Hungern ein schlimmes Magenleiden zugezogen hat.«

»Ja, aber nun sag, wie war er denn, er ist doch wohl wirklich ein Heiliger?«

»Wir haben ihn, wie es sich gebührt, mit Kniefall empfangen. Selbstverständlich haben wir ihm immer wieder beteuert, welch große Ehre sein Besuch darstellt, welche überaus große Freude er uns bereitet und wie lange wir sehnlichst darauf gewartet hätten, ihn begrüßen zu dürfen. Wir haben ihn nicht wie einen Menschen, sondern wie einen Engel empfangen und haben ihm versichert, wir sehr er mich und meine Töchter durch seine heiligen Ermahnungen bestärkt hätte. Ziemlich verblüfft waren wir allerdings, dass er, der ständig die Armut und Entbehrung predigt, auf einem prächtig aufgezäumten Pferd einhergeritten kam. Ich habe überlegt, ob ich ihn darauf ansprechen soll, es jedoch ratsamerweise unterlassen. Der Schaden für uns wäre zu groß gewesen. Er hat wohl unser aller Erstaunen bemerkt, denn er erklärte, er habe gar nicht gemerkt, auf welch prächtigem Pferd er geritten sei.«

»Was?«, rief Isabella erstaunt und prustete los, hielt sich den Bauch vor Lachen: »Das hätte ihm seine Schwester entgegenhalten sollen, sie habe gar nicht bemerkt, dass sie kostbare Kleider trüge.«

»Es hat sich auch alles aufgeklärt. Bernhard habe das Pferd nur von einem Verwandten, einem Cluniazenser geliehen.«

»Geliehen? Wo er Boten über Boten hat, die seine Briefe in der Welt verbreiten?«, Isabella schüttelte den Kopf.

»Aber erzähl, es war ja eine Visitation. War Bernhard von Clairvaux mit eurem Kloster zufrieden?«

»Ja, bis auf einen Tadel«, antwortete Heloisa und jegliche Heiterkeit wich aus ihrem Gesicht. »Bernhard rügte, dass wir bei der vierten Bitte des Vaterunser, statt nach Lukas ›unser tägliches Brot‹ zu sprechen, nach Matthäus ›unser himmlisches Brot‹ beten.«

»Was soll daran so schlimm sein. Es sind beide Evangelisten?«

»Bernhard wies ziemlich aufgebracht darauf hin, dass es sich hierbei um eine Neuerung handele. Alles, was neu ist, wird von ihm abgelehnt, um es milde zu sagen.«

Heloisa seufzte, schwieg bekümmert, nahm wie abwesend eine Rose in die Hand und drehte sie zwischen den Fingern.

»Hm. Was geschah dann. Hat der Papst dein Kloster nicht anerkannt?«

»Doch, hat er. Ziemlich spät, erst am 28. November, obgleich Abaelard schon am 20. Januar darum gebeten hatte. Aber trotzdem macht mir die Angelegenheit Angst. Natürlich habe ich Abaelard sofort von Bernhards Zurechtweisung unterrichtet. Er hat darauf von Abt zu Abt einen höflichen, aber bestimmten Brief geschrieben, in dem er entsprechend seiner dialektischen Methode die Textstellen untersucht, welcher Quelle der größere Wahrheitsgehalt zukomme. Dabei argumentiert Abaelard: Matthäus sei Augen- und Ohrenzeuge Jesu gewesen und habe deswegen das Paternoster in seiner von Jesus gesprochenen und gelehrten Form gekannt, während Lukas das Gebet wohl von Paulus gelernt habe, der ebenfalls erst nach dem Tode Jesu bekehrt worden sei. Bei dieser Erklärung hat es Abaelard nicht gelassen, sondern den Vorwurf, etwas Neues einzuführen, zurückgewiesen: Jesus habe nicht gesagt, er sei die Gewohnheit, sondern er sei die Wahrheit. Dass etwas zur Gewohnheit geworden sei, spräche nicht für seine Güte. Ziemlich direkt hat er Bernhard angegriffen, es gäbe auch in seinem Orden allerhand Neuheiten. Und gegen seinen Rigorismus, dass alle Menschen so leben müssen, wie Bernhard es vorschreibt, hat Abaelard seinen Standpunkt gesetzt: Die Einheitlichkeit in allem sei die Mutter des Überdrusses.«

»Oh! Recht hat dein Abaelard. Aber das wird Bernhard sicher nicht gefallen haben.«

»Naja. Jedenfalls habe ich trotzdem jetzt vor dem Fest der Geburt des Herrn die Bestätigung erhalten. Einen Boten hat der Papst eigens dafür zu mir gesandt.«

»Bote, das ist das Stichwort. Du hast dich sicher gewundert, warum ich mich bei dieser Eiseskälte auf den Weg zu dir mache. Siehe, deswegen«, jubelte Isabella und entnahm triumphierend ihrer braunen Ledertasche einen versiegelten umfangreichen Brief.

»Ein Brief? Von Abaelard?«, rief Heloisa voller Erstaunen und ihre Hand zuckte, um gleich danach zu greifen.

»Ein Bote kam vor einigen Tagen zu uns und erklärte, er habe den Auftrag, den Brief ausschließlich mir aushändigen zu dürfen. Ich bin vor Neugierde fast geplatzt. Da sah ich das Siegel. Donnerwetter, dachte ich. Hat Abaelard trotz allem noch dasselbe Siegel, den Kopf eines Mannes und einer Frau? Da war mir klar: Der Brief war nicht für mich bestimmt. Er ist für Dich. Und wenn ich vermuten darf, so ist er für Abaelards Heloisa.«

Endlich allein. Heloisa schloss die Tür zum kleinen Saal, stellte die Kerze auf den Tisch, öffnete ihr Habit und zog vorsichtig Abaelards Brief hervor, den sie an ihrem Herzen getragen hatte. Behutsam, ohne das Siegel zu beschädigen, erbrach sie das Schreiben und las:

Abaelardi ad amicum suum consolatoria

Trostbrief an seinen Freund?

Wer mochte das sein? Abaelard schreibt, er habe in vielen Gesprächen an den Anwesenden versucht, ihn aufzurichten, und habe nun beschlossen, an den Abwesenden über seine Niederlagen zu berichten, damit dieser erkenne, dass sie im Vergleich zu den seinen gering seien.

Anwesenden, Abwesenden, grübelte Heloisa und fuhr über ihr Gebinde, als wäre es ihr Haar. In seinem Kloster Saint-Gildas hatte Abaelard gewiss keinen Freund, und doch suggeriert der Brief eine zeitliche Nähe, in der dem Anwesenden Trost zugesprochen wurde, wenn auch vergeblich. Der Freund, war Abaelard es selbst, wie er im Zwiegespräch mit sich zu diskutieren liebte? Hat er sich in der Einsamkeit und verzweifelten Sinnlosigkeit in seinem Kloster Saint-Gildas selbst trösten wollen? Oder, der Freund, war sie es? Waren sie es beide gleichermaßen, die des Trostes bedurften?

Ego. Mit diesem ersten Wort seiner Leidensgeschichte stand Abaelard vor Heloisas geistigem Auge.

Le Pallet, das Dorf, in dem Abaelard geboren wurde, Heloisa sah es deutlich, die Burg, den kleinen Fluss, ein heißes brennendes Gefühl der Sehnsucht packte sie.

Rasch und leidenschaftlich glitten ihre Augen über seine Handschrift. Ganz deutlich hörte sie seine klare, gereizte Stimme: *Es ist nicht meine Art, mich auf eine lange Frist, sondern auf meinen Verstand zu verlassen.* Da werden die jungen

Männer, die ihn mit einer schwierigen Ezechielstelle reinlegen wollten, ziemlich verblüfft gewesen sein.

Doch weiter. Mit brennender Seele überflog sie die Zeilen, bis sie sich ihrer Liebe näherte. Das Wort *immunditia vitae* traf sie, Heloisa fühlte, wie sie in sich zusammensackte. Unanständigkeit des Lebenswandels, verletzend war dieser Ausdruck, doch noch vernichtender war Abaelards Deutung: *Ich war ganz und gar von der Krankheit des Hochmuts und der Geilheit befallen, aber Gott hat mich in seiner Gnade von beiden Übeln geheilt, freilich gegen meinen Willen. Von der Geilheit, indem er mich dessen beraubte, womit ich sie ausgeführt hatte.*

Geilheit, Krankheit, Bezeichnungen für ihre Liebe?

Gott, meinte Abaelard wirklich, Gott sollte es gewesen sein, der dieses Verbrechen an seinem Leib aus höchstem Verrat ausgeübt hat – aus Gnade? Ein Verbrechen, das sie mit dem Opfer ihres Lebens sühnte?

Was für ein grausamer Gott war es, dem Abaelard Gnade zusprach, obgleich ihr Leben zerstört war. Die ruchlose Tat, sie war von niemandem als von Fulbert und ihren eigenen Verwandten verübt! Unschuldig schuldig, der Fluch ihres Lebens.

Heloisa schluchzte auf, als sie Abaelards ersten Satz über sich selbst las.

Es lebte damals in Paris ein junges Mädchen namens Heloisa

Und kurz danach: *Sie, die ich mit allem geschmückt sah, was Liebhaber anzulocken pflegt, gedachte ich, durch Liebe an mich zu binden ...*

In Liebe zu diesem Mädchen vollkommen entflammt ...

›Warum beehrst du ausgerechnet mich mit deiner Liebe?‹, hörte sich Heloisa fragen, damals wie heute in dem Verlangen, Abaelard bestimmtere Liebesworte ihr zusprechen zu hören.

›Weil ich vollkommen in Liebe zu dir entflammt bin.‹

Niemals würde er diese Worte wieder zu ihr sprechen.

Was soll ich sagen? Zuerst verband uns ein Haus, bald darauf unsere Seele.

Wir – uns – Liebe. Heloisa überflog seine Worte, sog sie ein wie süßes Gift, jeder Satz atmete die Freuden der Sinne, der Liebe, der Seelen: *wir gaben uns ganz der Liebe hin; unsere Liebe; da gab es mehr Küsse als Sprüche; aber es war Liebe, die schlug.*

Kurz: die ganze Stufenleiter der Liebe machte unsere Leidenschaft durch, und wo die Liebe eine neue Entzückung fand, da haben wir sie genossen.

Ihr beider Blick des Einverständnisses, der Freude, wenn sie wieder etwas Neues ausprobierten. *Freude, Glut, Unersättlichkeit.*

Und weiter, auch nach der Entdeckung durch Fulbert, welches Wort wählte Abaelard? *Zusammenhalt der Herzen, der Seelen.*

Cum summa exsultatione. Ja, in größter Freude hatte sie ihm geschrieben, dass sie empfangen hatte. Abaelard verschweigt ihre Glückseligkeit nicht. Was folgte darauf?

Das Schreien Astralabius'! Bis in ihren Tod hinein würde sie ihr Kind schreien hören, als sie es für immer verließ. Alles hatte sie Abaelard geopfert, sogar ihren Sohn.

Und dann? Jeder Schritt führt weiter ins Unglück.

Mit Hast überflog Heloisa seine ihr nur zu bekannte und sie peinigende Klage über den tiefen Schnitt in seinem Leben, las, was sie ohnehin wusste, dass es nicht Gottesliebe, sondern Scham war, die ihn ins Kloster trieb, suchte, gierig weiterlesend, in höchster Angst nach ihrem Namen. Das konnte nicht wahr, das konnte nicht ihr Abaelard sein! Sie musste ihren Namen übersehen haben. Noch einmal las sie seine Worte:

Illa tamen prius ad imperium nostrum sponte veleta et monasterium ingressa. Jene, wieso bezeichnete er sie als jene, die auf unseren Befehl freiwillig den Schleier genommen und ins Kloster eingetreten war. Und wieso ›unser‹ Befehl. Warum Pluralis Majestatis. Oder sollte das ›Unser‹ kaschieren, dass es allein sein Befehl war?

Ambo itaque simul sacrum habitum suscepimus, ego quidem in abbatia Dionisii, illa in monastrerio Argenteoli supradicto.

So haben wir beide gleichzeitig das heilige Gewand empfangen. Nein, das ist nicht wahr. Du zwangst mich, vor dir ins Kloster einzutreten. *Ego.* Ich ins Kloster Saint-Denis, *illa,* jene ins schon erwähnte Kloster Argenteuil. *Ego – ICH, illa – jene.*

Gepeinigt stand Heloisa auf und ging im Saal hin und her. Das konnte Abaelard unmöglich geschrieben haben! Sie war für Abaelard nicht mehr Heloisa, geschweige denn ›seine Heloisa‹, sondern, in unüberbrückbarer Distanz, abschätzig: ›jene‹.

Aber doch, so keimte die Hoffnung in Heloisa auf und sie setzte sich wieder hin, gewiss hatte sie es vor befürchtetem Schmerz überlesen, jedenfalls bei ihren letzten Worten in dieser Welt, die sie allein für ihn, den Geliebten, gesprochen hatte. Jedenfalls dort hatte er sie beim Namen genannt?

Unwillkürlich fasste Heloisa an ihre Brust, ein zuckender Schmerz durchfuhr sie, als würde ihr Herz zerspringen, Abaelard schreibt lediglich, ganz unpersönlich *ait* ›sie‹, sie sagte.

Mit weit aufgerissenen Augen starrte Heloisa auf seinen Brief. Abaelard nennt sie nach dem grausamen Schnitt nicht mit ihrem Namen, bezeichnet sie nicht als seine Freundin: Statt seiner Heloisa ist sie für ihn nur noch illa, jene oder einfach in der dritten Person Singular: sie.

Er wollte sie loswerden!

Verzweiflung und Zorn überrannten Heloisa. Laut schlug sie mit der Faust auf den Tisch. Die Flamme erzitterte und beinahe wäre sie erloschen.

Diese kalten, verletzenden Worte, entsetzte sie sich, waren ihm nicht damals in die Feder geflossen. Diesen Brief, diesen unsäglichen Verrat an ihrer Liebe, hatte Abaelard nicht damals geschrieben, als die Verwundung noch frisch war. Nein, nach über zehn Jahren, jetzt, vor einigen Wochen hatte er sie aufs Pergament gebracht!!

Das war nicht die Wahrheit. Dieser Mann war nicht ihr Abaelard! Und doch hatte er diese kränkenden, sie fortstoßenden Worte geschrieben, ja, nach seiner Philosophie mit seiner Zustimmung bewusst geschrieben.

Sie hielt es mit seinem Brief vor sich nicht länger aus, nahm die Kerze, ging in die Küche und schenkte sich aus dem Krug, den Abaelards Schüler hinterlassen hatten und der ihr Lieblingskrug geworden war, Wasser in einen Holzbecher.

Das hatte sie nicht erwartet, verzweifelte sie, während sie einen Schluck trank, das hatte sie bis jetzt nicht geahnt: Ganz umsonst waren ihre letzten Worte, die sie ihm als Vermächtnis bei ihrer Profess zugerufen hatte. Abaelard, der einzig Geliebte, hatte sie nicht in seine Seele aufgenommen!

Heloisa hörte hinter sich die Glut knacken: Illa illa. Ruckartig wandte sie sich um. Das Wort hatte sie anderswo in seinem sogenannten Trostbrief gelesen. Wie gehetzt eilte sie in den kleinen Saal zurück, wo aufgeschlagen sein Brief lag, hastig blätterte sie zurück. Dort stand es; Fulbert bezeichnete Abaelard mit *ille: Jener war geldgierig.*

So geldgierig, dass er Abaelard erpresste, und, als nichts mehr zu holen war, ihn entmannen ließ.

Heloisa schwindelte. Bezichtigte Abaelard sie in seinem Innersten der Mitschuld an dem Verbrechen, obgleich er wusste, dass sie unschuldig war?

Krachend schlug Abaelard wie damals das große Tor zu und sperrte sie ein hinter hohe Mauern. Während er fortging, warf er da den Schlüssel weg?

Sie musste sich zusammennehmen, sie musste und wollte weiterlesen.

Ganz lapidar setzt Abaelard seine Erzählung fort: *Ich hatte mich kaum von meiner Verletzung erholt …*

Heloisa überflog rasend die Seiten. Wirklich, kein einziges Mal erwähnt er sie auch nur andeutungsweise. Abaelard hatte sie wirklich die vielen Jahre aus seinem Bewusstsein verbannt, während sie selbst unablässig Tag für Tag an ihn gedacht hatte.

Und nun, seit ihrem Wiedersehen? Kein einziges Mal hatten sie über ihre Liebe gesprochen, kein einziges Wort der Erinnerung. Und doch klang aus Abaelards Worten Hoffnung, Sehnsucht, im Paraklet bei den Schwestern, ihren Namen nennt er nicht, darf es nicht?, ein wenig Atem zu schöpfen. Aber, Heloisa riss die Augen auf, konnte den Ausdruck nicht fassen: der Satan habe ihn daran gehindert? Tatsächlich, ganz unumwunden hatte Abaelard *Sathanas* geschrieben. *Aber der Satan hat mich damals gehindert, dass ich einen Ort finde, wo ich ausruhen oder nur leben könnte, der Fluch des Kain lastete auf mir: unstet und flüchtig umherzuirren von Ort zu Ort.*

Wieso war es der Satan, der ihn von seinen Wünschen trennte? Wieso nicht seine Feinde, die ihm in Soissons die Verurteilung eingebracht hatten und die wiederum gegen ihn hetzten. Warum nicht Bernhard von Clairvaux und der Papst?

Warum nicht Gott?

Wann hatte sich Abaelard überhaupt zu Gott bekehrt, dass er Schaden und Unglück als Gottes Gnade verstand? Noch hatte sie sein Entsetzen, sein Klagen im Ohr über den furchtbaren Schnitt. Und für die Verbrennung des

Buches, sie blätterte hastig zurück, beschuldigte er Gott mit Galle und Bitterkeit in seinem Herzen. Es fehlte ganz und gar ein Bekehrungserlebnis, wie es sonst bei Gottesmännern üblich ist.

Gegen seinen Willen, er schreibt es selbst, erfuhr er seine Schicksalsschläge – und dennoch, was erwartete Abaelard von sich und seinem Freund, der wohl niemand anderer als sie selbst war? *Wir wollen Mut schöpfen und das, was uns widerfährt, umso mutiger ertragen, je ungerechtfertigter es uns zustößt.* Er erwartete von ihr, dass sie gegen kein Leid, das ihr Gott auferlegt, aufbegehren, dass sie nicht ihren eigenen Willen über den Willen Gottes setzen sollte. *›Dein Wille geschehe‹* hatte sie als Gottes Willen klaglos hinzunehmen.

»Nein«, protestierte Heloisa laut trotz der späten Stunde und des Redeverbots, und ihre Stimme hallte in dem Tonnengewölbe wider. »Nicht Gottes Wille ist es, sondern DEIN Wille, Abaelard. Das Unglück, das ich erleide, an dem bist DU schuld. Nicht noch einmal lasse ich mich von dir zum Schweigen verurteilen. Nicht noch einmal will ich dich verlieren. Ich werde um dich kämpfen.«

Heloisa stand auf, nachdenklich ging sie in die Küche, hielt ihre klammen Hände über die wärmende Glut, gab sich dann einen Ruck und begab sich zurück in den kleinen Saal. Sorgfältig spitzte sie die Feder, während sie überlegte: Wer Abaelard für sie war, da gab es keine Frage, er war ihr Ein und Alles, doch wer war sie für ihn? Wie sollte sie ihn anreden?

Ihrem Herrn, ja vielmehr Vater; *ihrem Gatten, vielmehr Bruder – seine Magd, seine Tochter; seine Gattin, nein, seine Schwester; ihrem Abaelard – Heloisa*

Sie hielt inne. Wie Abaelard mitteilen, sie habe sehr wohl verstanden, dass er seinen Trostbrief ihr habe zukommen lassen wollen, jedoch gleichzeitig die Absicht hatte, dies zu verbergen, weil er unmöglich sie ohne Umschweife auffordern konnte, sich in ihr Schicksal zu ergeben und zu schweigen, wie sie es zehn Jahre getan und ausgehalten hatte.

Heloisa kaute an ihrem Gänsekiel, nickte dann. Mit einem Paradox ließe sich dieser Widerspruch ausdrücken. Entschlossen ließ sie die Feder über das Pergament gleiten.

Den Brief, den du einem Freund zum Trost geschickt hast, Geliebtester, hat man vor kurzem durch einen Zufall mir überbracht.

Heloisa sah auf und in den dunklen Saal, nur schemenhaft waren die Wände zu erkennen. Sie hatte gehofft, sein Brief werde sie erquicken, doch er enthielt nur Wehmut und Galle. Wie konnte Abaelard annehmen, sie werde getröstet, wenn sie seine Leiden lese und dagegen ihre Leiden für gering erachten solle. Seine Leiden aber waren ihm samt und sonders von seinen Feinden zugefügt worden. Ahnte er denn, wie ungleich furchtbarer es war, von ihm, dem einzig Geliebten, verwundet zu werden? Keine Pore, keine Stelle ihres Körpers, Heloisa fühlte es deutlich, war nicht verletzt worden mit jedem Tag, den er sich von ihr abgewandt hatte. Remedium, Medizin, hatte er es genannt, durch die göttliche Gnade von der Liebeskrankheit befreit worden zu sein. Von dieser Krankheit sollte sie sich ebenfalls durch ihre Zuwendung zur göttlichen Gnade heilen lassen? Niemals! Für sie gab es nur ein remedium, das musste er wissen: Er selbst, Abaelard.

Was es auch sei, das du uns schreibst, immer werden deine Briefe eine Medizin für uns sein, schon darum, weil du unsrer gedenkst.

Wie sehr sie seiner Medizin bedürftig war, wie tief Abaelard sie mit seinem Trostbrief zerschunden hatte, das musste sie ihm sagen, damit er keine Ausflüchte hatte, es nicht zu bemerken.

Während du den Freund mit der ausführlichen Schilderung deiner Leiden zu trösten suchtest, hast du unsere Verlassenheit aufs höchste gesteigert, während du seine Wunden zu heilen dich bestrebtest, hast du uns neue schmerzliche Wunden geschlagen und die alten noch vertieft. Heile, ich flehe dich an, was du selbst verursacht hast.

War es richtig, ›uns‹ zu schreiben und nicht ›mir‹, obgleich sie sich selber meinte? Auf jeden Fall, denn sie musste mit allen Mitteln kämpfen. Und dem Paraklet, den Schwestern war er verpflichtet.

Wie sehr du unser Schuldner bist, dafür braucht es keine Beweise, keine Zeugen, hier ist kein Zweifel möglich, und wenn alle schweigen, die Sache selbst redet laut und deutlich. Du allein bist, nebst Gott, der Gründer dieses Klosters, du allein der Erbauer dieses Oratoriums, du und nur du der Stifter dieser heiligen Gemeinschaft. Vergiss nicht, was du denen schuldig bist, die dir gerne gehorchen. Oh gedenke deiner Töchter.

Doch um von den Schwestern zu schweigen, wäge selbst die Schuld ab, die du mir gegenüber einzulösen hast, und was du den frommen Frauen allen zusammen schuldest, das entrichte umso gewissenhafter der einen, die ganz und gar dein ist.

Nun war es heraus, es ging um sie selbst. Heloisa lehnte sich zurück und fuhr nachdenklich mit der Hand über ihr Gesicht. Aus seiner Verpflichtung, aus seiner Schuld ihr gegenüber wollte sie Abaelard nicht noch einmal entlassen. Er war ihr Ehemann, rechtmäßig vor Gott angetraut. Sie hatte als seine Ehefrau Anspruch auf Tisch, Bett und Lebensgemeinschaft. Und diese Verpflichtung würde sie jetzt einfordern:

Und doch, du weißt es wohl, dass du mir vor anderen verpflichtet bist, indem du durch das Band des Ehesakraments gefesselt bist. Und mein Schuldner bist du umso mehr, als ich dich allezeit – wer weiß es nicht – mit grenzenloser Liebe umfasst habe.

Du allein, der du meines Leidens Grund bist, du allein magst mich auch trösten. Du allein kannst mich elend machen, du allein nur mich erfreuen und mich aufrichten. Und du allein hast auch die Pflicht, es zu tun; war ich doch allezeit deinem Willen so ergeben, dass ich auf ein Wort von dir mich selbst vernichtet habe, denn dir zuwiderzuhandeln, war mir unmöglich.

Aber noch mehr widerfuhr mir, noch Seltsameres; meine Liebe selbst wurde zum Wahnsinn, also dass sie selber auf das, was sie einzig begehrte, verzichtete, ohne Hoffnung auf Wiedererlangung. Dies geschah damals, als ich deinem Befehl gehorchte und mit dem Gewand auch mein Herz zu ändern unternahm, um dir zu zeigen, dass du allein Herr meines Leibes und meiner Seele bist.

Heloisa atmete auf. Endlich hatte sie ausgesprochen, was sie unzählige Male in lautloser leidenschaftlicher Rede ihm ins Gesicht gesagt hatte, ihr Opfer und seine Verpflichtung, sie aufzurichten.

Doch konnte sie ihm anvertrauen, was sie Jahr für Jahr wiedergekäut und heruntergeschluckt hatte?

Heloisa stand auf und begann im kleinen Saal hin und her zu gehen. Vom Fenster zur hohen Tür des Kapitelsaals und zurück, auf und ab.

War es nicht ein Wagnis, Abaelard an die Zeit vor dem Schnitt zu erinnern, an seinen Glanz, an seinen Ruhm? War es klug, ihn auf die Begeisterung und Bewunderung, ja Seufzer der Liebe anzusprechen, die Frauen ihm entgegengebracht hatten, wo immer er sich zeigte. War es ratsam, ihm zu vergegenwärtigen, wie sie selbst um seinetwegen beneidet wurde, weil er sie in seinen Liedern besang und die außerordentliche Gabe des Geistes und des Körpers ihm zukam. Las Abaelard ihren Brief mit Liebe oder mit Abwehr und unterdrücktem und dennoch wirksamem Groll gegen seine einstmals Geliebte? Würde er sich nicht für immer abwenden, wenn er las, wie es in ihrer Seele aussah?

Heloisa blieb beim Tisch stehen, nahm die Feder in die Hand, legte sie wieder weg, setzte ihre Wanderung fort. Ihr Blick fiel auf den Saum ihres Gewandes – schwarz. Ihre Kleidung seit ihrer Profess, ja, sogar schon früher, seit ihrem Eintritt ins Kloster als junge verheiratete Frau bis zu ihrem Tod, schwarz. Und doch hatte sie immer farbenfrohe Kleidung schön gefunden. Das Gebinde drückte sie am Hals. Kurzerhand nahm sie es und den Schleier ab. Die Schwestern schliefen schon längst, niemand würde es bemerken. Welche Wohltat – das offene Haar.

Beherzt setzte sich Heloisa wieder und schrieb ohne Unterlass. Einmal dachte sie, das Licht würde bald erlöschen, aber es würde wohl noch reichen. Aufstehen mochte sie nicht.

Als Heloisa endlich geendet hatte, nahm sie eine Kerze vom Holzbord, setzte sie in die Lampe und trat damit hinaus auf den Kreuzgang. Dort, sie konnte es in der Dunkelheit nicht erkennen, dort im Geviert war das erste Grab, auf dem der Schnee ein weißes Leichentuch gebreitet hatte. Heloisa fröstelte und sie zog ihr schwarzes Tuch fest um die Schultern. Sollte sie Abaelard wirklich den Brief abschicken wegen oder trotz der Gefahr, die in ihren Worten lauerte. Sie musste diese Worte überprüfen. Festen Schrittes ging sie zurück in den kleinen Saal und suchte mit raschem Blick die Stellen heraus, die ihm besonders anstößig sein könnten oder ihn im Gegenteil zu Barmherzigkeit und Liebe bewegen würden:

Nichts habe ich je bei dir gesucht – Gott weiß es – als dich selbst. Kein Ehebündnis, keine Morgengabe habe ich je erwartet; nicht meine Lust und meinen Willen suchte ich zu befriedigen, sondern den deinen. Mag dir der Name ›Gattin‹ heiliger und ehrbarer erscheinen, mir klang es allezeit reizenden, deine

›Geliebte‹ zu heißen; oder gar, verarg es mir nicht, deine Konkubine, deine Hure.

Das hatte sie ihm schon einmal gesagt, damals in ihrer letzten Nacht in Le Pallet. Damals hatte es ihn erregt. Und heute? Seine Hure wollte sie sein trotz des hohen Adels ihrer Geburt. Das war das eine, das andere aber hatte er in seiner Predigt selbst erwähnt, einer Hure brachte man, brachte der Mann, mehr Aufmerksamkeit entgegen als Gott. Es war gefährlich, dies zu schreiben. Aber wollte sie nicht genau das ihm deutlich machen, dass Gott ihn ihr, seiner Heloisa, weggenommen hatte. Warum dieser Wettstreit, dieser Zweikampf zwischen Gott und ihr, deren Liebe immer rein und uneigennützig war?

Du hast es nicht verschmäht, einige der Gründe anzuführen, mit denen ich versuchte, dir den unseligen Gedanken an ein Ehebündnis auszureden; allein du hast diejenigen fast alle unerwähnt gelassen, die mich bestimmten, die Liebe der Ehe, die Freiheit dem Zwang vorzuziehen.

Denn meine Liebe zu dir ist umso wahrhaftiger, *je mehr der Irrtum von ihr ausgeschlossen ist.*

Welche Fürstin, welche hohe Dame beneidete mich nicht um meine Freuden, um das Lager meiner Liebe.

Heloisa blickte auf. Himmel, dachte sie, wie nahm Abaelard dies auf, da ihm dies alles genommen war – durch sie genommen.

Ganz schuldig bin ich, und doch auch, du weißt es, ganz und gar schuldlos. Denn nicht die Tat an sich unterliegt der Anklage, sondern aus welcher Gesinnung etwas geschieht. Welche Gesinnung mich aber allezeit dir gegenüber beseelt, das kannst du allein beurteilen, der du es erfahren hast.

Seine Gesinnung aber ihr gegenüber? Tränen der Enttäuschung, der Wut rannen Heloisa über das Gesicht. Endlich hatte sie ausgesprochen, was jahrelang wie ein Geschwür in ihrem Inneren sie zerfraß:

Nur das eine sage mir, wenn du kannst: warum hast du nach meinem Eintritt ins Kloster, den du allein befohlen hast, mich so ganz vernachlässigt und vergessen, dass ich mich weder an einem Gespräch mit dem Anwesenden noch mit einem Brief des Abwesenden trösten konnte. Warum das? Sag es, wenn du kannst, oder ich spreche aus, was ich denke, ja, was jedermann argwöhnt. Begierde mehr als Freundschaft gesellte dich mir zu, glühende Sinneslust mehr als Liebe. Nun, wo dahin ist, was du begehrtest, ist auch das Gefühl erloschen.

Ich hatte geglaubt, ich hätte mir ein Recht auf deinen Dank erworben, da ich um deinetwillen alles tat und bis heute unter deinem Willen stehe. Denn nicht Frömmigkeit, sondern dein Wille allein hat mich in blühender Jugend dem düsteren Klosterleben zugeführt. Habe ich dadurch nicht deinen Dank verdient, dann – das musst du selbst zugeben – war mein Opfer vergeblich. Denn von Gott darf ich keinen Lohn erwarten, da ich nichts für ihn bisher getan habe, das steht fest.

Das würde ihn erschrecken. Das muss ihn aufrütteln, hoffte Heloisa. Wenn Abaelard lehrt, alles müsse aus Liebe zu Gott getan werden – und ich noch nie etwas aus Liebe zu Gott getan habe, ausschließlich nur aus Liebe zu ihm, dann weiß er, dass mir dafür die Hölle droht.

Also, das ließe sie stehen. Aber auch das Folgende? Wie würde er es auffassen, dass trotz seiner Verwundung ein Zusammenleben möglich gewesen, an ihrer bedingungslosen Liebe sich nichts geändert hätte, dass sie ihn, ihren Abaelard, wenn er nicht mehr Mars sein konnte, doch für immer als Vulcanus lieben würde. Ganz so deutlich hatte sie es nicht geschrieben, doch er würde verstehen, dass mit vulcania loca der Gott Vulcanus gemeint war, er selbst, Abaelard, dem sie auch als Entmanntem überall hin vorangeeilt oder gefolgt wäre, und sei es in die Hölle.

Vor Erschrecken, Abaelard so herausgefordert zu haben, biss sich Heloisa in ihren Daumen. Sollte sie es streichen?

Jedenfalls zum Schluss durfte sie ihm keinen Ausweg, keine Entschuldigung lassen, ihr nicht zu antworten:

Darum bedenke, wie ungerecht du an mir handelst, wenn du mir geringeren Dank entrichtest als ich verdiene, oder wenn du überhaupt nichts für mich übrig hast, zumal da es ja ein Geringes und eine Kleinigkeit für dich ist, was ich verlange. Darum bei dem Gott, dem du dich zur Verfügung gestellt hast, beschwöre ich dich: erfreue mich mit deiner Gegenwart, so gut es geht, und schreib mir zum Trost wenigstens etwas, damit ich, von neuem belebt, freudiger dafür frei bin, mich Gott zu fügen.

Wie viel mehr solltest du mich jetzt zur Gottesliebe als damals zur Sinneslust erwecken.

Bedenke, was du mir schuldest, und höre, was ich verlange! Und so beschließe ich diesen langen Brief mit dem kurzen Wort: Lebe wohl, du mein Einziger!

Endlich – Abaelards Antwort!

Heloisa, seiner geliebten Schwester in Christo /Abaelard ihr Bruder im Herrn

Dass ich seit unserer Bekehrung zu Gott vor langer Zeit dir noch nicht irgendein Trostwort oder auch eine Ermahnung geschrieben habe, ist nicht meiner Gleichgültigkeit, sondern deiner Klugheit zuzuschreiben, auf die ich mich immer völlig verlasse.

Heloisa erstarrte. War das Abaelards Entschuldigung für sein zehnjähriges Schweigen, für die Verlassenheit, in die er sie gestoßen hatte? Von wegen Trostwort oder Ermahnung. Er hatte ihr zehn Jahre überhaupt nicht geschrieben!

Wie konnte Abaelard es nur übers Herz bringen, ihr so kalt zu antworten. Schlimmer als kalt, Abaelard log! *nostram ad Deum conversoniem! Unsere* Bekehrung zu Gott!

Schmählich war es, Abaelard wollte auch sie dazu bringen, seiner Lüge zuzustimmen.

Unmissverständlicher hätte sie es ihm nicht mitteilen können, dass sie sich seit ihrem von ihm erzwungenen Klostereintritt in den ganzen Jahren bis auf den heutigen Tag nicht zu Gott bekehrt, niemals etwas für Gott getan hatte. Warum also schob er ihr ein *nostrum* unter? Doch nur, um eine gemeinschaftliche Entscheidung zu suggerieren, um vorzutäuschen, als hätten sie in gegenseitiger Übereinkunft und Überzeugung sich aus der Welt zu Gott zurückgezogen.

Das war schon schlimm genug. Noch schändlicher aber war es – Heloisa hätte aufschreien mögen, hatte das Gefühl, ihre Brust würde zerspringen, ihr würde die Luft zum Atmen für immer abgeschnitten und sie würde an seinen Worten ersticken –, unüberbietbar grausam war es, dass Abaelard ihr die Schuld für sein jahrelanges Schweigen gab: nicht *meiner Gleichgültigkeit, sondern deiner Klugheit ist mein Verhalten zuzuschreiben. Ich dachte nicht, dass du es nötig hättest, da dich die göttliche Gnade mit allem, was nötig ist, überreichlich ausgestattet hat.*

Ja, wollte er ihr denn ernsthaft vormachen, dass kluge Menschen keiner freundschaftlichen Unterstützung bedürfen. Wozu hatten sie denn Ciceros Schrift ›Über die Freundschaft‹ gelesen, warum denn hatte sie selbst in ihrem Brief Seneca zitiert, welche Wohltat es sei, vom abwesenden Freund Briefe zu erhalten? Wozu? Damit sie für ihre Klugheit, Besonnenheit, für ihre Gaben von ihm durch Schweigen bestraft würde?

Gnädigerweise sprach er ihr in geistlichen Fragen von nun an seinen Rat zu, da dürfe sie sich an ihn wenden – und in seelischen? Mit keiner Zeile ging er auf ihre Leiden ein. Mit keiner Zeile tröstete er sie, dass sie nicht umsonst ihm gehorcht, nicht umsonst für ihn ihr Leben geopfert hatte.

O irrtumslose Liebe?!

Wie weiterleben nach dieser Entschuldigung, die einem Vorwurf gleichkam?

Unablässig hämmerten mit jedem neuen Tag Abaelards Worte auf Heloisa ein: nach den nächtlichen Vigilien, wenn ihre Töchter sich wieder zur Ruhe legten, sie selbst wie ein Hund an der Kette im Kreuzgang auf und ab hetzte und sich am liebsten auf ein Pferd geschwungen und auf der Stelle zu ihm in die Bretagne geritten wäre, an das Meer, das ihr Sohn ihr so wüst beschrieben hatte. Seine Worte und ihre Vorwürfe wiederholte sie bei den Laudes, zu denen die brave Mesnerin beim Sichtbarwerden des Morgensterns die kleine Glocke läutete. Und so ging es mit Qual jeden neuen Tag hindurch.

Was sollte diese Ausrede, er habe aufgrund ihrer Klugheit ihr nicht geschrieben? Wollte er mit einer Lüge seine grenzenlose Schuld ungeschehen machen? Selbst wenn sie sich darauf einließ und seiner Entschuldigung Glauben schenkte, so doch nicht Gott, vor dem er fürchtete, in nahester Zukunft Rechenschaft ablegen zu müssen. Denn sein Brief sprach von der Gefahr, die seinem Leben drohte, war bestimmt von der Ahnung seines Todes, war durchtränkt von Todesangst. Wenn Abaelard wirklich befürchtete, bald zu sterben oder gar getötet zu werden, dann wog eine Lüge schwer. Würde er so vor Gott treten wollen?

Wenn also Abaelard nicht log, dann hatte er sich tatsächlich auf ihre Klugheit verlassen, im Vertrauen darauf, sie habe die Kraft und den Verstand, ihr Leben im Kloster zu meistern. Wenn er aber kein Bewusstsein davon gehabt hatte, in welchen Abgrund er sie, seine Heloisa, stieß, dann hatte er sie überhaupt nicht gekannt!

Verwirrend, geradezu beängstigend war es, dass Abaelard auf der Vorstellung ihrer Hinwendung zu Gott beharrte und ihr ein Bittgebet vorgeschrieben hatte, das am Schluss aller Gebetsstunden zu entrichten war: den Vigilien, den Laudes, der Prim, der Terz mit der dabei verbundenen Messe, der Sext zur Mittagszeit, der Non, der Vesper.

Jetzt aber bin ich fern von euch und habe den Beistand eures Gebetes umso nötiger, als die Angst und Gefahr, in der ich schwebe, größer geworden ist.

Wie konnte er nur annehmen, dass ausgerechnet ihre Gebetskraft bei Gott seine Rettung erwirkte: *Ich will jetzt zu dir allein reden, deren Frömmigkeit bei Gott gewiss viel vermag und die mir besonders jetzt ihre Hilfe nicht versagen mag, als ich mit so viel Missgeschick zu kämpfen habe. Gedenke in deinen Gebeten allezeit dessen, der dein ist in ganz besonderem Sinn.*

Da sprach er sie als seine Gattin an, als er etwas von ihr forderte, was sie nicht einlösen konnte: *Höre mit dem Ohr des Herzens, was du schon oft mit dem leiblichen Ohr gehört hast: In den Sprüchen steht: ›Eine fleißiges Weib ist eine Krone ihres Mannes‹ und ›Wer eine Ehefrau findet, der findet was Gutes und bekommt Wohlgefallen beim Herrn‹.*

Wieso ignorierte er ihren verzweifelten Schrei, sie habe noch nie etwas für Gott getan? Welche Last, welche Verantwortung bürdete er ihr auf? Ihn durch ihr Gebet vom Tode, vor der Ermordung durch seine falschen Söhne zu erretten! Gift hatten sie in seinen Messwein geschüttet, mit dem Schwert hatten sie ihn bedroht. Was sollten dagegen ihre Gebete nutzen?

Sein Tod aber, das wäre ihr Ende. Wenn Abaelard stürbe, wie er befürchtete, wenn sie um sein Leben zittern musste, mit klopfendem Herzen und bebender Brust Tag für Tag die Trauernachricht von seinem Tod zu erwarten hätte, dann wäre ihr Leben unerträglich. Wäre Abaelard tot, wäre das ein Leben schwerer als alle Qualen des Todes. Mit ihm würde gleichzeitig ihr eigenes Leben verlorengehen. Sie wollte ihm im Tode vorangehen, nicht folgen.

Was aber forderte Abaelard von ihr:

Sollte mich der Herr in die Hände meiner Feinde fallen lassen – sei es, dass sie mich überwältigen und töten oder dass ich sonst wie ferne von euch den Weg alles Fleisches gehe – so beschwöre ich euch: lasset meinen Leichnam, wo er auch begraben sei oder liege, in euren Friedhof überführen.

Zum Schluss noch eine Bitte: sorget dereinst mit der gleichen Angst um das Heil meiner Seele, wie ihr jetzt um mein Leben fast allzu ängstlich besorgt seid, und erweiset dem Toten die Liebe, die ihr dem Lebenden nicht versagt habt, indem ihr ihm mit der besonderen Hilfe eures Gebetes beisteht.

Lebe wohl, du und deine Schwestern, lebet dem Herrn und gedenkt meiner.

Wochen waren zäh mit Bangen vergangen, sie hatte seinen letzten Brief beantwortet. Wie würde Abaelard darauf reagieren? Heloisa zermürbte sich: War sie mit ihrem Entgegnungsbrief zu weit gegangen? Sie zitterte innerlich, kaum jemals hatte eine Frau einem Mann solche enthüllenden Geständnisse gemacht und schon gar nicht geschrieben, geschweige eine Nonne einem Mönch, eine Priorin einem Abt.

Jetzt stockte Heloisa das Herz. Sie sah der Pförtnerin entgegen, die, auf ihren Stock gestützt, eilends zum Kreuzgang humpelte, wo die Nonnen an diesem heißen Sommertag Bänke zu einem Karree zusammengeschoben hatten. Gespannt und neugierig blickten die Frauen der Pförtnerin entgegen, die heftig mit einem dicken Brief winkte und aufgeregt rief: »Ein Brief von Magister Abaelard.«

Heloisa legte die Bibel, aus der sie vorgelesen hatte, beiseite, erhob sich und nahm, bis in die Zehenspitzen gespannt, dankend Abaelards Brief entgegen. Zu ihrer Erleichterung war sie nicht verpflichtet, sein Schreiben den Schwestern vorzulesen. Im Gegenteil, es verhielt sich umgekehrt, es war ihr Recht zu entscheiden, ob eine Schwester einen Brief auch erhalten durfte.

Heloisa lächelte freundlich in die Runde und sagte dennoch erklärend: »Ein Brief von unserem Lehrer und Herrn Abaelard. Ich werde ihn später lesen.« Sorgfältig legte sie das Schreiben unter die Bibel, damit nicht ein Luftzügchen das Pergament fortwehen könnte.

Ruhig wandte sie sich an die Nonnen: »Lasst uns mit unserem Disput über das Gleichnis von den Arbeitern im Weinberg fortfahren. Du, Salome, fandest es ungerecht, dass die Arbeiter, die erst in der letzten Stunde des Tages mit der Arbeit beginnen, genauso viel Lohn erhalten wie diejenigen, die sich von Sonnenaufgang den ganzen langen heißen Tag hindurch abgeschuftet haben.«

Energisch erklärte Salome ihren Standpunkt, während Heloisa sich bezwang, mit ihren Gedanken bei dem Gespräch zu bleiben wie überhaupt in ausgeglichener Stimmung die Horen hinter sich zu bringen und endlich im Dormitorium die Schlussworte des Tages zu sprechen, wo sich ihre Töchter schweigend zur Ruhe gelegt hatten. Besorgt bemerkte Heloisa im Hinausgehen, dass Erimburgis sich trotz der Hitze eine Mütze auf ihre Tonsur gesetzt und ihren Mantel bis an die Ohren gezogen hatte. Ihre Ungeduld bezwingend, setzte sich Heloisa an ihr Bett, fragte sie mit Gebärdensprache nach ihm Befinden und verließ, einigermaßen beruhigt, leisen Schritts den Schlafsaal. Dann jedoch lief Heloisa zum kleinen Saal. Mit zittrigen Fingern öffnete sie Abaelards Brief.

An die Braut Christi – der Knecht Christi

Erstaunt zog Heloisa die Augenbrauen zusammen. Keine Anrede mit ihrem Namen? Abaelard ordnete sie beide ganz und gar Jesus Christus zu.

Dein letzter Brief zerfällt, so viel ich mich erinnere, der Hauptsache nach in vier Abschnitte, in welchen du deinem Schmerz Ausdruck gibst.

Merkwürdig. Dieser systematische Anfang klang eher nach einer Vorlesung als nach einem Brief von einem, ja, was, Gatten, Freund?

Ich will dir auf jeden einzelnen Punkt antworten, nicht, um mich zu entschuldigen, sondern um dich zu belehren und aufzurichten, und ich denke, du wirst meinen Forderungen umso bereitwilliger Gehör schenken, je mehr du einsehen lernst, wie berechtigt sie sind.

Das klang hart und streng, wenngleich, gab Heloisa zu, während sie aufstand, um die Abschrift ihres letzten Briefes neben Abaelards Brief zu legen, es seiner Philosophie entsprach, dass nur das befolgt werden kann, was verstanden wird. Trotzdem, sie hatte sich von ihm Worte der Liebe gewünscht, die ihm so reichlich zu Gebote standen. Mit raschem Blick, dabei aufmerksam, las sie seine Erwiderung auf ihren Vorwurf, er habe ihren Namen vor den seinen gestellt, obgleich der Höhergestellte zuerst zu nennen sei: *Glücklicher Tausch des Ehebundes, der dich, einstmals die Gattin eines törichten Menschleins, nun in das Brautbett des Königs aller Könige erhebt.*

Was sollte das?, fragte sich Heloisa und kräuselte unwillig die Stirn. Hatte sie nicht Abaelard geschrieben, selbst wenn der Kaiser sie seines Ehebettes würdigte, sie wollte lieber seine Hure sein als Kaiserin? Und überhaupt, Abaelard musste doch wissen, dass sie als Braut Christi nicht angesprochen sein wollte. Wozu also diese Passage ausgerechnet über das Lied ihrer sinnlichen Liebe, wozu das *Lied der Lieder*, verwandelt in Brautmystik.

Aber weiter. Mit äußerster Anspannung und Aufmerksamkeit sog sie seine Worte ein. Kein Wort sollte ihr entgehen. Und gleichzeitig fieberte sie dem Abschnitt entgegen, in dem Abaelard sich zu ihrer gemeinsam durchlebten Zeit äußern wollte.

Ich komme nun noch auf deine alte und ewig sich wiederholende Klage über die Art und Weise unserer Bekehrung zu sprechen, durch welche du dir erlaubst, Gott zu beschuldigen, statt, wie es sich ziemte, ihn zu preisen.

Heloisa konnte Abaelards Unwillen geradezu hören.

Für dich habe ich gelitten, sagst du, und vielleicht ist etwas Wahres daran; aber noch mehr durch dich, und das wider meinen Willen. Nicht aus Liebe zu dir geschah es, sondern weil ich der Gewalttat erlag, und nicht zu deinem Heil, sondern zu deinem Schmerz. Jesus Christus hat um deines Heiles willen, er hat aus eigenem Trieb für dich gelitten. Ihm, ich bitte dich, nicht mir weihe deine ganze Liebe, dein ganzes Mitleid, deinen Schmerz. Weine über die Grausamkeit und Ungerechtigkeit, die sich so an der Unschuld vergreifen durfte, nicht über die gerechte Strafe, die mich betroffen und die für uns beide, ich wiederhole es, die größte Wohltat war. Klage um deinen Retter, nicht um deinen Verführer, um deinen Erlöser, nicht um deinen Buhlen.

Heloisa ergriff angstvoll ihr eigenes Schreiben. Hastig suchte sie ihre eigenen Zeilen.

Was hatte sie geschrieben, das ihn so verärgerte?

Oh, ich Elendste der Elenden. Der höchsten Wonne Freuden sollte in des tiefsten Kummers Trauer enden. Ja, um uns noch mehr zu kränken, wurden alle Gebote der Gerechtigkeit an uns in Ungerechtigkeit verwandelt. Denn so lange wir sorglos die Freuden der Liebe genossen und, um ein stärkeres Wort zu gebrauchen, der Buhlerei uns hingaben, so lange hat Gott seine Strenge nicht angewandt. Als wir aber an die Stelle der verbotenen die erlaubte setzten und das Anstößige unseres Liebesverkehrs durch ein ehrbares Ehebündnis gedeckt hatten, da erst hat uns der Herr in seinem Grimm seine gewaltige Hand fühlen lassen, und das reine Ehebett fand keine Gnade vor dem, der das befleckte so lange angesehen hatte. Unser Geschick hat uns nicht ereilt, so lange wir in den alten Genüssen schwelgten: vielmehr lebten wir ja damals in keuscher Trennung voneinander: du hieltest in Paris deine Schule, ich lebte auf deinen Wunsch bei den Nonnen in Argenteuil. So hatten wir unsere Gemeinschaft aufgehoben, damit du dich umso eifriger dem Unterricht widmen könntest, ich umso ungestörter dem Gebet und frommer Betrachtung mich widmete. Und während wir keuscher und darum unsträflicher lebten als sonst, hast du an deinem Leib die Schuld allein bezahlt, die wir beide gemeinsam begangen hatten.

Ich Unselige, musste ich geboren werden, um die Ursache eines solchen Verbrechens zu werden?

Abelards Antwort darauf?

Du erinnerst dich: als du nach unserer Verheiratung bei den Nonnen im Kloster von Argenteuil lebtest, kam ich einmal heimlich zu dir und du weißt wohl noch, was ich in meiner unbändigen Leidenschaft mit dir trieb, und zwar in einem Winkel des Refektoriums selber, weil wir sonst keinen Ort hatten, wohin wir uns hätten zurückziehen können. Du weißt, dass wir damals durch unser Tun den ehrwürdigen, der Heiligen Jungfrau geweihten Ort geschändet haben. Ja, welcher Schlag, glaubst du, konnte der göttlichen Gerechtigkeit Genüge tun für eine solche Schändung eines, wie ich sagte, der Mutter Gottes geweihten Ortes?

Soll ich erinnern an den ärgsten Verrat, mit dem ich um deinetwillen deinen Oheim schändlich betrog, mit dem ich so lange unter einem Dach gelebt hatte. Muss nicht jedermann zugeben, dass ich mit vollem Recht von jenem Mann verraten wurde, den ich vorher selbst schamlos verraten habe?

Erschüttert hob Heloisa ihren Kopf und starrte in den fast dunklen Raum. Schattenhaft konnte sie die Truhe erkennen, die einst in ihrem Zimmer in Paris stand und die sie sich von Fulbert hatte schicken lassen. Widerlich war er ihr immer noch. Abaelard hingegen machte mit seiner Ethik ernst, wandte sie gegen sich selbst an. Seine

Absicht war es damals, Fulbert zu hintergehen und zu betrügen. Abaelard war sich also bewusst, dass seine Beweggründe gegen Gottes Willen verstießen. Ob Fulbert selbst ein verabscheuungswürdiger Mensch war, spielte heute für Abaelard keine Rolle, auch einen Verbrecher durfte man nicht betrügen wollen.

Abaelard nahm das Verbrechen als Gottes gerechte Strafe an! Verlangte er dasselbe von ihr?

Du erinnerst dich auch wohl noch daran, wie ich dich damals, als du schwanger warst, in meine Heimat gebracht habe, und zwar, um den Schein zu erwecken, als seist du eine Nonne, angetan mit dem heiligen Gewand. Durch diese Vermummung habe ich damals den heiligen Stand verhöhnt, dem du jetzt angehörst. Wie richtig war es, wenn dich die göttliche Gerechtigkeit, ja, vielmehr die göttliche Gnade gegen deinen Willen in den Stand versetzt hat, welchen zu verhöhnen du dich nicht gescheut hast: so musstest du in dem Gewand büßen, gegen welches du dich vergangen hattest, und der wirkliche Verlauf der Dinge musste die Lüge wiedergutmachen und den Betrug verbessern.

Das ist grausam!, begehrte Heloisa auf. Buße schrieb er! Es schien, als würde er selbst als Rachegott sie zu lebenslanger Sühne verurteilen.

Warum denn nur verletzte er sie derart gemein? Um sie zu erziehen? Um sie zu bekehren? Um sie zu überzeugen, dass Gott sie mit Barmherzigkeit geschlagen hatte, obgleich er sie für ihr Lieben aus Gerechtigkeit hätte vernichten müssen? Um alle Erinnerungen auszulöschen, von denen Abaelard genau wusste, wie sehr sie von ihnen noch immer heimgesucht wurde. Sie hatte ihm doch gestanden:

Ich fand in den Freuden der Liebe, die wir miteinander genossen, so viel Wonne, dass sie mir weder missfallen noch aus dem Gedächtnis schwinden können. Wohin ich mich wende, immer stehen sie mir vor Augen und wecken sehnsüchtiges Verlangen. Bis in meinen Schlummer verfolgen mich die lockenden Phanta-

sien. Mitten im feierlichen Hochamt, wo das Gebet reiner sich zu Gott erheben soll als sonst, wird mein armes Herz so ganz von jenen wollüstigen Gebilden eingenommen, dass ich nur für ihre Lüsternheiten Gedanken habe. Ich sollte über meine Sünden weinen und seufze nur nach dem, was ich verloren.

Und nicht allein, was wir getan, sondern auch die Orte, die Stunden, in denen wir es getan, haben sich so fest in meinem Herzen eingeprägt, dass ich immer wieder alles aufs Neue durchlebe und auch im Schlaf keine Ruhe finden kann.

Was schrieb Abaelard dazu?

Du weißt, mit welchen Schamlosigkeiten unser Leib durch meine zügellose Begierde vertraut geworden war. Selbst in den Tagen der Passion unseres Herrn und an den höchsten Festen wälzte ich mich im Schmutz der Lüsternheit, ohne mich durch Schamgefühl oder Gottesfurcht abhalten zu lassen. Ja, mehr als einmal habe ich dich, selbst wenn du nicht wolltest, obwohl du ja von Natur schwächer bist, mit Drohungen und Schlägen gezwungen, mir zu Willen zu sein, trotz deines Sträubens und deiner Widerrede. Denn so widerstandslos kettete mich die Glut meiner Leidenschaft an dich, dass ich über jenen elenden Genüssen, deren Namen uns schon erröten lässt, Gott und mich selber vergaß; es war so weit gekommen, dass die göttliche Gnade mich offenbar nicht anders mehr retten konnte, als dadurch, dass sie mir jede Aussicht auf fernere sinnliche Genüsse von Grund auf benahm.

Voluptates, Abaelard gab es zu. Es waren für ihn Genüsse. Dennoch verdammte er alles, was sie gemeinsam erlebt und in Freude genossen hatten. Wirkte dieser Schnitt so ganz und gar zerstörend, dass Abaelard kein einziges versöhnliches Wort seiner Liebe zu ihr fand?

Meine Liebe, die uns beide in Sünden verstrickte, soll man Begehrlichkeit, nicht Liebe nennen. Meine elenden Begierden befriedigte ich an dir, und das war alles, was ich liebte.

Das war ihr Todesurteil.

Das durfte es nicht sein. Ein Satz. Nur ein Satz der Liebe, zitterte Heloisa. Sie hatte ihn doch schon gefunden: *Denn ganz kurz, bevor das Ereignis eintrat, hatte Gott uns durch das unlösbare Band der heiligen Ehe miteinander verbunden, weil ich begehrte, dich, die ich über alle Maßen liebte, für immer zu behalten.*

›Die ich über alle Maßen liebe‹, sie hörte Abaelard die Worte zu ihr in der Höhle sprechen. Doch ›für immer behalten‹? Behalten war ein gefährliches Wort. Es klang nach Besitz, Fesselung durch die Ehe, durch Zwang, aber nicht nach der Freiheit, sich dem anderen für immer zu schenken.

Abaelard aber wollte die Ehe, weil er sich nur so ihrer sicher zu sein schien. Und jetzt noch, nachdem sie alles für ihn geopfert hatte, sprach aus seinen Worten die Eifersucht: *Denn hätte dich nicht schon die Ehe an mich gefesselt, du hättest dich bei meinem Rückzug aus der Welt leicht durch das Zureden deiner Angehörigen oder durch die lockende Aussicht auf des Fleisches Lust an die Welt geklammert.*

Es war genug. Heloisa konnte nicht weiterlesen. Wahnsinnig würde sie. Ins Gesicht würde sie Abaelard ihre tiefe Verletzung schreien, ihren Schmerz, ihre Scham, dass Abaelard jetzt noch ihr unterstellte, sie hätte mit einem anderen Mann schlafen wollen. Darum hatte er sie hinter Klostermauern eingesperrt, darum verlangte er damals, dass sie vor ihm ihr Gelübde ablegte, aus tiefstem Misstrauen. Ihre Liebe – er erfasste sie immer noch nicht. Begriff er denn nicht, dass sie nur dieses eine von ihm wollte, die Erkenntnis der Unendlichkeit und Unauslöschlichkeit ihrer Liebe zu ihm – und das Eingeständnis, dass der Schnitt damals sie in tiefstes Unglück gestürzt hatte und noch immer stürzte.

Stattdessen forderte er ihren Gehorsam. Was hatte sie ihm geschrieben?

Ich aber habe – Gott weiß es – in jeder Lebenslage mich mehr davor gescheut, dich zu beleidigen als Gott. Du bist es, dem ich gefallen will, nicht ihm,

worauf Abaelard von ihr verlangte, was durch keinen Befehl zu erreichen war: die uneingeschränkte Hinwendung zu Gott.

Wenn es wirklich wahr ist, dass du in allen Stücken mir zu Gefallen leben willst, so höre wenigstens auf, mich zu quälen, und wenn du mir einen Gefallen tun willst, stehe ab von dieser Gesinnung, mit der du meinen Beifall nicht gewinnen kannst und mit der du die ewige Seligkeit nicht erlangen wirst. Könntest du es ertragen, wenn ich ohne dich dorthin ginge, du, die du mir selbst in die Hölle nachfolgen wolltest. Tu, was du kannst, um durch deine Frömmigkeit das zu erlangen, dass du nicht von mir getrennt wirst, wenn ich, wie du glaubst, zu Gott eile; und der Gedanke an das selige Ziel, dem wir entgegengehen, wird dich in deinem Eifer bestärken. Dann wird unsere Gemeinschaft erst recht glücklich und selig sein.

Sein Brief endete gar mit einem Gebet, das sie für ihn sprechen sollte:

›Du hast uns vereint, o Herr, und wiederum getrennt, wie und wann es dir gefallen hat. Nun Herr, vollende in deiner großen Barmherzigkeit, was du so gnädig begonnen; die du in der Welt für kurze Zeit auseinandergerissen, vereinige sie im Himmel für alle Ewigkeit. Denn du bist unsere Hoffnung, unser Erbteil, unsere Sehnsucht, unser Trost, oh Herr, gepriesen in Ewigkeit. Amen.‹

Lebe wohl in Christo, du Braut Christi, in Christo lebe wohl, und lebe Christo! Amen.

Heloisa fasste sich an ihre Kehle: »Abaelard«, röchelte sie, als würde sie erwürgt.

»Abaelard«, klagte sie. »Abaelard!«

Die Gewissheit war vernichtend, Abaelard hatte entschieden, sie hatte endgültig aufgehört, auf Erden seine Heloisa zu sein.

Was tun? Wohin fliehen? Jetzt zu den Schwestern ins Dormitorium, sich schlafen legen? Niemals könnte sie es.

Raus hier! Raus aus diesem Gefängnis. Ja, Abaelard hatte man damals zu lebenslanger Haft verurteilt, aus Bosheit, Neid und seitens des Legaten aus Teilnahmslosigkeit, Abaelard aber hatte sie zu lebenslanger Gefangenschaft verurteilt, weil sie ihn liebte! Weil er ihre Liebe missbrauchte!

»Abaelard«, heulte Heloisa auf, ohne ihren Schrei zurückhalten zu können. Erschrocken horchte sie, ob die Schwestern ihre Pein gehört hätten. Es rührte sich nichts.

Also fort. Durch den finsteren Kreuzgang geeilt, dann am Torhäuschen vorbei, in dem die Pförtnerin schlief, über die Wiese gelaufen, auf der noch etliche Hütten in der Dämmerung des Sommerabends wie dunkle Tiere hockten, den Pfad entlang, wo sie Bäumchen gepflanzt hatten, die einmal eine Allee bilden sollten, hinunter zum Fluss.

Durch das Gestrüpp. Ihr Gewand blieb an den Dornen hängen. Sie riss sich die Finger wund, um den Stoff loszumachen. Weinend und heulend rief Heloisa seinen Namen, als könnte sie ihn herbeiwünschen.

Das hat hier keinen Zweck, überlegte Heloisa mit einem Mal nüchtern und blieb stehen. Sie musste nachdenken, ermahnte sie sich, während sie sich den Weg zurückbahnte und sich schließlich auf einen Stein am Flussufer setzte.

Glasklare Kälte überkam Heloisa. Sie schaute ins Wasser, das schwarz, vom Mond kaum beschienen, als schlierige Masse dahingurgelte

»Abaelard«, flüsterte sie. »Höre mir zu! Du verrätst deine eigene Philosophie!

Du lehrst, die Bewertung einer moralischen Handlung ist von der Intention abhängig. Ob eine Intention als gut oder böse zu gelten hat, das hängt davon ab, ob sie in der Liebe zu Gott ihren Ursprung hat. Mit Bestürzung hast du festgestellt, dass die Verbitterung meines Herzens nicht von mir gewichen ist und ich Gott weiterhin beschuldige. Du stellst sogar fest, wie es meinen Leib und meine Seele zermürbt, Gottesliebe zu heucheln, eine vorbildliche Priorin zu sein und vor mir und Gott täglich in Lüge zu leben.

Sicher, deine Intention ist gut, du willst mich aus Liebe zu Gott dazu bewegen, endlich mit meinen Klagen und Anklagen aufzuhören und mich ebenfalls mit Gott zu versöhnen.

Die Liebe zu Gott ist nach deiner Ethik nicht ein vages Gefühl, sondern sie zielt darauf hin, mittels der Vernunft das Gute und Böse zu unterscheiden und das rational erkannte Gute auszuführen, bestmöglich in eine Handlung umzusetzen. Dazu müssen die richtigen Mittel gesucht und angewandt werden. Doch, das sage ich dir in dein Gesicht, das mir die Wellen vorgaukeln, darin scheiterst du.

Meinst du denn wirklich, du könntest mich zur Gottesliebe bewegen, indem du dich mir als Ekel verhasst machen willst?

Habe ich dir nicht mein Elend zu Füßen gelegt? Habe ich dir nicht gestanden, dass mein Herz nicht mehr mein ist, sondern bei dir. Und wenn es nicht bei dir ist, dann ist es nirgendwo, denn ohne dich kann es überhaupt nicht mehr sein. Habe ich dich nicht beschworen, lass es bei dir geborgen sein!

Ganz deutlich habe ich meine Bitte ausgesprochen, ja, von dir verlangt, du mögest mich zur Gottesliebe erwecken. Und ich habe dir auch den Weg dahin beschrieben. Nur so kann sich meine jahrelange, verhärtete Verbitterung lösen, indem du, nur du allein, dich mir zuwendest, indem du Worte der Liebe zu mir sprichst, so dass ich, von dir gestärkt, frei werde, mich mit Freudigkeit dem Dienste Gottes weihen zu können.

Du aber bringst es über dich, mich als deine Feindin, deine Feindin! zu bezeichnen, weil ich um dein Leben fürchte und nicht wünsche, es möge bald beendet sein. Was soll das? Was soll dieser Widerspruch. Du selbst hast mich und meine Töchter inständig gebeten, Tag für Tag am Ende aller Stundengebete Gott für dein Wohlergehen anzuflehen, dich vor allem Unheil zu bewahren, dich vor deinen Feinden zu retten. Und schiltst mich nun deine Feindin, bezichtigst mich, aus Eigennutz deine Leiden verlängern zu wollen. Stört dich nicht dieser Widerspruch? Ja und Nein, sic et non, sogar bei dir, Abaelard?

Ahnst du, wie sehr es mich kränkt, mir, die ich, wie du weißt, nichts für mich zurückbehalten habe, Selbstsucht zu unterstellen? Hast du dir ein einziges Mal darüber Gedanken gemacht, was oder genauer wen ich mit den Worten, nichts in der Welt für mich zurückzubehalten, gemeint habe? Nicht äußeren Putz, nicht Vergnügen, wie du noch immer argwöhnst, nein, jemanden, dem auch du gegenüber verantwortlich bist, Astralabius, unseren Sohn!

An ihn hast du gewiss nicht gedacht und auch nicht an mich, als du mir den Vergleich nahelegtest, eine Mutter sähe ihr Kind lieber sterben, als dass sie es leiden sähe. Und darum sollte ich auch dich lieber sterben sehen als unglücklich leben. Ich bin empört, dass dir ein solcher Vergleich durch die Feder fließen konnte. Du denkst nur an dich und nicht an das leidende Kind. Nein, zu Schicksalsgenossen unseres Sohnes sind wir nicht geworden. Astralabius leidet ganz allein. Glaube mir, tote Eltern, Eltern die das Schicksal einem Kind genommen hat, bereiten einem Kind weniger Kummer als Eltern, die ihr Kind im Stich gelassen haben, um, wie sie vorgeben, sich einer höheren Aufgabe zuzuwenden. Erahnst du dieses nicht aufhebbare

Empfinden von Verlassenheit, von Kränkung, von Minderwertigkeit, das wir unserem Sohn als Lebenslast auferlegen? Verächtlich schreibst du, welch unheilvoller Verlust, welch beklagenswerter Schaden es gewesen wäre, wenn ich mich den schmutzigen Lüsten des Fleisches hingegeben und mit Schmerzen wenige leibliche Kinder zur Welt gebracht hätte. Warum sollte unser eigen Fleisch und Blut weniger wert sein als die Töchter fremder Eltern, die ich, wie du meinst, dem Himmelreich gebäre? Warum sollten wir, die wir an Wissenschaften reich sind, wie du schreibst, nicht unseren eigenen Kindern die Gottesliebe lieb und teuer machen? Wie, so frage ich dich, soll Astralabius Gott lieben, da wir ihn um Gottes willen verlassen haben? Und doch gründet deine Philosophie auf Gottesliebe.

Ja, ich halte dir vor Augen, nach deiner Philosophie ist jeder Mensch verantwortlich für seine Lebensführung.

Fürchtest du dich nicht davor, dermaleinst von Gott gefragt zu werden: Wer war dein Nächster? Was antwortest du dann?

Aber bis wir vor Gott stehen, so weit müssen wir nicht einmal gehen. Du lehrst, und es ist wahr, wenn wir uns selbst richten, dann würden wir von Gott nicht mehr gerichtet, denn Gott will, dass wir durch das eigene Gericht sein Gericht vermeiden, zu dem er gleichsam gezwungen hinzutritt. Ich will mich nicht rühmen, aber dieses Gericht in mir selbst erleide ich jeden Tag, die Schuld an deiner Verwundung, die Schuld an unserem Kind. Dass ich mich anklage, macht mich nicht besser, nicht weniger schuldig.

Doch du willst mich nicht wie einen Menschen, du willst mich erhöht, als Braut Christi sehen. Welch unheilbarer Verlust, welch beklagenswerter Schaden wäre es gewesen, wenn ich, wie du dich ausdrückst, ein Weib wie alle anderen geblieben wäre, meine Hände durch die Kleinlichkeit weiblicher Sorgen entehrt worden wären. Was soll ich dazu sagen? Du erträgst es nicht, eine Frau zu haben, die wie alle anderen ist. Aber sehen wir einmal davon ab, Abaelard. Den Fluch der Eva habe ich in den Segen der Maria verwandelt, behauptest du. Doch betrachten wir den Segen der Maria. Er besteht in der Geburt des Gottessohnes. Aber die Evangelisten verschweigen uns nicht, dass Maria noch vier Söhnen und Töchtern das Leben geschenkt hat und mit ihren mindestens sieben Kindern ganz gewiss mit der Kleinlichkeit weiblicher Sorgen unaufhörlich beschäftigt war. Was soll diese Entgegensetzung von sündhafter Eva und engelsgleicher Maria im Hinblick auf mich? Ich sage es dir, weil du es nicht hinnehmen willst, dass ich noch immer Heloisa bin und immer Heloisa bleiben werde, auch wenn du meinst, Heloisa käme von Elohim und ich wäre deshalb von Geburt durch eine Art Prophezeiung vorgezeichnet, dass ich in ganz besonderem Sinne Gottes Eigentum sein sollte. Was soll diese Erhöhung? Ich bin genau das, wie du lehrst, ein Mensch, der beseelt, empfindungsfähig und vernünftig und sterblich ist.

Erschreckt blickte Heloisa um sich. Hatte sie die letzten Worte laut gesprochen? Hatte sie jemand gehört, gar Abaelard? War er unerwartet aus Saint-Gildas zu ihr gekommen, hatte sie im Kloster gesucht, um sie zu trösten? Unsinn, sie schaute noch einmal genau hin. Um sie herum Gestrüpp, tief ins Wasser hängende Weiden und Erlen. Das Wasser selbst ein unablässiges Fließen und Gurgeln. Eine Welle platschte nach ihr und sie zog die Füße hoch.

Abaelard, er war und blieb fern, ferner denn je, und noch beklemmender, bedrückender – auswegloser – er war fremd, weil er sich selbst fremd war, weil er, vor Entsetzen hielt sie die Luft an, weil er in diesem, seinem belehrenden Brief dennoch sein Eigenstes, seine Dialektik verraten hatte.

Beruhige dich, wie kannst du so etwas nur denken.

Prüfe es!

Das sagte aber nicht sie selbst, so schien es ihr, sondern Abaelard, dessen Gesicht, dessen Gestalt wie aus den Wellen auftauchte.

›Komm, Heloisa‹, forderte er sie auf und nickte ihr zu mit seinem überheblichen, dabei freundlich aufmunternden Lächeln.

›Komm hinauf zum Unterricht.‹

Freudig gingen sie die Stiege zu ihrer Kammer in Fulberts Haus hinauf, sie eilte voran, er folgte ihr und sie fühlte seinen liebenden Blick auf ihrem Hals, ihrem Rücken.

Von unten hörten sie den Oheim poltern: ›Dass du auch nur fleißig lernst. Züchtigt sie, wenn sie faul und träge ist.‹

Heloisa erwartete schon, dass dergleichen geschähe und zog, sobald sie die Tür ihrer Kammer geschlossen hatte, unversehens ihren Rock hoch. Abaelard aber schüttelte den Kopf und wies auf das umfangreiche Pergament, das er in der linken Hand hielt.

›Später‹, sagte er. ›Beginnen wir mit einem Text, von dem ich gerne wüsste, wie du ihn beurteilst.‹

›Ein Brief an eine Frau, an eine Nonne?‹, stellte Heloisa erstaunt fest.

›Ja, ein Brief von einem zeitgenössischen Autor. An eine Priorin. Nennen wir sie doch Heloisa. Prüfe, ob dich die Beweisführung überzeugt.‹

›Ich wende deine dialektische Methode an. Es ist die Intention dieses Autors‹, überflog sie die Zeilen, ›die Frau durch Argumente zu belehren, dass sie als Braut Christi mit ihrem himmlischen Gatten vermählt sei und deswegen über ihrem einstmals irdischen Gatten stehe. Dabei bezieht der Autor sich, lass mich einige Sätze lesen, aha, auf das *Schir ha-Schirim*. Aus dem Hebräischen übersetzt heißt es wörtlich ›*Das Lied der Lieder*‹, wobei im Griechischen diese Formulierung aufgegriffen wird, *ásma asmáton*, wie auch im Lateinischen, wo es *Canticum Canticorum* genannt wird. Der Autor dieses Briefes wählt eine abweichende Bezeichnung, nämlich *Canticis exsultans*, was sinngemäß bedeutet: Lieder der Freude. Dieser Sinn entspricht dem Superlativ im Hebräischen, *das schönste aller Lieder.*‹

›Es freut mich immer wieder und ich bin stolz auf dich, dass du sogleich den hebräischen Titel kennst‹, lobte Abaelard, unterließ es aber, ihr dafür einen Kuss zu geben. ›Also. Wie verfährst du weiter?‹

›Zuerst sind alle diskussionsfähigen Textstellen zusammenzutragen‹, erwiderte sie. ›Collatio nennst du das. In diesem Falle haben wir den alttestamentarischen Text sowie jüdische und vor allem christliche Auslegungen. Letztere haben eines gemeinsam, sie legen das alttestamentarische Lied allegorisch aus.‹

Heloisa hielt inne, legte ihre Hand auf die Wange und spürte, wie Abaelard sie ernst anblickte.

›Nun kommt das Schwerste‹, fuhr sie fort, ›nach den Regeln der menschlichen Vernunft eine Fragestellung, die quaestio, abzuleiten. Also, bei dem biblischen Text geht es um ein liebendes Zwiegespräch zwischen Frau und Mann, welche schon in der jüdischen Tradition als Braut und Bräutigam beschrieben wurden und so von der christlichen übernommen werden.

Im Jüdischen wird durch das Lied das Verhältnis Gottes zu Israel beschrieben, im frühen Christentum ein solches zwischen Gott und der Kirche, seit Origenes wird die Braut als Seele des Gläubigen verstanden. Mit dem Bräutigam wird Jesus Christus gleichgesetzt. Der uns hier vorliegende Text weicht insofern davon ab: Hier wird statt der betrachtenden Seele die Nonne als Braut Christi angesprochen.

Hm, nun also eine Fragestellung, knapp und präzise, wie du es wünscht. Ich weiß nicht.‹

›Du kennst meinen Stil: z. B. dass Sünden auch Gott gefallen mögen, und nicht. Dass es erlaubt ist, eine Konkubine zu haben, und im Gegenteil. – Dass die Hochzeit gut ist, und im Gegenteil. Heloisa. Nur Mut.‹

›Also‹, sie räusperte sich. ›Ich formuliere aufgrund meines Vorwissens die Frage:

Handelt es sich bei dem *Schir ha-Schirim* um einen religiösen Text, und nicht? Eine präzisierende Frage. Ist sie erlaubt?‹

›Das entspricht nicht meiner Arbeitsweise. Aber sag nur.‹

›Ist der biblische Text auf Jesus Christus zu beziehen, und nicht?‹

›Damit lässt sich arbeiten.‹

Heloisa nickte und holte tief Luft.

›Im Weiteren sind nun unter der Maßgabe des methodischen Zweifels die Textstellen gegeneinander abzuwägen. Höchster Wahrheitsgehalt ist dabei, wie du lehrst, der Bibel, der *sancta scriptura*, beizumessen. Dem gegenüber handelt es sich bei dem uns vorliegenden Text des Autors um einen Brief, also nicht einmal um eine sententia, um eine herrschende Lehrmeinung. Damit rückt das Schreiben in die Nähe der opinio. Doch unabhängig, ob es sich um eine sententia oder opinio handelt, gilt im Zweifelsfalle der Primat des älteren Textes, und dies ist zweifelsohne der biblische, der auf Salomo zurückgeht. Es ist anzunehmen, dass König Salomo selbst der Verfasser des *Schir ha-Schirim* ist. Das bedeutet, zwischen dem Lied und seiner Interpretation jetzt liegen ungefähr 2000 Jahre.

Mit Aristoteles, den du selbst als den klarsichtigsten aller Philosophen bezeichnest, stimmst du überein, dass die beharrlich wiederholte Frage einen Schlüssel zur Wahrheit darstellt. So vergegenwärtige ich die Frage, inwiefern es sich bei dem Lied Salomos um ein religiöses handelt oder aber ob die weltliche Liebe besungen wird. Hilfreich, unabdingbar ist hierbei die Analyse der Wortbedeutungen – significatio – und der Sprachanwendung – usus loquendi. Dafür brauchen wir den Text. Ich nehme die lateinische Übersetzung, da sie dem Autor vorgelegen hat. Dabei ist jedoch zu bedenken, wie du warnst, dass Übersetzungsfehler vorliegen können.‹

Heloisa erhob sich von der Bank, streifte dabei wie unabsichtlich Abaelards Arm, öffnete die Truhe und entnahm ihr die Abschrift der lateinischen Bibel.

›Betrachten wir also sprachlich das *Schir ha-Schirim* oder wie der zeitgenössische Autor es ausdrückt: *Lieder der Freude*, so, lass mich noch einmal nachsehen, warte, ich brauche einen Augenblick, ich kann es kaum glauben, aber es wird nicht ein einziges Mal in dem ganzen Lied der Gottesname verwendet!‹

›So verwunderlich ist das nicht‹, ergänzte Abaelard. ›Salomo war zwar von Gott ausgezeichnet und gewürdigt, den Tempel zu erbauen, fiel jedoch durch seine ägyptische Frau von Gott ab. Er hat, wie du weißt, ein weiteres Lied geschrieben, Kohelet, in dem ebenfalls Gott nicht genannt und in dem jeder Verweis auf ein Jenseits abgelehnt wird. Gelebt werden soll im Diesseits, da der Tod alles im Leben Erreichte auslöscht. Es geht ihm um den Genuss jedes einzelnen Tages.‹

›Das heißt nach deiner Methode der Prüfung, ob der Autor selbst die Gültigkeit der vorliegenden Texte relativiert, dass ein weiteres Schriftstück existiert, in dem er einer nicht religiösen Sichtweise Ausdruck verleiht, sogar, wie es mir scheint, einer philosophischen Sichtweise, in der der Genuss des Lebens bejaht wird.‹

›Halten wir das fest. Wie gehst du weiter vor, Heloisa?‹

›Ich betrachte die Sprache. Der Beginn weist auf die weltliche Liebe zwischen Mann und Frau: *Er küsse mich mit den Küssen seines Mundes.* So geht es fort, dass die Liebenden ihren Körper und ihr Begehren mit einprägsamen und kaum verhüllten Metaphern zum Ausdruck bringen wie zum Beispiel: *Dieser dein Wuchs gleicht einer Palme, und deine Brüste den Trauben. Ich sprach: Ich will die Palme ersteigen, will ihre Zweige erfassen, und deine Brüste sollen mir sein wie Trauben des Weinstocks, und der Duft deiner Nase wie Äpfel.*‹

Heloisa fühlte, wie Abaelard einen Augenblick zögerte, ob sie nicht die Metapher in die Tat umsetzen sollten, ermunterte sie jedoch, das Lied Salomos noch einmal gründlich zu lesen und eine Schlussfolgerung zu ziehen.

›Es wird eine paradiesische Landschaft beschrieben, in der zwei Liebende in Sehnsucht und Liebe sich einander hingeben. In immer neuen Wendungen beteuern sie sich ihrer gegenseitigen äußeren Schönheit und ihrer Einzigartigkeit. So fragen die Frauen Jerusalems sie, von der es heißt, sie sei die Schönste unter den Frauen: *Was ist dein Geliebter vor einem anderen Geliebten?* Worauf sie eine lange Antwort gibt, indem sie liebend Metaphern aneinanderreiht, so sei ihr Geliebter ein Kunstwerk aus Elfenbein, seine Schenkel Säulen von weißem Marmor. Sein Gaumen sei lauter Süßigkeit, und alles an ihm sei lieblich. Also, meine Schlussfolgerung, es handelt sich um einen nicht religiösen Text, genauer, um die liebende Vereinigung von Mann und Frau.‹

›Gut‹, lobte Abaelard. ›Wenden wir uns jetzt dem Text des zeitgenössischen Autors zu. Wie versteht er das *Lied der Lieder* Salomos?‹

›Aus dem Lied Salomos geht nicht deutlich hervor, wer dieser Geliebte ist. Es heißt ganz am Anfang, *Der König hat mich in seine Gemächer geführt,* Salomo wird auch als König geehrt, jedoch ist eine eindeutige Zuordnung nicht möglich.

Der Autor des Briefes bezieht hingegen die Gemächer des Königs auf das Brautgemach des Königs aller Könige, an späterer Stelle auf das *Gemach des himmlischen Königs*, also auf Jesus Christus.

Er wendet sich darauf der Frau des Liedes Salomos zu, die aufgrund der schwarzen Farbe ihrer Haut als Äthiopierin bezeichnet wird: *Ich bin schwarz, aber lieblich. Darum hat mich der König in seine Kammer geführt.* Es wird ein Kontrastpaar schwarz – weiß gebildet, das Äußere ist schwarz und unansehnlich, das Innere, durch die Zähne und Knochen versinnbildlicht, wobei letztere kein Mal im *Lied der Lieder* erwähnt werden, das Innere also, stellt die tugendhafte Seele der Braut Christi dar. Es wird ein direkter Bezug zwischen der Schwärze der Frau im *Lied der Lieder* und dem schwarzen Gewand der Benediktinerinnen gezogen: *aber noch deutlicher bezeugt es euer Gewand, dass ihr gemeint seid.*

Das ist in der Tat verwirrend‹, sagte Heloisa, ›Nonnen hat es zur Zeit Salomos gewiss nicht gegeben. Aber nach deiner dialektischen Methode darf man den Autor wohl nicht der Lüge zeitigen, sondern nur einer falschen Aussage, weil er es in guter Absicht tat.

Also gut, sehen wir weiter: Der Autor geht so vor, dass er Formulierungen des *Liedes der Lieder* herausgreift und sie in Beziehung zu der Braut Christi setzt, die auch einmal als *Seelenbraut* bezeichnet wird. Ein Beispiel: *Mit Recht sagt sie auch, dass sie, weil sie schwarz ist und lieblich, vom König geliebt und in seine Kammer geführt worden sei, das heißt, in die geheimnisvolle Ruhe der Betrachtung, und in jenes Bett, von welchem an anderer Stelle gesagt wird: Ich suchte des Nachts in meinem Bette, den meine Seele liebt.* Letzteres hat im Lied Salomos zur Folge, dass die Frau durch die Nacht irrt und ihren Geliebten tatsächlich sucht.‹

›Wie beurteilst du dieses Vorgehen?‹

›Es widerspricht dir, mein Geliebter, zutiefst. Du lehrst, dass klare und anschauliche Formulierungen zu wählen und Doppeldeutigkeit und Geheimniskrämerei zu vermeiden sind. Hier aber, vom fremden Autor, werden Assoziationen, ohne argumentative Verknüpfung, miteinander verbunden. So springt der Autor von der ärmlichen Ordenstracht, die nach Abgeschiedenheit verlangt, über Gregorius zu einer Gleichsetzung des Brautgemachs im *Lied der Lieder* mit dem Brautgemach der Nonnen: *Das oben genannte Brautgemach ist jene Kammer, in welche uns der Bräutigam selbst im Evangelium zum Gebet einlädt.* Und er endet mit dem Vorzug der Stille klösterlicher Zurückgezogenheit.‹

›Also, Heloisa, zieh deine Schlussfolgerung.‹

›Ich ziehe die Schlussfolgerung, dass das *Lied der Lieder* aufgrund seiner rein weltlichen Ausrichtung sich nicht auf Jesus Christus bezieht. Daraus ergibt sich logischerweise, dass mit der Frau, der Geliebten, nicht die Braut Christi gleichgesetzt werden kann. Darum ist das *Lied der Lieder* ungeeignet, die im Brief angesprochene Nonne zu überzeugen, dass sie, wie der Autor schreibt, in das Gemach des himmlischen Königs eingeführt sei und, in seinen Armen ruhend, sich ihm, bei allezeit verschlossener Tür, ganz hingibt.‹

Sie schüttelte verwundert den Kopf. ›Abaelard, du weißt, ich verstehe unter Hingabe anderes.‹

Dann legte Heloisa ihren Kopf an Abaelards Schulter und flüsterte: ›Ist es nicht eine Freude, wir dürfen uns lieben, so wie wir uns lieben, weil wir die Schönheit unserer Liebe in der Bibel im *Lied der Lieder* vorgebildet finden.‹

Heloisa schreckte auf. Mit einem Mal merkte sie, dass ihr Schuh und ihre Strümpfe durchnässt waren. Ihr war kalt geworden am Fluss. Dennoch blieb sie auf dem Stein sitzen und stieß geradezu drohend heraus:

»Abaelard, das sage ich dir zu deinen erotischen Bildern, von denen dein Brief nur so wimmelt, ich achte genau darauf, dass meine mir anvertrauten Töchter sich in Brautmystik nicht verlieren und nicht scheinschwanger werden. Das sage ich dir als Priorin unseres Klosters.

Das andere aber sage dir als deine Heloisa, deine Geliebte, ja, deine Ehefrau, die ich nun bin. Ich weine, dass du deine dialektische Methode, die du entwickelt hast, die dein Eigenstes ist, beim Abfassen deines Briefes nicht angewandt hast, stattdessen assoziativ Bilder aneinanderreihst, von denen du genau wissen müsstest, dass sie mich nicht ansprechen. Du hast die Dialektik verraten, wenn auch in ethisch guter Absicht. Du schreibst, du hättest dich selbst gefunden. Ich aber sage dir: Du bist zutiefst unglücklich und hast dich selber aufgegeben.«

Heloisa erhob sich, sie zitterte vor Kälte, das Bild Abaelards im Wasser verschwand. Es war wohl nie dagewesen.

Traurig und verlassen ging sie den Weg ins Kloster zurück. Wenn er sich selbst aufgegeben hat, dann gibt es kein Band mehr zwischen ihm und mir, dann sind wir beide unsäglich einsam.

Unbemerkt schlich sich Heloisa ins Kloster. Der Brief, sein Brief, der würde wohl noch offen daliegen. Eben wollte sie ihn zusammenfalten, da fiel ihr Blick auf seine Worte:

Meine Liebe, die uns beide in Sünden verstrickte, soll man Begehrlichkeit nennen, nicht Liebe. Meine elenden Begierden habe ich an dir, und das ist alles, befriedigt.

Das ist alles?

Du bist mein Ein und Alles!

Heloisa setzte sich und schrieb:

Ihrem, der in besonderer Weise der ihre ist / Seine, die in einzigartiger Weise die seine ist

Damit du mich nicht in irgendeinem Stück des Ungehorsams zeihen könntest, so habe ich nach deinem Befehl den Äußerungen meines unermesslichen Schmerzes Zügel angelegt und will mich wenigstens beim Schreiben davor hüten, Worte zu gebrauchen, die ich bei der mündlichen Rede schwerlich, ja unmöglich würde zurückhalten können.

Heloisa spürte, wie sich wiederum die Last der Einkapselung auf sie legte. Sie überflog ihre Worte, viele waren es diesmal nicht. Wie auch, wenn sie sich zum Schweigen verurteilte. Mit Tränen las sie ihren letzten Satz:

Wäre doch mein trauerndes Herz so bereit zu gehorchen wie die schreibende Rechte!

Einen Augenblick schloss Heloisa die Augen, tiefer konnte sie nicht gestoßen werden. Ihre Brust fühlte sich an, als würde sie zerspringen.

Jäh stand sie auf und ging im Saal auf und ab, von der Truhe an der Rückwand, am Tisch entlang, zur gedrungenen Tür, die zum Kreuzgang hinausführte. Sie musste einen Entschluss fassen, bevor die Schwestern sich zu den nächtlichen Vigilien erhoben. Wenn sie jetzt den Tag mit Gotteslob beginnen müsste, sie würde wahnsinnig vor Seelenqual.

Das war alles! Das war alles! Sollte sie diese Worte gleich einer Irrsinnigen bis in die Ewigkeit wie eine Geißel in ihr Hirn einhämmern?

Einhämmern? Bei dem Wort blieb Heloisa ruckartig stehen. Glaube, Liebe, Hoffnung, die christlichen Tugenden. Könnte sie jemals aufhören, auf Abaelard zu hoffen? Entschlossen setzte Heloisa sich wieder auf die Bank, erhob sich kurz, strich ihr schwarzes Gewand glatt, nahm die Feder in die Hand, beruhigter über die Aussicht, wie sie ihrem Elend entgehen und auch Abaelard aus dem Elend seiner Nutzlosigkeit bei den Mönchen von Saint-Gildas befreien könnte. Sie wollte ihm eine Aufgabe stellen:

Etwas kannst du doch zur Milderung meines Schmerzes beitragen, wenn du ihn auch nicht ganz zu stillen vermagst. Wie nämlich ein Nagel durch den anderen ausgetrieben wird, so verdrängt ein Gedanke den anderen, und der Geist, in anderer Richtung in Anspruch genommen, muss die Erinnerung an Früheres schwinden oder doch in den Hintergrund treten lassen. Ein Gedanke beschäftigt den Geist umso lebhafter und ausschließlicher, je edler sein Inhalt ist und je notwendiger die Angelegenheit erscheint, auf welche wir unser Sinnen und Denken richten.

Wir alle nun, Mägde Christi, sie überlegte, nein, Bräute Christi würde sie niemals schreiben, *und in Christus deine Töchter, bringen in Demut zwei Bitten hervor, vor dich als unseren Vater, deren Erfüllung für uns von höchster Wichtigkeit ist: Die erste Bitte ist die: du möchtest uns über den Ursprung des Standes der Nonnen und über das Wesen unseres Berufes aufklären. Die zweite: du möchtest uns eine Regel aufstellen und zusenden, die den besonderen Bedürfnissen des weiblichen Geschlechts entspricht und in der die Einrichtung und Gestaltung unseres Ordenslebens von Grund festgesetzt würde; denn wir haben uns überzeugt, dass dies von den heiligen Vätern bis jetzt unterlassen worden ist.*

Zuversichtlicher erhob sich Heloisa, um ihre Töchter zum nächtlichen Gottesdienst zu wecken. Die Aussicht, in den kommenden Nächten Abaelard zu schreiben und ihm ihre Vorstellungen von der Klosterregel für den Paraklet darzulegen, beruhigte sie, obgleich es sich bis zum Herbst hinziehen würde, bis ein Bote ihr eine Antwort von dem Geliebten überbrächte. Die trügerische Hoffnung, Abaelard selbst werde ihr sein Schreiben bringen, verbat sich Heloisa energisch.

Abaelard! Heloisa konnte es noch nicht fassen, er war wirklich da. Abaelard stand tatsächlich im kleinen Saal und schaute ihr zu, wie sie eine Kerze entzündete und zu der

Öllampe auf den Tisch stellte. Er setzte sich auf die Bank, auf der sie gesessen hatte, um ihm zu schreiben. Heloisa überlegte kurz, ob sie sich dazusetzen sollte, nahm dann aber ihm gegenüber Platz.

»Das war nun wahrhaftig eine Überraschung, als die Pförtnerin heute mitten während des Mittagsmahles ins Refektorium hineinstürzte und uns deine Ankunft ankündigte. Die Vorleserin klappte nicht einmal das Buch zu, der Löffel fiel uns fast aus der Hand, so stürmten wir hinaus. Und da erschienst du schon selbst und hattest zwei Packpferde voller Bücher und dazu deine Manuskripte dabei. Ja, bist du denn wirklich für immer von Saint-Gildas fortgegangen?«

»So kann man es ausdrücken, wenn man, wie du, mir freundlich gesinnt bist. Ich bin geflohen. Oder noch anders ausgedrückt, ich habe als Abt die mir anvertrauten Söhne im Stich gelassen. Das werden mir meine Feinde vorwerfen.«

»Abaelard«, fragte Heloisa in warmem Ton. »Wie kam es denn dazu?«

»Du hattest mir deutlich vor Augen gestellt, dass ich vergeblich Perlen vor die Säue werfe, wie Matthäus dieses nutzlose Bemühen so eindringlich in ein Bild gefasst hat. Dein Tadel, den ich durchaus bemerkt habe, hat mich in meinem Wunsch bestärkt, Saint-Gildas zu verlassen, ich wusste nur nicht, wie ich dies anstellen könnte. Da erfuhr ich, dass Stephan von Garlande endlich wieder in Gnaden vom König aufgenommen ist. Und wenn er auch nicht das Amt des Seneschalls und damit die militärische Macht zurückerhalten hat, so ist er doch zugleich Kanzler des Königs und Dekan vom Stift Sainte-Geneviève, was für mich vorteilhaft ist. Im Übrigen, Paris soll sich ja in der Zeit meiner Abwesenheit mächtig entwickelt haben. Wo früher Gärten, unbebautes Land und Weinberge Paris ein ländliches Aussehen verliehen«, Abaelard stockte, es war Heloisa, als würde er sich einen Augenblick an ihre heimlichen Treffen erinnern – oder doch nicht?, »da sollen jetzt Häuser und Straßen gebaut sein. Im früheren lateinischen Viertel ist ein richtiges Viertel für Schüler entstanden, die aus aller Herren Länder nach Paris streben. Du ahnst also, was ich beabsichtige. Nachdem ich einen Monat die Situation gesichtet habe und bei meinem Bruder in Nantes untergetaucht bin und mich kurz hier bei euch im Paraklet aufhalte, werde ich nach Paris zurückkehren. Ich werde wieder in Paris lehren.«

Wie glücklich, zuversichtlich und entschlossen Abaelard wirkt, geradezu jung und siegesgewiss, obgleich er nun schon über fünfzig Jahre alt ist, dachte Heloisa und bemerkte an sich, wie sie noch immer verbittert war und diesen Groll nicht einfach hinunterschlucken konnte.

»Du hast das Kloster verlassen und gehst, ich weiß es, einer glänzenden Zeit als Lehrer entgegen. Dein Ruhm hat die ganzen Jahre über weitergelebt. Du wirst sehen. In kürzester Zeit kommen die Schüler aus der ganzen lateinisch sprechenden Welt zu dir.«

»Worauf willst du hinaus, Heloisa?«, fragte Abaelard verwundert, beinahe misstrauisch.

Sie schluckte, räusperte sich. »Also, ich sage jetzt etwas, wovon ich nie angenommen habe, ich würde es jemals aussprechen. Ahnst du, was mein allererster Impuls war, als ich von Sugers unrechtmäßigem Geltungsanspruch auf Argenteuil hörte, als ich erfuhr, dass wir Nonnen rücksichtslos vertrieben würden? Mein erster Gedanke war: Jetzt bin ich frei. Jetzt mache ich mich endlich auf den Weg zu unserem Sohn, zu Astralabius.«

»Den ich bei meinem Bruder getroffen habe. Astralabius lebt seit kurzem dort im Hause meines Bruders Porcarius und besucht in Nantes die Schule«, unterbrach Abaelard, während ihm das Entsetzen den Rücken hochkrabbelte, als er begriff, dass sie immer noch nicht Nonne sein wollte.

»Ja, du hast ihn gesehen. Ich nicht. Ich habe unseren Sohn noch niemals gesehen, seitdem ich ihn auf deinen Befehl verlassen habe.«

Sie sah Abaelard durchdringend an. Er räusperte sich und sagte: »Wie ich feststelle, hast du es nicht getan, bist deinem Stand als Nonne treu und im Kloster geblieben.«

Bitter zog Heloisa die Mundwinkel herunter.

»Wie du das so einfach sagst. Meinem Stand treu geblieben, wenn du wüsstest. Doch in der Tat habe ich meinen Wunsch, meine Sehnsucht niedergekämpft und werde mich auch niemals zu diesem Entschluss durchringen, fort zu unserem Sohn zu laufen, obwohl meine Seele nach Astralabius lechzt. Und ahnst du, warum ich es nicht getan habe? Deinetwegen, im Gehorsam zu dir. Oder genauer ausgedrückt, denn diese Art von Gehorsam hat einen Namen: Ich wollte dir keine Schande bereiten. Ich wollte dir die üble Nachrede ersparen, deine Ehefrau habe die Auflösung des Nonnenklosters Argenteuil dazu benutzt, sich aus dem Staube zu machen. Das war alles«, fügte Heloisa hart hinzu und sah dabei Abaelard in die Augen. Der wich ihrem Blick nicht aus, schwieg und erwiderte mit ruhiger, besonnener Stimme:

»Deinem Schmerz hast du in deinem letzten Brief beredten Ausdruck verliehen, obgleich du mir zusichertest, du werdest mir gehorsam sein und schweigen. Wie weit dein Gehorsam geht und ob du nun tatsächlich bereit bist, deinen alten Groll gegen Gott aufzugeben, ist deiner sibyllinischen Anrede nicht zu entnehmen:

Suo specialiter / sua singulariter

Ich weiß, du wirst mir keine Antwort geben, ob mit *suo spcecialiter* Gott, der Herr, gemeint sein könnte, oder aber, was eher anzunehmen ist ... nun, ich mag es nicht aussprechen … Du wolltest verhüllen, wer in besonderer Weise der deine ist und wem du in einzigartiger Weise die seine bist. Nur nach Gehorsam klingt deine Anrede nicht.

Doch lassen wir dies beiseite. Ich möchte dich nicht tadeln und ermahnen, ich möchte dir nur liebend einen anderen Weg vorschlagen. Du selbst schriebst mir, dass das Unterscheidungsvermögen die Mutter aller Tugenden sei und die Vernunft die Vermittlerin aller Güter.

Lass uns einmal unterscheiden zwischen unserer Zeit damals und unserer Zeit heute. Du hast mir, indem du mir mitteiltest, mein Brief habe dir maßlosen Schmerz bereitet, zu verstehen gegeben, dass du die damaligen Ereignisse noch immer als ein hohes Gut bewertest. Folge doch einmal deinem Herzen und deiner Liebe zu mir und betrachte wohlwollend meinen Standpunkt. Mein heimliches Kommen nach Argenteuil und das, was ich mit dir im Refektorium getrieben habe und was ich als eheliche Vergewaltigung bezeichnen möchte, lässt mich von Kopf bis Fuß vor Scham erglühen. Ich schäme mich vor mir selbst, wie ich mich, meinen Verstand, meine Vernunft, mein Maß und meine Liebe zur Weisheit so sehr vergessen konnte, dass ich nur noch Begierde nach dir war. Um mich an dir zu vergehen, das war der einzige Grund, aus dem ich an jenem Abend von Paris zu dir nach Argenteuil geritten bin.

Du schilderst die Situation anders, du klagst Gott an, dass, als wir verheiratet und sozusagen unschuldig waren, an mir das Verbrechen verübt wurde. So war es nicht, wie du genau weißt. Du lebtest nicht in Argenteuil, wie du schreibst, *damit* ich ungestörter meinen Studien nachgehen und du dich frommer Betrachtung widmen konntest.«

Abaelard schwieg und bemerkte, wie Heloisa erst blass, dann rot wurde, einen winzigen Augenblick an ihrem Fingernagel knabberte, dann erschreckt die Hand auf den Tisch legte.

»Darum richte Gott nicht«, fuhr Abaelard freundlich fort, »ich bitte dich, klage ihn nicht für etwas an, was sich so nicht zugetragen hat. Wenn du aber trotzdem an deinem Hader festhältst, weil du die an mir verübte Strafe für ungerecht erachtest und deiner Auffassung nach nur Ehebrecher davon betroffen sein dürften, dann bedenke, dass ich mich nicht nur vor mir selbst schäme, weil ich gegen meine eigenen Werte verstoßen habe, ich schäme mich vor Gott. Und ich beurteile die Strafe für gerecht, für ein Zeichen von Gottes Güte und Barmherzigkeit, mich wieder zu mir selbst zurückgeführt zu haben.

Heloisa, ob deiner Liebe zu mir bitte ich dich, diesen meinen Standpunkt zu respektieren oder mehr, liebend, wie ich sagte, in dein Herz aufzunehmen und jedenfalls, was mich anbelangt, deine alte Verbitterung zu begraben. Damit würdest du mir einen Gefallen tun, mir eine schwere Last von der Seele nehmen, und auch du wärest von deinem Schmerz ein wenig befreit. Kannst du das in Erwägung ziehen?«

Heloisa nickte, spürte, wie sie noch immer einen roten Kopf hatte, so schämte sie sich, von Abaelard bei einer Ungenauigkeit, die doch eigentlich eine Unwahrheit war, ertappt worden zu sein.

»Kommen wir zum Heute, ja? Bist du bereit, meinen Gedanken zu folgen?«

»Ich höre«, erwiderte sie beklommen.

»Wenn ich meine Briefe an dich betrachte, so drücken sie neben dem dringlichen Wunsch, du mögest erkennen, dass nur Jesus Christus dich und nicht das deine gesucht hat, meine Zuversicht aus, dass ich mich im Leben, Sterben und im Tod deinen Fürbitten anvertrauen darf, weil deine Gebetskraft vor Gott viel gilt.

Heloisa, siehst du nicht, welch höchster Ausdruck von Liebe es ist, wenn ich dir heute versichern kann, dass ich in meiner Todesstunde, wann immer sie kommen mag und wo ich auch immer sein werde, deiner gedenke. Ich werde unverzagt sein, weil du mir Hoffnung gibst durch dein fürbittendes Gebet, um das ich dich und deine Töchter ersucht habe.«

Heloisa schüttelte traurig den Kopf, blickte Abaelard an und sagte leise: »Es hat mich sehr verwundert, dass du unverdrossen an deiner Zuversicht festhältst, mein Gebet könne bei Gott etwas für dich ausrichten.«

»Doch, genau davon bin ich überzeugt. An deiner Gebetskraft habe ich keinen Zweifel.«

»Wie das?«, fragte Heloisa und zog die Stirn kraus.

»Es geht aus deinen eigenen Worten hervor. Du versichertest mir, du habest in deinem ganzen Leben noch nie etwas aus Liebe zu Gott getan. Und du beteuerst obendrein, das stehe fest. Du rufst gar Gott zum Zeugen an, dass du in jeder Lebenslage dich weniger gescheut habest, ihn zu beleidigen als mich. Und dann fährst du fort, welch unseliges, jammervolles Leben du führst, weil du von Gott keinen Lohn erwarten darfst. Du verlangst keine Siegeskrone, du wünschest nur der Gefahr zu entgehen. Welchen Winkel seines Himmels Gott dir zuweisen möge, du würdest dich damit zufriedengeben. Dort würde keiner den anderen beneiden, dort würde sich jeder mit dem begnügen, was er hat.

Das sind deine dich selbst prüfenden Gedanken, die mich so zuversichtlich stimmen, denn aus ihnen spricht etwas, was alle Welt heute von sich ausposaunt und kaum jemand hat: Demut.

Es ist, so vermute ich, zu keiner Zeit so viel Frömmigkeit und Demut geheuchelt worden wie in unserem Jahrhundert. Nur wer in den Augen der anderen, insbesondere der Mächtigen in der Kirche, als fromm und demütig gilt, kann das Ziel erreichen, selbst mächtig zu werden. Du aber sagst ganz richtig, niemand sei so sehr bedacht auf äußerlich gute Werke wie die Heuchler. Askese, Hunger, Durst, Selbstkasteiungen, wie sie neuerdings geübt und von allen, die sich solche körperlichen Qualen nicht antun mögen, bewundert und hoch geachtet werden, sagen über das Verhältnis des Menschen zu Gott nichts aus.

Du jedoch, bezeichnest dich selbst als Heuchlerin, weil dein äußeres segenreiches Wirken nicht mit deinem inneren Gefühl der Gottesferne übereinstimmt. Du erkennst dich selbst und leidest unter diesem Zwiespalt, den du nicht qua Willen überwinden kannst. Und jetzt sage ich dir den Grund, weswegen ich auf dein Gebet vertraue. Du gibst nicht deine Zustimmung dazu, dass du nichts aus Liebe zu Gott tust. Gewiss ist es richtig, dass das Urteil über einen Menschen allein Gott vorbehalten ist, jedoch bin ich mir unter dem Vorbehalt, nur menschlich urteilen zu können, sicher, dass Gott dein Ringen wohlgefällig betrachtet. Ich möchte noch weiter gehen, dass Gott dich lieber hat als denjenigen, den du selbst als Lügenapostel bezeichnest und der für sich beansprucht, keine Sache Gottes sei ihm fremd.«

»Bernhard von Clairvaux, meinst du. Er verlangte von uns Demut und Unterwerfung und erwartete die Verehrung eines Heiligen, die er dann bescheiden zurückwies.«

»Nun ja«, sagte Abaelard leichthin und es erschien Heloisa, als würde er einen Augenblick über zukünftige Schwierigkeiten sinnieren. Dann jedoch blickte er auf und ermunterte sie ernst und liebevoll: »Du, meine Schwester Heloisa, geh in dich, erforsche deine Seele, deinen Geist, deinen Verstand, und nimm es als Gnade an, Du suchst die Übereinstimmung von Fühlen und Gebet, von Denken und Handeln, du suchst deine Wahrheit vor Gott.«

Heloisa schwieg dazu. Abaelard konnte ihren Gesichtsausdruck nicht deutlich in dem dämmrigen Licht erkennen, sie hatte sich zurückgelehnt, er sah nur ihre Hand, die verkrampft auf dem Tisch lag.

»Das sage ich nicht, um dich zu loben oder als Schmeichelei, sondern auf Grund deiner eigenen Worte. Du batst mich vor kurzem schriftlich um eine Sammlung von Hymnen, die ich für dich und deine Töchter abfassen sollte, da die seit langer Zeit im Gebrauch befindlichen Hymnen euch zu einer Unwahrheit zwingen würden. Ihr würdet zu einer Lüge genötigt, wenn ihr die für die Nacht bestimmten Lieder am Tag und umgekehrt singen müsstet. Ganz besonders missfiel es dir, durch den Verfasser eines Hymnus selbst zum Lügen verleitet zu werden, indem er von seiner eigenen Zerknirschung auf den Seelenzustand der anderen schloss oder indem im frommen Eifer ein Heiliger übertrieben gepriesen werde, kurz, indem du gegen deine eigene Überzeugung etwas aussprechen musst, von dem du das Gefühl hast, dass es der Wahrheit nicht entspreche. Die wenigsten würden, so erklärtest du, so vom Feuer der heiligen Andacht glühen oder in der Zerknirschung über ihre Sünden so in Tränen und Seufzern aufgelöst sein, dass sie mit Recht singen könnten: *Wir nahen weinend zum Gebet; erlass uns unsere Sünden.*

An diesen Einwänden erkenne ich dich ganz, Heloisa, die du jedes übertriebene Gefühl als unwahr meidest. Nun aber schriebst du mir Sätze, und das beunruhigt mich sehr, wie: *Glaube nicht an meine Stärke; ich möchte sonst stürzen, ehe du die Fallende halten könntest!* Oder: *Und jetzt hast du ganz besonders um mich zu fürchten, weil meine Hemmungslosigkeit bei dir keine Heilung mehr finden kann.*«

»Das hast du dir so gemerkt?«, fragte Heloisa erstaunt und setzte sich aufrecht.

»Zunächst haben mich diese Bekenntnisse nur verwundert, ich finde, sie passen nicht zu dir, auch wenn du der Meinung bist, ich habe mich wie andere von deiner äußeren sicheren Erscheinung und deiner Frömmigkeit täuschen lassen.

Jetzt aber hat mich deine Not, deine Angst, deine Verzweiflung wie ein Schlag getroffen. Nicht, was damals geschah, bedeutet allein deine Seelenpein, sondern vielmehr wie es heute in dir aussieht.«

»Was hat dich zu dieser Erkenntnis gebracht?«

»Deine in Demut vorgetragene Bitte, ich möge euch über die Entstehung und das Wesen eures Nonnenstandes aufklären. Mir wurde bewusst, es kann dir kaum um eine wissenschaftliche Abhandlung gehen, die könntest du genauso gut selber verfassen. In deiner Bitte schwingt eine ganz andere Frage mit:

Wozu ist es eigentlich gut und nützlich, Nonne zu sein?

Es ist die Frage nach dem Sinn des Nonnenstandes, die du stellst, nicht allgemein, sondern für dich selbst. Indem du nach dem Nutzen, nach dem Sinn fragst, drückst du nicht nur deinen Zweifel aus, sondern dein Elend. Du leidest darunter, du gehst daran zugrunde, ein Leben zu führen, dessen Sinn du nicht einsiehst. Dein äußeres Leben und dein inneres Denken klaffen auseinander, und du suchst vergebens nach einem Ausweg.«

Heloisa schluckte, erhob sich, ging stumm hinaus in die Küche und kam nach einer ziemlichen Weile mit einem Krug und zwei Bechern zurück.

»Es ist wahr, was du sagst«, antwortete sie und setzte sich wieder Abaelard gegenüber. »Ich sehe vor Gott keinen Unterschied zwischen Laien und Mönchen und Nonnen. Paulus ermahnt: *Haltet an mit Wachen und Beten in aller Geduld*. Diese Worte hat er nicht für Mönche geschrieben, die es übrigens damals gar nicht gab, sondern für alle, die zu einer Gemeinde gehören. Nehmen wir gar die Seligpreisungen, die Christus ausgesprochen hat, sie sind nicht bloß den Mönchen und Nonnen verheißen. Die ganze Welt müsste ja zugrunde gehen, wenn alles, was Tugend heißt, in den engen Raum eines Klosters eingeschlossen wäre. Und wie könnte der Stand der Ehe ehrlich sein, wenn sie ein so großes Hindernis für unser Seelenheil wäre? Ich meine für alle, Laien oder Mönche und Nonnen, gilt es, das Evangelium zu erfüllen. Abaelard, das ist es, was von uns verlangt wird: Wenn uns das doch gelingen würde, dass wir nicht mehr sein wollten als gute Christen!«

»Das ist eine Einstellung, wie du sie kaum bei anderen findest, wenn überhaupt«, gab Abaelard zu bedenken. »Für dich aber ist es zerstörend, dass du in deiner Aufgabe als Nonne keinen Nutzen siehst. Du schriebst mir bereits diese deine Auffassung und ich arbeitete gegen deine Trostlosigkeit an, wie ich sehe – ohne Erfolg.«

»Abaelard, ich habe wohl verstanden, wie du mich zu überzeugen suchst, dass der Nonnenstand sinnvoll ist, und ich danke dir dafür. Wie niemand außer Hieronymus sprichst du uns Frauen Würde und Hochachtung zu, ja entwickelst, ich möchte es so nennen, eine Theologie der Zärtlichkeit. Du nimmst mich und die Nonnen in den Kreis der Frauen hinein, die um Jesus waren, ihm als Jüngerinnen nachfolgten, und machst uns deutlich, wie Jesus die Frauen vor den Männern ehrte und auszeichnete. Frauen durften den Herrn salben, nicht Männer. Frauen grüßte und lobte der Herr, sie waren es, die am Kreuz standhaft blieben. Frauen bereiteten nach Jesu Tod Salben und gingen frühmorgens zu seinem Grab. Du führst uns zu Hanna, die im Tempel Jahrzehnte Gott verehrte, und zu Debora und Judith und Ester. Immer wieder zeigst du, wie Frauen durch Mut und Ausdauer, gar kriegerische Tapferkeit, über den Männern standen. Obwohl es dir gewiss nicht leichtfiel, gibst du zu, dass die Enthaltsamkeit, insbesondere bei Frauen, aus dem Heidentum kommt und mit dem Christentum ursprünglich nichts zu tun hat. Und es lässt sich kein Erweis aus der Bibel erbringen, dass Frauen sich in einem Kloster einschließen sollten.«

Kaum hörbar fügte sie hinzu: »Jesus hatte Jüngerinnen um sich, keine Bräute.«

Heloisa spürte, wie Abaelard zusammenzuckte. Sie biss sich auf die Lippen. Wie hatte sie ihm geschrieben, sie scheue sich mehr ihn zu verletzen als Gott.

Das Schweigen im Raum wurde unangenehm, kalt war es, draußen stürmte es, und eigentlich war sie froh, dass Abaelard zu ihr gekommen war. Warum die verletzenden Worte, wenn er ihren Zwiespalt zwischen äußerem Schein und ihrem kranken Inneren nicht lösen konnte.

»Du hast mich nicht nur um eine Herleitung des Nonnenstandes gebeten, sondern auch um eine Regel für den Paraklet«, erwiderte er endlich zu ihrer Erleichterung. »Wenn ich auch deinen Wunsch, ich möchte dir es einsichtig machen, warum es sinnvoll ist, Nonne zu sein, nicht generell beantwortet habe oder beantworten konnte, denn deinem Argument, wir sollten alle einfach wahrhaft Christen sein, ist nichts entgegenzusetzen, so hoffe ich dennoch, dich überzeugen zu können, dass es einen Lebenssinn gibt, Nonne oder wie du Priorin unseres Klosters Paraklet zu sein.

Wie du selbst sagst, die Welt ist alt geworden, die Menschen haben ihre ursprüngliche Jugendfrische verloren und die Liebe ist nicht bloß in vielen, sondern in allen erkaltet. Um uns herum sehen wir schamlose Habgier, gleichermaßen von weltlichen und kirchlichen Herren rücksichtslos ausgelebt, erleben Missgunst, Verrat, Neid, Mord an den Armen, Krieg. Es ist, als würde ein Kreis von Bosheit uns umgeben. Wir aber, du und ich als die Gründer dieses Klosters, können hier im Paraklet eine andere Welt, einen Ort schaffen, an dem Menschen nach der Maßgabe der Liebe und der Vernunft leben mögen. Du sagst es selbst, die Ebenbildlichkeit des Menschen heißt Vernunft. Auf den Paraklet übertragen bedeutet dies, wir leben in einer Gemeinschaft, in der wir unserem Gewissen treu bleiben können. Du verwirklichst es schon seit langem, dass du jeder deiner Töchter je nach ihrem Charakter und ihrer Einsicht gerecht wirst, dich anschmiegst, wie du es nennst, dass jede sich aufgehoben weiß. Es ist eine Regel für Frauen, wie du sie gewünscht hast.«

Abaelard schaute Heloisa an und es schien ihm, als würde sie seine Worte in ihrem Herzen bewegen. Behutsam fuhr er fort: »Darüber hinaus sehe ich die Bedeutung des Paraklet nicht nur im inneren Bereich des Klosters. Indem ihr nicht im Überfluss lebt, ja, indem ihr den Überschuss den Armen zurückgebt, wirkt ihr auch nach außen. Das ist die materielle Seite, die nicht zu gering geachtet werden darf, denn die Klöster ziehen sich oftmals den berechtigten Vorwurf zu, auf Kosten der arbeitenden Laien zu leben. Die für die Außenwelt heilsame Seite besteht darin, dass ihr so lebt, dass man glaubt, ihr werdet selig. Man vertraut euch, dass durch euer Gebet ebenfalls die eigene Seele beschützt werde. Der Paraklet kann ein Zeichen setzen, dass auf der Grundfeste von Liebe und Vernunft und Gewissen eine Gemeinschaft auf Erden existiert und damit zum Nacheifern anreizt.«

Wieder fühlte Heloisa seinen fragenden, dabei liebenden Blick. Von ihrer Zustimmung, so spürte sie, war auch sein Glück abhängig.

»Du meinst«, begann sie zögernd, »wir schaffen auf diesem Fleckchen Erde, das unser ist, ein, ich wage das Wort kaum auszusprechen, ein Paradies?«

»Ja, so denke ich es mir, und so lebst du es schon mit deinen Töchtern.«

»Dann mache ich dir einen Vorschlag«, sagte Heloisa zugleich erleichtert und entschlossen. »Es ist üblich, bei der Stiftung eines Klosters die Geschichte der Konversion des Gründers darzustellen. Du hast in deiner Lebensgeschichte deinen Weg zu Gott beschrieben. In unseren Briefen ringen wir beide darum, dass ich ebenfalls meinen Weg zu Gott finde. Ob dies gelingt, bleibt offen. Gleichwohl lass uns unsere Briefe über unsere Vergangenheit zusammen mit deiner Ausführung über das Wesen unseres Nonnenstandes und der Parakletregel als Stiftungsurkunde besiegeln, damit niemand komme und eine andere Regel uns geben könne. Wie stehst du dazu?«

»Der Vorschlag kommt von dir, der Priorin, die du im Paraklet das Sagen hast. Also geschehe es so. Allerdings handelt es sich zumindest um eine ungewöhnliche Stiftungsurkunde. Üblicherweise wird das Leben des Gründers als ein fortwährender Aufstieg beschrieben, während es sich bei mir um die Geschichte meiner Niederlagen handelt. Und bei dir bleibt die Frage, ob du dich bekehrt hast, offen, du schweigst ...«

»Du stehst auf und gehst?«, fragte Heloisa erstaunt.

»Ich habe noch etwas für dich mitgebracht außer der Klosterregel. Du schriebst mir, du könntest dich nur dann mit Gott versöhnen, wenn ich dich zur Gottesliebe wie einst zur Wollust erwecken würde. Warte, Geliebteste.«

Wie leer der kleine Saal mit einem Male war! Heloisa erhob sich ebenfalls, setzte sich wieder, wartete. Warten ist die Hölle für Frauen. Wie viele Jahre war es her, dass sie das gedacht hatte. Und nun wollte Abaelard den Kreis schließen, damit sie sich mit sich selbst versöhne.

Gespannt sah sie Abaelard zu, wie er vom Kreuzgang hereinkam, die Tür schloss und erwartungsvoll einige Pergamentblätter vor ihr ausbreitete.

»Planctus?«, las Heloisa erstaunt.

»Ja, Klagelieder. Es sind alttestamentarische Geschichten, sie handeln von Liebe, Verrat, Opferwahn. Sie handeln von uns. Ich habe die Verse für dich gedichtet und vertont wie einst meine Liebeslieder. Das erste Klagelied ist das der Dina, die Bluttat an Sichem, aus ihrer Sicht geschrieben.«

Dina? Heloisa sah sich selbst, wie sie im Hause des Rabbiners den biblischen Text übersetzte, aufgewühlt zurück zu Fulberts Haus lief und erfuhr, Abaelard, der unerreichbare Geliebte, würde einziehen.

»Heloisa«, sagte Abaelard und legte seit ihrer Profess zum ersten Mal seine Hand auf die ihre: »Morgen breche ich nach Paris auf. Lies und sing die Klagelieder erst, wenn ich fort bin.«

Epilog

Paraklet, im Sommer 1152

20 Jahre später

Ihre Verärgerung über die unpassende Sitzgelegenheit zügelnd, zwängte sich die Landesherrin Gräfin Mathilde auf die Bank im kleinen Saal, während Heloisa ihr gegenüber Platz nahm und ruhig abwartete, was die hohe Frau ihr zu sagen hatte.

»Äbtissin Heloisa, ich bin Euch dankbar, dass ich durch Vermittlung frommer Männer Eure Einwilligung erhalten habe, La Pommeraie als Zweigkloster zum Paraklet gründen zu dürfen.«

Gräfin Mathilde seufzte tief, zog die Mundwinkel herunter und fügte hinzu: »Es war ein harter, dorniger Weg dorthin.«

Dornig?, dachte Heloisa. Demütigend wäre wohl der passendere Ausdruck, obgleich sie eine Herabwürdigung nie beabsichtigt hatte und diesen Eindruck mildern wollte: »Um offen zu sein, ich habe mich gewundert, warum Ihr ausgerechnet nach der Regel des Paraklet und unter meiner Aufsicht ein Kloster gründen wollt, in das Ihr im Alter eintreten möget. Eure Tochter Margarethe ist Nonne in Fontevraud und Fontevraud ist das vom Hochadel bevorzugte Kloster. Erst kürzlich hat Eleonore von Aquitanien nach ihrer Annullierung der Ehe mit König Ludwig VII. dem Kloster Fontevraud große Schenkungen gemacht.«

In diesem Augenblick trat eine Novizin herein, grüßte achtungsvoll und stellte zwei Tonbecher und einen Krug

Wein, mit Wasser vermengt, auf den Tisch. Heloisa war diese Unterbrechung nur recht, denn es wurde ihr mit einem Male wie noch nie bewusst, dass sie selbst der ursprüngliche Anlass dazu war, dass ihre Mutter sich der Armenbewegung Robert Arbrissels angeschlossen und später jenes Kloster Fontevraud gegründet hatte.

Freundlich nickte Heloisa der Nonne zu, sie möge sich entfernen, was diese geräuschlos tat.

»Ihr, Gräfin«, fuhr Heloisa fort, »seid die Gattin Theobalds des Großen, der oftmals mächtiger war als der König selbst. Den Krieg gegen Euren Gatten hat König Ludwig VII. verloren, nachdem er in Vitry eine Kirche hat in Brand stecken lassen, in der tausend Menschen umgekommen sind. Sogar vom Papst ist König Ludwig gerügt worden. Ihr selbst habt ein glänzendes Leben geführt, wäret beinahe nach dem Tode Heinrichs I. Königin von England geworden. So verwundert es mich, dass Ihr ein ziemlich kleines Kloster – wir sind nicht einmal 60 Nonnen – als Vorbild wählt, das im Vergleich zu Fontevraud ein bescheidenes Kloster ist.«

Aufmerksam schaute Heloisa die Gräfin an. Diese blickte zum Fenster wie in eine ferne Vergangenheit und wandte sich dann Heloisa zu: »Wie soll ich beginnen. Natürlich bin ich Luxus und Diener und jede Art von Bequemlichkeit gewöhnt. Der Ruhm und die Macht meines Gatten bestimmten mein Leben und doch«, sie machte eine Pause und ihr Gesicht wirkte mit einem Male eingefallen, kummervoll. »Äbtissin Heloisa, ich habe ihn sterben sehen. Auch wenn der Bischof von Lagny meinem Gatten die Letzte Ölung gab, auch wenn Gebete hoher Geistlicher seine letzten Tage begleiteten, sterben tut jeder allein. Jeder trägt seine Schuld vor Gott.«

Die Gräfin schwieg, Heloisa hatte den Eindruck, Mathilde sei den Tränen nahe.

»Es muss heraus. Ich weiß, wie Euer verstorbener Ehemann Magister Abaelard über meinen Gatten, den Grafen von Champagne, am Ende seiner Tage geschrieben hat. Graf Theobald sei freigebig mit dem Schenken von Gütern, die er zuvor geraubt hätte. Es wäre besser, er würde weniger verschenken, dafür aber nicht rauben. Das war hart und bitter, auch für mich.«

»Magister Abaelard hat sich mit ähnlichen Worten auch zu dem Verhalten von Bischöfen geäußert. Er hat immer betont, alles, was über das eigentliche Bedürfnis hinausgeht, besitzen wir nur wie einen Raub und machen uns schuldig am Tode der Armen. Es war nicht auf Euch persönlich gemünzt, ganz gewiss nicht.«

Mathilde schüttelte den Kopf: »Ahnt Ihr es, wie belastend es ist, von Kindheit an Schuld, Verrat, Kampf um die Macht zu erleben? Meine Mutter ist Uta von Passau. Ihr Vater war zeit seines Lebens ein unerschrockener, treuer Anhänger des teutschen Kaisers Heinrichs IV. Die Familie meines Vaters, die von Sponheims, war es anfangs auch, schwenkte aber, obgleich der Kaiser sie mit Ehren und Gütern bedacht hatte, ganz um auf die Seite seines den Vater verratenden Sohnes Heinrichs V. Sie beteiligte sich an der Gefangennahme des alten Heinrichs, so dass er auf der Burg Böckelheim buchstäblich bei Wasser und Brot am Tag des Fests der Geburt des Herrn eingesperrt wurde. Ohne Bad, ohne Bartscheren, ohne Priester musste der alte Kaiser am heiligen Tag in einem Verlies darben. Als Kind sagte man mir, die Gefangennahme sei gerecht, der Kaiser ein Ketzer gewesen. Jedoch Jahre nach seinem Tod wurde die Exkommunikation aufgehoben und die sterblichen Überreste, ich habe es mit eigenen Augen gesehen, wurden mit außerordentlichen Ehren im Speyrer Dom beigesetzt. Die Namen aber derjenigen, die ihn in die Hölle gewünscht hatten, prangten in goldenen Lettern über dem Portal des Domes. Sein Sohn, Kaiser Heinrich V., der hatte seinen Vater wahrlich verraten und skrupellos eingekerkert. Trotzdem ließ er ohne Scham die Worte an der Vorderseite des Doms anbringen: *Am Tage der Bestattung unseres teuren Vaters, des Kaisers Heinrich glücklichen Angedenkens.* So viel Verlogenheit, dachte ich für mich. Aussprechen durfte ich dergleichen natürlich nicht. Ihr versteht mich, Äbtissin?«

Heloisa nickte der Gräfin aufmunternd zu.

»Verehrte Äbtissin Heloisa. Ich bin als Frau nicht verantwortlich, nicht schuldig, dennoch habe ich mein Leben lang Verrat und Krieg um mich dulden müssen.«

Die Gräfin strich sich über ihre Augen, als wollte sie die Bilder auslöschen.

»Darum sehne ich mich nach einem Ort, wo ich meine Sünden büßen, wo ich in Frömmigkeit und Demut leben kann. Denn auch mein Gatte Graf Theobald war wankelmütig. Als der König unter der Fahne des heiligen Dionysius im Jahre 1124 zum Krieg gegen Kaiser Heinrich V. aufrief, schloss sich mein Gatte dem Feldzug an, obgleich er zwei Jahre zuvor Magister Abaelard Asyl gewährte, weil er die Echtheit eben dieses Dionysius anzweifelte und deshalb zum Verräter am Königtum erklärt wurde. Graf Theobald riskierte für Abaelard damals sogar, von Abt Suger exkommuniziert zu werden.«

»Ich merke wohl, worauf Ihr anspielt. Euer Gatte Graf Theobald ließ damals Magister Abaelard dieses Gelände zukommen, worauf heute unser Kloster Paraklet steht. So haltet Ihr es für undankbar, dass ich nur zögernd meine Einwilligung für Eure Klostergründung gab.«

Die Gräfin nickte zustimmend, erleichtert, dass Heloisa ihre Andeutung verstanden hatte.

»Jedoch aus dem Grund, dass der Hochadel ein Anrecht auf Mitsprache hat durch reiche Schenkungen, genau aus diesem Grund hat Magister Abaelard in seiner Klosterregel für den Paraklet verfügt, äußerste Vorsicht bei der Aufnahme des mächtigen Hochadels walten zu lassen.«

Heloisa stockte, denn wie aus nebliger Ferne tauchte ein Bild auf, Abaelard und sie selbst, wie sie am ersten Abend nach ihrer Ankunft im Paraklet draußen auf einer Bank saßen und die Grundlinien für ihr Kloster festlegten.

Sie räusperte sich: »Denn Ihr wisst es selbst von Fontevraud, die Herrinnen ziehen ein in das Kloster mit ihren Dienerinnen, erhalten Besuch von ihren Verwandten, die Welt kommt zum Kloster, obgleich sich das klösterliche Leben von der Welt abkehren sollte.«

Wieder war ihr Abaelard so nahe, als könnte sie ihn berühren, wie sie gemeinsam im Hof von Fontevraud warteten und das Getue des Adels beobachteten.

»Nach der Abkehr von der Welt sehne ich mich«, beteuerte Gräfin Mathilde emphatisch. »Kein anderes Nonnenkloster wird so gerühmt für ein wahrhaftiges christliches Leben wie Eures. Mit liebender, gütiger, kluger Hand und Strenge führt Ihr es, so dass Eure geistlichen Töchter gewiss sein dürfen, der Seligkeit entgegenzugehen. Dieses Verlangen habe ich auch, es kratzt an meiner Brust wie ein Ekzem, das ich nur ausmerzen kann, wenn ich mein Leben Gott weihe.«

Erstaunt zog Heloisa die Augenbrauen hoch.

»Dies klingt eher, als verlangtet Ihr nach Askese, harten Entbehrungen als nach unserer Klosterregel, die die Bedürfnisse von Frauen liebevoll berücksichtigt. Bräuche wurden von unserem Gründer Abaelard nur aufgenommen, sofern sie sich bewährt hatten. Zeugnisse der Heiligen Schrift und die Vernunft galten ihm als Vorlage. Am besten, so denke ich, überzeugt Ihr Euch selbst. Lasst uns einen Rundgang durch das Kloster machen«, schlug sie vor und erhob sich.

»Zunächst zeige ich Euch den Klostergarten«, sagte Heloisa und führte die Gräfin durch eine Tür im Kreuzgang hinaus in den sommerlichen Gemüsegarten. Die Sonne schien so grell, dass sie die Augen beschatten mussten, um einen Blick über ein weites, von einer Mauer eingefriedetes Gelände zu werfen, wo einige Nonnen mit dem Pflücken von Erbsen beschäftigt waren.

»Der Garten untersteht der Kellermeisterin, sie hat die Aufsicht über den Keller, das Refektorium, die Mühle, die Bäckerei mit dem Backofen, es hat übrigens lange gedauert, bis wir einen guten Backofen erhalten haben, den Gemüsegarten wie den Baumgarten. Die Bäume dort hinten sind noch von Magister Abaelards Schülern gepflanzt.«

»Bienenzucht in den Baumblöcken gehört auch dazu«, bemerkte die Gräfin und deutete auf eine Nonne, deren Gesicht von einem Netz geschützt wurde.

»So ist es. Wir haben auch Milchwirtschaft und Geflügelwirtschaft. Als Grundsatz gilt, dass wir von allem genug haben, jedoch niemals im Überfluss leben. Die Kellermeisterin darf weder knausern noch sich selbst gönnen, was sie anderen vorenthält. Damit kommen wir zu dem Bereich, der Euch möglicherweise am schwersten fallen mag, zum Schlafen im Dormitorium. Bitte folgt mir.«

Heloisa bemerkte, wie die Gräfin schluckte, als sie den Saal betraten, in dem die Nonnen schliefen.

»Jede von uns hat ein eigenes Bett mit einer weichen Matratze. Dass sie weich sein darf, hat Magister Abaelard so verfügt. Was unsere Regel noch mehr von anderen unterscheidet, ist, dass auch die Äbtissin zusammen mit ihren Töchtern in einem Raum schläft. Sie, also ich, hat keine eigene Äbtissinnenwohnung und ich esse auch zusammen mit den Schwestern im Refektorium.«

»Das ist in der Tat ungewöhnlich«, bemerkte die Gräfin.

»Sozusagen als Ausgleich für diese Unannehmlichkeit zeige ich Euch einen Raum, der Euer Herz erfreuen mag, die Bücherei. Es befinden sich darin meine Schriftensammlungen und Bücher aus meiner Pariser Zeit sowie Magister Abaelards große Bibliothek wie Abschriften, die ich hier vornehme, um Magister Abaelards Werk zu erhalten. Bitte, seht Euch um«, forderte Heloisa die Gräfin auf und ließ sie durch den niedrigen Rundbogen eintreten.

»Magister Abaelard hat verfügt, dass jede Schwester lesen kann, was sie möchte, allerdings mit Verstand. Denn, wie Magister Abaelard bemerkte, lesen, ohne zu verstehen, ist missverstehen.«

Das Wort hing wie im Raume und in Heloisas Seele, während die Gräfin sich staunend den Büchern zuwandte.

Abaelards Gegner, so dachte Heloisa, wollten ihn missverstehen. Hier in dieser Bibliothek hatte sie mit Abaelard gesessen und über die Hetzreden gesprochen, die sich wie ein Lauffeuer ausbreiteten: Abaelard lehre schon wieder Neues, seine Bücher überquerten die Meere, übersprängen die Alpen, würden frei vorgetragen und verteidigt und besäßen sogar in der Kurie in Rom Autorität. Wenngleich dieses Zeugnis seines Ruhmes, seines außergewöhnlichen und so noch nie dagewesenen Lehrerfolges, von seinen Gegnern ausgesprochen, wie eine Anerkennung seiner Leistung war, so bestand die Kehrseite aus der Denunziation: Bernhard von Clairvaux hatte ihn, und Abaelard konnte nicht aufhören, sich darüber zu ereifern und zu sorgen, beim Papst denunziert. Bis in die Nacht hinein hatten sie gemeinsam beraten, wie einem Ketzerprozess auszuweichen wäre. Es schien nur einen Ausweg zu geben: die Flucht nach vorn: Bernhard von Clairvaux zu einer öffentlichen Disputation zu zwingen. Das war im Winter 1140, im Frühjahr 1141 gewesen. Damals hatte Abaelard hier gelebt, und sie sah ihn wieder vor sich. Sah ihn genau, wie er, gleich einem

Ritter zum Zweikampf zum Konzil nach Sens aufbrach, wo sich Bernhard von Clairvaux zu der Disputation mit ihm einstellen musste. Siegesgewiss war Abaelard, dass Bernhard diesen Disput verlieren würde und am Ende als der Ketzer, der Häretiker dazustehen hätte. Sie aber, Heloisa, hatte ihn voller Sorge fortreiten sehen. Bernhard von Clairvaux war Demagoge, konnte sich nur selbst inszenieren, aber nicht diskutieren. Außerdem schätzte sie ihn hinterhältig und verschlagen ein – trotz oder gerade wegen seiner Demutsmiene.

Und es kam, wie sie es befürchtet hatte, als Flüchtender kehrte Abaelard zurück: krank, Blut spuckend, vom Tode gezeichnet, die alte Krankheit war wieder aufgebrochen. Niedergeschlagen, zornig, hoffnungslos hatte er ihr geklagt, die Disputation mit Bernhard von Clairvaux habe nicht stattgefunden. Am Vorabend habe Bernhard die Bischöfe zu einem üppigen Festbankett, zu einem Saufgelage eingeladen und einzelne unkorrekt exzerpierte, aus dem Zusammenhang gerissene oder gar nicht von ihm stammende Sätze vorgelesen, worauf die Bischöfe das Vorgelesene verurteilt hätten. Am Tag der Disputation, in Anwesenheit des Königs, habe er dann winzig unten in der Kirche gestanden, Bernhard aber oben bei den Bischöfen gesessen, und es sei ihm kein Ausweg mehr geblieben, als die Versammlung nicht anzuerkennen, zu schweigen wie Jesus Christus und sich an den Papst zu wenden. Doch noch während Abaelard an dem Pult dort stand und seine Verteidigungsschrift schrieb, da überquerte schon der Bote von Bernhard von Clairvaux auf schnellsten Pferden die Alpen mit der Anklageschrift. Es war ihr später anvertraut worden, Bernhard hatte es nicht versäumt, den Papst darauf aufmerksam zu machen, dass der seinen apostolischen Stuhl nur ihm, dem großen Bernhard von Clairvaux, zu verdanken habe.

Heloisa überkam Zorn, Empörung, gefolgt von Traurigkeit, von Trauer. Sie musste sich erinnern an den Tag, an dem Abaelard sich heimlich auf den Weg, nicht nach Rom, sondern nach Cluny machte. Beim Abschied hatte er wieder dieses ernste Gesicht wie damals in Fontevraud, nur dass sie darüber nicht mehr erschrak. Abaelard überreichte ihr ein Pergament: ›Mein Glaubensbekenntnis‹, sagte er, ›für dich geschrieben. Für dich, die du mir in der Welt einst so teuer warst und jetzt in Christus vor allem lieb und wert bist, damit du Gewissheit hast, dass ich im rechten Glauben lebe und sterbe.‹

Damit ging er. Heloisa wusste, sie würde den geliebten Mann niemals wiedersehen.

Gräfin Mathilde hatte wohl etwas von den Gedanken Heloisas erspürt, denn sie wandte sich ihr zu und sagte: »Wenn es Euch genehm ist, Äbtissin Heloisa, möget Ihr mir Magister Abaelards Grab zeigen?«

»Gewiss. Magister Abaelard hat seine letzte Ruhestätte im Petit Moustier gefunden. Ich habe ihn in dem Oratorium beisetzen lassen, das er selbst errichtet hat.«

Schweigend geleitete Heloisa die Gräfin durch den Kreuzgang, öffnete eine Tür zu einem kleinen Kreuzgang, führte sie in das Kirchlein und blieb vor Abaelards Grab stehen, das in den Steinfußboden vor dem Hochaltar eingelassen war.

»Der Abt von Cluny, Petrus Venerabilis, hat den Leib Magister Abaelards persönlich mir überbracht«, unterbrach Heloisa die andächtige Stille. »Er hat hier eine Messe gelesen und auf meinen Wunsch Magister Abaelard die Absolution erteilt, die ich an dem Grab unseres Lehrers unverrückbar auf einer Stele habe anbringen lassen. Lest selbst.«

Andächtig murmelte Gräfin Mathilde die Worte, durch die der Abt von Cluny Abaelard von all seinen Sünden freigesprochen hatte. Bewegt wandte sie sich darauf Heloisa zu: »Erlaubt, dass ich einmal laut den Epitaph des Petrus Venerabilis für Magister Abaelard lese.«

Auf ein Kopfnicken Heloisas rezitierte sie andächtig und wohltönend:

»Sokrates der Gallier, größter Platon des Abendlandes, unser Aristoteles, jedweden Logikern entweder gleichrangig oder überlegen: Dem Erdkreis bekannt als Meister der Studien, mannigfaltig, feinfühlig und scharf im Denken. Alles überwand Abaelard mit der Kraft der Vernunft und der Kunst der Rede, aber dann hat er noch mehr all das besiegt, als er das Gelübde als Mönch von Cluny abgelegt hat und zur wahren Philosophie Christi übergegangen ist. In ihr vollbrachte er den letzten Teil seines langen Lebens und gab Anlass zur Hoffnung, einmal zu den Guten der Philosophen gerechnet werden zu müssen. Gott rief ihn elf Tage vor den Kalenden des Mai zu sich.«

Während sie langsam das Oratorium verließen, nahm die Gräfin Heloisas Arm und beteuerte: »Ich fühle mich auch schuldig an dem Ausgang des Konzils von Sens. Nein, sicher bin ich es nicht direkt. Aber mein Gatte hätte sich für Magister Abaelard verwenden können. Er tat es nicht. Bernhard von Clairvaux war zu mächtig, hatte ihm auch in Auseinandersetzungen mit dem König geholfen. Aber eines versichere ich Euch, mein Gatte war nicht bei diesem schändlichen, verräterischen Mahl anwesend.«

»Grämt Euch nicht«, erwiderte Heloisa, als sie wieder sich im kleinen Saal auf die Bank setzten. »Nur versteht mein Misstrauen gegenüber den Mächtigen. Das Konzil von Sens fand am 25. Mai statt. Die Anklageschrift mit dem Konzilsbericht Bernhard von Clairvaux', in dem dieses Festbankett bezeichnenderweise nicht erwähnt wird, erreichte den Papst frühestens Ende Juni. Das Urteil erfolgte am 16. Juli. In einem Schnellverfahren wurde

Magister Abaelard verurteilt, so dass ihm jede Möglichkeit genommen wurde, seinen Standpunkt darzulegen, sich zu verteidigen. Stattdessen warf Papst Innozenz eigenhändig Abaelards Schriften ins Feuer. Um Magister Abaelard ganz außer Gefecht zu setzen, verurteilte der Papst ihn zu lebenslanger Klosterhaft, und bitte hört, er überantwortete Abaelard seinem Gegner Bernhard von Clairvaux, der sollte für ihn das Klostergefängnis aussuchen! Wenn nicht der Abt von Cluny Magister Abaelard als Mönch aufgenommen hätte und mit Abaelard bei Prozessionen Seite an Seite vor dem ganzen großen Konvent von Cluny vorangeschritten wäre ...

Dennoch, am schmerzlichsten ist es, dass Papst Innozenz Magister Abaelards Werk zunichtegemacht hat, indem er ihn zu ewigem Schweigen verurteilte.«

»Aber Magister Abaelard hat doch sicher noch geschrieben?!«

»Wie könnte er nicht. Der Abt von Cluny teilte mir mit, Magister Abaelard habe bis zu seinem Tod unermüdlich gearbeitet, und so hat er in seinen letzten Tagen ein großes versöhnliches Werk geschaffen. In seherischer Vorausschau hat Abaelard eine Schrift gegen den Hass, die Feindschaft, das Morden verfasst und einen Dialog ersonnen zwischen einem Philosophen, der ein muslimischer Gelehrter ist, einem Juden und einem Christen. Entgegen aller Verunglimpfungen unserer Zeit diskutieren diese drei Männer gleichberechtigt miteinander. Der Dialog beginnt mit den Worten, ich muss sie Euch aufsagen, so schön sind sie: *Ich schaute in der Vision der Nacht, siehe da, drei Männer, aus unterschiedlichen Richtungen kommend, standen vor mir, welche ich sogleich – nach Art ihrer Erscheinung – frage, zu welchem Bekenntnis sie gehören und warum sie zu mir gekommen sind. ›Menschen sind wir‹, sagen sie, ›die unterschiedlichen Glaubensgemeinschaften angehören. Wir bekennen uns aber gleicher-*

maßen als Verehrer des einen Gottes, obwohl wir ihm mit einem unterschiedlichen Glauben und Leben dienen.‹ Sie erwählen Abaelard als Richter bei der Frage nach dem rechten Glauben nach Maßgabe der Vernunft, des Guten.«

Sie schwieg und ließ die Worte verhallen.

»Gebrochen«, sagte Heloisa entschieden, »war Magister Abaelard nicht. Dennoch«, fügte sie bitter hinzu, »wird diese Vision des Miteinanderringens um die Wahrheit ungelesen bleiben. Gleich einem Häretiker ist Magister Abaelard zu ewigem Schweigen verurteilt. Niemand darf sein Werk zitieren, ohne exkommuniziert zu werden. Durch nichts kann Abaelards Werk wirkungsvoller vernichtet werden.«

Die Gräfin schaute betreten nach unten und erwiderte dann, indem sie Heloisa anblickte: »Ich verstehe Euer Misstrauen gegen die Mächtigen, die ihre Macht zum Bösen ausüben.

Gibt es denn keine Hoffnung für Magister Abaelards Werk?«

»Ich bete darum. Ich versuche Magister Abaelards Schriften zu retten, indem ich seine Bücher hier aufbewahre und Abschriften in Sicherheit bringe. Deswegen war ich eigens in Paris im Stift Saint-Victor, mit dem ich auch einen Gedenktag für Magister Abaelard vereinbart habe. Und dann, nicht zuletzt, folge ich Magister Abaelard, indem wir hier im Paraklet nach seinen Gedanken und seiner Regel ein Paradies auf Erden errichten.«

»Ein Paradies auf Erden«, wiederholte die Gräfin. »Ihr, Äbtissin, sprecht aus, wonach ich mich sehne. Darum bin ich mit allen Bedingungen einverstanden, die Ihr mir gestellt habt. Darum möchte ich in La Pommeraie leben, und falls dies nicht möglich sein sollte, sterben und begraben sein.«

Heloisa lächelte. »Unterzeichnen wir den Vertrag. Damit das Gute, wie Magister Abaelard es uns gelehrt hat, weiterleben und durch niemanden aufgehoben und zerstört werden kann, setzen wir unter unseren Vertrag die Worte:

Es verspricht die Äbtissin des Paraklet, es verspricht die Gräfin, dass nicht einmal durch den Herrn Papst, noch durch jemand anderes, das, was vereinbart ist, verändert werden darf.

Dies geschah nach dem Willen der Äbtissin des Paraklet.

Hoc fuit ad voluntatem abbatissae Paraclitensis.«

Die Gräfin hatte Mühe, sich von der Bank zu erheben, während Heloisa noch auf die Unterschriften blickte und an Abaelard dachte – er hätte ihr anerkennend zugenickt. Sie hatte sein Werk verteidigt, selbst gegen den Papst.

Es gab nichts Weiteres zu besprechen, und so geleitete Heloisa ihren hohen Gast hinaus auf den Vorplatz, wo im sonnengleißenden Licht Ritter in glänzenden Kettenhemden, mit blitzenden Schwertern auf ihre Landesherrin warteten. Der Seneschall half Mathilde auf ihren prächtig gezäumten Schimmel. Heloisa blickte ihnen nach, wie sie die Allee entlangritten und allmählich ihrem Blick entschwanden.

Dann war sie allein.

Wie von außen sah Heloisa sich selber stehen auf diesem sonnendurchfluteten Platz, eine Frau, schwarz gekleidet, eine Nonne, eine Äbtissin.

Als ob sie ein Trugbild wegwischen wollte, strich sich Heloisa über ihre Augen, schüttelte energisch den Kopf, wandte sich um und ging zurück zum Petit Moustier, schob den Riegel zum Oratorium hoch und betrat den stillen Raum. Einen Augenblick musste sie sich an die Dunkelheit gewöhnen. Leisen Schrittes trat sie an Abaelard Grab. Allmählich wich von ihr das Gefühl der Einsamkeit und

Heloisa sagte zärtlich und wie selbstverständlich: »Du. Abaelard.«

Es war ihr, als berührte sie ein Hauch, streifte ihre Wange.

Heloisa regte sich nicht, wartete, ob sich der Windzug, der ihr wie eine Liebkosung erschien, wiederholte.

Doch es kam nichts.

Heloisa lächelte über sich selbst. Worte waren es, die Abaelard ihr hinterlassen hatte. Worte der Vernunft und der Liebe. Und so sprach sie SEIN Gebet:

Du hast uns vereint, o Herr, und wiederum getrennt, wie und wann es dir gefallen hat.

Nun Herr, vollende in deiner großen Barmherzigkeit, was du so gnädig begonnen; die du in der Welt für kurze Zeit auseinandergerissen, vereinige sie mit dir im Himmel für alle Ewigkeit.

Nachwort

Meine Geschichte mit Heloisa begann mit Staunen.

Im Kunstunterricht in der Mittelstufe hatte ich mir eine Zeitschrift als Malunterlage ausgesucht, und was las ich? Eine Äbtissin und ein Abt schrieben sich Liebesbriefe! Und das vor 900 Jahren!

Was mich faszinierte, war die Offenheit, die Wahrhaftigkeit, der Wagemut, mit der zwei Liebende, die aufgrund ihres Standes einander nicht lieben durften, umeinander rangen.

Jahre später, als ich zwei historische Romane schrieb, deren Protagonisten sozusagen Zeitgenossen von Heloisa und Abaelard sind, stand ich vor der Frage: Wie können wir Heutige wissen, wie Menschen damals gefühlt, gedacht, aus welchen Motiven heraus sie gehandelt haben? Aus dieser fernen Zeit sind es Heloisa und Abaelard, die wie kein anderes Paar, wie überhaupt niemand anderes, ein Zeugnis von sich geben.

Die Frage der Authentizität, verbunden mit der Verantwortung des Autors, stellt sich umso vehementer und unabdingbar beim Schreiben über Menschen, die wirklich gelebt haben, und gar schon bei unvergleichbar herausragenden Persönlichkeiten wie Heloisa und Abaelard. Es war mir beim Schreiben wichtig, mich aus ihrer Lebensgeschichte herauszuhalten, nicht zu werten, vielmehr mich Heloisa und Abaelard zu nähern, ihnen zuzuhören. Für den Schreibprozess bedeutet dies, neben der Kenntnisnahme der Forschungsergebnisse, vor allem Quellenarbeit. Es geht im Roman darum, eine Situation so zu rekonstruieren, dass sie in dieser Weise sich tatsächlich hätte ereignet haben können. Das sieht in der Praxis so aus, dass ich eine Textstelle wiederholt lese, sie mir im Kontext vergegenwärtige, um einen Sinnzusammenhang herzustellen, eine Situation zu deuten, mir sie bildlich vorzustellen.

Bei diesem Arbeitsverfahren ergeben sich verblüffende Sichtweisen:

So kann das Ereignis, das Abaelard mit ›Mars und Venus‹ vergleicht, also in flagranti öffentlich überrascht zu werden, sehr leicht auf das Ertapptwerden von Fulbert bezogen werden. Aus Abaelards Darstellung geht jedoch hervor, dass es sich um einen öffentlichen Skandal handelt, der zeitlich nach der Trennung durch Fulbert erfolgte. Abaelard schreibt offen und schonungslos, dass nach der überwundenen Beschämung sie umso schamloser wurden, je verlockender ihnen ihr Tun erschien. Mit der Konsequenz, dass mit ihnen dasselbe geschah wie in der Erzählung des Dichters mit Mars und Venus, die auf frischer Tat ertappt wurden.

Die Folge dieses öffentlichen Bekanntwerdens ihres Liebesverhältnisses in der denkbar verfänglichsten Situation war für Heloisa Hausarrest, wahrscheinlich Stubenarrest. Dafür gibt es ein Indiz, Heloisa hat Abaelard schriftlich ihre Schwangerschaft mitgeteilt, »scripsit«. Nun frage ich mich als Autorin, wer Abaelard die Nachricht überbracht hat. Dafür fehlt eine Angabe, jedoch aus der Tatsache, dass ›viele‹ Heloisa vom Schritt, Nonne zu werden, abhalten wollten, ist zu schließen, dass sie Freundinnen hatte, von denen eine diesen Botengang für Heloisa übernommen haben mag.

Dass das erotische Liebesverhältnis nicht nur im Hause Fulberts stattfand, davon zeugt Heloisas späteres wehmütiges Bekenntnis, nicht nur was sie getan, sondern auch die Orte und Stunden, in denen sie es getan haben, hätten sich in ihrem Herzen eingeprägt, so dass sie sie immer wieder von neuem durchleben müsse.

Am Überraschendsten war es für mich, mit welchen Worten Abaelard in seinem *Trostbrief an seinen Freund* seine Beziehung zu Heloisa zum Ausdruck bringt.

Abaelard führt die geliebte Frau mit ihrem Namen Heloisa ein. Entsprechend seiner Diskretion, Zeitgenossen namentlich nicht zu erwähnen, schreibt er im weiteren Verlauf der Liebesgeschichte *adulescentulae (junge Frau), puella (junge Frau), amicam (Freundin), ipsa (diese)* und oftmals ›Wir‹. Sprachlich bringt Abaelard das liebende Verhältnis zu Heloisa durch positive, dabei diskrete Formulierungen zum Ausdruck. Nach der Kastration hingegen verwendet Abaelard das von sich fortweisende ›illa‹ (jene), ja den Kontrast: Ego – illa. In den Übersetzungen wird indes euphemistisch ›illa‹ mit Heloisa wiedergeben.

Heloisa selbst, Sprachlogikerin wie Abaelard, wird sein ›illa‹ so verstanden haben, wie sie es in ihrem Brief ihm gegenüber ausdrückt, er habe ihre Trostlosigkeit aufs Äußerte gesteigert und neue Wunden geschlagen.

Auf diese Art und Weise, indem ich Heloisa und Abaelard zuhöre, führen sie mich durch ihre Geschichte, ermöglichen es mir, ihr Leben in Sprache, Situationen, Bilder umzusetzen.

Spekulativ wird das Vorgehen, wenn nach Heloisas Vater gefragt wird. Da gibt es bisher in der Forschung keinen Anhaltspunkt. Ich bin von Hersendis' Lebensverhältnissen ausgegangen, also dem Umstand, dass sie als Witwe mit einem gleichaltrigen attraktiven, unverheirateten Mann unter einem Dach lebte. Man lausche auf Abaelards Formulierung, wie er sein Liebesglück mit Heloisa einleitet: »Was soll ich sagen? Zuerst ein Haus, dann ein Herz und eine Seele.«

So würde sich auf seltsame Weise der Kreis zwischen Heloisa und ihrer Mutter Hersendis schließen.

Heloisa und Abaelard sind das berühmteste und ergreifendste Liebespaar des Mittelalters. Mit meinem Roman möchte ich Impulse geben, über sie nachzudenken, sich ihnen zu nähern, so dass sie Gegenwart in unserem Leben werden.

Zuletzt ein ganz persönliches Wort:

Als Autorin ›lebe‹ ich über einen langen Zeitraum mit Heloisa und Abaelard. Beim Aufwachen, über den Tag hinweg bis zum Einschlafen begleiten sie mich ständig.

Wenn Sie mich fragen mögen, warum ich diesen Roman über Heloisa geschrieben habe, so antworte ich Ihnen: aus Faszination.

Heloisa war hochgebildet und wurde vom Abt von Cluny in der damaligen von Männern beherrschten Gelehrtenwelt als Magistra geehrt.

Uns ist Heloisa ein Vorbild, indem sie niemanden darum als besser erachtete, weil er Reichtum und Macht besaß. Heloisa lehrt uns, dass nur der sittliche Wert eines Menschen Geltung besitzt. Danach handelte sie und trotzte sogar dem Papst.

Abaelard, dessen Werk zwei Mal in Ketzerprozessen verdammt wurde, ist gleichwohl der Begründer der Scholastik und Lehrer dreier Päpste. Ihm verdankt das Fach Theologie seinen Namen. Wie kein anderer Philosoph vor Kant hat Abaelard für die Vernunft als Weg zur Erkenntnis gekämpft.

Anhang

Überlegungen zur Rekonstruktion der Ereignisse

Heloisas Eltern

Die Herkunft Heloisas, die Frage, wer ihre Eltern waren, ist ein Geheimnis, das seit Jahrhunderten die Gemüter bewegt, ohne dass es zu einem nennenswerten Ergebnis gekommen wäre.

Erst in letzter Zeit ist es Werner Robl durch intensive und leidenschaftliche Forschung gelungen, die Mutter Heloisas sichtbar zu machen. Wenn es auch nicht abschließend bewiesen werden kann, so gilt es in der Abaelardforschung als erwiesen, dass Hersendis von Champagne, eine Dame aus dem Hochadel, die Mutter Heloisas war. Sie schloss sich um 1095 der Armenbewegung des Charismatikers Robert Arbrissel an, den pauperes Christi, und gründete mit ihm 1100 eines der bedeutendsten Klöster des Mittelalters: Fontevraud.

Anders steht es mit der Frage, wer Heloisas Vater war. Trotz intensiver Recherche muss Robl feststellen, dass nichts Konkretes in Erfahrung zu bringen ist, sein Name eines der großen Geheimnisse bleibt.[1] Aufgrund dessen bestehe nur die Möglichkeit, nach prinzipiellen Vater-Kind-Konstellationen zu suchen.

[1] Vgl.: W. Robl, Heloisas Herkunft, München 2001, 181.

Nach Ausschluss unterschiedlicher Varianten verbleiben zwei Persönlichkeiten: Robert Arbrissel und Graf Fulco IV. von Anjou.

Für die These, dass Robert Arbrissel der Vater Heloisas sei, spricht, dass Robert Arbrissel unter Hunderten von Frauen Hersendis als seine engste Mitarbeiterin erwählt hat. Zeit seines Lebens hat er unter seinem starken Hang, Frauen beizuwohnen, gelitten. Ihm wurde schon zu Lebzeiten vorgeworfen, mit Frauen, die sich seiner Armenbewegung angeschlossen hatten, zu schlafen.

Selbst wenn Robert Arbrissel sich trotz seines charismatischen Wirkens der Sünde des Verkehrs mit Frauen schuldig gemacht hätte, so sprechen einige Argumente dagegen, dass Hersendis eine von ihnen war: Im Unterschied zu den anderen Frauen, die sich zu Robert Abrissel in die Wildnis begaben, genauer flüchteten, befand sich Hersendis in keiner Notlage, sie gehörte dem Hochadel an, war reich, geachtet und Witwe, eine Stellung, die weitreichende Unabhängigkeit gewährleistete. Es gab somit keine äußerliche Veranlassung zu einem Schritt in die äußerste Armut und schon für damalige Begriffe katastrophale Lebensumstände. Daraus kann geschlossen werden, dass ein Ereignis *vor* ihrem Anschluss an die Armenbewegung sie bewog, diese radikale Zäsur in ihrem Leben vorzunehmen: die Empfängnis einer illegitimen Tochter, die gleichzeitig eine tiefe gesellschaftliche und religiöse Schuld darstellte.

Gegen die Vaterschaft Robert Arbrissels spricht zudem der Umstand, dass niemals Hersendis, obgleich sie seine engste Mitarbeiterin war, in den Verdacht geraten ist, unstatthafte Beziehungen zu ihm unterhalten zu haben. Die Verdächtigungen seiner Zeitgenossen sind nebulös, beziehen sich auf Frauen ganz allgemein, nicht auf eine bestimmte Frau.

Noch auf dem Totenbett hat sich Robert Arbrissel zu diesem Hang zu Frauen bekannt. Hätte er angesichts des Todes die über 20 Jahre mitgeschleppte Schuld einer illegitimen Tochter verschwiegen, es wäre für ihn eine schwere Hypothek auf seinem Gang in das Jenseits und Gericht Gottes gewesen, insbesondere da er nicht zimperlich war, die Fehler anderer, auch hochgestellter Persönlichkeiten, zu brandmarken. Diese Heuchelei ist nicht auszuschließen, erscheint jedoch unwahrscheinlich angesichts des damaligen Glaubens an eine Bestrafung durch Gott. Im 12. Jahrhundert brannte in der Vorstellung der Menschen mächtig das Fegefeuer und auch der Gedanke an die Hölle war allgegenwärtig. Typisch für die Zeit war es vielmehr, dass Menschen gerade zum Ende ihres Lebens sich von ihren Sünden reinzuwaschen versuchten, statt sie zu verschweigen.

Als Vater kommt zudem Graf Fulco IV. von Anjou, mit Beinamen der Verdrießliche, in Betracht, da Lüsternheit zu seinen negativen Eigenschaften gehörte. Gegen eine Vaterschaft spricht, dass er von großer Hässlichkeit gewesen sein soll sowie der Fresssucht, Trunksucht und Faulheit verfallen,[2] also für eine Frau sehr unattraktiv war.

Hersendis war zudem mit Bertrada von Montfort, der 5. Ehefrau Fulcos, befreundet und kannte wahrscheinlich die Leiden, die diese in ihrer Ehe ausstehen musste, bis sie Fulco verließ. Eine Schwangerschaft aus einer freiwilligen Hingabe Hersendis' scheint unwahrscheinlich. Doch auch wenn Fulco IV. der Vater gewesen sein sollte, so ist nicht erklärbar, warum sein Name konsequent verschwiegen wurde.

Gerade weil Fulco der Verdrießliche als lüstern bekannt war und sich auch an den Frauen seiner Vasallen vergriffen

[2] Vgl. a.a.O., 169f.

haben soll, erscheint es nicht plausibel, dass Hersendis seine Vaterschaft gedeckt hat.

Hinzu kommt noch eine weitere Beobachtung: Abaelard verschweigt in seiner Leidensgeschichte die Namen von lebenden Personen oder von Personen, deren Ruf nach ihrem Ableben noch geschädigt werden könnte. Aufgrund dessen, dass Fulco auch nach seinem Tod den denkbar schlechtesten Leumund hatte, gibt es keinen Grund, ihn nicht als Vater zu benennen.

Bei der Suche nach dem Vater von Heloisa scheint es mir, dass bei allen Spekulationen an das Nächstliegende bzw. den Nächstliegenden nicht gedacht wurde: An Hersendis' Stiefsohn Walter.

Spielen wir diese Hypothese einmal durch:

Hersendis war in zweiter Ehe mit dem weitaus älteren Wilhelm von Montsoreau verheiratet, dessen negative Eigenschaften und Verhaltensweisen sogar noch nach seinem Tod erwähnt wurden. Es könnte daraus geschlussfolgert werden, dass sie in ihrer Ehe nicht allzu glücklich war. Spätestens seit 1087 war Hersendis Witwe.

Sie hatte einen Stiefsohn, Walter, der ungefähr so alt war wie sie selbst. Nach dem Tod ihres Gatten lebte sie zusammen mit ihm auf der Burg Montsoreau. Er war unverheiratet.[3] Nachweislich verstanden sich die beiden gut[4]. Walter muss aus der Sicht einer Frau ein attraktiver Mann gewesen sein: Er besaß sowohl eine hohe Bildung, er wurde »doctor«[5] genannt, als auch männliche Eigenschaften wie Mut, Tapferkeit, Kampfesbereitschaft, was daraus zu schließen ist, dass er als Offizier an der Schlacht von Ballon

[3] Vgl. a. a. O., 115. Erst nach seiner Kriegsgefangenschaft 1098 heiratete Walter von Montsoreau die Schwester seines Freundes Grecia.

[4] Vgl. a. a. O., 92.

[5] Ebd.

(1098) teilgenommen hat. Dass Walter auch zu unrechtmäßigen Handlungen fähig war, ist durch einen von ihm begangenen Pferdediebstahl erwiesen.[6]

Obwohl Hersendis und Walter nicht blutsverwandt waren, so wäre die Beziehung inzestuös und streng verboten. Nach Paulus' Brief an die Epheser droht der Ausschluss aus der Gemeinde, also die Exkommunikation, sowie die Höllenstrafe im Jenseits. Beide, Hersendis und Walter, hätten demnach vor den Menschen und vor Gott eine schwere Sünde, eine Todsünde begangen, aus der sogar noch ein Kind hervorgegangen wäre.

Angenommen, Walter, Herr von Montsoreau, wäre der Vater Heloisas, so hätten zwei tiefgreifende Probleme gelöst bzw. bewältigt werden müssen.

Wie konnten Schwangerschaft, Geburt und Kindschaft verheimlicht werden?

Entgegen der Sitte, ein Kind erst nach dem Abstillen in ein Kloster zu geben, wurde Heloisa gleich nach der Entbindung in das weit vom Anjou entfernte Königskloster Argenteuil bei Paris gebracht, wahrscheinlich durch die Vermittlung Bertradas, der Mätresse bzw. Ehefrau König Philips I. Für Paris sprach zudem, dass Fulbert, ein Halbbruder Hersendis', in Paris lebte, dem illegale Handlungen anvertraut werden konnten, weil er selbst eine dem Kloster Saint-Evroult entwendete Reliquie des Heiligen Ebrulf als junger Mann als Liebespfand, »pro amoris pignore«[7], erhalten und sich damit der Hehlerei schuldig gemacht hatte. Möglicherweise hat er später einen Mordversuch, und zwar einen Giftanschlag verübt, der allerdings ohne Erfolg geblieben ist. Bei der Unterbringung Heloisas im Kloster Argenteuil könnte Fulbert als Mittelsmann fungiert haben,

[6] Vgl. a.a.O., 155.
[7] A.a.O., 70.

z. B. indem er das Geld für den Aufenthalt und die Erziehung Heloisas überbrachte.

Hierbei ist in Erwägung zu ziehen, wer in der finanziellen Lage gewesen wäre, Heloisas Erziehung im Kloster Argenteuil zu bezahlen, denn eine solche war teuer. Es fragt sich, ob Hersendis dafür die Mittel gehabt hätte, nachdem sie sich gleich nach der Geburt Heloisas (1095) der Armenbewegung Robert Arbrissels angeschlossen hatte. Plausibler erscheint es, dass der Vater, also Walter, dem Kloster Argenteuil über seinen Stiefonkel Fulbert das Geld zukommen ließ. Durch strikte Geheimhaltung des Namens des Vaters von allen Beteiligten hätte sich vor den Menschen der Inzest verbergen lassen, bis heute – wie es scheint.

Wie aber konnte Gott, der alles sieht und alles weiß, besänftigt werden? Wie konnte verhindert werden, nach dem Tod in die Hölle verdammt zu werden?

Hersendis' Antwort darauf könnte der Versuch gewesen sein, mit einem gottgeweihten Leben ihre schwere Schuld zu begleichen. Im Unterschied zu den adeligen Frauen, die sich aus einer Notsituation der Bewegung Robert Arbrissels anschlossen – aus einem gegen ihn gerichteten Schreiben geht hervor, dass es häufig Frauen waren, die sexuell von ihren Ehemännern misshandelt wurden und denen Robert Arbrissel Schutz bot, obwohl die Männer ihre Frauen zurückverlangten –, befand sich Hersendis in keiner offensichtlichen Notsituation, die sie veranlasst haben könnte, ihre Sicherheit und Annehmlichkeit auf der Burg, ihren Adelsstand, ihre Privilegien, ihr Vermögen aufzugeben und darüber hinaus sogar ihren kleinen Sohn Stephan zu verlassen, um ein Leben in den Wäldern von Craon zu beginnen, von dem niemand wusste, ob er bzw. sie den nächsten Winter überleben würde. In einem Akt der Selbstentäußerung wählte sie den Weg der Nachfolge Christi, so wie Robert Arbrissel ihn vorlebte, und gründete mit ihm

1100 ein Kloster, das ein menschenwürdiges Leben all denen bot, die sich zu Robert Arbrissel geflüchtet hatten.

Es ist anzunehmen, dass hinter dieser ungewöhnlichen und radikalen Abkehr vom weltlichen Leben und Eintreten für die Armen, insbesondere für schwangere Frauen und Mütter, ein tiefes Schuldbewusstsein steht. »Seelische Qualen und Schuldgefühle mögen auch das Motiv der Hersendis von Champagne gewesen sein, in einem Akt ungeheurer Anstrengung das Projekt Fontevraud aus der Taufe zu heben. Auch sie konnte diesen Einsatz als Wiedergutmachung begangener Schuld verstanden haben. Es mögen außerordentliche Umstände und Gefühlslagen gewesen sein, die Hersendis von Champagne zu ihrem Entschluss brachten, mit Robert Arbrissel den größten Frauenkonvent der Geschichte zu gründen. Wahrscheinlich entsprang das Vorhaben großer seelischer Not. Es scheint nicht abwegig, dass eine ungewollte oder illegitime Schwangerschaft oder Geburt dafür verantwortlich waren. Hatte sie eine Tochter namens Heloisa auf die Welt gebracht, von der uns die Quellen nichts weiter berichten?«[8]

Ein vergleichbares Schuldbewusstsein steht auch bei Walter von Montsoreau zu vermuten. Es war zwar im Adel üblich, durch Schenkungen an Klöster für sein Seelenheil zu sorgen, aber das von Walter in dieser Hinsicht Geleistete überstieg bei weitem das übliche Maß. Dies wird besonders deutlich, wenn die Schenkungen der Brüder und der weiteren Familie Hersendis' mit den Schenkungen verglichen werden, die Walter dem von Hersendis und Robert Arbrissel gegründeten Kloster Fontevraud zukommen ließ. Seine großartigen unter dem Begriff consuetudines zusammengefassten Schenkungen wurden von Bischof Peter von Poitiers ausdrücklich erwähnt. Der Text sei hier wieder-

[8] Vgl. a. a. O., 158 f.

gegeben, um aufzuzeigen, dass Walter von Montsoreau triftige Gründe gehabt haben muss, um umfassende Rechte dem Kloster für immer zu überlassen. Hören wir ihn selbst:

»Ich, Walter von Montsoreau, gebe Gott, der Heiligen Jungfrau und Robert Arbrissel sowie seinem Nonnenkonvent mein Vikariat und all meine Rechte, welche sie bei Fontevraud haben und haben werden. Ich gebe außerdem ihren Leuten alle Rechte, vor allem Handels- und Passagierzölle, auf all meinem Land, vor allem in meinem Schloss, und in anderen Gebieten, wo auch immer ich Rechte habe. Ich schenke ihnen auch das Land von Loges und mein dortiges Vikariat und alle Rechte, und alles, was die Menschen schenken wollen und was ihrem Kloster gegeben wird. Auch das Land von Born gebe ich ihnen, mein dortiges Sekretariat, Vikariat und alle weiteren Rechte ...« [9]

Später im Alter trat Walter selbst als Mönch dem Männerkonvent des Klosters Fontevraud bei. Hinter diesen Schenkungen könnte eine tiefe Schuld stehen, die ihn mit Hersendis und ihrem Kloster verbindet: eine gemeinsame Tochter: Heloisa.

Für Walter von Montesereau als Vater von Heloisa spricht ein weiterer Gesichtspunkt, der heute in der Diskussion ein zunehmendes Gewicht hat, die Erbanlagen. Im Hinblick auf das Mutter-Tochter-Verhältnis Hersendis – Heloisa beeindrucken die Übereinstimmung von Attitüden, Fähigkeiten sowie ein ähnlicher Lebensweg. [10]

Eine Weitergabe von genetischen Merkmalen auf Heloisa könnte ebenfalls auf Walter von Montsoreau zutreffen.

Für Heloisa sind Intelligenz, geradezu geniales Organisationvermögen belegt. Sie war es, wie Abaelard ihr anerkennend zubilligt, die das Kloster Paraklet erst in die Höhe

[9] Ebd., 115.
[10] Vgl. a. a. O., 61.

gebracht und in einem Jahr mehr geschaffen hat, als es ihm in hundert Jahren möglich gewesen wäre.

Ähnlich verhält es sich auch bei der Gründung des Klosters Fontevraud. Robert Arbrissel war das charismatische Oberhaupt, jedoch für die praktische Umsetzung gänzlich ungeeignet. Die Verwirklichung der Idee in die tatsächliche Klosteranlage, die Voraussetzung, dass diese nicht sofort von Bischöfen okkupiert wurde, wirtschaftlich überleben konnte, diese Leistung ist Hersendis in Zusammenarbeit mit Walter Montsoreau zu verdanken.[11]

Hier fällt ein weiterer geradezu verblüffender Gesichtspunkt in der Lebensgeschichte auf, sofern Walter von Montsoreau als Vater von Heloisa erachtet wird. Beide Paare, sowohl Heloisa und Abaelard als auch Hersendis und Walter von Montsoreau, haben nach einer verbotenen Liebe ein Kloster gegründet bzw. im Falle von Walter erst überlebensfähig gemacht.

So wie Mutter und Tochter gleich nach der Geburt ihres Kindes sich von ihrem Neugeborenen haben trennen müssen und kurze Zeit später Nonne geworden sind, so findet sich diese Parallele auch bei Abaelard und Walter, die beide den Weg ins Kloster gewählt haben.

Es fragt sich, warum anscheinend bisher die Möglichkeit noch nicht in Erwägung gezogen wurde, dass Walter von Montsoreau der Vater Heloisas wäre.

Dafür mag es verschiedene Gründe geben.

Zuvorderst, die wenigen Zeitgenossen, die von der Geburt Heloisas wussten, vermutlich Königin Bertrada sowie die Äbtissin des Klosters Sainte-Marie d'Argenteuil, haben »dicht gehalten«, und zwar sogar Fulbert, der die heimliche Heirat Heloisas mit Abaelard in Paris »ausposaunt« hat,

[11] Vgl. a. a. O., 121.

obwohl er Abaelard das Versprechen des Stillschweigens gegeben hatte.

Dieses Stillschweigen wurde allerdings im Hinblick auf Hersendis als Mutter Heloisas nach ihrem Tod nicht gewahrt. Obgleich Hersendis selbst die Geburt ihrer Tochter Heloisa vor aller Welt verheimlichen wollte und wahrscheinlich mit Ausnahme weniger Vertrauter ein Leben lang verschwiegen hat, so hat Heloisa als Äbtissin des Paraklet den Namen ihrer Mutter preisgegeben. Unumwunden wird das Mutter-Tochter-Verhältnis im Totenbuch festgehalten: *1 dec. Hersindis mater domine Heloise abbatisse nostre.*[12]

Wenn es durchaus nicht (mehr) anstößig war, Hersendis als Mutter von Heloisa zu benennen, so stellt sich die Frage, warum dann der Name des Vaters unbedingt weiterhin verschwiegen werden musste.

Als Erklärung erscheint es plausibel, dass von einem noch irgendwie zu tolerierenden Vergehen nicht mehr die Rede sein konnte, das heißt auf keinen Fall eine inzestuöse Verbindung zwischen Walter und Hersendis hergestellt werden durfte. Absolutes Schweigen, Verschweigen und damit nach außen hin Ungeschehenmachen war im Falle seiner Vaterschaft ein *Muss*.

Ein weiterer Grund, Walter von Montsoreau als Vater Heloisas nicht in Betracht zu ziehen, mag neben dem Tabu der inzestuösen Beziehung zwischen Stiefmutter und Stiefsohn an einer durch die Sprache suggerierten Vorstellung eines Mutter-Kind-Verhältnisses liegen. Sohn war Walter jedoch im Sinne eines Kindes nicht, war er doch spätestens seit 1087 urkundlich nachweisbar Herr von Montsoreau.

Vom psychologischen Gesichtspunkt aus betrachtet, ist es zudem höchst unwahrscheinlich, dass eine Frau für einen ungefähr gleichaltrigen Mann, den wir uns als Ritter

[12] A. a. O., 55.

wie auch klugen Gelehrten vorstellen dürfen, mütterliche Gefühle empfindet, wie auch dieser Mann es zu Recht ablehnen würde, von dieser Frau bemuttert zu werden.

Es könnte sogar umgekehrt spekuliert werden, ob Walter von Montsoreau nach dem Tod seines Vaters die munt[13] über Hersendis innehatte. Darüber ist allerdings nichts bekannt und wird an dieser Stelle nur erwähnt, um einen Denkansatz zu ermöglichen, der Walter von Montsoreau als Vater Heloisas in Erwägung zieht.

Das Faszinierende dieser Vorstellung der Vaterschaft Walters besteht darin, dass sich dadurch die bisher unerklärbaren Lücken in Heloisas Leben schließen.

Kindheit und Jugend im Kloster Sainte-Marie d'Argenteuil

Über Heloisas Kindheit und Jugend im Kloster Sainte-Marie d'Argenteuil ist nichts überliefert. Es sind keine Informationen aus diesem Zeitabschnitt auf uns Heutige gekommen. Nicht einmal der Name der Äbtissin ist bekannt, Robl nimmt an, sie hieß Mathilde.[14]

Zudem haben sich weder Heloisa noch Abaelard in ihren Briefen über ihre Jugend im Kloster geäußert. Gleichwohl lässt sich aus den wenigen Informationen ein Bild entwerfen:

[13] Anders als bei der Vormundschaft, wo bis zur Mündigkeit (Waffenfähigkeit) des vaterlosen männlichen adeligen bzw. freien Jugendlichen dieser rechtlich und ökonomisch von einem Vormund vertreten wurde, war die Frau ihr Leben lang rechtsunfähig und stand unter der munt ihres Vaters, nach der Heirat ihres Ehemannes oder nach beider Tod eines männlichen Verwandten, z. B. des ältesten Sohnes.

[14] Vgl. a. a. O., 208.

Heloisa wuchs »als Waise ohne Eltern und Geschwister bei den Nonnen von Argenteuil auf. Sainte-Marie in Argenteuil war ein reiches, nur Töchtern wohlhabender und einflussreicher Familien offenstehendes Benediktinerinnenkloster, und seine Bibliothek war gewiss reich bestückt mit prächtigen Handschriften. Heloisa dürfte ein vor schädlichen Einflüssen behütetes, aber wohl eher einsames Kind gewesen sein. Es verwundert nicht, wenn sich das aufgeweckte Mädchen früh extensiver Lektüre zuwandte«.[15]

Wer jedoch diese kostspielige Erziehung im Kloster bezahlte, bleibt offen. Oheim Fulbert kommt dafür wohl kaum infrage, da eine seiner hervorstechendsten und überlieferten Eigenschaften sein Geiz war.

Ebenfalls unwahrscheinlich ist es, dass Hersendis für die Zahlungen aufkam. Sie wird bei den pauperes Christi wie auch als Priorin des Klosters kein privates Vermögen gehabt haben, mit dem sie die Erziehung ihrer illegitimen Tochter hätte finanzieren können.

Die Frage, wer von Anfang an, seit Heloisas Ankunft in Argenteuil als Säugling die fürsorgliche und teure Betreuung bezahlt hat, beantwortet sich von selbst, wenn der Vater Heloisas für die Kosten aufgekommen wäre, also entsprechend unserer These: Walter von Montsoreau. Das Geld wäre dann durch Fulbert dem Kloster übermittelt worden. Dass Fulbert Kontakt zu seiner Familie im Anjou hatte, zeigt sein späteres Verhalten bei der Planung des Anschlages auf Abaelard.

Es ist nicht bekannt, zu welchem Zeitpunkt Heloisa zu ihrem Onkel Fulbert nach Paris zog. Es kann jedoch vermutet werden, dass Hersendis' Tod, wahrscheinlich am 1. Dezember 1115, Anlass für den Wechsel von Argenteuil

[15] U. Niggli, Peter Abaelard als Dichter, Tübingen 2007, 32.

nach Paris war. Da Heloisa nicht als Oblate, als Gottesgeschenk, dem Kloster übergeben worden war, blieb ihr die Entscheidung zu einem weltlichen Leben offen.

Heloisa war zu diesem angenommenen Zeitpunkt ihres Eintreffens in Paris kein Kind mehr, sondern eine etwa 20-jährige Frau, deren Gelehrsamkeit berühmt war. Es wäre möglich, dass der eitle Fulbert sich mit ihrem Ruhm schmücken wollte und sie deshalb nach Paris holte.

Denkbar wäre es auch, dass der Vater die teure Erziehung nicht weiter bezahlen wollte, war diese doch schon längst abgeschlossen. Vorausgesetzt Walter von Montsoreau war der Vater, so hatte er selber zu diesem Zeitpunkt drei Söhne aus seiner Ehe mit Grecia. Möglicherweise schränkten seine weitreichenden Schenkungen, die er dem Kloster Fontevraud zukommen ließ, seine finanziellen Möglichkeiten ein.

Eine andere Variante wäre, dass Heloisa selbst den Wunsch geäußert hätte, das Kloster zu verlassen. Ihre Verwandten hätten, weil ihr Interesse sich mit dem Heloisas deckte, der jungen Frau diese Bitte erfüllt.

Leben im Hause Fulberts

Über das Leben im Hause ihres Onkels Fulbert bis zum Einzug Abaelards erfahren wir nichts Konkretes aus den Briefen zwischen Heloisa und Abaelard. Gleichwohl lassen die Briefe Rückschlüsse auf Heloisas Leben und auf Erfahrungen zu, die sie in Paris gesammelt hat.

Aufgewachsen im Kloster Argenteuil, hatte Heloisa in Paris zunächst keine Freunde. Dennoch ist es ihr offenbar gelungen, einen Freundeskreis aufzubauen, denn Abaelard schreibt, dass viele sie abhalten wollten, das schwere Joch des Klosterlebens auf sich zu nehmen. Die Nonnen von

Argenteuil können kaum unter diesen Begriff subsumiert werden.

In ihrer Pariser Zeit scheint sie sich auch Gedanken über die Ehe gemacht zu haben, die aus den Eheerfahrungen ihrer Bekannten und Freundinnen resultieren könnten. Ausgehend von deren Eheproblemen, zieht sie die Bilanz, dass Ehen, sofern sie ›gut‹ gehen, auf der Täuschung beruhen, der Ehepartner sei der bestmögliche (2. Brief).

Kenntnisreich und detailliert stellt sie Abaelard vor Augen, dass ein Haushalt mit Kindern, Dienstboten, Ammen, verbunden mit Geschrei und Dreck, nicht zu ihm als Gelehrten passen würde. Im Kloster kann sie diese Erfahrung ebenso wenig gewonnen haben wie bei ihrem Oheim Fulbert. Wahrscheinlich hat sie bei Besuchen ihrer verheirateten Freundinnen diese Beobachtungen gemacht, die dann bei dem Aufenthalt bei Abaelards Schwester noch vertieft wurden.

Datierung der Liebesgeschichte

»Wir haben für die dramatische Geschichte Abälards und Heloises beinahe keine andern Zeugen als diese selbst, und für ihre Anfänge verfügen wir sogar nur über das Zeugnis von Abälard selbst.«[16]

Abaelard selbst vermittelt uns einen gut nachzuvollziehenden chronologischen Überblick über seine Liebesbeziehung mit Heloisa. In seinem *Trostbrief an seinen Freund* erklärt er explizit, dass dieser die Geschichte wahrheitsgetreuer als vom Hörensagen und in ihrem wirklichen Verlauf in der Reihenfolge, wie sie verlief, kennenlernen soll.

[16] E. Gilson, Heloise und Abälard, Freiburg 1955, 12.

Hören wir also Abaelard zu und folgen seinen eigenen Angaben.

Wenn auch nicht in einer Jahreszahl ausgedrückt, so gibt doch Abaelard genaue Angaben für den Zeitpunkt seiner Liebesbeziehung mit Heloisa im Hause Fulberts. Ausgangspunkt ist das Jahr 1114, als Abaelard wieder nach Paris zurückkommt und er unverzüglich den begehrten und versprochenen Lehrstuhl dort erhält. Abaelard schreibt. »Ich hatte den Lehrstuhl einige Jahre in Ruhe inne«: ***scholas … annis aliquibus quiete possedi*** *atque ibi in ipso statim scholarum initio glossas* illas *Iezechielis*[17] [Hervorhebung Verf.]. In Brosts Übersetzung wird die Dauer sogar noch betont durch die Formulierung: »einige ruhige Jahre«[18]. Einige Jahre sind ein längerer Zeitraum, demzufolge mindestens von drei oder vier, vielleicht sogar mehr Jahren. Die Formulierung ›in Ruhe‹ unterstreicht die Unangetastetheit des Lehrstuhls, wie auch die längere Zeitspanne betont wird. Zudem hebt Abaelard hervor, dass er sofort mit seiner Arbeit am Ezechielkommentar begonnen habe. Dass Abaelard sich ganz auf seine Lehrtätigkeit in den Fächern Philosophie und Theologie konzentriert hat, geht aus seiner Bemerkung über seinen großen Zulauf an Schülern hervor, die erst erworben werden mussten. Ein solcher Ruhm lässt sich nicht in kurzer Zeit herbeiführen. »Nun kann er sich in Ruhe seines Triumphes freuen; alle seine Rivalen sind besiegt und ausgeschaltet; seit mehreren Jahren ist er Herr und Meister der Pariser Schulen, die ihm lange bestimmt waren. Er lehrt hier mit gleichem Erfolg Philosophie und

[17] P. Abaelard, Abaelardi ad amicum suum consolatoria, in: D. N. Hasse (Hrsg.), Abaelards »Calamitatum«, Text – Übersetzung – Modellanalysen, Berlin 2002, 16.

[18] P. Abaelard – Leidensgeschichte und Briefwechsel mit Heloisa, übertragen und herausgegeben von E. Brost, Heidelberg 1979, 17.

Theologie; nicht nur eine außergewöhnliche Zahl von Schülern, die sich um seinen Lehrstuhl drängen, strömen ihm zu, sondern ebenso auch Geld und universale Berühmtheit. Er sagt es selber, aber Fulco von Deuil versichert es gleichfalls mit großem Aufwand an Einzelheiten und auf die förmlichste Art.«[19]

Es ist demnach äußerst unwahrscheinlich bzw. auszuschließen, dass Abaelards Interesse auf amouröse Abenteuer ausging. Signifikant dafür, dass Abaelard sich so früh keineswegs verliebt hatte, ist zudem seine Aussage, dass es seine Schüler waren, die zuerst seine Liebesgefühle bemerkt haben. Voraussetzung dafür ist, dass sie zuvor von Abaelard anderes gewohnt waren.

Erst als Abaelard ein saturiertes Leben führt, hohe Einnahmen durch die Schüler hat, sein Ruhm *(gloria)* gefestigt ist, als er sich womöglich zu langweilen beginnt, weil er keine Widerstände mehr überwinden muss, da wendet er sich der Liebe zu.

»Mit Hochmut und Reichtum mußte natürlich auch die Ausschweifung sich einstellen. Nach vier oder fünf Jahren eines Lehrerfolges ohnegleichen (...) kam die Versuchung, und Abälard erlag ihr denn auch sofort.«[20]

In Jahreszahlen ausgedrückt beginnt die Liebesbeziehung wahrscheinlich 1118.

Betrachten wir Abaelards Leben im Hause Fulberts. Auch hier erhalten wir von Abaelard einen Fixpunkt, nämlich die Karwoche. In seinem 5. Brief klagt sich Abaelard an, in der Karwoche (wie auch an anderen hohen Feiertagen) trotz ihrer Einwände Heloisa durch Zwang, möglicherweise durch Schläge, gefügig gemacht zu haben. Heloisas Einwand war demnach kein grundsätzlicher, dass

[19] E. Gilson, Heloise und Abälard, 12.

[20] A. a. O., 13.

sie nicht mit Abaelard schlafen wollte, sondern ihre Bedenken beziehen sich speziell auf die Karwoche und auf die hohen Feiertage. Daraus ist zu schlussfolgern, dass sie schon längere Zeit vor der Karwoche gewohnt waren einander beizuwohnen, die Liebesbeziehung bereits im Winter 1118 begann. Gegen eine Datierung im Frühjahr/Sommer spricht, dass das Liebesverhältnis ein dreiviertel Jahr oder länger gedauert hätte. Dem steht Abaelards Aussage *pluribus evolutis mensibus*[21], also einige Monate gegenüber.

Ostern lebte Abaelard demnach bei Fulbert. Heloisa war zu diesem Zeitpunkt nicht schwanger oder wusste es zumindest noch nicht, denn erst nachdem Fulbert Abaelard und Heloisa entdeckt hatte, Abaelard sein Haus verlassen musste, als sie räumlich getrennt waren, da teilte Heloisa ihm in höchster Freude schriftlich mit, dass sie Mutter wird. Nehmen wir als frühesten Termin für die Konzeption Ende April, Anfang Mai, so dauerte es damals mindestens zwei Monate, bis eine Frau verlässlich wusste, dass sie ein Kind erwartete. Wir schreiben demnach Juni oder Juli.

Wird jedoch in Betracht gezogen, dass Abaelard an mehreren hohen Feiertagen den Beischlaf mit Heloisa suchte und fand, dann könnte auch noch Christi Himmelfahrt, Pfingsten, vielleicht sogar Fronleichnam in Frage kommen, womit sich die Schwangerschaft zeitlich weiter verschiebt.

Bleiben wir bei der Annahme, dass Heloisa seit Ende April, Anfang Mai schwanger war, wobei, wie gesagt, auch an einen späteren Zeitpunkt zu denken wäre, so sind es neun Monate (40 Wochen) bis zur Geburt ihres Sohnes. Astralabius ist nach dieser Überlegung Ende Dezember

[21] P. Abaelard, Abaelardi ad amicum suum consolatoria, in: D. N. Hasse (Hrsg.), Abaelards »Calamitatum«, Text – Übersetzung – Modellanalysen, 24.

1118 oder wahrscheinlicher Januar/Februar oder noch zwei, drei Monate später im Jahr 1119 geboren.

Die weiteren dramatischen Ereignisse: Hochzeit, Kastration, Profess beider Liebender erfolgten 1119.

Es gibt die Option[22], dass das Liebesverhältnis im Hause Fulberts zurückzudatieren sei auf das Jahr 1116 oder noch früher auf die Jahre 1114 bis 1116:

Diese frühe Datierung fußt auf dem fünften Brief Abaelards, in dem er den Ausdruck »parentum« benutzt. Dabei stützt sich die Argumentation darauf, dass mit parentes die Eltern Heloisas gemeint seien.

»Wenn du mir nämlich nicht vorher zur Frau gegeben worden wärest, hättest Du leicht bei meinem Klostereintritt – entweder durch Betreiben deiner Eltern oder durch die Verlockung fleischlicher Gelüste – ein weltliches Leben führen können.«[23] »Si enim mihi antea matrimonio non esses copulata, facile in discessu meo a saeculo, *vel suggestione parentum*, vel calamlium oblectatione voluptatum, saeculo inhaesisses«[24] (Hervorhebung Verf.).

Aus dieser Äußerung Abaelards wird abgeleitet, dass Heloisas Eltern (parentum) zum Zeitpunkt ihres Eintritts ins Kloster noch am Leben waren und unter der Voraussetzung, dass Hersendis von Champagne Heloisas Mutter war und sie spätestens 1115 gestorben ist, die Ereignisse der Liebesaffäre sich bereits zwischen 1114 und 1115 abgespielt hätten. Um die These der Vordatierung zu prüfen, seien folgende Überlegungen angestellt.

[22] Vgl. W. Robl, Neues aus der Familienforschung Heloisas mit Ausblicken auf die Familie Peter Abaelards, in: U. Niggli (Hrsg.), Peter Abaelard, Leben – Werk – Wirkung, Freiburg im Breisgau 2003, 77.

[23] Zitiert nach W. Robl, a. a. O., 45.

[24] P. Abaelard, Quae est rescriptum Petri rursus as Heloissam, Epistola 5, (Abrufbar unter http://abaelard.de/05021Obr051.htm [17.08.2017]).

Um den Sinngehalt von parentes zu eruieren, ziehen wir eine Passage aus der *Leidensgeschichte* hinzu, in der Abaelard den Ausdruck parentes verwendet. Als Reaktion auf seine Kastration heißt es: wie hart der unablässige Schmerz und die Verzweiflung, die diese Wunde bei meinen Eltern bzw. Angehörigen und Freunden auslösen würde. »quantam perpetui doloris contrituonem plaga haec *parentibus meis et amicis* esset collatura«[25] (Hervorhebung Verf.).

Robl bewertet diese Textstelle dahingehend: »›Parentes‹ meint an dieser Stelle in der Gegenüberstellung zu ›amici‹ eher ›Angehörige‹« Der gesamte Ausdruck wirkt als literarischer Topos.[26]

In Analogie zu der Wortbedeutung »parentibus mei« im Sinne von ›meine Angehörigen‹ kann somit geschlussfolgert werden, dass Abaelard ebenfalls unter parentibus die Angehörigen Heloisas versteht.

Unterstützt wird diese Sichtweise durch die Bedeutung, die in der damaligen Gesellschaft die Verwandtschaft im Hinblick auf wichtige Entscheidungen hatte. Insbesondere für Heloisa ist verbürgt, dass ihre Verwandten wesentlich und rücksichtslos in ihr Schicksal eingriffen, als Fulbert den Anschlag auf Abaelard im Einverständnis mit seinen und damit Heloisas Verwandten hat ausführen lassen. Darüber hinaus ist dringend anzunehmen, da Fulbert nichts nachzuweisen war, dass die adeligen und nicht geistlichen Verwandten die Täter verdingten – immerhin wurde die Kastration aus medizinischer Sicht kunstvoll durchgeführt – und bezahlten. Die Verwandten ließen sich diesen Schnitt etwas kosten.

[25] Vgl. P. Abaelard, Abaelardi ad amicum suum consolatoria, 38.

[26] Vgl. W. Robl, Neues aus der Familienforschung Heloisas mit Ausblicken auf die Familie Peter Abaelards, in: U. Niggli (Hrsg.), Peter Abaelard, Leben – Werk – Wirkung, 76, Anmerkung 198.

Dass mit »parentes« nicht Mutter und Vater zu verstehen sind, dafür spricht zudem ein rechtlicher Aspekt, die Mutter konnte ihre Tochter nicht verheiraten. Die Frau stand unter der munt eines Mannes, sie war damit seiner Verfügungsgewalt unterworfen, als unverheiratete Frau der des Vaters, als verheiratete des Ehemannes. War der Vater bzw. der Ehemann tot, stand die Frau unter der munt eines männlichen Verwandten. Vom rechtlichen Standpunkt konnte die Mutter die Tochter nicht verheiraten, sondern ausschließlich der Vater bzw. ein männlicher Verwandter. Wer die munt über Hersendis und Heloisa besaß, ist nicht bekannt. Festzuhalten ist, dass Hersendis als Mutter nicht das Recht hatte, Heloisa zu verheiraten.

Doch spielen wir die Hypothese durch, Abaelard hätte mit »parentes« tatsächlich Heloisas Eltern, das heißt konkret, Vater und Mutter gemeint. Diese Eltern, die bis dahin ihre Tochter vor aller Welt verheimlicht hatten, müssten ins Rampenlicht der Öffentlichkeit treten, sich vor dem Adel Frankreichs zu ihrer unehelichen Tochter bekennen. Sie müssten einen Ehemann suchen, der auch nicht eine singuläre Persönlichkeit gewesen wäre, sondern hinter dem eine Familie gestanden hätte. Sie müssten die Morgengabe aushandeln. Die Eheschließung wäre ein öffentliches Ereignis, ein Skandal gewesen.

Die Gründe, die Hersendis und den Vater Heloisas bewogen hatten, sich ihrer als Säugling zu entledigen, sie weit fortzubringen und sie wie eine Waise bei den Nonnen des Klosters von Argenteuil aufwachsen zu lassen, werden sich nicht so verändert haben, dass sie um 1114/15 öffentlich als Eltern Heloisas hervorgetreten und ihr illegitimes Verhältnis zueinander in ganz Frankreich publik gemacht hätten.

So sprechen die historischen Tatsachen ihre eigene Sprache. Es hat tatsächlich 900 Jahre gedauert, bis ein Zusammenhang zwischen Heloisa und Hersendis von Champagne hergestellt worden ist und sie für die Mutter von Heloisa gehalten wird.

Statt einer Vordatierung erscheint im Gegenteil die Gegenthese angebracht, dass das Betreiben des Vaters oder/und der Angehörigen, als Handeln der Sippe verstanden, den Tod Hersendis' voraussetzt. Zwar hatte sie keine Rechtsbefugnis über Heloisa, und dies noch viel weniger, wenn eine Steigerung möglich wäre, als Heloisa illegitim geboren war, gleichwohl hätte sie ihre Zustimmung zum Ausdruck bringen können.

Dagegen spricht, psychologisch gesehen ist es mehr als unwahrscheinlich, dass Hersendis ihre Tochter zu einer Ehe genötigt hätte. Sie, die selbst unter schwierigsten Umständen ein Kind bekommen und sich jahrelang um Frauen in Not gekümmert hat, die das Unglück von Frauen aus unmittelbarer Nähe kannte und zu lindern suchte, die ein Kloster geründet hat, um diesen armseligen Frauen, tatsächlich den Ärmsten und Rechtlosesten, in ihrem Kloster Würde und eine Heimat zu geben, wird niemals eine Zwangsheirat von ihrer Tochter verlangt haben.

Wie viel Entscheidungsfreiheit Hersendis ihrer Tochter, damals noch ein Säugling, gegeben hat, wird daraus ersichtlich, dass Heloisa nicht als Gottesgabe und damit für ihr ganzes Leben dem Kloster übereignet wurde. Übrigens spricht gerade dieser Umstand, die Freiheit, die sie ihrer Tochter gelassen hat, dafür, dass Hersendis wirklich die Mutter Heloisas ist. Denn Hersendis hat bei ihrer Klostergründung berücksichtigt, dass nicht jede Frau gleichermaßen dazu in der Lage ist bzw. sein will, ihr Leben in strenger Klausur zu verbringen. Ihre Klostergründung sah von vornherein verschiedene qualitative Abstufungen vor, die die Bedürfnisse der Frauen berücksichtigten. Es wäre paradox, wenn sie im Hinblick auf ihre Tochter Zwang ausgeübt haben sollte.

Zudem hätte ein Bekenntnis zu Heloisa für Hersendis selbst äußerst nachteilige Folgen gehabt.

Hersendis war Priorin von Fontevraud, das sie 1100 zusammen mit dem ebenfalls außerordentlich verehrten Charismatiker Robert Arbrissel gegründet hatte. Das Kloster umfasste 1000 Seelen und lebte von den generösen Zuwendungen des Adels und Hochadels, so z. B. durch die Schenkungen Fulcos V., des Grafen Anjou und späteren Königs von Jerusalem. Diese Zuwendungen waren nicht umsonst, sondern gründeten auf der Basis des Gebens und Nehmens. Die adeligen Spender erwarteten, dass die Nonnen und Mönche für ihr Seelenheil und das ihrer verstorbenen Verwandten beten würden. Die Voraussetzung aufseiten der Nonnen und Mönche war ihr heilig geführtes Leben. Je mehr sie den Leidensweg Jesu Christi bereit waren auf sich zu nehmen, ihm nachzufolgen, desto wirksamer war ihre Gebetskraft. Von Hersendis versprach sich der Adel und Hochadel eine hohe Wirksamkeit aufgrund ihrer tadellosen, extrem vorbildlichen Lebensführung und ihrer Hinwendung zu den Armen. Hätte sie eine bis dahin verheimlichte Tochter zwangsverheiraten wollen, der Skandal wäre nicht ausgeblieben. Hersendis wäre unglaubwürdig geworden und damit ihre Gebetskraft minderwertig. Möglicherweise wäre das Großprojekt Fontevraud zum Scheitern verurteilt.

Kehren wir zu Abaelard zurück.

Abaelard ist Sprachlogiker, seine Philosophie wie auch seine Theologie bauen auf präziser Sprache und präzisem Denken auf. Es scheint deshalb geraten, auf seine eigene Stimme zu hören und ihm zu vertrauen, dass er einige Jahre in Ruhe seinen Lehrstuhl innehatte, bevor seine dramatische Liebesbeziehung mit Heloisa begann.

Zur Visitation des Klosters Paraklet durch Bernhard von Clairvaux

Wir wissen von Abaelard, dass er anfangs (1129–31) sich häufig im Paraklet aufgehalten hat, dann aber in Übereinkunft mit Heloisa ferngeblieben ist. Der Briefwechsel setzt eine räumliche Distanz voraus, die von Heloisa auch angesprochen wird. Zudem bittet sie Abaelard, ihr die Klosterregel zu schicken.

Für mich als Autorin stellt sich die Frage, warum Abaelard nicht mehr zum Paraklet kommen konnte. Abaelard selbst gibt als Grund üble Nachrede an, eine Begründung, die sogleich die nächste Frage evoziert: Warum ist üble Nachrede so gefährlich, dass sich Abaelard und Heloisa ein zweites Mal trennen lassen, ja, dass sogar der »Satan«, wie er schreibt, ihn gehindert habe, im Paraklet einen Ort zu finden, wo er leben könne.

Es lässt sich eine Antwort ausmachen, indem zwei Ereignisse miteinander in Beziehung gesetzt werden: die Bestätigung des Privilegiums durch den Papst und die Visitation des Klosters durch Bernhard von Clairvaux.

Für das Überleben des Paraklet war die Anerkennung durch den Papst notwendig. Abaelard hat sich anlässlich der Weihe des Altars im Benediktinerkloster Morigny bei Papst Innozenz II. für die Bestätigung des Klosters eingesetzt. Ein solches Gesuch konnte Abaelard nur als Abt von Saint-Gildas unterstützen, nicht aber als Ehemann der Priorin des Paraklet, Abaelard musste also dem Paraklet fernbleiben. Diese Zurückhaltung kommt signifikant zum Ausdruck, indem Abaelards Name in allen offiziellen Dokumenten des Paraklet nicht erwähnt wird. Der Papst, als Italiener nicht mit den französischen Verhältnissen vertraut, wird nicht gewusst haben, ob er den Antrag genehmigen soll. Wie aus Abaelards Darstellung hervorgeht, hat sich der Landesbischof dafür verwandt, dass der Paraklet das Privilegium erhielt. Es könnte jedoch sein, dass Bernhard von Clairvaux misstrauisch war und Papst Innozenz als dessen ständiger Begleiter und ›Königsmacher‹ dazu bewog, eine Visitation im Paraklet vornehmen zu lassen. Für diese Sichtweise spricht, dass zwischen dem Antrag um Anerkennung und der Bestätigung durch den Papst fast ein ganzes Jahr liegt (20.1.–23.11.). Vergleicht man den Zeitraum zwischen dem Konzil von Sens, von dem der Papst frühestens Ende Juni erfahren haben kann, und Abaelards Aburteilung am 16. Juli, so lässt sich die Schwerfälligkeit der Anerkennung eben damit erklären, dass Bernhard von Clairvaux Zeit und Lust finden musste, eine Visitation vorzunehmen.

Zur Echtheit der Briefe

Die Frage der Echtheit der Briefe ist in der Forschung heiß diskutiert worden: Ist Abaelard allein der Verfasser? Oder Heloisa? Sind die Briefe per Boten ausgetauscht worden? Haben Heloisa und Abaelard sie zusammen im Kloster Paraklet verfasst? Gibt es eine gemeinsame Redaktion tatsächlich vorher geschriebener Briefe? Sind Abaelard und Heloisa überhaupt nicht die Verfasser, sondern sind die Briefe später von einem allerdings genialen Autor geschrieben? Lange Rede – kurzer Sinn: Man weiß es nicht oder, um es mit Robl zu sagen: Es ist »trotz dieser jahrhundertelangen Debatte bis heute nicht überzeugend gelungen (…), die Authentizität des Briefwechsels zu widerlegen. Mit anderen Worten: Nicht eine einzige Aussage konnte eindeutig als unwahr oder gefälscht identifiziert werden.«[27] Robl geht

[27] Vgl. W. Robl, Heloisas Herkunft, 22.

davon aus, »dass die Historia Calamitatum – trotz aller interpretatorischen Formbarkeit ihrer Passagen – in der Regel Kernwahrheiten enthält. Damit ist sie für uns (...) eine Quelle ersten Ranges.«[28]

Die Diskussion um die Echtheit soll an dieser Stelle auch nicht aufgegriffen, sondern ein anderer Aspekt hervorgehoben werden, nämlich der, dass Abaelard als eigentlicher Autor in den Vordergrund gerückt wird, der ein literarisches Werk vorlegt und Heloisa unter kompositorischen Aspekten, die zudem seinem Ruhm förderlich sind, Worte in den Mund legt, die sie wahrscheinlich gar nicht gesprochen hat. Dies betrifft ihre lange Rede gegen die Ehe sowie das Lukan-Zitat bei ihrer Profess.[29]

Begründet wird diese These damit, dass Heloisa und Abaelard zur Zeit ihrer Liebesgeschichte noch keine philosophisch-enthaltsame Lebensform als Ideal haben konnten, weil das klerikale Zölibat noch nicht gesellschaftsrelevant geworden sei.[30] Übersehen wird dabei, dass mindestens seit 1050 die zölibatäre Sichtweise rigoros proklamiert und auch durchgesetzt wurde. Petrus Damiani und Papst Gregor VII. und nach ihm alle Päpste waren radikale Verfechter der Verpflichtung zum Zölibat. Dass diese Haltung sich nicht nur auf das klerikale Milieu beschränkte, sondern sich allgemein in der Gesellschaft verbreitet hatte, zeigt ein Vorfall in Passau. Bei einem Gottesdienst im Dom forderte Bischof Altmann von den Priestern und Klerikern strenge Enthaltsamkeit ein, das heißt Verstoß ihrer Frauen und Konkubinen. Die Priester und Kleriker gingen darauf-

28 Vgl. ebd.

29 Vgl. P. von Moos, Cornelia und Heloisa, in: ders., Abaelard und Heloise, Münster 2005, 152.

30 Vgl. P. Abaelard, Abaelardi ad amicum suum consolatoria, in: D. N. Hasse (Hrsg.), Abaelards »Calamitatum«, Text – Übersetzung – Modellanalysen, 274.

hin handgreiflich gegen den Bischof vor und er wäre vielleicht sogar getötet worden, hätten nicht Laien, Ritter, die seine Forderungen unterstützten, ihn gerettet. Dies geschah bereits 1074.

Die Abwertung des Geschlechtlichen, die Vorstellung der ›reinen‹ Hände bei sakralen Akten war zum Zeitpunkt der Liebesgeschichte eine allgemeingängige Auffassung der Bevölkerung. Abaelard und Heloisa, und hier ist das Augenmerk auf sie als äußerst gebildete Frau zu richten, unterschieden sich vom ›Mainstream‹ nur darin, dass Heloisa die Argumente für eine enthaltsam-asketische Lebensweise formulieren konnte.

Ehe hieß in der damaligen Auffassung legalisierte lebenslange Unreinheit. Aus Abaelards Kampf um seine gloria, seine Ehre, die in der geheimen Ehe gipfelte, wird ersichtlich, dass der Druck von außen, ehelos zu bleiben, extrem hoch war, eben schon zur Zeit des Liebesverhältnisses.

Insbesondere spricht gegen die Behauptung, Heloisa hätte zur Zeit ihrer Liebesbeziehung asketische Ideale noch nicht vertreten, weil nicht denken können, Abaelards kurz nach ihrem gemeinsamen Eintritt ins Kloster verfasste Schrift *Theologia Summi boni,* in der er eben diese Argumentation expliziert. So schreibt Abaelard: »Wer ermahnt uns überdies durch Schriften und Traktate mehr zur Weltverachtung als die Philosophen?«[31] »Sie vertraten die Auffassung, daß die Bekanntschaft mit Gott nicht vermittels von Überlegung, sondern durch eine gute Lebensführung zu erwerben ist, und sie rieten, daß sie eher durch den Charakter als durch Worte anzustreben sei (...). Deshalb vertrat er (Sokrates) die Auffassung, daß (die Ursachen der Dinge)

[31] P. Abaelard, Theologia Summi boni, U. Niggli (Hrsg.), Hamburg 1997, 61.

nur mit einem gereinigten Geist begriffen werden können. Er urteilte, daß man zur Reinigung des Lebens hart an einem guten Charakter arbeiten müsse, damit sich der Geist, niederdrückender Begierden entledigt, mit seiner natürlichen Kraft zum Ewigen erhebt.«[32] Das sind Heloisas Worte.

Was spricht dagegen, dass Heloisa, die die Katastrophe voraussah, nicht mit jedem Mittel gekämpft hat, um Abaelard von dem Irrsinn, den er später als Dummheit, »stultitiam«[33], bezeichnet, abzubringen? Sie, als philosophisch hochgebildete Frau, wird, ihr Adressat war schließlich Philosoph, philosophische und theologische Argumente ins Feld geführt haben.

Es fragt sich tatsächlich, warum ihr diese Argumentation nicht zuzutrauen ist. Könnte es nicht umgekehrt sein, dass Abaelard ihre Argumente in seiner nur kurz nach der Trennung verfassten *Theologia Summi boni* verwendet? Warum sollte er nicht von Heloisa inspiriert sein? Weil sie eine Frau ist?

Wird Heloisa nicht sogar nach 900 Jahren die Würde genommen, sie hätte nicht philosophisch argumentieren können, und dies, obwohl sie um ihr Leben kämpfte, als sie versuchte Abaelard von der Eheschließung abzuhalten?

Dass sie diese radikal enthaltsame Lebensweise nicht bis zum Exzess der dauerhaften Trennung führen, sondern bei der Schwester Abaelards mit ihrem Sohn bleiben, Abaelards Geliebte in der Ferne und bisweilen auch in der Nähe sein wollte, spricht nicht dagegen, dass sie die Ehe, philosophisch und theologisch begründet, ablehnte.

32 A. a. O., 77; 59.

33 P. Abaelard, Abaelardi ad amicum suum consolatoria, in: D. N. Hasse (Hrsg.), Abaelards »Calamitatum«, Text – Übersetzung – Modellanalysen, 34.

Heloisa dementiert denn diese philosophisch-theologischen Argumente nicht (2. Brief), im Gegenteil, sie bestätigt, sie geäußert zu haben, sie kritisiert lediglich, dass Abaelard die Argumente unerwähnt gelassen hat, in denen sie die Liebe der Ehe, die Freiheit dem Zwang vorzog.[34]

Ebenso wenig dementiert Heloisa, sie hätte bei ihrer Profess Lucans Cornelia zitiert. Auch hier wird indirekt unterstellt, Heloisa habe diese Worte gar nicht gesprochen. Zwar wird eingeräumt, dass im Mittelalter Cornelia als Vorbild für Gattenliebe bekannt war, dass sich aber Abaelard von Lucan habe »inspirieren«[35] lassen. »Die Ansicht, Heloise habe am Altar Lucan zitiert, gehört zu den mediävistischen Topoi, die der biographischen Mythologisierung Heloises besonders entgegenkommen.«[36]

Warum sollte sie es nicht getan haben? Cornelia war, wie oben eingeräumt, als Identifikationsfigur bzw. als Vorbild allgemein geläufig, insbesondere einer hochgebildeten Frau wie Heloisa, genauer der gebildetsten Frau Frankiens. Sie zu zitieren, war also nichts Ungewöhnliches.

Wofür jedoch war Cornelia ein Vorbild? Für die Frau, die ihr eigenes Begehren für den Mann opfert. Heloisa wird auf Abaelards Befehl freiwillig Nonne. Abaelard schreibt selbst, dass Heloisa auf seinen Befehl (»imperium«) ins Kloster eingetreten ist, ein Faktum, das sie in ihren Briefen oftmals wiederholt: auf deinen Befehl hin. Sie hat gehorcht. Wie ungerne sie ihm Widerworte gegeben hat, wird am Ende ihrer Rede gegen die Ehe deutlich, indem Abaelard

34 »Du hast es nicht verschmäht, einige der Gründe anzuführen, mit denen ich versuchte, dich von unserer Ehe und der unseligen Vermählung abzuhalten«; Abaelard, Der Briefwechsel mit Heloisa, übersetzt und mit Anhang von H.-W. Krautz, Stuttgart 2016, 64.

35 P. von Moos, Cornelia und Heloisa, in: ders., Abaelard und Heloise, 142.

36 A. a. O., 151.

schreibt: sie habe ihn nicht beleidigen wollen und darum aufgehört, weitere Gegenargumente anzuführen. Heloisa wird unter der Last der Schuld, die sie sich selbst für die Kastration Abaelards gegeben hat, seinem Befehl, Nonne zu werden, nicht widersprochen haben. Die wahrscheinlich einzige Möglichkeit, ihm mitzuteilen, dass sie ihren Gehorsam als Opfer auffasst, bestand darin, diese Botschaft ihm in dem Augenblick mitzuteilen, in dem sie unwiderruflich aus dem weltlichen Leben schied. Dies mit eigenen Worten zu sagen, wäre unschicklich gewesen, sie hätte Abaelard direkt ansprechen müssen. Mit den Worten des Dichters aber konnte sie Abaelard genau das mitteilen, was sie beabsichtigte, dass sie sich ihm zum Opfer darbrachte.

Es gibt keinen Beweis, ob Heloisa diese Worte der Cornelia sprach oder nicht sprach. Es ist jedoch zu vermerken, dass Formulierungen wie mediävistische Topoi oder Mythologisierung Heloisa ihre Wirklichkeit, ihre Würde als Frau nehmen und ihr selbständiges Handeln absprechen. Sie wird damit zur Phantasiegestalt, zum Hirngespinst eines Mannes, Abaelards oder des unbekannten Verfassers. Und es fragt sich, warum unter dem Deckmantel von Wissenschaftlichkeit das Bestreben besteht, das, was niemals endgültig beweisbar ist, dennoch so zu proklamieren, als wäre der Beweis erbracht, Heloisa habe all dieses Kluge gar nicht gesprochen. Es erstaunt zutiefst, dass selbst einer Frau, die hochgebildet war, wie von Abaelard, von Petrus Venerabilis verbürgt, einer Frau, der sogar der sonst Männern zukommende Titel »magistra«[37] zuerkannt ist, intellektuelles Wirklichwerden abgesprochen wird.

[37] Petrus Venerabilis, Briefwechsel mit Heloisa, (Abrufbar unter http://abaelard.de/main.htm [17. 08. 2017].)

Auf Abaelards Ermahnungen, sich in Frömmigkeit zu üben und sich Jesus Christus als ihrem einzigen Herrn zuzuwenden, antwortet Heloisa ihm, sie werde in Zukunft schweigen (6. Brief). Dieses bewusste Schweigen hat die Kontroverse evoziert, ob sich Heloisa zu Gott bekehrt habe oder nicht. Gilson mahnt zwar in seiner berühmten Vorlesungsreihe davor, Heloisas Gewissen erforschen zu können, durchbricht jedoch sein *docta-ignorantia*-Prinzip[38] und sieht in dem Schweigen Heloisas ein unheimliches Problem hinsichtlich ihrer existentiellen Heilschancen.[39] Er hält es für erwägenswert, dass »Heloise vierzig Jahre lang das Leben einer untadeligen Nonne führte, ohne die Gnade dazu empfangen zu haben, vierzig Jahre härteste Buße übte, ohne an deren religiöse Wirksamkeit zu glauben.«[40]

Ob sich Heloisa zu Gott bekehrt hat, habe ich in meinem Roman offengelassen, wenn auch Vermutungen möglich sind.

An dieser Stelle möchte ich jedoch dieser Frage auf eine vermittelnde Weise nachgehen. Eine Alternative zu der Divergenz Gott – Abaelard, bietet die Sichtweise: sowohl – als auch.

Dass Heloisa niemals ihre innige Liebesbeziehung bereute, geht aus Abaelards Lehrgedicht an seinen Sohn Astralabius hervor, in dem er schreibt, dass »nostre ... Eloyse«, »unsere Heloisa« häufig klagt, und zwar: »Wiederholt klagt sie darüber zu mir, zu sich, wenn ich nicht außer durch Reue über meine früheren Sünden Rettung erfahren sollte, so bliebe mir keine Hoffnung. So süß sind die Freuden über

[38] E. Gilson, Heloise und Abälard, Freiburg 1955, 93 f.

[39] A. a. O., 94.

[40] Ebd.

das, was wir begangen haben, dass auch die Erinnerung an das, was uns allzu sehr gefallen hat, noch Freude macht.«[41]

Das Gedicht gibt somit darüber Auskunft, dass Heloisa ihre sinnliche Liebe zu Abaelard nicht bereute, und zwar im vollen Bewusstsein, keine himmlische Rettung erwarten zu dürfen, sofern Reue der Weg zur Erlösung ist.

Zudem erfahren wir, dass das mündliche Gespräch mit Abaelard über dieses Thema nicht mit den Briefen beendet war. Formulierungen wie die, dass »unsere Heloisa häufig klagt«, dass sie sich darüber wiederholt »bei mir«, also Abaelard, »beklagt«, weisen darauf hin, dass sich Heloisa und Abaelard weiterhin gedanklich austauschten, Abaelard wohl des Öfteren von Paris zum Paraklet gekommen ist und es sich keineswegs um ein distanziertes Verhältnis handelte. Für die Zeit ab/nach 1138 hat Abaelard Paris mit unbekanntem Ziel verlassen. Es steht zu vermuten, dass er sich bei Heloisa im Paraklet aufhielt, denn ebenfalls nach der Verurteilung in Sens floh Abaelard wahrscheinlich zu Heloisa. Das ist daraus ersichtlich, dass Heloisa den Abt vom Priorat Saint-Ayoul um Asyl für einen Flüchtenden bat, was dieser allerdings ablehnte, worüber sie sich bei dessen vorgesetztem Abt Peter von Celle beschwerte, worauf Heloisa von diesem ebenfalls eine schroffe Absage erhielt.[42]

Halten wir fest: Nach der Vertreibung aus dem Kloster Sainte-Marie d'Argenteuil 1129 bis zu Abaelards Tod 1142 blieben dem Paar noch 13 Jahre, für eine Ehe im Mittelalter war dies eine lange Zeit. Für Heloisa und Abaelard war es eine intensive Zeit, in der sie gemeinsam im Paraklet lebten und in Zeiten der Trennung einen eingehenden theologi-

[41] Abaelard, Abaelards Mahngedicht an seinen Sohn, http://abaelard.de/main.htm.

[42] W. Robl, Peter von Celle – Auseinandersetzung mit Heloisa, Neustadt 2002.

schen Gedankenaustausch pflegten, wie dies insbesondere in den »Problemata Heloissae«, Fragen Heloisas zu biblischen Texten, die Abaelard ausführlich beantwortet, und in weiteren Auftragsarbeiten, die Abaelard für Heloisa ausführte (Ordnung des Psalters, Hymnen, Expositio in Hexaemeron) zum Ausdruck kommt.

Dabei hatte Heloisa Abaelard zu verstehen geben, dass sie nur durch ihn den Weg zu Gott fände. In seinem ermahnenden 5. Brief war ihm dies nicht gelungen. Heloisa antwortete mit beredtem Schweigen. Es könnte jedoch sein, dass Heloisa ihren alten Groll gegen Gott aufgegeben, genauer, zusammen mit Abaelard ihre anklagende Haltung überwunden hat, weil Abaelard in diesen 13 Jahren konstant zu ihr hielt, Heloisa sich in Liebe mit ihm verbunden wusste.

Es sei zumindest angedacht, dass Heloisa wie auch Abaelard dieses gemeinsame Leben als Gnade Gottes verstanden hätten. Dann hätte sich Heloisa nicht aufgrund von Reue über begangene Sünden Gott zugewandt, sondern aus Dankbarkeit für Gottes Barmherzigkeit, sie durch eigentlich missliche Umstände (ihre Vertreibung aus Argenteuil, Abaelards Flucht aus Saint-Denis) einander zugeführt zu haben.

Mit Abaelards Entmannung, Heloisas Zwangsprofess wäre eben nicht alles aus. Dankbarkeit mag sie auch darüber empfunden haben, dass es ihnen vergönnt war, ein Kloster nach Maßgabe von Liebe und Vernunft aufzubauen.

Sowohl als auch: Die Mitte des Lebens im Paraklet war für Heloisa die Liturgie, diese aber war grundlegend von Abaelard gestaltet. Abaelard hatte auf Heloisas Wunsch den *Psalter* geordnet, sie pries und lobte Gott mit den Hymnen, mit den Worten und der Melodie Abaelards. Übereinstimmend mit Abaelard durfte in der Kirche ausschließlich aus der Heiligen Schrift, dem Alten und dem Neuen Testament, gelesen werden. Damit hatte auch das Lied der Lieder, das Hohe Lied, seinen Platz im Gottesdienst des Paraklet. Nirgendwo wie im Gottesdienst konnte Heloisa ihre Liebe zu Abaelard und zu Gott gleichermaßen harmonisch in Einklang bringen. Wie sagt Jesus Christus: Du sollst Gott lieben von ganzem Herzen und deinen Nächsten wie dich selbst.

Diese Gedanken sind spekulativ, jedoch nicht ganz, denn es findet sich ein spätes Zeugnis dafür, dass Abaelard selbst an Heloisas rechtem Glauben nicht zweifelte: sein an Heloisa gerichtetes Glaubensbekenntnis. Dass er Heloisa zur irdischen Richterin seines Glaubens[43] macht, bedeutet eine Umkehrung des Verhältnisses: War es zuvor Heloisa, die in Gottesferne Abaelard um Hilfe anflehte, so ist es nun Abaelards Bestreben, Heloisa verlässlich zu versichern, dass er selbst im rechten Glauben steht. Offensichtlich war sich Abaelard sicher, dass Heloisa, auch ohne ihrem innigen Liebesverhältnis abzuschwören, ihren Weg zu Gott gefunden hatte.

[43] Vgl. Podlech, 371.

Zeitgenossen Heloisas und Abaelards

Päpste

Urban II.
Geboren um 1035; gest. 29. Juli 1099, Papst von 1088 bis 1099, rief 1095 auf dem Konzil von Clermont zum Ersten Kreuzzug auf. Vehement setzte er den Kurs Gregors VII. gegen Priesterehe und Simonie (Ämterkauf) fort.

Paschalis II.
Sein Pontifikat (1099–1118) war durch den Investiturstreit mit Kaiser Heinrich IV. und dessen Sohn Heinrich V. geprägt. Der Konflikt gipfelte 1111 in seiner Gefangennahme durch Heinrich V.

Aufgrund dieser Auseinandersetzung suchte und fand Paschalis Rückhalt bei dem französischen König, weswegen es zu einer Einigung mit Philip I. über die Investitur kam sowie zu einem Bündnis in Saint-Denis.

Calixt II.
Geb. um 1060; gest. 13. Dezember 1124, Papst von 1119 bis 1124.

Er vertrat einen harten Kurs hinsichtlich der Investitur, gerichtet gegen Kaiser Heinrich V., sowie gegen Simonie und für die strenge Einhaltung des Zölibats.

Calixt weihte die Klosterkirche von Fontevraud mit einer Papstmesse ein.

Honorius II.
Geb. um 1060, gest. 1130, war von 1124 bis zu seinem Tode Papst.

Honorius bestätigte die Rechtmäßigkeit des Anspruchs des Klosters Saint-Denis auf das Kloster Sainte-Marie d'Argenteuil.

Innozenz II.
Geb. vor 1088 in Rom; gest. 24. September 1143. Quasi gleichzeitig mit Innozenz wurde Anaklet als Papst gewählt, so dass

Innozenz sein Pontifikat nur schwer durchsetzen konnte. Massiv unterstützt wurde er von Bernhard von Clairvaux.

Auf Betreiben von Bernhard von Clairvaux verurteilte er 1141 die Schriften von Abaelard als häretisch und ihn selbst gleich einem Häretiker zu Klosterhaft und ewigem Schweigen.

Coelestin II.
Coelestin II. regierte als Papst vom 26. September 1143 bis zu seinem (gewaltsamen?) Tod am 8. März 1144.

Er war ein Schüler Abaelards und brachte dessen Werke in seiner Heimatstadt in Sicherheit trotz des Verbots durch Papst Innozenz.

Eugen III.
Eugen III., Geburtsjahr unbekannt, gest. am 8. Juli 1153, war der erste Zisterzienserpapst.

Nach der Eroberung Edessas durch Zengi (1144) rief er zum Zweiten Kreuzzug auf.

1147 bestätigte Eugen auf Anfrage der Äbtissin des Paraklet und ihres Konvents den umfangreichen Grundbesitz des Paraklet. Heloisa wurde durch dieses Privileg in ihrem Amt ebenfalls als Äbtissin bestätigt.

Gegenpapst Anaklet
Geb. um 1090 in Rom; gest. Januar 1138 in Rom.

Anaklet war von 1130 bis zu seinem Tode unter dem Namen Anaklet II. Gegenpapst zu Papst Innozenz II. Seine Vorfahren waren jüdischer Abstammung, was ihm von Bernhard von Clairvaux zur Last gelegt wurde.

Bischöfe von Paris

Wilhelm I. von Montfort (gest. 1102)

Bruder der Mätresse und Königin Bertrada, gestorben im Heiligen Land.

Fulco (1102–1104)

Galon (1104–1116)

Gilbert (1116–1123)
Gilbert weihte den Schleier Heloisas.

Seine Haltung Abaelard gegenüber war ambivalent. Während er ihn anfangs protegiert hatte, änderte sich dieses zunehmend nach der Kastration. Zwar sorgte er zunächst für die Bestrafung der Täter, letztlich ging Fulbert fast straflos aus. Als sich die Opposition unter der Führung von Alberich gegen Abaelard formierte, übergab er den Fall dem Legaten Kuno von Praeneste.

Stefan von Senlis (1123–1141)
Obwohl er zuständig gewesen wäre, war Senlis auf dem Konzil von Sens nicht anwesend, wahrscheinlich aus Krankheitsgründen.

Legaten des Papstes

Kuno von Praeneste
Geboren 1050; gestorben am 9. August 1122. Er war der Kaplan Wilhelm des Eroberers. Als Legat war er einer der einflussreichsten Berater Ludwig VI. Auf mehreren Synoden exkommunizierte er den deutschen Kaiser Heinrich V. Auf der Synode von Soissons ließ er Abaelards Buch über die Trinität von diesem eigenhändig ins Feuer werfen und verurteilte ihn zu lebenslanger Klosterhaft. Das Urteil wurde nach kurzer Zeit aufgehoben.

Gottfried von Lèves
Gottfried von Lèves war von 1115 bis ca. 1148 Bischof von Chartres und einer der einflussreichsten Kirchenmänner seiner Zeit. Auf dem Konzil von Soissons 1121, als Abaelard noch von Stephan von Garlande protegiert wurde, verteidigte er Abaelard vehement.

1129 billigte er die Vertreibung der Nonnen aus dem Kloster Sainte-Marie d'Argenteuil.

1131 war er vermutlich der Legat, der Abaelard nach Saint-Gildas begleitete, um die Disziplinierung der Mönche durchzusetzen.

Nach dem Konzil von Sens unterzeichnete er das Anklageschreiben des Erbischofs von Sens an den Papst, in dem Abaelard Häresie vorgeworfen wurde. Inwiefern dies aus innerer Überzeugung oder unter dem massiven Einfluss Bernhards von Clairvaux geschah, sei dahingestellt.

Äbte

Adam

Adam war Abt des Königsklosters Saint-Denis. Von Abaelard wurde er heftig kritisiert wegen der Sittenlosigkeit des Klosterlebens.

Adam hingegen unterstützte Abaelard weder bei dem Konzil von Soissons noch bei dem Skandal um den heiligen Dionysius, im Gegenteil bereitete er Abaelard erhebliche Schwierigkeiten.

Gestorben 1122.

Bernhard von Clairvaux

Geboren 1090 in Fontaines-lès-Dijon; gestorben am 20. August 1153 in Clairvaux.

Mit 30 Gefährten trat Bernhard 1112 in das Kloster Citeaux ein. Durch seine asketische Lebensweise fügte er sich einen dauerhaften gesundheitlichen Schaden zu (Blutarmut und Magenleiden). 1115 gründete er in der Champagne das Kloster Clairvaux. Insgesamt gründete Bernhard von Clairvaux 70 Klöster, mit Einschluss der angegliederten Klöster standen 164 Monasterien unter seiner geistlichen Führung. Durch ihn gewann der Zisterzienserorden überragende Bedeutung.

Bernhard von Clairvaux errang außerordentliche kirchenpolitische Macht. In der Frage, wer der richtige Papst sei, konnte sich durch sein Engagement und Urteil Papst Innozenz II. gegen Anaklet durchsetzen.

1141 wurden Abaelard zugeschriebene Häresien auf Bernhards Initiative in Sens verurteilt.

Bernhard billigte intellektuellem Denken nur dann eine Berechtigung zu, sofern es zu Gebet und Kontemplation führte. Der Schwerpunkt liegt auf der Mystik, der Vereinigung der gläubigen Seele mit Gott. Bernhard von Clairvaux hinterließ ein umfangreiches Werk, besonders hervorzuheben ist seine Auslegung des Hohen Liedes.

Nach dem Fall von Edessa rief er in seinen Predigten zum Zweiten Kreuzzug auf.

1174 wurde Bernhard von Clairvaux heiliggesprochen.

Petrus Venerabilis

Geboren 1092 oder 1094 in der Auvergne; gestorben am 25. Dezember 1156 in Cluny.

Bereits mit 28 Jahren wurde er zum Abt des Klosters Cluny gewählt, das ein überragendes geistiges wie kirchenpolitisches und wirtschaftliches Zentrum darstellte.

Das besondere Interesse Petrus Venerabilis' galt dem Islam, er ließ 1143 die erste Koranübersetzung erstellen.

Für Heloisa hegte er von Jugend an eine schwärmerische Zuneigung, die wohl darauf zurückzuführen sein mag, dass er durch seine Mutter, einer Freundin von Hersendis, ins Vertrauen gezogen worden war.

Suger

Geboren 1081, gestorben am 13. Januar 1151 in Saint-Denis.

Seit 1122 war er Abt von Saint-Denis. Suger war ein französischer Kirchenfürst und Staatsmann.

Nach der Flucht Abaelards in das Gebiet des Grafen Theobald gestattete er Abaelard, sich ohne Entlassung aus dem Klosterverband als Einsiedlermönch an einem Ort seiner Wahl niederzulassen (1122).

1129 beanspruchte Suger den Nonnenkonvent Sainte-Marie d'Argenteuil für sein Kloster Saint-Denis, dafür fälschte er vermutlich eine Urkunde. Mit Genehmigung des Königs Ludwig VI. und Papst Honorius' vertrieb er die Nonnen aus dem Kloster.

1124 formierte er unter dem Schutz des heiligen Dionysius, dem Schutzheiligen des Klosters und des Königs, die französischen Fürsten zu einem Heer gegen Kaiser Heinrich V. Auf ihn ist die Idee Frankreich maßgeblich zurückzuführen.

Mit Bernhard von Clairvaux predigte er den Zweiten Kreuzzug.

Äbtissinnen

Mathilde
Die Äbtissin des Klosters Sainte-Marie d'Argenteuil hieß wahrscheinlich Mathilde. Sie trat nach der Vertreibung durch Suger in die Abtei von Yerres ein, wo für den 25. März nach 1132 der Tod Mathildes als Äbtissin von Argenteuil im Totenbuch festgehalten ist.

Petronilla von Chemillé
Petronilla von Chemillé, eine Frau des Hochadels, war von Robert Arbrissel 1116 als Äbtissin von Fontevraud bestimmt. Unter ihrer Ära verwandelte sich Fontevraud endgültig vom Zufluchtsort der Armen zum bevorzugten Kloster des Hochadels. Petronilla ließ sich ständig von zwei männlichen Dienern begleiten. Den männlichen Mitgliedern des Klosters zeigte sie Härte und drohte mit Exkommunikation.

Gestorben am 24. April 1149.

Heloisa und Abaelard galt Fontevraud als Negativbeispiel, dem sie ihre eigene Klosterregel entgegensetzten.

Könige von Frankreich

Philip I., geb. 23. Mai 1052, gest. 29. oder 30. Juli 1108 in Melun. Er stürzte Frankreich durch seine Entführung und Heirat Bertradas von Montfort, der Ehefrau Fulcos IV. von Anjou, in eine schwere Krise, die allerdings 1107 durch ein Bündnis mit Papst Paschalis im Königskloster von Saint-Denis unter dem Schutz des heiligen Dionysius behoben wurde.

Unter seiner Regierung wurde der Investiturstreit in Frankreich weitgehend beigelegt.

Ludwig VI., geb. Herbst 1081 in Paris; gest. August 1137 in Béthisy-Saint-Pierre aus der Dynastie der Kapetinger.

Die Regierungszeit war von ständigen Konflikten mit Graf Theobald dem Großen, dem Herrn der Champagne, begleitet.

Mit seiner Zustimmung wurde der Nonnenkovent Sainte-Marie d'Argenteuil dem Kloster Saint-Denis zuerkannt und die Nonnen vertrieben.

Ludwig VII., geboren 1120; gestorben 18. September 1180 in Paris.

Ludwig VII. war in erster Ehe mit Eleonore von Aquitanien verheiratet. Die Ehe wurde 1152 aufgelöst. In zweiter Ehe heiratete er Konstanze von Kastilien (1154–1160), 1160 ging er die Ehe mit Adela von Champagne ein, der Tochter Theobalds des Großen und seiner Ehefrau Mathilde, eben dieser Gräfin Mathilde, die nach der Regel des Paraklet das Kloster La Pommeraie gründete.

Ludwig VII. war beim Konzil von Sens zugegen.

Weitere Personen

Adelaidis

Namentlich wird Adelaidis erwähnt in der Totenrotel des Klosters Sainte-Marie d'Argenteuil für den Abt Vitalis von Savigne.

Agatha

Nichte Abaelards, Nonne im Paraklet

Agnes

Nichte Abaelards. Agnes wurde zweite Priorin des Paraklet. Noch 1182 war sie amtierende Priorin.

Alberich von Reims

Alberich, geb. um 1085, gest. 1141, war ein Schüler Anselms von Laon. Ab 1120 leitete er die Domschule von Reims und lehrte dort zusammen mit Lotulf von Novarra. Alberich war Archidiakon von Reims und ab 1136 Erzbischof von Bourges.

Aus der Zeit, als Alberich, Lotuf und Abaelard Schüler bei Anselm waren (1113), resultiert der Neid und die Gegnerschaft. 1120 versuchten sie erfolglos, Abaelards Lehrtätigkeit in Maisoncelles-en-Brie zu untersagen. 1121 kam auf ihr Betreiben der Ketzerprozess gegen Abelard in Soissons zustande.

Anselm von Laon
Geboren um 1050; gestorben am 15. Juli 1117.

Anselm war ein Schüler Anselms von Canterbury. Ungefähr seit 1190 lehrte er in Laon mit großem Erfolg. Er lehnte Fragestellungen ab, die nicht durch eine Lehrautorität abgesichert waren.

Abaelard war 1113 sein Schüler und kritisierte Anselms Methode. Nachdem Abaelard selbst eine Vorlesung über eine schwierige Ezechielstelle gehalten hatte, liefen Anselm die Schüler weg und Abaelard erhielt Lehrverbot.

Astralabius
Sohn Heloisas und Abaelards, geb. wahrscheinlich 1119.

Heloisa hat ihrem Sohn den Namen gegeben, der übersetzt heißt: ›Der zu den Sternen greift‹.

Astralabius ist in Le Pallet unehelich geboren, jedoch durch die Eheschließung Heloisas und Abaelards nachträglich legitimiert. Er ist bei der Schwester Abaelards Dionysia aufgewachsen. Seinen Vater hat er höchstwahrscheinlich persönlich gekannt und ihn im Hause von Porcarius, einem Bruder Abaelards, getroffen.

Abaelard schrieb für Astralabius ein über 1000 Zeilen umfassendes Lehrgedicht.

1144 bat Heloisa den Abt von Cluny Petrus Venerabilis um eine Pfründe für ihren Sohn, wahrscheinlich vergeblich.

Um 1150 war Astralabius wahrscheinlich Kanoniker in Nantes. Möglicherweise flüchtete er aus politischen Gründen in den Kanton Fribourg, wo ein Astralabius zwischen 1162 und 1165 Abt des Klosters Hauterive war.

Im Totenbuch des Paraklet steht: *Petrus Astralabius, Sohn unseres Meisters Petrus.*

Todestag: 30. Oktober (das Todesjahr ist nicht bekannt).

Bertrada von Montford
geboren um 1060; gestorben Ende 1115 oder 1116.

Bertrada von Montford war eine Freundin von Hersendis und vermittelte möglicherweise Heloisa an das Kloster Sainte-Marie d'Argenteuil.

Bertrada war bis 1092 mit Fulco dem Verdrießlichen, Graf von Anjou, verheiratet. Sie ließ sich von König Philip entführen und heiraten, was zur Exkommunikation Philips wegen Bigamie führte. Der schwerwiegende Konflikt zwischen dem französischen König und dem Heiligen Stuhl wurde erst 1107 beigelegt, als Papst Paschalis Ludwig VI. in Saint-Denis als Thronfolger designierte und Papst und König ein Bündnis schlossen, mit Stoßrichtung gegen den deutschen König Heinrich V.

Eremburgis
Diakonin im Nonnenkonvent Sainte-Marie d'Argenteuil. Ersichtlich aus der Totenrotel.

Fulbert
Fulbert ist der Oheim Heloisas, wahrscheinlich ein Halbbruder von Hersendis. Er war Domkanoniker von Notre-Dame mit dem Titel Subdiakon und hatte damit das niederste Amt der höheren Weihen inne, das ihn zu Ehelosigkeit verpflichtete. Fulbert hieß möglicherweise mit Taufnamen Hubertus. Im Totenbuch des Paraklet ist er als der »Kanoniker Hubert, der Onkel der Herrin Heloisa« eingetragen.

Als junger Mann (Chorknabe?) erhielt er eine gestohlene Reliquie des heiligen Ebrulf von einem Kaplan aus der Kapelle Heinrichs I. *pro amoris pignore* als Liebespfand, was die Vermutung nahelegt, dass es sich möglicherweise um eine homosexuelle Beziehung handelte. Später, bereits seit Jahren Subdiakon in Paris, befürchtete er vielleicht einen Prozess wegen Reliquienhehlerei und ließ die Reliquie dem rechtmäßigen Kloster zurückgeben. Allerdings wurde der Überbringer so krank, dass er selbst einen Giftanschlag für möglich hielt.

Im Verfahren Abaelards gegen Fulbert besaß Fulbert weitgehenden Schutz. Als Mitglied des Domkapitels besaß er Teilimmunität und konnte nur verurteilt werden, wenn sieben gut beleumundete Zeugen gegen ihn aussagten. Zudem konnte der Bischof allein ihn nicht verurteilen. Da Fulbert letztlich nichts nachzuweisen war, wurde er lediglich zu einer Bußzahlung verurteilt, behielt jedoch seine Pfründe als Kanoniker und blieb Mitglied des Domkapitels.

1142 war Heloisa in Paris und hat mit dem Abt von Saint-Victor das Gedenken an Abaelard und die verstorbenen Mitschwestern des Paraklet vertraglich vereinbart. Dies könnte kurz vor oder nach dem Tod Fulberts geschehen sein. Er starb, vielleicht hochbetagt, an einem 23. Dezember im Stift St. Victor.

Geschwister Abaelards

Geschwister Abaelards waren: Dionysia, Radulf, Porcarius und Dagobert.

Zu seinen Geschwistern hatte Abaelard ein gutes Verhältnis. Astralabius wuchs im Hause seiner Schwester Dionysia auf und lebte später bei Porcarius in Nantes.

Abaelard hielt sich mehrfach in Nantes auf.

Hersendis von Champagne

Geboren um 1160 (?), gestorben 1. Dezember 1114 oder 1115.

Hersendis war eine französische Hochadelige. Sie stammte aus dem Haus Champagne mit Stammsitz Durtal an der Loire. Ihr Vater Hubert III. war ein Vasall des Grafen von Anjou. Neben ihren Brüdern hatte sie wahrscheinlich einen Halbbruder, Fulbert.

Die Ehe mit einem Mann namens Fulco ist nicht belegt. Vor 1086 heiratete Hersendis Wilhelm von Montsoreau, der einen Sohn, Walter, aus seiner 1. Ehe hatte. Nach dem Tod ihres Mannes (1086) verzichtete sie auf Wiederverheiratung, sondern lebte mit ihrem Sohn Stephan (1086–1130) und ihrem gleichaltrigen Stiefsohn Walter auf der Burg Montsoreau.

Um 1095 gebar sie wahrscheinlich Heloisa und schloss sich der streng asketischen Armenbewegung, den »pauperes Christi« Robert Arbrissels an.

1100 gründete sie zusammen mit Robert Arbrissel das Kloster Fontevraud, wobei sie für die konkrete Realisierung des Klosterprojekts zuständig war. Allen voran beruhte der Klosterbesitz auf Schenkungen ihres Stiefsohnes Walter. Hersendis wurde die erste Priorin der Nonnen und Mönche von Fontevraud.

Sie ist die Gründerin der Abteikirche, deren Baumaßnahmen sie übernahm und in der sie, wie auch Robert Arbrissel, später beigesetzt wurde.

Fontevraud entwickelte sich nach kürzester Zeit zum Kloster des Hochadels, Eleonore von Aquitanien und Richard Löwenherz wurden hier bestattet.

Lotulf von Novarra
Lotulf war Magister an der Domschule von Reims (s. Alberich von Reims).

Mathilde von Sponheim (Kärnten), Gräfin von Blois
Gestorben am 13. Dezember 1160 oder 1161. Sie war die Tochter Herzog Engelberts II. von Kärnten aus dem Adelsgeschlecht der Sponheimer und seiner Ehefrau Ida von Passau. Auf dem Hoftag König Lothars III. ließ Theobald der Große um sie werben. Das Ehepaar hatte elf Kinder, von denen drei ihrer Töchter in das Kloster Fontevraud eintraten. Maria war seit 1174 Äbtissin. Ihre Tochter Adela wurde 1160 Königin von Frankreich.

Nach zähen Verhandlungen genehmigte Heloisa ihr 1152 die Gründung des Klosters La Pommeraie auf dem Boden des Paraklet nach der Regel des Paraklet und unter der Kontrolle der Äbtissin des Paraklet. Die erste Äbtissin wurde von Heloisa bestimmt. Zudem war eine jährliche Sachspende an den Paraklet in Form von Getreide zu entrichten. Mathilde, obgleich Landesherrin, ließ sich auf diese Bedingungen ein.

Nach dem Willen Heloisas durfte selbst der Papst nichts an dem zwischen ihr und der Gräfin geschlossenen Vertrag ändern.

Obizo
Leibarzt des Königs und Arzt am Armenhospital. 1142 ließ er sich krankheitshalber in das Stift St. Victor bringen.

Robert Arbrissel
Robert Arbrissel, geb. um 1045; gest. 23. Februar 1117, war der Sohn eines Priesters, kämpfte jedoch später gegen die Priesterehe. Er gab 1093 eine klerikale Karriere auf, wurde ein charismatischer Wanderprediger und gründete im Wald von Craon die Bewegung der pauperes Christi. Die Ärmsten der Armen suchten bei ihm Zuflucht. 1100 gründete er zusammen mit Hersendis von Champagne das Kloster Fontevraud.

Roscelin

Roscelin, geb. um 1050; gest. ca. 1120, war Philosoph und Theologe. Vor Abaelards erstem Eintreffen in Paris war er zeitweise sein Lehrer. Roscelin vertrat einen extremen Nominalismus und wurde deswegen auf der Synode von Soissons (1092 oder 93) wegen Häresie angeklagt, so dass er nach England fliehen musste. Später appellierte er an Papst Urban II. und konnte sich vom Häresievorwurf befreien.

Abaelards Buch über die Trinität ist gegen Roscelin gerichtet. Es kam zu einer Auseinandersetzung, in der Roscelin Abaelard vorwirft, Heloisa, seiner »Hure«, Geld zu bringen.

Stephan von Garlande

Stephan von Garlande, geb. um 1070; gest. 2. Juni 1147, war Ritter und Kleriker und stieg wiederholt zu höchsten Hofämtern auf (Kanzler, Seneschall). Sein Leben verlief äußerst wechselvoll, es war geprägt vom Aufstieg und Abstieg am Hof Philips I. und Ludwigs VI. Gleichzeitig war er ein hochrangiger Kirchenmann und Förderer der Wissenschaften. Stephan von Garlande gilt als der Gönner Abaelards. Auffällig ist, dass Abaelard immer dann, wenn Stephan von Garlande in der Huld des Königs stand, seine eigene Position in Paris ausweiten konnte, wie auch umgekehrt Garlandes Abstieg dazu führte, dass sich Abaelard zurückziehen musste, z. B. 1105 zu einem Aufenthalt (aus Krankheitsgründen?) in die Bretagne. Umgekehrt bewirkte Garlandes erneuter Aufstieg 1132, dass Abaelard das Kloster Saint-Gildas endgültig verließ und wieder in Paris lehrte.

Mit der Regierungsübernahme König Ludwigs VII. verlor Garlande endgültig an Macht. Es kam zu einer Annäherung an Bernhard von Clairvaux, der ihn bis dahin scharf angegriffen hatte. Auf dem Konzil von Sens wurde Abaelard nicht mehr von Garlande unterstützt.

Theobald der Große

Geboren 1093; gestorben 10. Januar 1152. Er war ab 1102 als Theobald IV. Graf von Blois, Chartre, Châteaudun, Sancerre und als Theobald II. Graf von Meaux und von Troyes (Champagne).

Als Enkel Wilhelm des Eroberers hätte er Anspruch auf den englischen Thron gehabt. Sein Bruder Stephan, der in England große Besitztümer besaß, kam dem zuvor.

Zu den französischen Königen Ludwig VI. und Ludwig VII. hatte er ein ambivalentes, wenn nicht konfrontatives Verhältnis.

Nach dem Skandal um den heiligen Dionysius und den drohenden Prozess flüchtete Abaelard auf sein Gebiet und konnte dort in der Nähe von Troyes den Paraklet errichten.

Theobald war verheiratet mit Mathilde von Kärnten (s. Mathilde)

Wilhelm von Champeaux

Wilhelm von Champeaux, geb. um 1070; gest. 1121, wurde 1095 Lehrer der Schule von Saint-Christophe und 1103 Archidiakon von Paris. Später unterrichtete er am Stift Saint-Victor.

Im Universalienstreit zwischen Abaelard und Wilhelm von Champeaux gelang es Abaelard, seinen einstigen Lehrer zur Aufgabe seiner Position zu bewegen.

Im Jahre 1113 wurde er Bischof von Châlons-sur-Marne. Als solcher setzte er sich entschieden für die Einhaltung des Zölibats ein und war ein leidenschaftlicher Verfechter der kirchlichen Investitur.

Kurz vor seinem Tod ließ er sich als treuer Freund Bernhard von Clairvaux' in dessen Konvent in Clairvaux aufnehmen.

Chronologischer Überblick

1079	Petrus Abaelardus wird als erstgeborener Sohn des Ritters Berengar und seiner Frau Lucia in Pallet bei Nantes geboren. Geschwister Abaelards: Dionysia, Radulf, Porcarius und Dagobert
1095	Heloisa wird als uneheliches Kind im nördlichen Anjou geboren. Ihre Mutter ist wahrscheinlich Hersendis von Champagne, der Vater ist unbekannt. Wahrscheinlich wird sie in der Nähe der Orte, an denen Abaelard sich aufhält, zur Welt gebracht. Hersendis schließt sich der Armenbewegung Robert Arbrissels an. Heloisa selbst wird zur Erziehung weit fort nach Paris in das Kloster Sainte-Marie d'Agenteuil gegeben. Dort erhält sie in der Schule des Nonnenkonvents eine ausgezeichnete Ausbildung, lernt Latein und Griechisch und ist in Literatur und Philosophie außergewöhnlich bewandert.
1095–1199	Abaelard ist Wanderscholar, Triviumsausbildung in Tours und Loche, u. a. bei Roscelin, Quadriviumsausbildung möglicherweise in Chartres.
1100/1101	Paris, Abaelard studiert Dialektik bei Wilhelm von Champeaux, erste Auseinandersetzung mit demselben.
1102–1105	Abaelard gründet eine eigene Schule in Melun, später in Corbeil. Logische Schriften: *Commentaria minora.* Stefan von Garlande, Archidiakon an Notre-Dame in Paris, wird Abaelards wichtigster Schutzherr.

1105–1107	Möglicherweise schwere Erkrankung, deswegen Erholungsurlaub in Le Pallet, andererseits möglicherweise fehlende Unterstützung von Stephan von Garlande. Logische Einführungsschrift: *Logica Ingredientibus.*
1108–1112	Abaelard kehrt nach Paris zurück, Rhetorikunterricht bei Wilhelm von Champeaux in Saint-Victor, Universalienstreit mit Wilhelm von Champeaux. Abaelard lehrt zunächst in Melun, dann auf dem Genovefa-Berg unmittelbar vor Paris, er verfasst logische Schriften.
1113	Eintritt der Mutter Abaelards ins Kloster. Kurzes Theologiestudium bei Anselm in Laon, Zerwürfnis mit dessen Schülern Alberich und Lotulf, Abaelard lehrt selbst Theologie und erhält auf Grund seines Erfolges von Anselm Lehrverbot.
1114–1119	Abaelard hat den seit Jahren angestrebten Lehrstuhl für Logik und Theologie in Paris inne, verfasst Ezechiel-Kommentar, er wird als Lehrer berühmt.
1115, 1.12.	Vermutlich Tod der Hersendis von Champagne.
1116	Heloisa verlässt vermutlich das Kloster Sainte-Marie d'Argenteuil und lebt im Hause ihres Oheims Fulbert, das sich ganz in der Nähe von Abaelards Schule bei der Hospitalkirche Saint-Christoph befindet.
1116–1117	Wahrscheinlich nimmt Heloisa Hebräisch-Unterricht bei einem Rabbiner.
Anfang 1118	Beginn der Liebesbeziehung Heloisas mit Abaelard im Haus ihres Oheims Fulbert in Paris.
1118	Schwangerschaft. Heloisa lässt sich von Abaelard zu seiner Schwester in die Bretagne entführen.
1119	Geburt des Sohnes Astralabius, Rückkehr nach Paris, heimliche Hochzeit, die von Fulbert entgegen der Abmachung publik gemacht wird. Heloisa wird von Fulbert misshandelt, Abaelard wahrscheinlich erpresst. Aus Not bringt Abaelard seine Frau ins Kloster Sainte-Marie d'Argenteuil. Heloisa wird jedoch damit nicht Nonne.

Kastration Abaelards durch Heloisas Oheim Fulbert und ihre Verwandten,
Eintritt Heloisas als Nonne in das Kloster Sainte-Marie d'Argenteuil,
Eintritt Abaelards als Mönch in das Kloster Saint-Denis in Paris, Priesterweihe, Schwierigkeiten mit Abt Adam und den Mönchen.

1119 Beginn der 10-jährigen Trennung Heloisas von Abaelard.
Aus Verzweiflung über das Schweigen Abaelards wandert Heloisa zu Fuß zum Priorat Sainte-Marguerite, in der Nähe des heutigen Maisoncelles-en-Brie. (Legende).
Dort unterrichtet Abaelard wieder mit großem Zulauf von Schülern und arbeitet an seinem theologischen Werk *Theologia Summi boni*.

1120 Heloisa wird in einem öffentlichen Brief von Abaelards ehemaligem Lehrer Roscelin als »Hure« beschimpft.

April 1121 Synode von Soissons, Verurteilung der *Theologia Summi boni*, Abaelard muss sein Werk eigenhändig ins Feuer werfen, kurze Klosterhaft.

1121–1125 Heloisa wird Priorin des Klosters Sainte-Marie d'Argenteuil.
Heloisas Eintrag auf der Totenrotel des Vitalis von Savigne.

1122 Fälschungsstreit um die Dionysiuslegende des Königsklosters Saint-Denis,
Flucht Abaelards in den Machtbereich des Grafen Theobald.
Verhandlungen mit dem neuen Abt Suger führen dazu, dass sich Abaelard an einem selbstgewählten Ort aufhalten darf.

1122–1127 Abaelard erhält ein Stück Land am Ardusson in der Diözese Troyes. Er errichtet ein Oratorium mit einem befreundeten Kleriker, das er zunächst der Heiligen Dreifaltigkeit, dann dem Heiligen Geist, Tröster (Paraklet), weiht.

Der Paraklet wird die erste freie ›Universität‹ Europas. Studenten verlassen Burgen und Städte, um bei Abaelard Unterricht zu nehmen.
Abaelard verfasst *Sic et Non* und erstellt die erste Fassung der *Theologia Christiana*.
Zunehmende Bedrohung, Überlegung, zu den Muslimen zu gehen, um in Ruhe Christus leben zu können.

1127 Abaelard wird Abt des Klosters Saint-Gildas von Rhuys, »am Ende der Welt«. Vergeblicher Versuch, die Sittenlosigkeit der Mönche zu zügeln. Mordanschläge.

1129 Heloisas Nonnenkonvent wird durch Abt Suger mit Zustimmung des Königs Ludwig VII. und des Papstes Honorius aufgelöst, die Nonnen vertrieben und anderen Konventen zugeteilt.
Heloisa widersetzt sich und wird mit Gewalt aus dem Kloster vertrieben.
Abaelard eilt aus Saint-Gildas nach Argenteuil, um Heloisa beizustehen. Er schenkt ihr den Paraklet.
Heloisa beginnt mit kaum fassbarer Tatkraft ein Nonnenkloster aufzubauen, und erreicht in einem Jahr mehr, als Abaelard, wie er zugibt, in 100 Jahren geschaffen hätte. Sie wird Priorin des Klosters.
Abaelard betreut geistlich die Nonnen.

1130 Wiederholt reitet Abaelard von Saint-Gildas zum Paraklet.

1131 20. Januar Abaelard setzt sich in seiner Funktion als Abt des Klosters Saint-Gildas bei Papst Innozenz II. für die Bestätigung des Klosters Paraklet ein. Bei dieser Gelegenheit Begegnung Abaelards mit Bernhard von Clairvaux.
Abaelard bittet um Unterstützung zur Disziplinierung der ungehorsamen Mönche von Saint-Gildas.

1131 23. Nov. Bestätigungsbulle des Paraklet durch Papst Innozenz II., Heloisa wird als Priorin anerkannt.

1132	Räumliche Trennung von Heloisa und Abaelard. Es entsteht der Briefwechsel zwischen Heloisa und Abaelard.
1132/3–1138	Nach seiner Flucht aus Saint-Gildas lehrt Abaelard mit aufsehenerregendem Erfolg in Paris. Zu seinen Schüler zählen: Otto von Freising (Halbbruder von König Konrad III.), Roland Bandinelli (später Papst Alexander III.), Hyazinth Bobo (später Papst Coelestin III.), Peter von Celle (später Bischof von Celle), Johann von Salisbury (später Sekretär von Thomas Beckett; Bischof von Chartres). Guido von Città di Castello, später Papst Coelestin II., war bereits zu einem früheren Zeitpunkt Abaelards Schüler wie auch Arnold von Brescia. Abaelard lehrt aus seinen Werken: *Ethica – Scito te ipsum*, *Theologia Scholarum* und *Commentaria ad Romanos*. Beunruhigung der herrschenden Kreise, insbesondere Bernhard von Clairvaux'.
1135 17. Juni	Papst Innozenz II. stimmt dem Gesuch der Priorin Heloisa zu und verleiht dem Paraklet die offiziellen Klosterprivilegien durch eine weitere Bulle. Er stellt das Kloster durch ein besonderes Vorrecht unter seinen Schutz und seine direkte Rechtsprechung.
Nach 1135	Heloisa wird Äbtissin des Nonnenkonvents Paraklet.
1138–1141	Abaelard hält sich an unbekanntem Ort auf, wahrscheinlich Paraklet. Zunehmende Hetze gegen Abaelard. Bernhard von Clairvaux denunziert Abaelard bei Papst Innozenz II.
Frühjahr 1141	Abaelard erwirkt beim Erzbischof von Sens die Vorladung Bernhard von Clairvaux' zu einem öffentlichen Disput.
1141 25. Mai	Am Vorabend des Disputes erreicht Bernhard von Clairvaux anlässlich eines Abendessens die Verurteilung von falsch zitierten Sätzen Abaelards. Damit entfällt für Bernhard von Clairvaux der Disput, Abaelard ist verurteilt, als er sich zum anberaumten

	Zeitpunkt in der Kathedrale von Sens einstellt. Abaelard appelliert an den Heiligen Stuhl, verlässt die Versammlung mit unbekanntem Ziel. Heloisa bittet vergeblich um Aufnahme für einen Flüchtigen im Priorat Saint-Ayoul in Provins.
1141 16. Juli	Papst Innozenz II. verurteilt die Schriften Abaelards in einem Schnellverfahren, ihn selbst gleich einem Ketzer zu ewigem Schweigen und Klosterhaft. Abaelard wird später in Ehren in Cluny von Abt Petrus Venerabilis aufgenommen.
1142 21. April	Abaelard stirbt im Kluniazenser-Priorat Saint-Marcel.
16. Nov.	Petrus Venerabilis übergibt Heloisa persönlich den Leichnam Abaelards. Mit kirchlichen Ehren wird er im Petit Moustier bestattet. Auf Wunsch der Äbtissin Heloisa spricht Petrus Venerabilis Abaelard von all seinen Sünden frei. Heloisa lässt auf einer Grabstele das Epitaph eingravieren. Heloisa bittet Abt Venerabilis ebenfalls, er möge ihrem Sohn eine Pfründe besorgen. Anscheinend hatte dies keinen Erfolg.
1147 1. Nov.	Papst Eugen III. bestätigt auf Anfrage Heloisas und ihres Konvents den umfangreichen Grundbesitz des Paraklet. Dieses wie alle weiteren Dokumente bestätigen Heloisa als Äbtissin.
1147 oder 1149	Brief Bernhard von Clairvaux' an Papst Eugen III., in dem er ein Gesuch Heloisas referiert und den Papst ersucht, ihrem Gesuch stattzugeben. Der Inhalt ist nicht bekannt, möglicherweise ging es um ihren Sohn Astralabius.
1152	Die Landesherrin Gräfin Mathilde von Blois bittet Heloisa um die Gründung des Klosters La Pommeraie nach der Regel des Paraklet und unter der Oberaufsicht der Äbtissin des Paraklet Heloisa. Zu Lebzeiten Heloisas werden 5 Priorate gegründet: das Priorat Sainte-Marie-Madeleine (1142), das

	Priorat von Saint-Thomas de Laval (Erwähnung 1154). Weitere zum Paraklet gehörige Priorate wurden 1156, 1157, 1163 gegründet.
1164 16. Mai	Todestag Heloisas. Heloisa wird an der Seite Abaelards bestattet.
1817	Heloisa und Abaelard werden auf dem Friedhof Père-Lachaise in Paris beigesetzt, wo noch heute das Paar ruht.

Quellenhinweise

Die Literaturangaben beziehen sich auf im Roman zitierte oder sinngemäß wiedergegebene Passagen der aufgeführten Autoren. Bei der Angabe der verwendeten Literatur folge ich dem Romanverlauf. Zum leichteren Wiederfinden werden zumeist Stichworte genannt.

S. 12
Paulus, 1. Brief an die Korinther, Kapitel 5, zitiert nach: Elberfelder Bibel, Witten 2013, 1509.
Erläuterung: »*Unzucht:* Der Begriff bezeichnet jede Art von illegitimen Geschlechtsverkehr. *Seines Vaters Frau haben:* Ein Gemeindemitglied hatte wahrscheinlich eine geschlechtliche Beziehung zu seiner Stiefmutter«.

S. 37
Boethius, Trost der Philosophie, Hrsg. M. L. Gothein (1932), übersetzt von E. Gothein, Köln 2010, 75.

S. 71
Genesis, Kapitel 34, Dina und Sichem, das Blutbad zu Sichem, Die Heilige Schrift, nach der deutschen Übersetzung Dr. Martin Luthers, Stuttgart 1912, 40.

S. 97
Wie oft schon ...
Abaelard, Abaelardi ad amicum suum consolatoria, in: D. N. Hasse (Hrsg.), Abaelards »Historia calamitatum«, Text – Übersetzung – literaturwissenschaftliche Modellanalysen, Berlin 2002, 19.

S. 100
Genesis, Kapitel 2, Der Mensch im Paradies, Die Heilige Schrift.

S. 101
Das Lied der Lieder (Das Hohe Lied), Elberfelder Bibel, 879 f.; 838.

S. 113
»Gott ist mein Zeuge ...«
Heloisa: Zweiter Brief in: Briefwechsel zwischen Abaelard und Heloise mit der Leidensgeschichte. Aus dem Lateinischen übersetzt und eingeleitet von Dr. P. Baumgärtner, Leipzig 1894, 79.

S. 113
Seneca, Epistulae morales ad Luciliuim, Briefe an Lucilius: Epistulae morales ad Lucilium, Brief an Lucilius Bd. 1, übersetzt von G. Fink, Düsseldorf 2007, 9.

S. 115
Nichts suche ich bei dir ...
Heloisa, Zweiter Brief, Übersetzung: Baumgärtner, 78.

S. 128
Karfreitag, Heloisas Einwände
Abaelard, 5. Brief, Übersetzung: Baumgärtner, 119 f.

S. 141
Predigt in Notre-Dame
Augustinus, Vom Gottesstaat (De civitate Dei). 14. Buch, Eine weitere Folge des Abfalls: Der Aufruhr des Fleisches. Aus dem Lateinischen übertragen von W. Thimme, München 2011, 156; 177; 183; 190; 193 f.; 200.

S. 151
Es ist einzusehen ...
Cicero, Drey Bücher von der Menschlichen Pflicht, aus dem Lateinischen übersetzt und mit Anmerkungen wie auch Ciceros Leben erläutert von Johann Adolph Hofmann, Hamburg 1742, 411.

S. 152
Ein Gutes also ...
Aristoteles, Nikomachische Ethik, übersetzt von Adolf Larsson, Karlsruhe 2017, 13.

S. 154
Ladet die Götter …
Ovid, Metamorphosen, Viertes Buch, Leukothoe. Aus dem Lateinischen übersetzt von J. H. Voß, 1798, Köln 2010, 92.

S. 155
Philosophin Aspasia
Heloisa, Zweiter Brief, Übersetzung: Baumgärtner, 79.

S. 180
Frauen als Lockspeise des Teufels
Althoff, Selig sind, die Verfolgung ausüben, Päpste und Gewalt im Hochmittelalter, Darmstadt 2013, 61.

S. 181
Rede Heloisas gegen die Eheschließung
Abaelard, Erster Brief, Abaelard, Der Briefwechsel mit Heloisa. Übersetzt und mit einem Anhang herausgegeben von H.-W. Krautz, Stuttgart 2016, 19–22.

S. 184
Heloisas Bezugnahme auf das Gespräch über die Trinität im Hause Fulberts
Abaelard, Theologia Summi boni. Tractatus de unitate et trinitate divina / Abhandlung über die göttliche Einheit und Dreieinigkeit. Übersetzt, mit Einleitung und Anmerkungen von U. Niggli, (Lateinisch – Deutsch), Hamburg 1997, 59.

S. 190
Gattin – Hure (scorti)
Heloisa, Zweiter Brief, Baumgärtner, 78; **Abaelard,** Erster Brief, Hasse, 35.

S. 196
Heloisa in der Höhle, Freundschaft
Cicero, Laelius de amicitia, Laelius über die Freundschaft, H. Färber und M. Faltner (Hrsg.), München 1961, 28 f.

S. 201
Nach der Hochzeit: Teufel/Lüge
Augustinus, Vom Gottesstaat, 159.

S. 206
Philosoph
Aristoteles, in: F. Decher, Handbuch der Philosophie des Geistes, Darmstadt 2015, 49.

S. 208
Lebt der Mensch …
Augustinus, Vom Gottesstaat, 160.

S. 219
Glück
Aristoteles, Nikomachische Ethik, 184.

S. 220
Kamel – Nadelöhr / Sorgt euch nicht
Markus 10,24 f., **Matthäus** 6,25, Elberfelder Bibel, 1319, 1247.

S. 222
Errette mich …
Psalm 140, Elberfelder Bibel, 824.

S. 226
Abaelards Klage
Abaelard, Erster Brief, Übersetzung: Baumgärtner, 39.

S. 234
Heloisa, Cornelia-Zitat
Heloisa, Erster Brief, Übersetzung: Bohm, Baumgärtner, 40.

S. 236
Leg mich wie ein Siegel …
Lied der Lieder (Das Hohe Lied), Elberfelder Bibel, 884.

S. 238
So herrsche nicht Sünde …
Paulus, Römer, 6,12, Elberfelder Bibel, 1490.

S. 246
Philosophische Beweisführung
Abaelard, Erster Brief, Übersetzung: Krautz, 27 f.

S. 254
Abaelard, Theologia Summi boni.
Auszüge, insbesondere: 5 (höchstes Gut); 5 (Barmherzigkeit); 7 (Macht); 65 (Wunder); 69, 71 (Wissenschaft); 69 (Entscheidungsfreiheit); 177, 179 (Verstümmelung); 257 (Trinität); 178 (Definition Mensch).

S. 273
Gedicht über Heloisa
Podlech, Abaelard und Heloisa, oder Die Theologie der Liebe, München 1990, 95 f.

S. 280
Ich will dich preisen, Herr
Psalm 9, Elberfelder Bibel, 724.

S. 282, 283
Und ich hörte eine andere Stimme / Und ich sah aus dem Meer ein Tier steigen ...
Die Offenbarung des Johannes, Elberfelder Bibel, 1667; 1661.

S. 310
Predigt Abaelards im Paraklet
Abaelard, Erster Brief, Übersetzung: Krautz, 51.
Abaelard, Predigt 30: Vom Almosen, in E. Brost, Abaelard - Die Leidensgeschichte und der Briefwechsel mit Heloisa, Heidelberg 1975, 395.
Abaelard, Scito te ipsum (Etihica), Erkenne dich selbst, (Lateinisch - Deutsch), Übersetzt und herausgegeben von Philip Steger, Hamburg 2006.
Auszüge, insbesondere: 101 (Raub); 105, 139 (Priester); 71 (peccatum); 9 (Diener); 37 (Gerechtigkeit); 21 (verheiratete Frau); 15, 43, 19 (Gier); 25 (Mönch, gefesselt); 15, 17 (Wettkampf); 55 (Kirche); 109 (Hure); 19 (Sünde); 109 (Ertapptwerden); 107, 111 (Reue); 165 (Kraft).

S. 325
Abaelard, Trostbrief an seinen Freund, Übersetzung: Bohm; Baumgärtner, Lateinischer Text: Hasse, Auszüge, insbesondere: 27 (Krankheit); 28–30 (Liebe); 40 (ego - illa); 69 (Satan); 72 (Mut).

S. 331
Heloisa, Zweiter Brief, Übersetzung: Bohm; Krautz, Auszüge, insbesondere: 59 (Anrede); 60 (Medizin); 61 (Wunden); 61–63 (Schuldner); 64 (Befehl/Liebe – Wahnsinn, Liebe/Ehe); 65 (Irrtum); 66 (schuldig – schuldlos); 67 (Nur sage mir ...); 68 f. (Dank).

S. 338
Abaelard, Dritter Brief, Übersetzung: Bohm, Baumgärtner, Krautz, Auszüge, insbesondere: 83 (Bekehrung); 89 (Beistand, Gebet); 88 (allein zu dir); 88 (Höre ...); 90 (Hände meiner Feinde); 91 (Bitte).

S. 343
Abaelard / Heloisa, Fünfter/Vierter Brief, Übersetzung: Baumgärtner, Bohm, Krautz, Auszüge, insbesondere: 91 (vier Abschnitte); 92 (Tausch); 101 (Klage); 111 (für dich gelitten); 82 f. (Elendste); 102 (Refektorium); 103 (Gewand); 86 (Freuden der Liebe); 104 (Schamlosigkeiten); 110 f. (nicht Liebe); 106 f. (Ehe); 88 (dir gefallen); 112 (mir zu Gefallen), 125 (Gebet).

S. 352
Heloisas nächtliche Zwiesprache
Heloisa, Zweiter Brief, Übersetzung: Krautz, 68 f. Auszüge, insbesondere: 68 (Mein Herz).
Abaelard, Fünfter Brief, Übersetzung: Bohm, Krautz: Auszüge, insbesondere: 99 (Feindin/Kind); 107 (Maria).

S. 354
Abaelard, in: M. Perkams, Zur Ethik, Autonomie und Gottesglaube, Gemeinsamkeiten der Ethik Abaelards mit der Immanuel Kants, in: U. Niggli (Hg.), Peter Abaelard, Leben – Werk – Wirkung, Freiburg 2003, 144.

S. 360
Das Lied der Lieder (Das Hohe Lied), Elberfelder Bibel, Auszüge, insbesondere: 879; 882.

S. 361
Abaelard, Fünfter Brief, Übersetzung: Bohm, Krautz; Auszüge, insbesondere: 92 (Braut Christi); 92 (Äthiopierin), 93 (Gewand); 95 f. (Kammer).

S. 362
Petrus Abaelardi, SIC ET NON, E. L. Henke und G. St. Lindenkohl (Hg.), Theologisches Seminar Philippinum, Marburg 1851, Auszüge zitiert nach Werner Robl, Neustadt 2001.

S. 364
Heloisa, Sechster Brief, Übersetzung: Baumgärtner, 126 f.

S. 373
Hymnen
Abaelard, Zehnter Brief, Begleitschreiben zu einer Sammlung geistlicher Lieder, von Abaelard gedichtet für die Nonnen des Paraklet, Übersetzung: Krautz, 311; 313.

S. 386
Abaelard lehre Neues
P. Dinzelbacher, Bernhard von Clairvaux, Leben und Werk des berühmten Zisterziensers, Darmstadt 2012, 223.

S. 388
Abaelards Glaubensbekenntnis
Abaelard, Quae est Petri Abaelardi fidei ad Heloissam, Glaubensbekenntnis des Peter Abaelard, gerichtet an Heloisa, http://abaelard.de/main.htm

S. 389
Epitaph des Petrus Venerabilis: http://www.abaelard.de/08000 1epitaphe.htm

S. 390
Vision der Nacht
Abaelard, COLLATINES SIVE DIALOGUS INTER PHILOSOPHUM, IUDAEUM ET CHRISTIANUM, Gespräch eines Philosophen, eines Juden und eines Christen, Lateinisch-deutsch, übersetzt und herausgegeben von H.-W. Krautz, Frankfurt a. M. 2008, 11.

S. 392
Vereinbarung Heloisas mit Gräfin Mathilde von Blois
Robl, Heloisas Herkunft, München 2001, 275.

S. 393
Gebet
Abealard, Fünfter Brief, Übersetzung Baumgärtner, 125.

Lateinische Quellen

Abaelard, Abaelardi ad amicum suum consolatoria, in: D. N. Hasse, Abaelards »Historia calamitatum«, Text – Übersetzung – literaturwissenschaftliche Modellanalysen, Berlin 2002.

Heloisa – Abaelard, Briefwechsel (Latein), W. Robl, http:/www.abaelard.de